高等学校食品营养与健康专业教材　中国轻工业"十四五"规划教材

食品营养与加工技术

段　翔　徐怀德　赵国忠　主编

中国轻工业出版社

图书在版编目（CIP）数据

食品营养与加工技术／段翔，徐怀德，赵国忠主编
．—北京：中国轻工业出版社，2023.8
高等学校食品营养与健康专业教材　中国轻工业“十
四五”规划教材
ISBN 978-7-5184-4232-4

Ⅰ.①食…　Ⅱ.①段…　②徐…　③赵…　Ⅲ.①食品营
养—高等学校—教材②食品加工—高等学校—教材　Ⅳ.
①R151.3②TS205

中国版本图书馆CIP数据核字（2022）第255653号

责任编辑：钟　雨　　责任终审：许春英　　整体设计：锋尚设计
策划编辑：钟　雨　　责任校对：宋绿叶　　责任监印：张　可

出版发行：中国轻工业出版社（北京东长安街6号，邮编：100740）
印　　刷：北京君升印刷有限公司
经　　销：各地新华书店
版　　次：2023年8月第1版第1次印刷
开　　本：787×1092　1/16　印张：24.25
字　　数：566千字
书　　号：ISBN 978-7-5184-4232-4　定价：68.00元
邮购电话：010-65241695
发行电话：010-85119835　传真：85113293
网　　址：http://www.chlip.com.cn
Email：club@chlip.com.cn
如发现图书残缺请与我社邮购联系调换
210181J1X101ZBW

本书编委会

主　编　段　翔　西北农林科技大学

徐怀德　西北农林科技大学

赵国忠　天津科技大学

副主编　谭　晨　北京工商大学

杨　哪　江南大学

董晓博　西北农林科技大学

盛　龙　华中农业大学

张艳杰　河南农业大学

参　编（按姓氏笔画排序）

王　佳　山西医科大学

兰　莹　西北农林科技大学

成建国　内蒙古科技大学

闫圣坤　新疆农业科学院农业机械化研究所

刘凤霞　华中农业大学

李　响　南京中医药大学

李　梅　西北农林科技大学

李丹丹　南京农业大学

张　亚　中国农业科学院农产品加工研究所

金亚美　江南大学

胡　昊　华中农业大学

相启森　郑州轻工业大学

姚云平	天津科技大学
谭欣同	山东农业大学
薛丽萍	济宁学院

前 言

健康是促进人体全面发展的必然要求。随着人们生活水平的日益提高和健康意识的不断增强，饮食理念正从“吃得饱”“吃得好”向“吃得营养健康”加快转变。为了有效满足老百姓消费升级的需求，通过现代食品加工技术提升食品的营养品质，是食品工业的一个重要发展方向。

食品加工技术的发展日新月异，不断满足人们对食品感官品质、绿色安全、营养特性等方面新的要求。本书选取了 10 种食品加工中的前沿技术进行详细阐述，具体可分为以下三类：

①目前在食品工业中已有应用，并在实践中持续更新发展的技术，包括分离技术、超高压技术、超声波技术、超临界流体技术、冷冻干燥技术；

②在生物医药等领域应用较为成熟，但在食品领域应用方兴未艾的技术，包括纳米包埋技术、新型生物制造技术；

③近年来迅速发展、未来具有广阔应用前景的技术，包括电场技术、冷等离子体技术、3D 打印技术。

相比传统的食品加工工艺，这些技术共同的特点是能够很大程度保留食品中的功能活性组分，保持或提高食品的营养特性，同时在一定程度上能够满足消费者的个性化营养需求，凸显独立个性，并且均符合绿色环保要求，满足人们对食物回归天然的愿望。

本书入选中国轻工业“十四五”规划教材，可以作为食品营养与健康、食品科学与工程等专业主干课程食品化学、食品营养学、食品工艺学等的重要补充。本书在内容编写上强调科学性与实用性相统一。针对每项技术，力求在阐明理论和原理的基础上，充分介绍其在食品工业中的应用现状和前景，重点是与产品营养品质的关系，以期学生能够更扎实地掌握这些技术的科学原理和应用特点，为今后从事食品加工特别是营养功能性食品研发工作奠定坚实基础。

全书共分十一章。第一章绪论由西北农林科技大学段翔、徐怀德共同编写；第二章食品营养与纳米包埋技术由北京工商大学谭晨编写；第三章食品营养与分离技术由内蒙古科技大学成建国编写；第四章食品营养与电场技术由江南大学杨哪、金亚美，南京农业大学李丹丹，济宁学院薛丽萍共同编写；第五章食品营养与超高压技术由华中农业大学刘凤霞编写；第六章食品营养与超声波技术由华中农业大学胡昊编写；第七章食品营养与超临界流体技术由华中农业大学盛龙编写；第八章食品营养与冷冻干燥技术由河南农业大学张艳杰编写；第九章食品营养与冷等离子体技术由郑州轻工业大学相启森编写；第十章食品营养与 3D 打印技术由西北农林科技大学董晓博编写；第十一章食品营养与新型生物制造技术由天津科技大学赵国忠编写。全书由段翔、徐怀德、赵国忠统稿，南京中医药大学李响、山东农业大学谭欣同、山西医科大学王佳、西北农林科技大学李梅、中国农业科学院农产品加工研究所张亚、西北农林科技大学兰莹、天津科技大学姚云平、新疆农业科学院农业机械化研究所闫圣坤参与本书整理与校稿工作。

本书编写过程中参考和引用了大量文献、专著，在此，谨向作者表达诚挚敬意和衷心感谢。同时，对因无法彻查清楚而未列出的参考文献的作者，在此深表歉意。

鉴于编者水平有限，书中难免有错误与疏漏之处，敬请读者批评指正。

主编

2023 年 4 月

目 录

第一章 绪论

学习目标

1. 理解食品加工过程对产品营养品质的影响。
2. 了解常见的现代食品加工技术。

生命需要通过摄取食物中的营养物质以维持生长发育、生理生化、免疫功能及代谢修补、调节机能等生理活动。人类食用营养物的构成和利用状况决定了机体健康水平。通常认为，对食物中营养成分进行分离重组以利于机体高效摄取和利用，从而改善人类健康、提高生命质量的活动，构成了现代食品工业。现代食品工业是农业或畜牧业的延伸和继续，通过不断利用现代加工技术生产出适于人类营养需要的食品。

食品加工原料和制品含有人类不可缺少的多种营养物质，因而也是微生物活动的良好场所。食品正是在这种微生物及其所含酶的作用下发生腐败变质的。因此，食品加工实质上是一个确保食品安全、延长食品保质期，同时最大限度保留食品的营养与功能性的过程。在食品加工过程中，需要选用正确的处理方法，将食物营养素的流失速率降到最低，提高营养的吸收效率，同时达到提升产品多样性和附加值的效果。

纵观食品工业发展史（也是食物营养高效保存利用史），食品加工的最初目的在于抑制微生物和酶的活动，以提高制品的保藏性。古代，我国勤劳的农牧民将煮熟的食物密封在坛子里保存；近代，法国科学家路易斯·巴斯德（Louis Pasteur）用科学原理阐明了食品腐败是由于细菌作用引起的，这对食品保藏技术的发展起了至关重要的作用。随着罐藏技术和包装技术的飞速发展，食品的耐藏性和宜运输性、营养价值显著提高，并出现了具有方便特性的新食品及其加工技术，如无菌包装食品、高温短时杀菌牛乳和果汁，无菌过滤啤酒、喷雾干燥粉末油脂，用固定化酶技术生产的异构化糖浆等。目前，这些加工食品已实现规模化生产。随着生物化学、有机化学、营养学、微生物学、酶学、卫生学等学科的进步，以及机械工程、化学工程、电子工程、高分子化工、现代信息技术的发展，食品加工技术取得了划时代的进步。

未来食品科学将利用系统生物学和大数据分析手段，解析食品组分、加工方式、膳食模式等，更加关注食品在加工过程和进入人体后，与机体营养、健康的关系，具体体现在以下三个方面：

第一，更加注重营养品质。随着生活水平的提高，人们更加重视对健康和长寿的追求。具有特定生理活性的功能性食品引领当今全球开发热潮，并成为未来食品研究关注的热点。这意味着人们对食品营养组分的关注将从对传统营养素“量”的需求，转向特定生物活性物质“质”的追求。

第二，更加注重个性化需求。社会劳动生产率不断提高，人们拥有了更多的可支配收入和时间，理应追求更高的生活品质。人们开始关注饮食带来的审美价值、艺术体现等精神享受，能够凸显自我价值、个性创作的食品越来越受到年轻群体的青睐。

第三，更加注重绿色环保。随着人们对自然健康的追求和对绿色环保理念的认同，具有绿色环保特点的食品在全球范围内越来越受欢迎，具有现代特征的素食产品“植物肉”的新兴发展就是很好的例子。这反映出人们对食物回归天然的愿望。可以预见，未来食品加工会不断提升技术水平，在尽最大可能保留食品营养成分和品质的前提下，减少废弃物的排放，提升工作效率和经济效益。依靠科学技术最大限度保持食品营养成分和固有品质，且生产能耗低、效率高、效益好将是食品工业发展的必然方向。

第一节 食品加工对营养品质的影响

除了食物本身营养素的种类和数量，食物的营养价值在很大程度上受到储存、加工和烹调方法的影响。针对不同种类的食物，采用不同的加工技术，可能会对食物的营养价值造成积极或消极的影响。以下列举一些主要营养素形态变化对其营养品质影响的例子。

一、淀粉的糊化与老化

生淀粉分子靠大量分子间氢键排列紧密，形成胶束，具有胶束结构的生淀粉称为β-淀粉。β-淀粉在水中加热，随着温度的升高，破坏了淀粉结晶区胶束中弱的氢键，一部分胶束被溶解而形成空隙，于是水分子浸入内部，与一部分淀粉分子进行氢键结合，胶束逐渐被溶解，空隙逐渐扩大，淀粉颗粒吸水。体积膨胀数十倍，生淀粉的结晶区胶束即行消失，这种现象称为膨润现象。继续加热，结晶区胶束全部崩溃，淀粉分子形成单分子，并为水分子所包围，成为溶液状态，由于淀粉分子是链状或分枝状，彼此牵扯，结果形成具有黏性的糊状溶液。这种现象称为淀粉糊化，处于这种状态的淀粉称为α-淀粉。经过糊化的α-淀粉在室温或低于室温下放置后，会变得不透明甚至凝结而沉淀，这种现象称为老化。

相对而言，α-淀粉型食物（如热米饭、煮红薯等）在小肠中能够被迅速消化吸收，升高血糖水平，较快地为机体提供能量。而老化淀粉由于失去了与水分子的亲和力，不易与淀粉酶作用，在小肠中消化吸收的速率较慢，血糖生成指数较低，常见于放冷的米饭、面包、油炸土豆片等食品中。

二、油脂的精炼与氢化

从油料作物、动物脂肪组织中，采用压榨、熬炼、机械分离及有机溶剂浸提等方法得到粗油，粗油中含有磷脂、色素、蛋白质、游离脂肪酸及有异味的杂质，甚至含有有毒成分（如花生油中的黄曲霉毒素，棉籽油中的棉酚等）。无论是风味、外观、还是油的品质、稳定性，粗油在这些方面的特性都不理想。对粗油进行精制，可提高油的品质，改善风味，延长保质期。油脂的精炼大致包括脱胶、脱酸、脱色、脱臭等部分。油脂精炼后品质提高，去除一些异味及有害物质，但也伴随一些负面影响，例如脂溶性维生素的损失。

由于天然来源的固体脂有限，可采用改性的方法将液体油转变为固体或半固体脂。甘油酯上不饱和脂肪酸的双键在 Ni、Pt 等金属的催化作用下，可在高温下与 H_2 发生加成反应，使甘油酯的不饱和度降低，这个过程称为油脂的氢化。氢化后，油脂的熔点提高，颜色变浅，稳定性提高。但是，油脂的氢化过程伴随着反式脂肪酸的生成，多不饱和脂肪酸含量下降，维生素 A 及维生素 A 原受到破坏，这些结果从营养学角度而言是不被期望的。

三、热处理对蛋白质的影响

大多数食品是以加热的方式进行杀菌处理，会对其中蛋白质的功能性质产生影响。温和热处理往往是有利的，热烫和蒸煮可以使酶失活，避免酶促氧化产生不良的色泽和风味。植物组织中存在的大多数抗营养因子或蛋白质毒素，可通过加热变性或钝化（例如大豆中胰蛋白酶抑制物的灭活）。适当的热处理会使蛋白质发生伸展，暴露出被掩埋的一些氨基酸残基，有利于蛋白酶的催化水解和消化吸收。此外，适当的热处理还会产生一定的风味物质，有利于食品感官质量的提高。

过度的热处理会对蛋白质产生不利影响，这是因为强热处理蛋白质时会发生氨基酸的脱氨、脱硫、脱二氧化碳反应，使氨基酸被破坏，降低蛋白质的营养价值。食品中含有还原糖时，赖氨酸残基可与之发生美拉德反应，形成在消化道中不被酶水解的席夫碱，降低蛋白质的营养价值。另外，在高温下长时间处理，蛋白质分子中的肽键在无还原剂存在时可发生转化，生成蛋白酶无法水解的化学键，降低了蛋白质的生物利用率。

四、食品加工对维生素的影响

在食品加工和贮藏过程中，食物中的维生素都不可避免地在某种程度上受到损失。

食品加工前的预处理往往会导致水溶性维生素的损失。苹果皮中抗坏血酸的含量比果肉高，胡萝卜表皮层的烟酸含量比其他部位高。这些果蔬在修整、漂洗、热烫等加工前预处理时，往往伴随维生素的大量损失。动植物产品经切割或其他处理而损伤的组织，在遇到水或水溶液时会由于浸出造成水溶性维生素的损失。谷物的制粉包括为除去糠麸（种皮）和胚芽而进行的碾磨和分级过程，因为许多 B 族维生素都浓缩于胚芽和糠麸中，因而也会造成 B 族维生素的损失。

食物在烹调前要经历一系列初加工以保障食品在运输、分配过程中的安全卫生和营养价值，处理方法依据食物种类和加工目的的不同而不同。相比于热风、喷雾等干燥技术，冷冻干燥对于维生素的影响较小。射线辐照主要应用于肉类食品的杀菌防腐和蔬菜水果的保藏。射线辐照对 B 族维生素的影响取决于辐射温度、辐射剂量和辐射率，与传统的热灭菌方法相比，它可以减少 B 族维生素的损失和降解。

五、食品加工对矿物质的影响

在加工过程中，食品矿物质的损失与维生素不同，在多数情况下不是由于化学反应引起，而是通过矿物质的流失或与其他物质形成不适宜于人体吸收利用的化学形式。食品在加工和烹调过程中对矿物质的影响是食品中矿物质损失的常见原因。如罐藏、烫漂、沥滤、汽蒸、水煮、碾磨等加工工序都可能对矿物质造成影响。但是，在大豆的加工中有所不同，因为大豆加工主要涉及脱脂、分离、浓缩等过程，大豆经过这些加工工序其蛋白质的丰度提高，而很多矿物质正是与蛋白质组分结合在一起的，所以实际上大豆经过加工后，矿物质基本上没有损失。

食品中矿物质与食品中其他成分的相互作用，会导致生物利用率下降。一些多价阴离子，如广泛存在于植物性食品中的草酸、植酸等，能与两价的金属阳离子如铁、钙等形成盐，这些盐不易溶解，导致经过消化道时难以被人体吸收。因此，严重影响矿物质的生物效价。

由上可知，食品加工过程中会伴随着营养素品质的变化，有些是向着积极的方向改变，有些则会导致营养素的流失或品质下降。这与具体的食品加工技术息息相关。近年来，一系列新型食品加工技术发展迅速，也直接影响着产品的营养品质。这些前沿加工技术有何特点、其与最终产品营养品质之间的联系，是本书阐述的重点。

第二节 功能性食品的前沿加工技术

综上所述，未来食品加工技术将更加注重产品的营养功能、方便个性、绿色集约等特点。前沿加工技术多种多样，本教材选取了10种能够体现产品营养、个性、绿色特征的加工技术，着重论述其原理、应用以及与食品营养的关系。

一、纳米包埋技术

食品功能因子包括活性多糖类、功能性油脂类、肽和蛋白质类、维生素类、矿物质类、酸（酯）与萜类化合物、酚类化合物等。许多食品功能因子具有易氧化降解、对外界环境（如光、热、氧、酶、金属离子）敏感等缺点，在食品生产加工、贮藏中很不稳定，严重削弱了其生理功能，并针对食品的质构、感官和风味造成不良影响。针对食品功能因子构建的纳米递送载体是纳米技术应用在食品领域的一个重要体现，是食品纳米技术研究的热点。递送载体即用于包埋、保护和控制释放生物活性组分的体系，是解决功能因子溶解性低、稳定性差、机体内生物活性低的强有力手段。相较于传统递送体系，纳米尺度的递送载体具有特殊的小尺寸效应和表面效应，不仅能更好地保护负载的功能因子，同时表现出更优异的体内吸收、缓控释放和靶向性能。

二、新型分离技术

目前食品的加工生产除了要满足色、香、味，以及食品安全卫生标准，还要尽可能地保存食品的营养价值。一种产品的获得往往要经过多种提取分离技术协同应用才能达到要求。近年来，新型分离技术在食品加工领域的应用越来越广泛，在某些方面，它比传统的分离技术更具有优越性。例如，在果汁的浓缩过程，采用反渗透膜可以更好地保持果汁中维生素、氨基酸以及果香成分；采用超临界流体萃取工艺提取食用香精香料等，可以不破坏有效成分，无有毒有机溶剂残留且提取效率高。新型分离技术包括超临界流体萃取、基于新材料的膜技术、超声波萃取、分子蒸馏、微波萃取等。

三、新型电场技术

电场处理可有效降低食品加工工艺如杀菌、钝酶、干燥等所需要的温度，解决热敏性食品在高温处理过程中存在的色、香、味、营养、质构、功能和安全变化等问题，受到行业人士关注，日趋走向成熟和商业化。目前，常用的电场技术包括欧姆加热、高压脉冲电场和磁感应电场等。在处理过程中，食品本身温度变化不明显，可克服加热引起的维生素破坏，减少风味物质和营养成分的损失。同时，处理时间相对较短，热能损失少，对食品成分的破坏较小，最大限度地保留食品本身的风味、色泽、口感和营养价值。

四、超高压技术

超高压技术，即高静水压技术，是指将食品原料包装后密封于超高压容器中（常以水或其他流体介质作为传递压力的媒介物），在一定的压力和温度条件下加工适当时间，引起食品组分非共价键（氢键、离子键和疏水键等）的破坏或形成，使食品中的酶、蛋白质、淀粉等生物高分子物质失活、变性等，并杀死食品中的细菌等微生物，达到食品保藏和加工的目的。作为一项非热加工技术，超高压技术对营养成分的破坏较小，能够迎合消费者对食品“天然、营养、安全”的需求。同时，超高压处理对果蔬中的维生素、酚类物质、矿物质等营养活性成分影响较小，能够较好地保留这些营养成分。

五、超声波技术

超声波属于机械波，为声波的一部分，频率大于 20kHz。超声波技术在食品生产中是一种理想的非热物理加工新技术。超声波作用于食品能引起食品组分的理化变化，从而影响食品的营养价值。与其他加热方法相比，超声波处理食品既能够对食品表面及内部进行快速杀菌，有利于食品营养和风味物质的保存，又有助于在贮藏期间食品营养价值的保持。

六、超临界流体技术

当物质气体状态温度不超过某一特定温度时，进行加压处理可使其液化，而当气体状态温度高于该温度时，无论采用多大压力都不能使其液化，此温度即为该物质的临界温度（critical temperature）。在临界温度下，将物质由气体状态转变成液体状态所需的最低压力则称为该物质的临界压力（critical pressure）。当系统处于高于临界压力和临界温度时，气相和液相的界面消失，这时称为超临界状态。超临界流体是指处于超过物质本身的临界温度和临界压力状态的流体。萃取是超临界 CO_2 最成熟的应用，已从实验室扩大到试验示范和许多商业应用，包括咖啡和茶的脱咖啡因等。超临界 CO_2 技术作为一种新型的食品加工技术，可以对食品成分进行萃取、对有害微生物进行杀灭、对食品进行干燥等。相比于传统食品加工技术，可以更大程度保持食品的风味以及营养活性。

七、冷冻干燥技术

冷冻干燥又称升华干燥或真空冷冻干燥。冷冻干燥是将含水量较高的物料首先冷却到该物料的玻璃化转变温度或者是共晶点以下，使得物料内的大多数水冻结成冰晶，剩下的水分和其余物料会形成非晶态（玻璃态）。真空冷冻干燥的物料处于冻结状态的，在真空下，对已冻结的物料进行低温加热，使物料中的冰晶升华以达到对物料进行升华干燥。食品质量的优劣通常通过食品的营养价值来衡量，对于一些具有功能物质的食品常常需要注意这些营养物质的保留。真空冷冻干燥将冻结物料中的冰晶直接升华成为水蒸气达到食品脱水的目的，这样在高温下易氧化分解的物料就得以保存。真空冷冻干燥技术作为脱水干燥高新技术，适合于生产一些高品质食品，可以保持食品中的原来的营养成分。

八、等离子体技术

等离子体是一种宏观呈电中性的电离气体，主要由电子、正负离子、自由基、基态或激发态分子和电磁辐射量子（光子）等组成。由于其正负电荷总量相等，所以称为“等离子体”。等离子体在放电过程中发生500多种物理和化学反应，进而产生大量活性化学组分（活性氧和活性氮等）、带电粒子（电子、正负离子等）和电场、紫外线、激发态和亚稳态离子等。这些活性组分蕴含很高的足以破坏化学键的能量，可以引发一系列的物理化学反应。研究发现，等离子体处理对番茄汁色差、抗氧化能力、总黄酮和总酚含量均无显著影响，但会造成其pH略有降低、总可溶性固形物含量和褐变指数升高。

九、 3D打印技术

每个人对不同营养物质的反应不同，或多或少感受到特定食品成分对机体有益或不利的影响，只有通过个性化的营养才能满足人们对个人健康状况与体型方面的需求与偏好。食品3D打印是一种基于数据模型，采用可食用材料（如巧克力、面团、干酪、水凝胶、肉类等）逐层沉积的方法制造实体产品的技术。与通过将人工操作自动化来减少人的参与、基于机器人技术的食品制造不同，食品3D打印技术允许用户根据自己对食品的形状、颜色、味道及营养的需求来设计和制造食品，能为消费者创造一种完全不同的食物体验理念。

十、新型生物制造技术

微生物发酵是指利用微生物，在适宜条件下，将原料经过特定的代谢途径转化为人类所需要的产物的过程。乳酸菌不仅可以增加食物的营养价值、延长食品保质期、赋予健康益处，还可以通过分泌黏蛋白增强自身黏附定植能力，从而竞争性地排除致病菌。基因工程、细胞工程、发酵工程、酶工程等生物技术促进了食品新材料和新技术的发展，大大提高了生物原料的利用效率，有效改善了食品品质和营养结构，为食品工业的飞速发展奠定了良好基础。

通过本教材，我们希望读者加深对现代食品加工与营养品质之间紧密联系的理解，认识到食品领域从业者们为了食品营养品质提升而不断做出的尝试。同时，引导读者关注最新行业动态，未来将会有更加便捷高效、节能绿色的加工技术提升食品的营养品质，推动行业不断发展。

思考题

1. 食品营养品质的影响因素有哪些？
2. 食品加工技术的演化历程是什么？
3. 未来食品加工技术的“发展点”有哪些？

第二章

食品营养与纳米包埋技术

学习目标

1. 掌握什么是纳米包埋技术。
2. 理解纳米包埋技术与食品营养品质的关系。
3. 了解不同纳米包埋技术在机制与应用上的差异。

第一节 纳米包埋技术概述

《“健康中国 2030”规划纲要》

随着我国从治疗为主进入预防为主的大健康时代，人们对膳食中营养组分品质提出了更高的要求。《“健康中国 2030”规划纲要》《全民健康生活方式行动方案》和《健康中国行动》等重大战略部署的陆续出台，将人民健康置于优先发展的国家战略地位。食品功能因子是指能通过激活酶的活性或其他途径调节人体机能的物质。按照化学结构分类，食品功能因子可以分为活性多糖类、功能性甜味剂类、功能性油脂类、肽和蛋白质类、维生素类、矿物质类、酸（酯）与萜类化合物类、酚类化合物和活性菌类。功能因子调节人体机能的作用主要体现在免疫调节、抗氧化、调节血糖、调节血压、减肥、促进生长发育、改善胃肠道功能等。

然而许多食品功能因子具有易氧化降解、对外界环境（如光、热、氧、酶、金属离子）敏感等缺陷，在食品生产加工、贮藏以及人体胃肠道环境中很不稳定，这不仅严重削弱了其生理功能的发挥，同时对食品的质构、感官和风味造成不良影响。此外，脂溶性功能因子还有水溶解性差的问题，难以在食品中应用，人体吸收率很低。因此，如何保留甚至增强功能因子活性、发挥其维持人体营养与健康的功效已成为现代食品发展亟须解决的难点问题。

纳米技术是指在纳米尺度上研究物质的特性和相互作用，以及利用这些重要特性的多交叉科学和技术。2014 年 6 月，美国食品与药物管理局（FDA）颁布一系列采用纳米技术的产品的指南性文件，文件中将纳米材料界定为尺寸小于 100nm 的粒子或尺寸小于 1μm 但能表现出纳米颗粒性质的材料。作为 21 世纪最重要的新兴科学技术之一，纳米技术不仅对电子、信息、生命科学等高新技术领域产生革命性影响，而且也促使化工、机械、食品、农业等传统产业“旧貌换新颜”，并迅速发展成为食品领域的一个重要战略平台。纳米包埋技术是指通过提供一个纳米尺度的物理屏障降低外界环境对包封物质的影响，从而提高其稳定性和生物利用度。利用不同纳米包埋技术构建纳米递送载体是纳米技术应用在食品领域的一个重要体现，是食品纳米技术研究的热点。递送载体即用于包埋、保护和控制释放生物活性组分的体系，是解决功能因子溶解性差、稳定性差、机体内生物活性低的强有力手段。相较于传统递送体系，纳米尺度的递送载体具有特殊的小尺寸效应和表面效应，不仅能更好地保护负载的功能因子，同时表现出更优异的体内吸收、缓控释和靶向性能。

在食品工业中，递送体系的制备原料必须是食品级，同时需要具备来源广泛、价格低廉、生物可降解、生物相容性好、异体免疫性反应弱等特点。最为典型的食品原料是脂质和天然生物大分子材料，可用其制成不同组成、结构和功能的纳米递送载体，如乳液、脂质体、大分子复合物、水凝胶、超分子包合物以及它们的复合体系（图 2-1）。这些递送体系都有自身独特的功能特性，能够实现特定环境下功能因子的高效递送。随着纳米递送载体的深入发展，纳米食品巨大的发展潜力与广阔的应用前景受到了广大功能食品开发者与生产企业的广泛关注，越来越多的纳米载体开始走入市场，在饮料生产、乳制品、焙烤制品和肉制品等多个领域均有应用。

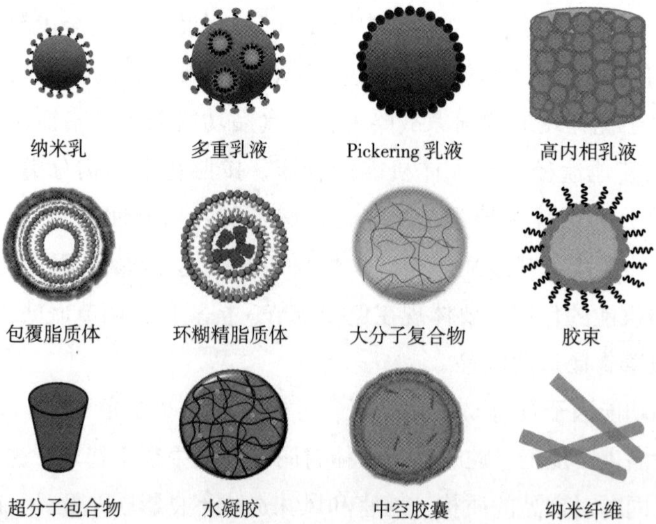

图 2-1　部分食品级纳米递送载体

纳米包埋技术改善功能因子营养特性的程度取决于纳米递送载体与人体消化道的相互作用。人体消化道内的口腔、食道、胃、小肠和大肠有着复杂的物理化学和生物学条件，载体在经过这些部位时其结构和所负载功能因子的性质都可能发生明显的变化。图 2-2 所示为人体各部分消化系统以及载体在人体小肠中的可能吸收模式。以纳米乳液为例，在口腔的咀嚼推动力下，乳液颗粒的结构可能发生部分分解，在胃液的高酸性条件下，颗粒所带的电荷被中和，引起颗粒间聚集。随后肠道中的消化酶和胆酸盐会水解乳液颗粒，生成甘油单酯、甘油二酯等表面活性成分，这些化合物竞争吸附乳液界面的表面活性分子，形成混合胶束，并将功能因子包埋其中。当这些混合胶束和/或结构仍完整的乳液颗粒到达小肠内腔后，可能通过两种形式被吸收：①若颗粒粒径足够小，能直接通过小肠上皮细胞间的间隙被吸收，进入血液和淋巴系统；②颗粒被小肠表面的黏液层包裹，借助被动或主动运输机制吸收。

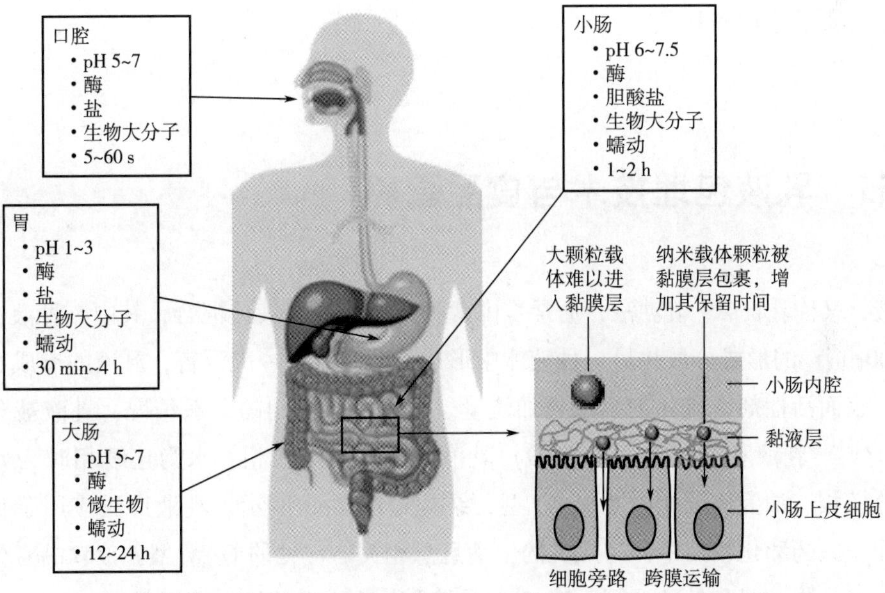

图 2-2　人体各部分消化系统以及纳米载体在人体小肠中的可能吸收模式

衡量功能因子吸收程度的重要指标是口服生物利用度，即被摄入的功能因子以一种活性成分的形式被吸收并最终达到人体循环系统的部分。英国学者 McClements 指出，整体生物利用度由三个主要因素决定：①经过消化道消化后分散在小肠肠液中功能因子的含量，也称生物有效性；②穿过黏液层和小肠上皮细胞进入血液的功能因子含量；③吸收的功能因子以活性状态到达作用位点的含量。因此，在消化吸收过程中，纳米载体能够通过多种方式提高功能因子的生物利用度，如增大功能因子的溶解性、抑制在胃酸环境下的降解、高效转移功能因子至混合胶束相中或靶向更多的功能因子至作用位点。

值得注意的是，“纳米级的粒径”也是一把双刃剑，在改变人们生活的同时，其潜在的安全性问题也引发了业内广泛的讨论。大量生物学实验表明，纳米递送载体可能会改变正常的吸收途径，干扰包埋组分在人体胃肠道内消化、吸收、分布、代谢和排泄的过程，进而引起体内一些潜在的不确定变化，带来所谓的“纳米毒理学（nanotoxicology）”。潜在毒性的产生机制与纳米载体的结构、粒径大小以及与体内组织的相互作用密切相关。除了安全性问题尚待商榷外，纳米载体的产业化也面临着困境，主要表现在纳米载体研发技术壁垒较高，生产通常会涉及复杂得多单元操作，工艺放大困难。在大规模生产中，设备、操作条件和工艺参数的细微变化就可能导致产品质量的不均一，重现性差。因此，如何设计出递送高效、营养价值高、生物安全且易产业化的食品级纳米载体仍然任重道远。

本章立足于食品营养与纳米包埋技术这一主题，紧紧跟踪国内外前沿研究进展，系统总结了现有纳米包埋技术在食品功能因子递送领域的发展现状，重点阐述了纳米载体的构建策略、构效关系、稳态化机制及体内吸收机制，以期进一步推动纳米包埋技术在我国现代食品工业中的应用和开发。

第二节 乳液包埋技术与食品营养

乳液，又称乳状液、乳浊液，通常是由两种互不相溶的液体混合，其中一种液体以液滴（0.1~100μm）的形式分散在另一种液体中形成的分散系。一般而言，乳液的形成必须具备油、水、表面活性剂（乳化剂）和外加能量。根据两相之间的分散情况，乳液被分为水包油型（O/W）乳液和油包水型（W/O）乳液。当油为分散相、水为连续相时为 O/W 型；当水为分散相、油为连续相时为 W/O 型，结构如图 2-3 所示。乳液广泛应用于食品、工业、农业、医药和化妆品中，与人类的生活息息相关。常见的 O/W 型乳液食品有牛乳、奶油、色拉酱、蛋黄酱和各种汤等，W/O 型乳液食品有人造奶油和黄油等。

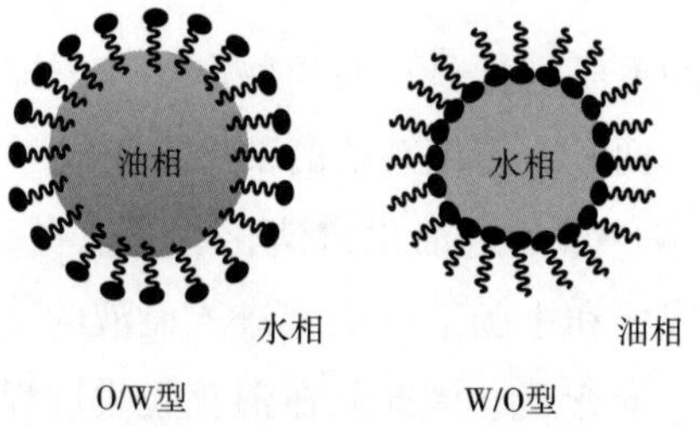

图 2-3 O/W 型和 W/O 型乳液结构示意图

在功能食品领域，乳液的一个重要应用是作为递送载体提高脂溶性功能因子在水中的溶解性，并增强其稳定性和生物利用度。然而乳液是热力学不稳定体系，为了降低界面面积和体系的能量，乳液中的液滴常有重新聚结和合并的趋势，最终导致两相分离和破乳。乳液的相分离过程如图 2-4 所示，包括奥氏熟化、上浮和下沉、絮凝、聚结。因此，乳液体系普遍存在保质期短、对外界环境耐受度差等缺陷，导致其对功能因子的保护能力也很有限。如何提高乳液的稳定性一直是乳液研究的关键问题。

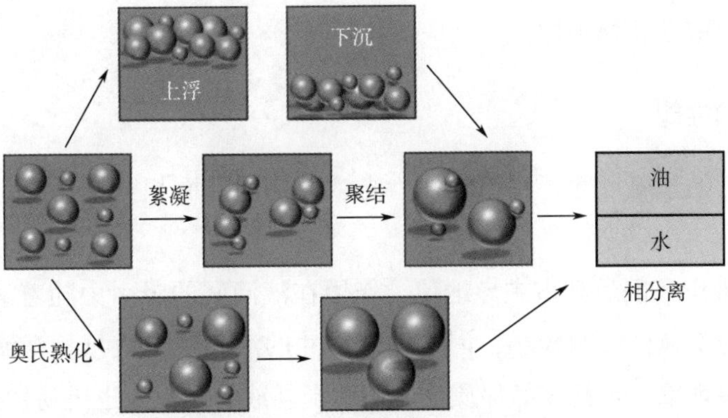

图 2-4　O/W 型乳液的失稳机制

近年来，研究人员在传统乳液的基础上，开发出诸多稳定性更高、功能更强大的复杂乳液体系，包括纳米乳液、皮克林乳液、高内相乳液、双重乳液等（图 2-5），这些新型乳液在递送食品功能因子方面展现出巨大的潜力。

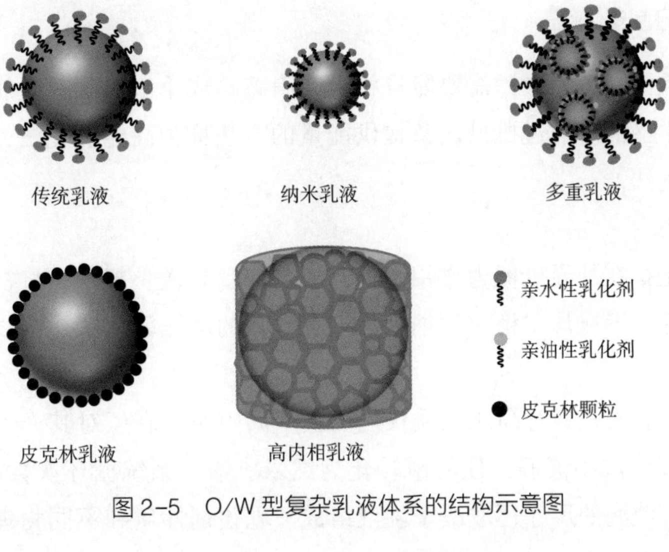

图 2-5　O/W 型复杂乳液体系的结构示意图

一、纳米乳液

纳米乳液被定义为平均粒径在50~200nm的乳液体系，也被称为微小乳液、超细乳液等。纳米乳液一般由油相、水相和乳化剂组成，有时需要加入助乳化剂、增稠剂和抗氧化剂等达到更理想的乳化效果。与传统乳液一样，纳米乳液的结构也分为O/W型和W/O型。食品工业中常见的纳米乳液为O/W型，用于脂溶性功能因子的递送系统，改善其在水相食品中的溶解性、分散性和稳定性。

（一）纳米乳液的性能

纳米乳液因其纳米级尺寸，在稳定性、光学效果和界面相互作用等方面体现了独特的性质：

（1）纳米乳液中布朗运动占主导地位，作用在液滴间的吸引力随着液滴粒径减小而减小，而空间排斥力受粒径影响较小，因而纳米尺寸的液滴可有效抵抗液滴絮凝、聚合及重力造成的乳液分离现象，延长食品保质期，但纳米乳液的小粒径也更易发生奥氏熟化现象；

（2）根据米氏理论，当乳液中大多数液滴的半径小于40nm时，可制得光学透明体系，因此可以生产外观呈透明或半透明的纳米乳液食品；

（3）较大的油水界面张力能提高纳米乳液渗透、沉积、润湿、铺展能力，较大的比表面积有利于液滴与人体内消化液组分之间的作用，提高乳液的消化和吸收效率，改善负载功能因子的生物利用度。

（二）纳米乳液的制备方法

在制备纳米乳液的过程中，需要能量将大液滴破碎成小液滴，这些能量可以来源于外界机械设备或化学潜能。通过机械设备提供能量的方法称为高能乳化法，利用化学潜能的方法称为低能乳化法。

1. 高能乳化法

高能乳化法是指在外界机械力作用下如高速剪切、均质、超声，将初乳液中的大液滴分散破碎和细微化，形成均一稳定的纳米乳液。常见的高能乳化法包括高压均质法、微射流法和超声法。

高压均质法是乳液在通过高压均质仪内的狭窄间隙时，高压对其产生强烈湍流和液压剪切，将大液滴破碎成小液滴，使乳液转化为纳米乳液。系统循环次数越多，压力越大，液滴的粒径越小。液滴的尺寸还取决于乳液组成、乳化剂性质和不同物理化学条件。高压均质法能在高温或低温进行，因而能够加工温度敏感性功能因子，并且该法不使用有机溶剂、加工时间短、易放大。因此，高压均质法是食品工业领域制备纳米乳液最常用的方法。

微射流法是在高压作用下，将油水相混合而成的粗乳液通过由微孔道组成的相互作用室，利用液压剪切、冲击、磨损、冲击、强湍流和空化作用，获得均匀分散的纳米乳液。液滴直径取决于操作压力和相互作用室中微通道数量，压力越高，通道数量越多，形成的液滴尺寸越小，分布越均匀。微射流法在实验室和工业生产中均可使用。

超声法通常采用具备高频声波（20kHz 及以上）的探头式超声破碎仪。原理是超声过程产生的空化泡持续增长直到内爆，产生的激波会造成周围液体的喷射流，对分散的液滴施加压力，从而打碎液滴形成纳米乳液。增大超声输入能量，可以显著减小液滴粒径。需要注意的是，超声能量的输入往往导致体系温度的升高，破坏温度敏感性功能因子，因此需要在冰浴条件下超声。超声法一般适用于实验室内小批量样品的制备。

2. 低能乳化法

低能乳化法是指在特定组成或温度条件下，依赖体系内部化学能驱动形成，分为自发乳化和相转变乳化（相转变温度法、相转变组成法和相转变点法）。自发乳化法是将含有乳化剂的油相在不断搅拌下缓慢加入到水相中，然后乳化剂分子从油相快速扩散至连续相，形成微小乳滴，此过程未涉及乳化剂自发曲率的变化。相转变乳化是借助体系温度（加热或冷却）或体系组成（离子强度、pH 或油水相体积比）的变化，使乳化剂的自发曲率和溶解性发生变化，从而自发形成纳米乳液。低能乳化法对设备和能量要求较小，操作简单，但是所需乳化剂的量较大。例如，以甘油三酯为分散相，吐温-80 和吐温-85 为乳化剂，分别采用高能和低能乳化法制备纳米乳液。结果显示，高能乳化法只需加入 5%（质量分数）表面活性剂就能够制得 50nm 粒径的纳米乳液，而低能乳化法制得同样粒径的纳米乳液需要 20wt%乳化剂，然而大量乳化剂的使用可能带来安全性问题。此外，低能乳化法是依靠体系内部热力学驱动进行，易受外界温度、压力、浓度和搅拌等热力学参数的影响。目前食品纳米乳液的制备方法以高能乳化法为主。

（三）纳米乳液在功能食品中的应用

纳米乳液因其粒径小、热稳定性好、分散均匀等特点，常作为脂溶性功能因子的递送载体应用于功能食品中。尤其在功能因子体内的生物活性方面，纳米乳液与人体肠道内的消化酶有很大的接触面积，可以有效提高乳液的消化效率，从而提高功能因子的生物利用度。越小的乳液液滴越易被消化，使得更多的功能因子转移至混合胶束中而被吸收。图 2-6 所示为不同粒径玉米油乳液的消化过程，随着乳液液滴粒径由 88nm 下降到 30nm，消化过程中的滞后时间由 22.52min 下降到 4.09min，最终的消化效率由 61.2%提高到 71.09%。

表 2-1 所示为纳米乳液在递送食品功能因子中的应用。常见的脂溶性功能因子，如类胡萝卜素（β-胡萝卜素、番茄红素、虾青素）不溶于水，仅室温下微溶于油。若将类胡萝卜素包埋在纳米乳液中则能有效解决类胡萝卜素在水相食品中的溶解性和分散性。同时，纳米乳液增大了类胡萝卜素与胃肠道的接触面积，从而显著提高类胡萝卜素的吸收和生物

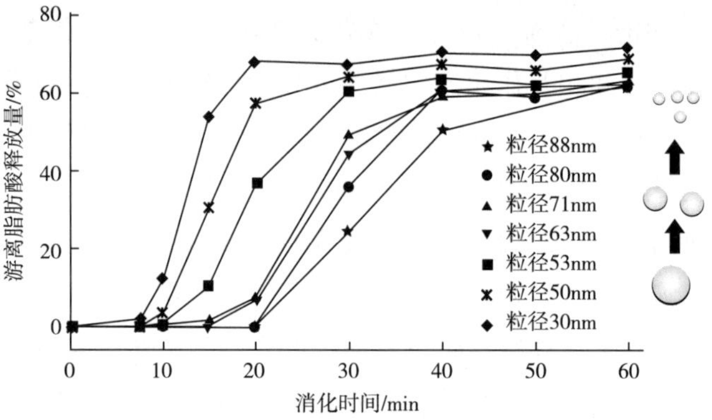

图 2-6　不同粒径玉米油纳米乳液在模拟消化过程中游离脂肪酸的释放曲线

利用度。姜黄素是近年来研究较多的多酚化合物，具有抗炎、抗氧化、抗肿瘤、延缓衰老、降血脂等活性，但姜黄素水溶性低，对外界环境敏感，在小肠中吸收率低。研究发现，采用吐温-80 和卵磷脂为乳化剂制备的纳米乳液对姜黄素有很高的荷载能力，姜黄素在纳米乳液中水分散性增加 1400 倍。在体内消化过程中，纳米乳液也可以抑制胃蛋白酶对姜黄素的分解，有利于姜黄素输送至肠道，促进吸收。芳香植物精油具有抗氧化、抑菌、消炎等活性，但水溶性差、易挥发、易氧化。将精油包埋于纳米乳液中，既可以增加水溶性，又能改善其抗菌活性和持久性。例如，负载肉桂精油或橙皮油的纳米乳液具有良好的抗菌能力，可用作食用薄膜；负载丁香酚的纳米乳液可以添加至橙汁中以减少原生微生物的数量。纳米乳液还被报道用于包埋 D-柠檬烯、薄荷精油、香茅精油、柠檬草精油等。

然而，纳米乳液在应用中还存在许多潜在的问题，一味地降低乳液的粒径可能带来负面效果。如 β-胡萝卜素纳米乳液在 4℃ 储存 12 周后，随着体系粒径从 77.7nm 降至 55.7nm，乳液中 β-胡萝卜素的保留率反而从 32.1%下降至 25.2%，这可能是由于更大的表面积导致更多 O_2 的渗入。因此，在构建纳米乳液体系时应在物理化学和生物学特性间寻求一个平衡点，以达到最好的效果。其次，纳米乳液的制备通常需要大量的小分子表面活性剂，在高浓度时，这些表面活性剂可能会表现出毒性。最后，纳米乳液具有高的比表面积和曲率，以及特殊的表面反应活性，可能改变正常的胃肠道功能，带来一些安全性问题。因此，未来在纳米乳液的研究中应以提高功能因子生物利用率和安全性为主要目标，使纳米乳液技术在功能性食品配料领域得到广泛应用。

表 2-1　纳米乳液递送食品功能因子的应用

功能因子	制备方法	粒径	应用
β-胡萝卜素	微流化	140~160nm	增强贮藏稳定性
β-胡萝卜素	自发乳化	109~145nm	提高生物可接受性

续表

功能因子	制备方法	粒径	应用
β-胡萝卜素	高压均质	170~180nm	提高生物可接受性
叶黄素	高压均质	234nm	增强理化稳定性
番茄红素	高压均质	100~200nm	提高生物可接受性
虾青素	自发乳化	150~160nm	抑制光降解
白藜芦醇	自发乳化	45~220nm	增强化学稳定性
白藜芦醇	高压均质	150nm	控制释放
维生素 E	相转变	<100nm	提高生物可接受性
维生素 D_3	高压均质	<200nm	营养补充剂
辅酶 Q_{10}	微流化	200nm	提高生物利用度
姜黄素	高压均质	80nm	提高生物可接受性
姜黄素	自发乳化	40~130nm	延长鸡肉保质期
姜黄素	高压均质	90~122nm	营养补充剂
鱼油	自发乳化	99nm	增强贮藏稳定性
生姜精油	超声	57nm	可食用膜
蜂胶提取物	相转变	50nm	天然食品防腐剂
辣椒素	超声	168nm	提高生物可接受性
D-柠檬烯	相转变	16nm	天然食品抗菌剂

二、皮克林乳液

皮克林乳液一般定义为由固体颗粒稳定的乳液。固体颗粒能够用于稳定乳液液滴的现象最初在 1903 年由 Ramsden 发现，随后皮克林展开更进一步研究探索并作出重要贡献。与小分子表面活性剂稳定的传统乳液相比，皮克林乳液中具有较多优势：①降低表面活性剂的用量，节约成本；②固体颗粒在油水界面上的吸附是一个不可逆过程，将颗粒从油水界面脱附下来需要较大的解吸能，因此乳液稳定性强；③固体颗粒形成的界面层较厚，提供了空间上的物理屏障，防止液滴的聚结和奥氏熟化。目前对于固体颗粒稳定的皮克林乳液的研究集中于无机或合成颗粒，如二氧化硅、二氧化钛、锂皂石黏土、氧化锌、石墨烯等，而这些固体颗粒可能造成环境和食用安全问题，在食品领域的应用受到极大限制，因此寻求由天然生物大分子构成的食品级皮克林颗粒逐渐成为研究热点。本部分阐述了目前常用的食品级皮克林颗粒及对乳液的稳态化机制，并列举了皮克林乳液在食品领域的诸多应用。

（一）影响皮克林乳液稳定性的因素

1. 颗粒表面润湿性

固体颗粒作为皮克林乳液稳定剂的前提是能同时被两相湿润，即具有亲水和亲油两亲特性。若颗粒完全溶于水相或油相，则不能吸附在油水界面，无法制备稳定乳液。颗粒吸附在界面上的颗粒、水、油三相的接触角（θ）是反应颗粒润湿性的重要参数，也是判断乳液类型和稳定性的重要条件。如果颗粒更倾向于被水湿润，即 θ <90°时形成水包油（O/W）型乳液；如果颗粒更倾向于被油湿润，即 θ > 90°时形成油包水（W/O）型乳液（图2-7）。由于大多数天然食品级颗粒并不具有良好的两相润湿性，往往需要对颗粒的界面行为进行调节才能制得稳定的皮克林乳液。例如，天然淀粉颗粒拥有较强的亲水性，大部分溶于水相而无法吸附在油水界面，需要引入疏水基团如辛烯基琥珀酸酐以增强淀粉的疏水性，从而制备稳定的皮克林乳液。

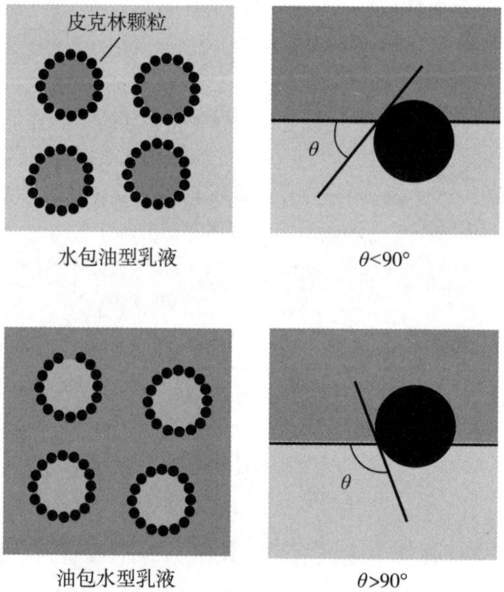

图 2-7 水包油型和油包水型皮克林乳液的三相接触角

2. 颗粒尺寸

颗粒尺寸直接影响乳液中液滴的大小及乳液稳定性。过大不易于颗粒迅速地在界面的分配聚集，导致液滴粒径增大；减小颗粒尺寸有助于形成小粒径乳液，但过小的尺寸可能导致界面的不稳定。一般而言，颗粒尺寸要小于乳液液滴至少一个数量级。

3. 颗粒浓度

颗粒浓度影响皮克林乳液的稳定性。当颗粒浓度较低时，颗粒在液滴表面的排列松散、不紧密，导致稳定效果不佳。当颗粒浓度升高，颗粒会在液滴表面形成致密界面膜，减少液滴间聚结，提高乳液稳定性；随着颗粒浓度进一步升高，多余颗粒会分散在连续相中，增加连续相黏度，进一步提高乳液稳定性。例如，当改性藜麦淀粉颗粒浓度为7.5%时，大部分颗粒能吸附至油水界面，进一步提高淀粉颗粒浓度后，多余的淀粉颗粒会分散到连续相中，乳液呈现凝胶状，阻止了乳液分层。

4. 颗粒的表面电荷

一般来说，当粒子表面电势介于|5|~|15|mV，乳液容易发生絮凝；当粒子表面电势值≥|30|mV，颗粒之间会形成静电稳定状态。高电荷颗粒具有更大的亲水性，且颗粒之间的静电排斥力增大，使固体颗粒以单层排列的形式存在于液滴的表面上，有效地防止了液滴的碰撞和融合，因此形成的乳液更稳定。然而，过高电位的静电排斥作用会降低颗粒吸附在界面的能力，不利于颗粒吸附到油水界面上。颗粒的表面电荷主要受自身分子结构以及外界溶液环境如 pH 或离子强度的影响。

5. 颗粒的形态

相比于球形颗粒，具有较高长宽比形状的固体颗粒能稳定更大的油水界面面积，因而能更有效地稳定乳液。研究发现，用具有高长宽比的纤维素稳定的皮克林乳液比用低长宽比纤维素稳定的皮克林具有更大的乳液比、更小的液滴尺寸和更好的乳液稳定性。

除了上述因素外，油的类型、油水相比例、颗粒的柔软性、颗粒在界面的排布与形变能力等因素都可能影响皮克林乳液的稳定性。例如，用葵花籽油制备的几丁质纳米晶皮克林乳液的液滴尺寸（5~10μm）明显小于用玉米油制备的皮克林乳液（10~100μm）。具有较高的柔软性的蛋白基颗粒，在吸附到界面后可能发生弯曲变形、变平或有限展开等行为，界面的强度也随之变强，进而加强了颗粒的吸附和乳液的稳定。

（二）生物大分子皮克林颗粒种类

目前用于制备皮克林乳液的生物大分子固体颗粒主要为蛋白质（如大豆分离蛋白、乳清蛋白、玉米醇溶蛋白）、多糖（如改性淀粉、淀粉纳米晶、甲壳素纳米晶）和蛋白质-多糖分子复合物。相比于无机皮克林颗粒和小分子表面活性剂，生物大分子皮克林颗粒具备诸多优势：①天然生物大分子细胞毒性低，生物兼容性好，满足消费者追求“洁净标签”产品的心理需求；②蛋白质与多糖来源广泛、廉价且绿色环保，适合大规模量产；③很多天然生物大分子自身具有营养价值和某些功能特性，如抗氧化活性、抗菌性和脂肪吸收；④天然生物大分子富含功能基团，可被物理或化学修饰改性，从而赋予乳液新的特性或生理功能活性，如环境刺激响应性。

1. 蛋白质基皮克林颗粒

蛋白质由于具有亲水亲油的两亲性质和结构的可调节性，可以很容易地转化为皮克林固体粒子。一些蛋白质颗粒无需任何处理就可以作为皮克林颗粒形成稳定的乳液，如牛血清蛋白、卵清蛋白、β-乳球蛋白、溶菌酶、豆类7S与11S蛋白的亚基等球蛋白，具有较强的分子内聚力，表现出较高的结构稳定性和乳化性能。但大多数蛋白质颗粒需要经过加热、超声、剪切、添加交联剂、酶等改性手段，生成聚集体或凝胶颗粒，才可以用作皮克林颗粒。

植物蛋白具有成本低、来源广、致敏性低等优点，但其具有较强的疏水性和分离纯化困难，作为皮克林颗粒稳定剂的研究并不多。近些年，随着分离纯化和改性技术的发展，植物蛋白的溶解性和功能特性得到显著提高，进而促进了其在皮克林乳液中的应用。大豆分离蛋白可在热诱导聚合反应、超声或高压均质处理后形成纳米凝胶颗粒，用于皮克林颗粒时赋予乳液优异的冻融稳定性和贮藏稳定性。醇溶蛋白（如玉米醇溶蛋白、小麦醇溶蛋白、高粱醇溶蛋白）通常具有强疏水性，不能有效吸附于油水界面上，稳定皮克林乳液的效果并不理想。通过对醇溶蛋白进行修饰，将其与含有大量氢键的多酚类物质（如单宁酸、没食子酸、花青素）作用，降低蛋白颗粒的疏水性，形成稳定性较好的皮克林颗粒。其他植物来源的改性蛋白如豌豆蛋白、花生蛋白、核桃蛋白、马铃薯蛋白、小麦面筋蛋白也都具有稳定皮克林乳液的潜力。

用于稳定皮克林乳液的动物蛋白颗粒主要包括酪蛋白、乳清蛋白、卵清蛋白、牛血清蛋白和明胶。酪蛋白因其优异的两亲性、来源广泛、价格低廉和低变应原性而被用作稳定剂。将酪蛋白与交联剂（如京尼平、戊二醛或钙离子）交联形成皮克林凝胶颗粒，能够有效吸附在油水界面上，比未处理的酪蛋白具有更强乳化效果。乳清分离蛋白具有优良的乳化性，被广泛用作食品中的乳化剂/稳定剂。然而食品加工过程中的热处理会导致乳清分离蛋白变性，造成乳液失稳。通过热诱导聚集形成乳清分离蛋白凝胶颗粒，不仅具有良好抗热稳定性，而且在油滴表面形成紧密堆积的颗粒层，形成稳定的皮克林乳液。卵白蛋白和牛血清蛋白等球蛋白具有较强的结构完整性和高度折叠能力，无需改性就能稳定皮克林乳液，其在油水界面可以形成高黏弹性界面膜，能有效提高乳液的抗聚结稳定性。明胶是胶原蛋白在酸、碱和酶等处理后得到的部分水解产物，广泛应用于食品、制药和组织工程领域。在一定温度和pH条件下明胶易自组装形成胶体颗粒，用于稳定皮克林乳液。

2. 多糖基皮克林颗粒

淀粉是多糖基皮克林颗粒的常用原材料。淀粉是由葡萄糖分子聚合而成的高分子碳水化合物，广泛存在于玉米、马铃薯、大米等多种植物中。天然淀粉以颗粒形式存在于自然界中，然而其粒径一般在微米范围（0.5~100μm），不适合制备稳定的皮克林乳液。通常需要采用酸解、有机溶剂沉淀法、超声、介质研磨、螺杆挤压等方法对天然淀粉进行尺度解聚，制备粒径在1~1000nm的淀粉纳米颗粒和淀粉纳米晶。如在酸作用下水解淀粉颗粒的无定形区，形成纳米淀粉晶；介质研磨、螺杆挤压和超声法造成淀粉超分子聚集体结构破碎，相对分子质量降低而形成纳米淀粉颗粒。另一方面，天然淀粉因分子结构中含有大量的羟基，具有很强的亲水性。因此往往采用辛烯基琥珀酸酐（octenyl succinic anhydride,

OSA）对淀粉进行疏水改性，增强淀粉的乳化性能。OSA 淀粉酯已由 GB 2760—2014《国家食品安全标准　食品添加剂使用标准》认证，是良好的食品级固体颗粒添加剂。OSA 淀粉酯取代度一般需限定在 3%以内，此时便可作为一种可外源食品添加成分。利用乙酸酐、邻苯二甲酸酐酯化结合纳米沉淀法、硫酸水解法对淀粉颗粒改性也可以获得良好乳化性的皮克林颗粒。

非淀粉多糖如纤维素、甲壳素、壳聚糖、环糊精也常用于皮克林乳液的制备。纤维素是自然界存在最多的生物质资源，主要从纤维植物中提取，也可由藻类和一些细菌合成。用于皮克林乳液稳定的纤维素种类包括微纤丝化纤维素（microfibrils cellulose）、纳米纤维素（cellulose nanofibril）、纤维素纳米晶（cellulose nanocrystal）和细菌纳米纤维（bacterial nanofibril）。这些纤维素具有不同的长径比、化学结构、结晶性质，因而对皮克林乳液的稳定性和性质也不尽相同。纤维素的疏水改造有利于提高其作为皮克林颗粒的性能，例如，纤维素纳米晶经过 OSA 疏水改性后更易被水油两相润湿。其他一些化学改性纤维素如甲基纤维素、乙基纤维素、羟丙基纤维素等也常被用于制备皮克林乳液。

甲壳素分子骨架上含有大量羟基和氨基，表现出环境 pH 依赖的带电性质。当 pH 较低时，甲壳素带正电荷，可以利用其正电性质制备相应的皮克林颗粒；当 pH 较高时，氨基去质子化而不带电，可以依赖其高分子聚合物的特性来制备皮克林颗粒。甲壳素也可以通过水解得到杆状结构的甲壳素纳米晶来稳定皮克林乳液。壳聚糖是甲壳素的脱乙酰化产物，是自然界唯一的阳离子多糖。壳聚糖不仅可以自聚集形成壳聚糖颗粒，而且能与三聚磷酸盐作用形成凝胶颗粒，两者都可以稳定皮克林乳液。环糊精是环糊精葡萄糖基转移酶作用于直链淀粉产生的一系列具有内腔疏水而外壁亲水的中空环状结构低聚糖。环糊精可以包合油相形成超分子复合物，定位于油水界面稳定皮克林乳液。α-环糊精、β-环糊精、γ-环糊精对皮克林乳液的稳定效果各不相同。

3. 蛋白质-多糖复合物颗粒

利用单一蛋白质或多糖颗粒稳定皮克林乳液常常在实际应用中存在一些问题。例如，蛋白质对 pH 和离子强度敏感，当 pH 接近等电点或在高离子强度时，单一蛋白质稳定的乳液易絮凝、聚结和破乳。植物蛋白的强疏水性也限制了其乳化能力。多糖构建的皮克林颗粒往往亲水性较强，缺少两亲性，导致乳化能力较弱。基于此，众多学者往往将蛋白质与多糖复合使用，以期达到协同增效的作用。多糖的亲水性能有效改善蛋白质的疏水性，且荷电多糖具有较大相对分子质量和电荷密度，能够增加颗粒的空间位阻和静电排斥力，以此改善界面稳定性。

蛋白质与多糖可以通过疏水相互作用、氢键、静电作用等非共价作用相结合形成皮克林颗粒。稳定乳液的能力取决于蛋白质与多糖的性质（电荷、结构）及制备条件（浓度、比例、pH）。例如，简单的调节玉米醇溶蛋白与多糖的比例就能够改善玉米醇溶蛋白的表面湿润性。将阿拉伯胶或果胶沉积在玉米醇溶蛋白表面，形成核-壳结构复合颗粒，该颗粒的表面润湿性在合适的蛋白质与多糖与比例下接近中性，在环境 pH 和离子强度变化时仍能保持较好的稳定性，阻止皮克林乳液的聚结和奥氏熟化。甲壳素纳米纤维、玉米纤维胶、黄原胶等多糖与玉米醇溶蛋白通过非共价相互作用结合形成的复合物对皮克林乳液也都有良好的物理稳定性和黏弹性。另有研究显示，纳米纤维素的复合增强了乳清蛋白对胃消化酶的抵抗力，从而抑制了胃相中的皮克林乳液液滴聚结。其他通过非共价形式结合的蛋白质-多糖皮克林颗粒包括乳清蛋白-壳聚糖、乳清蛋白-果胶、玉米蛋白-果胶、卵清蛋白-海藻酸钠、大豆分离蛋白-壳聚糖等。

蛋白质与多糖的共价复合物作为皮克林颗粒也能显著提高乳液在不同环境压力下的物理化学稳定性。制备蛋白质-多糖共价复合物最简单有效的方法是通过美拉德反应，即蛋白质分子上的游离氨基与还原糖上亲电子的羰基反应生成席夫碱（Schiff base），脱去一分子水，席夫碱再经过重排形成酮胺化合物。该方法效率高、安全且反应温和。一般而言，糖基化蛋白质形成的皮克林颗粒相比未修饰蛋白质颗粒具有更好的乳化性、溶解性和热稳定性。牛血清蛋白-葡聚糖美拉德复合物稳定的皮克林乳液在等电点附近、冻融、加热、离子应力和长期储存下均呈现出优于牛血清蛋白稳定的乳液，并能在模拟胃肠道中有效保护负载的叶黄素，提高生物利用度。将葡萄糖、乳糖和麦芽糊精三种糖利用美拉德反应干热法制备糖基化乳清分离蛋白。这种糖基化蛋白制备的皮克林乳液有更高的贮藏稳定性，以及对 pH、盐离子有更强的耐受性。糖基化作用中接枝糖的链长越长，形成皮克林乳液的黏度越大，越有利于乳液体系的稳定；然而糖链的增长也可能不利于皮克林乳液在小肠中的脂质分解程度，降低荷载功能因子的生物有效性。

（三）皮克林乳液在功能食品中的应用

1. 提高油脂氧化稳定性

乳液的加工和贮藏中，油脂的氧化会对食品体系的外观、口感和稳定性造成不利影响。传统乳液中油脂氧化速率通常比纯油更快，这主要是由于乳液中存在油水界面，致使油脂更容易接触到水中的自由基或金属离子而加速氧化。在皮克林乳液中，吸附于油水界面的颗粒层提供了高强度物理屏障，能更好地阻隔油脂与水相中的物质，从而极大提高了乳液的氧化稳定性。有研究对比了高粱醇溶蛋白颗粒稳定的皮克林乳液、吐温-80 稳定的传统乳液及纯油的脂质氧化情况，发现皮克林乳液脂质氧化速率明显慢于传统乳液，与纯油相当。采用亚麻籽蛋白与多糖复合物为皮克林颗粒稳定的亚麻籽油乳液，其中的初级氧化产物和二次氧化产物含量均明显低于传统吐温-80 稳定的乳液中二者的含量。一些皮克林颗粒自身还具有清除自由基等抗氧化功能，如大豆分离蛋白-花青素复合颗粒、小麦醇溶蛋白-单宁酸、玉米醇溶蛋白-芦丁复合颗粒，它们在延缓油脂氧化的同时，也保留了活性物质的抗氧化性能。

2. 包埋和递送食品功能因子

皮克林颗粒在油水界面形成的致密屏障可以增强生物活性物质的包埋和输送效率，提高其生物利用率（表2-2）。玉米醇溶蛋白复合纳米颗粒稳定的皮克林乳液在食品功能因子递送方面具有极高的应用价值。研究表明，玉米醇溶蛋白和壳聚糖、单宁酸、羧甲基淀粉、明胶等复合稳定的皮克林乳液作为递送载体能有效抑制负载姜黄素在胃肠道环境中的降解，提高抗氧化能力和生物有效性。玉米醇溶蛋白皮克林乳液对于百里香酚、薄荷油、肉桂油等易挥发植物精油也有很好的保护作用，具有优于纯精油的抗菌稳定性，在食品的抗菌保鲜方面很有应用前景。纳米淀粉基皮克林乳液也被广泛用于功能因子的包埋和递送，如改性藜麦纳米淀粉稳定的皮克林乳液对白藜芦醇的包封率达98%，是吐温-20稳定乳液的两倍。使用改性藜麦纳米淀粉稳定的皮克林乳液包埋姜黄素，经体内消化吸收代谢后，姜黄素在肠道内的吸收率高达86.3%。若皮克林颗粒不仅在油水界面形成致密的颗粒层，同时在外水相形成凝胶网络结构，则能够进一步提高功能组分在乳液中的保留率，如利用明胶颗粒的交联网络结构增强鱼油乳液的贮藏稳定性。

表2-2　食品级皮克林颗粒稳定的乳液及在递送食品功能因子的应用

皮克林颗粒	形成方法	活性组分	性能
OSA淀粉	疏水改性	叶黄素	增强贮藏稳定性
淀粉纳米颗粒	介质研磨	姜黄素	提高生物有效性
卵转铁蛋白颗粒	京尼平交联	橙皮苷	提高生物有效性
高粱醇溶蛋白颗粒	提取	姜黄素	增强抗紫外线辐射能力
乳清分离蛋白纳米凝胶	热变性	姜黄素	控制释放
乳清分离蛋白-乳糖-茶多酚复合物	共价交联、静电复合	姜黄素	增强热稳定性
乳清分离蛋白-壳聚糖复合物	静电复合	番茄红素	增强贮藏稳定性和缓控释
壳聚糖纳米粒	三聚磷酸钠交联	姜黄素	控制释放
壳聚糖-阿拉伯胶复合物	静电复合	姜黄素	增强消化稳定性
壳聚糖-羧甲基纤维素复合物	静电复合	姜黄素	抑制氧化降解
玉米醇溶蛋白-壳聚糖复合物	反溶剂沉淀法	姜黄素	抑制氧化降解
玉米醇溶蛋白-果胶复合物	反溶剂沉淀法	肉桂精油	提高抗菌能力
卵转铁蛋白颗粒-溶菌酶复合物	静电复合	姜黄素	提高生物有效性
β-乳球蛋白-茶多酚复合物	氢键/疏水相互作用	叶黄素	增强贮藏稳定性
β-乳球蛋白-阿拉伯胶复合物	静电复合	叶黄素	增强贮藏稳定性

三、高内相乳液

高内相乳液（high internal phase emulsions，HIPEs）通常是指内相（分散相）体积分数占总体积分数≥74%的乳液，又被称为乳液凝胶或高浓缩乳液。该类乳液具有特殊的结构形式，当体积分数小于64%时，分散相的液滴呈均一、完整的球形；但当体积分数在64%~74%时，液滴仍是完整的球形，各液滴间紧密相连但不发生形变；当体积分数大于74%时，液滴之间相互挤压成六边形，同时伴随着乳液黏弹性的急剧增大。形成高内相乳液的前提是在油水界面的稳定剂形成界面膜，并与连续相薄膜一起将变形的液滴隔离，防止液滴的聚结融合。共聚焦显微图像直观显示了O/W型高内相乳液的微观结构，即乳液中油滴分布紧密甚至相互挤压变形（图2-8）。高体积的内相赋予了乳液独特的性质，如更大的两相界面面积和半固态的流变学特性，因此高内相乳液能够作为部分氢化植物油的替代物、制备多孔材料或作为功能因子的递送载体，在功能食品领域有着广阔的应用前景。

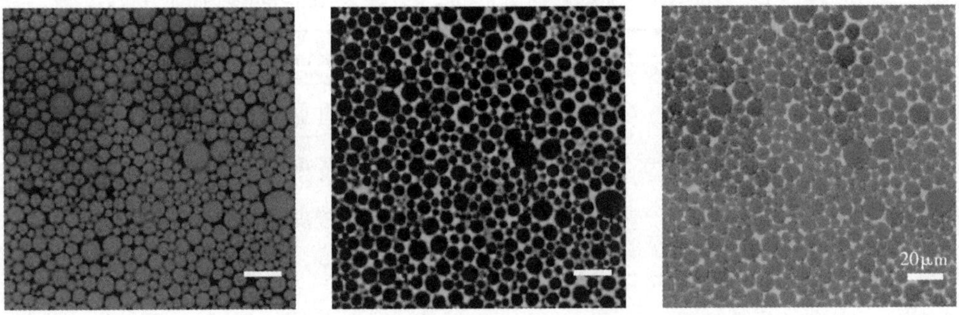

图2-8　牛血清蛋白稳定的高内相乳液共聚焦显微镜图像

（左-油相染色，中-水相染色，右-合并的油相和水相）

在高内相乳液中，大量的分散相分散于少量的连续相液滴中，使得相邻液滴间的连续相很薄，液滴很容易融合，最终导致奥氏熟化，乳液体系失稳而相分离。用于稳定高内相乳液的稳定剂主要是小分子表面活性剂，生物大分子和固体胶体粒子（皮克林颗粒）。小分子表面活性剂（如十二烷基苯磺酸钠、司盘、吐温）通过吸附到液滴表面，在液滴间形成短程界面斥力防止液滴凝聚，但在油水界面黏附作用弱，因此通常需要5%~50%（质量分数）表面活性剂维持高内相乳液的稳定，面临着成本、环境和人体安全的问题。生物大分子如蛋白质和多糖的界面黏附性和高弹性强于小分子表面活性剂，然而蛋白质和多糖在高内相体积分数时往往不足以稳定乳液，易产生相反转现象。皮克林固体颗粒具有较高的解吸能且能形成较厚的界面膜，使高内相乳液具有更强的抗分层、抗聚结和抗奥氏熟化性能。用于稳定高内相乳液的食品级皮克林颗粒主要包括以下四类：①蛋白质类，如大豆蛋白、乳清蛋白、牛血清蛋白、小麦蛋白、大豆β-伴球蛋白；②多糖类，如纤维素纳米晶、淀粉纳米晶、壳聚糖纳米晶；③蛋白质-多糖复合物，如花生分离蛋白-壳聚糖、麦醇溶蛋白-壳聚糖、大豆分离蛋白-果胶、玉米醇溶蛋白-果胶；④微凝胶颗粒，如乳清分离蛋白微胶、明胶微胶。

（一）高内相乳液流变性质

流变性质一定程度反映了乳液的内部质构，对乳液的制备、运输、贮藏和应用至关重要。传统乳液为流体形态，而高内相乳液呈现半固体膏状，具有更优异的稳定性、可塑性和黏弹性（图 2-9）。Lissant 定义在理想状态下，固定体积，统一大小且未变形的球形颗粒最高效排列时所占据的体积，称为$\phi*$。当统一大小且未变形的球形颗粒在乳液内部随机排列时，$\phi*=0.64$；当内相比例ϕ高于$\phi*$时，油滴可能变形为多面体呈分散型排列，之间仅有一层连续相薄膜分隔。油相比例（ϕ）直接影响高内相乳液的流变性质。ϕ越高，储能模量越大，这主要是因为油滴间相互挤压变形，产生更大的界面面积以减小斥力，使自由能最小化，从而增加乳液黏弹性，外观类似于弹性固体。并且高内相乳液可以在相对较小的应力作用下保持外观形态，在受到一定程度的剪切作用时，会产生屈服和流动现象。施加应力超过乳液的弹性响应范围时表观黏度减小，表现出剪切变稀行为。

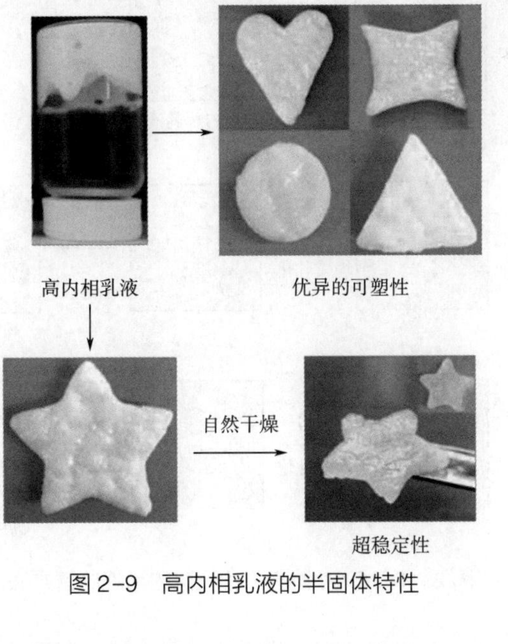

图 2-9　高内相乳液的半固体特性

稳定剂类型影响高内相乳液的流变性质。蛋白质不仅具有远高于低分子表面活性剂的黏弹性和黏附性，自身也可储存能量。因此，同等条件下蛋白质稳定的高内相乳液的流变性质远高于表面活性剂所稳定的高内相乳液。稳定剂浓度和液滴粒径影响着高内相乳液的流变性质。一般而言，稳定剂浓度越高，连续相黏度越高，其稳定高内相乳液的储能模量越高，黏弹性越强。液滴粒径越小，分散相中液滴数目越多，液滴间的摩擦力增加，乳液表现更强的黏弹性和抗形变能力。除了上述因素，高内相乳液的流变性质还与油相黏度、油滴界面张力及皮克林颗粒间相互作用有关。

（二）高内相乳液制备方法

制备高内相乳液的方法主要有一步乳化法、两步乳化法和浓缩法（图 2-10）。以 O/W 高内相乳液为例，一步乳化法是将油相直接加入到含有适量稳定剂的水分散相中，然后通过剪切、震荡或手摇的方式制备高内相乳液；两步乳化法是先通过较高能量均质方式（如高速剪切、超声、高压均质等）得到乳滴粒径较小的低油相初乳液，然后在较低能量均质方式（如低速剪切、手摇、旋涡震荡）下加入更多的油相制得高内相乳液；浓缩法是先通过高能量均质方式制得中/低内相乳液，然后借助离心除去多余的水相，浓缩后的乳液即为高内相乳液。上述三种方法各有利弊：一步乳化法高效快捷，但对稳定剂的要求很高，目前研究报道较少；两步乳化法最为常见，制备高内相乳液的成功率高，稳定性也好，但乳液内液滴粒径分布不均；浓缩法简单快捷，液滴粒径小而均一，易制得大体积的内相，但对稳定剂要求较高，需要在高速离心力作用下仍能抑制液滴的聚结。

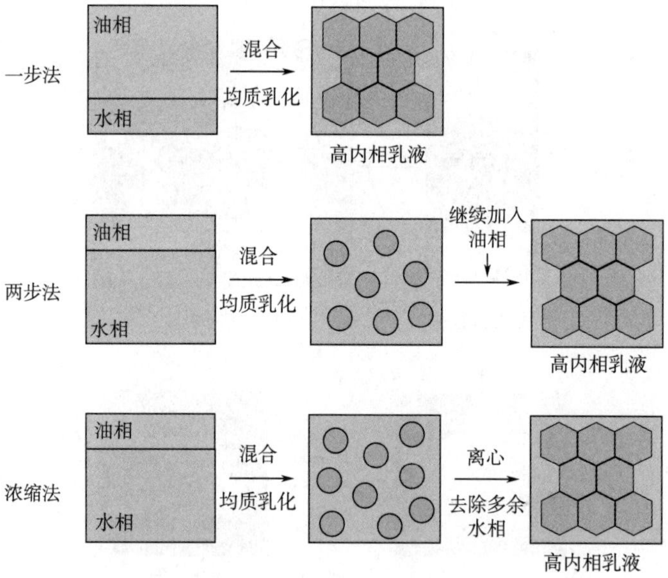

图 2-10　O/W 型高内相乳液的常规制备方法

北京工商大学谭晨等建立了一种基于超声的制备超稳 O/W 型高内相乳液的方法，如图 2-11 所示。首先，超声处理油相体积分数为 33%的水油混合相，制备低内相初始乳液。随后缓慢加入油相，直至油相体积分数超过 74%。该方法利用超声空穴效应下蛋白质和多糖分子在油水界面发生共价作用，形成的界面膜提供强大的空间位阻能力。在此基础上，进一步联合离心技术，可以更高效地制备高内相乳液。方法如下：先采用超声制备低内相初始乳液，然后高速离心（10000r/min，5min），在离心力作用下油滴被强制接触、变形呈多面体，多余的水相被挤出乳液，形成高内相乳液层。该方法成功的前提是超声空化效应诱导形成的蛋白质交联膜能有效地阻隔高离心力下油滴的接触和聚结，避免乳液的失稳。此法避免了传统制备过程中缓慢滴加油相的过程，实现快速高效地制备稳定高内相乳液。

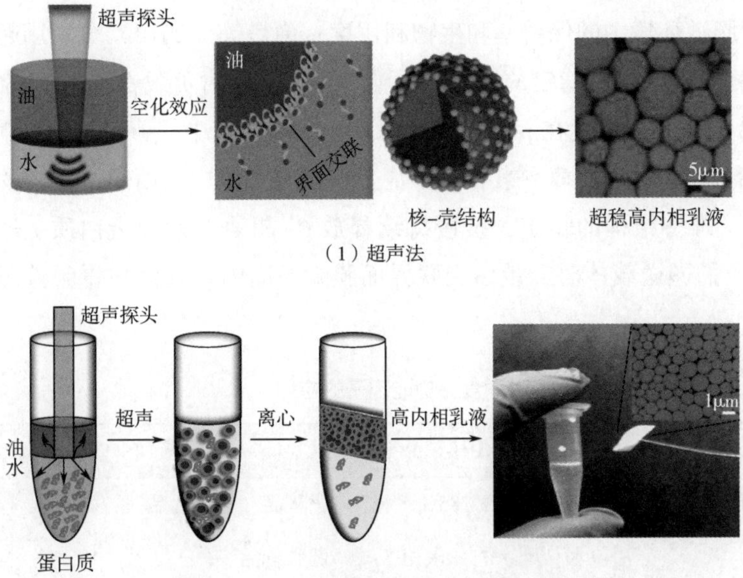

（1）超声法

（2）超声-离心联合法

图 2-11　基于超声制备 O/W 型超稳高内相乳液

超声合成界面膜稳定的高内相乳液研究

（三）高内相乳液在食品中的应用

1. 作为反式脂肪酸替代品

在人造奶油和黄油等食品中含有反式脂肪酸，而过量摄入反式脂肪酸会增加心血管疾病的风险，并会增加糖尿病和癌症的发病率。大部分的反式脂肪酸来自部分氢化植物油（partially hydrogenated oils，PHOs）。高内相乳液的外观、黏弹性、回复性与 PHOs 的下游产品如人造奶油、黄油类似，因此可以作为它们的替代品。例如，小麦醇溶蛋白-壳聚糖复合物稳定的皮克林高内相乳液，具有较好的黏弹性和可塑性，可作为潜在的 PHOs 替代物。酪蛋白酸钠和海藻酸钠复合物稳定的高内相乳液可作为模板制备油凝胶膜（oleofilm），用于烘焙产品中 PHOs 的替代品。由植物蛋白稳定的高内相乳液被用于研发新型蛋黄酱，降低了传统蛋黄酱中胆固醇的摄入。

2. 增强油脂氧化稳定性

高内相乳液能够将液态油脂直接转变成固态油脂，不仅有利于食品的贮藏与运输，而且由乳化剂或固体颗粒在油水界面处形成的物理屏障层可以有效降低 O_2、金属离子、光等促氧化因子与油相的接触，进而增强油脂的氧化稳定性。

3. 作为食品功能因子的递送载体

液滴上覆盖的颗粒层/界面膜以及连续相中致密的凝胶网络结构可以保护被包埋的活性组分免受外界不利环境的破坏，同时具有缓释特性。表 2-3 所示为高内相乳液对多种典型食品功能因子的递送性能。例如，由辛烯基琥珀酸改性淀粉稳定的皮克林高内相乳液能够提高负载β-胡萝卜素在胃肠道环境中的保留率和生物利用度。谭晨等（2018）分别用超声交联和传统剪切均质法制得牛血清蛋白稳定的高内相乳液，对比两者对负载β-胡萝卜素释放行为的影响。如图 2-12 所示，当放置在 pH 1.2 和 pH 7.4 的缓冲液中，剪切均质法制得的高内相乳液快速解体，释放大量β-胡萝卜素和牛血清蛋白至缓冲液中。而超声制得的高内相乳液仍漂浮在溶液上，维持结构的稳定，缓慢持续释放β-胡萝卜素和蛋白质。这表明，当作为脂溶性功能因子的递送载体时，蛋白交联界面膜赋予高内相乳液在胃肠液环境中良好的缓控释性能。

表 2-3 高内相乳液递送食品功能因子的应用

稳定剂	类型	内相体积分数	应用
聚甘油蓖麻醇酸酯、甘油二酯	油包水	75%～85%水相	化妆品、低脂食品
聚甘油蓖麻醇酸酯、卵磷脂	油包水	75%水相	低脂食品
淀粉、改性硅酮	油包水	83%～95%水相	化妆品
槐豆胶、卡拉胶、聚甘油蓖麻醇酸酯	油包水	75%水相	低脂食品
卡拉胶、蜂蜡、油酸单甘酯	油包水	75%～85%水相	花青素载体，pH 缓控释
木质素	水包油	75%～85%大豆油	β-胡萝卜素载体，增加生物利用度
羧甲基木质素	水包油	78%～87%大豆油	姜黄素载体，增加物理稳定性
甲壳素纳米晶	水包油	96%正十六烷	多孔材料
纤维素纳米晶	水包油	81%环己烷	多孔材料
改性淀粉	水包油	80%大豆油	β-胡萝卜素载体，缓控释
卵清蛋白	水包油	80%～91%正十二烷	β-胡萝卜素载体，增强氧化稳定性
小麦蛋白	水包油	75%葵花籽油	蛋黄酱替代物
藻蓝蛋白	水包油	80%大豆油	β-胡萝卜素载体，增强氧化稳定性
β-乳球蛋白微胶	水包油	80%大豆油	脂肪替代物
乳清分离蛋白微胶	水包油	80%～90%葡萄籽油	植物乳杆菌载体，增强贮藏稳定性
大豆分离蛋白微胶	水包油	75%～86%大豆油	蛋黄酱替代物

续表

稳定剂	类型	内相体积分数	应用
大豆分离蛋白-果胶复合物	水包油	79%~85%植物油	槲皮素载体，缓控释
花生蛋白-多糖复合物	水包油	76%~85%花生油	人造奶油替代物
豌豆蛋白-多糖复合物	水包油	80%葵花籽油	脂肪替代物
玉米醇溶蛋白-果胶复合物	水包油	80%玉米油	姜黄素载体，缓控释
壳聚糖-酪蛋白磷酸肽复合物	水包油	80%亚麻籽油	姜黄素载体，提高生物利用度
改性淀粉-单宁酸	水包油	75%玉米油	β-胡萝卜素载体，增强化学稳定性

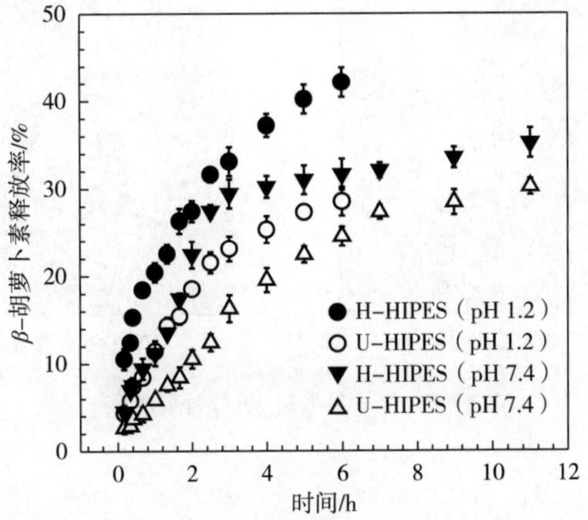

图 2-12 包埋 β-胡萝卜素高内相乳液的释放行为

"H-HIPEs"和"U-HIPEs"分别代表剪切均质和超声制备的高内相乳液。

4. 制备多孔材料

利用高内相皮克林乳液内部连续的网状结构，经冷冻干燥或真空干燥除去体系中的水相和油相（易蒸发的油相，如有机溶剂），形成疏松的多孔结构材料。多孔材料的形貌和结构主要由稳定剂浓度、油相类型、油相比例、液滴粒径以及乳化方式决定。与传统的乳液模板法制备多孔材料相比，采用皮克林高内相乳液为模板制备多孔材料不仅可以调控多孔材料的结构和功能，而且避免了传统乳液稳定性不好、所用的材料生物不兼容等缺点。形成的生物大分子多孔材料可以用于食品包装或用于固定化酶制备高效催化载体。

四、多重乳液

多重乳液（multiple emulsion），又称双重乳液（double emulsion），是指将一种乳液（初级乳液）分散在另外的连续相中形成的多层乳液，因此又被称为乳液中的乳液。当油滴里含有一个或多个水滴，而这种含有水滴的油滴又被悬浮在水相中，形成的乳液为水包油包水（W/O/W）型多重乳液；反之，含有油滴的水滴被悬浮在油相中，形成的乳液为油包水包油（O/W/O）型乳液（图 2-13）。多重乳液自 1925 年被 Seifriz 首次发现，便广泛应用于食品、化妆品、医药及材料等领域。在食品工业中，多重乳液在低脂产品、改善感官特性、保护和递送活性组分等方面具有广阔应用价值。食品中大多数乳液以水作为连续相，因此 W/O/W 型多重乳液远比 O/W/O 型应用广泛。但多重乳液的体系比简单乳液更为复杂，许多因素会造成多重乳液的失稳，如何制备出稳定又可控的多重乳液是进一步扩展其应用的关键。

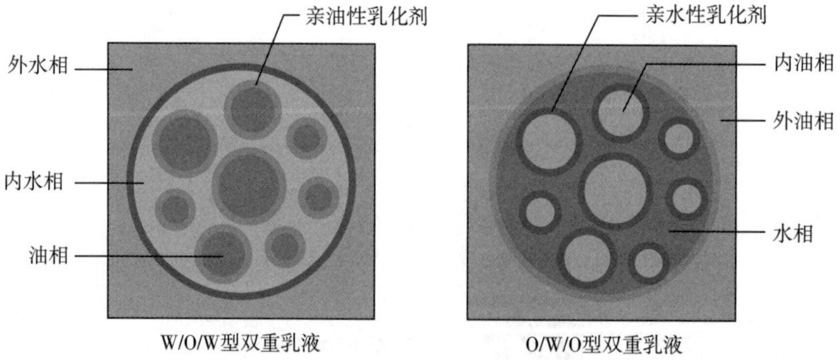

图 2-13　多重乳液结构示意图

（一）多重乳液的制备方法

多重乳液常见的制备方法包括一步乳化法、两步乳化法、膜乳化法、微流控法。以 $W_1/O/W_2$ 乳液为例，分别介绍如下：

一步乳化法是指将水相、油相、功能因子、亲油性和亲水性乳化剂同时混合加以乳化形成多重乳液的方法。该法一般基于含有大量亲油性乳化剂的油相与少量亲水性乳化剂的 W/O 乳液，对其进行热处理后在适当温度下发生相转化，最终形成 $W_1/O/W_2$ 乳液。一步法比较简便，耗能少，但制得的液滴粒径分布不均一、内外水相的比例难以控制、稳定性差、包封率低，相关研究报道较少。

两步乳化法是最常用多重乳液制备方法，如图 2-14 所示。第一步先将亲油性乳化剂、内水相（W_1）及油相（O）混合，制备 W_1/O 型初级乳液；第二步再将初级乳液加入含有亲水性乳化剂的外水相（W_2）中，制备 $W_1/O/W_2$ 乳液。为了得到稳定的多重乳液，第一步需采用高强度乳化条件（如高速剪切）获得粒径较小、均匀的液滴，而第二步需采用较温和的乳化条件（如磁力搅拌），以免强度过高破坏 W_1/O 初始乳液。

膜乳化法是在两步乳化法的第二阶段使用的方法，即将 W_1/O 初级乳液通过微孔膜，形成粒径可控、大小均一的液滴进入外水相 W_2 中。与传统方法相比，膜乳化法的优点是制

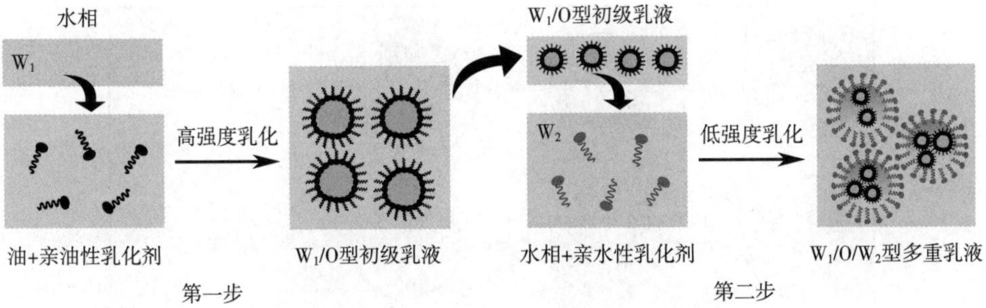

图 2-14　两步法制备 $W_1/O/W_2$ 型多重乳液

备的乳液单分散性好、内水相保留率高、活性组分分布均匀、包封率高；缺点是分散相 W_1/O 可能黏度较大，需要施加较大压力才能达到分散效果，因此制备效率较低。一种改进的方法是将 W_1/O 初级乳液和 W_2 预混合，通过微孔膜循环多次从而获得多重乳液。

微流控法是一种在微米尺度下通过微通道设备制备多重乳液的新型技术。该方法主要借助于毛细管装置，将不同流速的三相（内水相、油相、外水相）流体同时在一个交叉口相遇并由互不相溶的流体组成的同轴射流破裂，在外水相形成核与壳的液滴。微流控法具有精确的可控性（液滴粒径、形态可控、过程可视化）和生成液滴的高度分散性。然而该技术难以达到大规模工业化的要求，目前主要应用于高附加值的小批次产品的制备。

（二）多重乳液的失稳机制

多重乳液是一个复杂的多相热力学不稳定体系，既含有 W_1/O 乳液，也含有 O/W_2 乳液，因此它的失稳机制比简单乳液更加多样。图 2-15 所示为 $W_1/O/W_2$ 多重乳液常见的失稳机制。①油滴间聚结：多重乳液中油滴间的聚结，类似于简单乳液的聚结机制，形成的大油滴导致乳液失稳；②内水相聚结：油相粒径和界面未发生变化，而内水相发生聚结，形成大水滴；③内/外水相聚结：内水相与油滴界面发生聚合，造成内水相迁移至外水相；④内水相收缩/膨胀：主要由内外水相通过中间的油相进行物质交换而引起。这几种机制可能同时发生，共同导致多重乳液的失稳。

（三）多重乳液稳定性的影响因素

1. 乳化剂的选择

多重乳液的稳定需要两种性能不同的乳化剂。以 $W_1/O/W_2$ 型为例，一种是具有低亲水亲油平衡指数（HLB 值）、亲油性的乳化剂，在高速剪切下使水在油中乳化形成 W_1/O 初级乳液；另一种是具有高 HLB 值、亲水性的乳化剂，在低剪切力的条件下使初级乳液在水相中乳化生成最终的 $W_1/O/W_2$ 多重乳液。制备 $W_1/O/W_2$ 型多重乳液较好的亲油性乳化剂是司盘-80、聚甘油蓖麻醇酸酯（polyglycerol polyricinoleate，PGPR）和大豆磷脂，它们能产

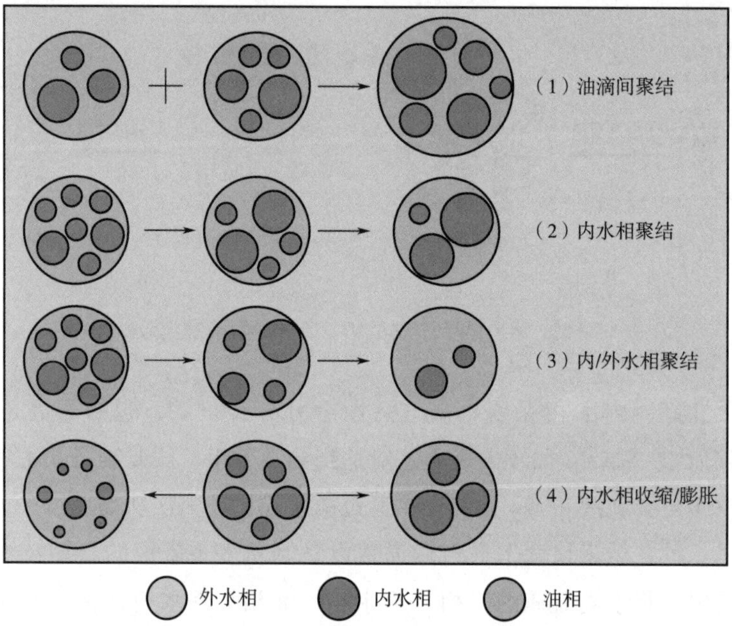

图 2-15　$W_1/O/W_2$ 型多重乳液的失稳机制

生一个可塑性变形的薄膜来阻止初级乳液中液滴间的絮凝、聚结等。亲水性乳化剂常选用非离子型表面活性剂，如吐温-20 和吐温-80 等，它们能产生一个有效壁垒以阻止多乳微滴的聚并。一般而言，所选用的亲油性乳化剂的 HLB 值不超过 8，亲水性乳化剂的 HLB 值在 10~20，否则不易形成稳定乳液。

蛋白质如酪蛋白和乳清蛋白也是 $W_1/O/W_2$ 乳液中的高效亲水乳化剂，其利用空间位阻和静电斥力稳定油滴，比非离子表面活性剂有更好的稳定效果。并且蛋白质不溶于油脂，不会穿过油膜迁移到内部的 W_1/O 界面，防止了界面的失稳。蛋白质-多糖复合物也广泛用于 $W_1/O/W_2$乳液中外层 O/W_2 界面的稳定。例如，通过美拉德反应形成的蛋白质-多糖共价复合能有效限制内/外水相间水分的迁移，提高乳液对 pH、离子强度和热处理时的稳定性。通过静电作用形成的蛋白质-多糖复合物也可以增强多重乳液的空间稳定性。

乳化剂的浓度是影响多重乳液稳定性的一个重要因素。W_1/O 初级乳液是否稳定对多重乳液的稳定性至关重要。一般情况下，亲油性乳化剂的加入量越多，初始乳液中 W_1 液滴粒径越小，界面膜就越稳定，制备出的多重乳液稳定性越好、生成率越高。然而多余的亲油性乳化剂也可能吸附在 O/W_2 界面，取代亲水性乳化剂，导致乳液失稳。对于亲水性乳化剂，浓度过高会对 W_1/O 液滴表面的亲油性乳化剂有增溶作用，导致破乳；浓度过低则 O/W_2 界面膜较薄，多重乳液由于液滴的聚结而失稳。

2. 相比

在 $W_1/O/W_2$ 多重乳液中，油相与内水相体积比称为第一相体积比，外水相与 W_1/O 乳液的体积比称为第二相体积比。第一相体积比越大，油膜越厚，内外水相间难以接触，多重乳液稳定性越好，否则油膜变薄易破，稳定性下降。对于第二相体积比而言，随着相比的增大外水相水层变厚，抑制了 W_1/O 乳液液滴之间的聚结，但当体积比超过一定值时，乳液黏度降低，液滴间更易碰撞而破乳。

3. 黏度

一定的黏度能降低液滴之间的碰撞概率，从而影响多重乳液稳定性。在内水相添加生物大分子，能将 W_1 转化为软固体颗粒，进而消除渗透压梯度引起的 W_1 膨胀。用于内水相黏稠剂的生物大分子包括明胶、乳清蛋白、果胶、黄原胶、瓜尔胶、结冷胶和淀粉等。此外，通过在外水相中加入生物大分子如藻酸盐可产生凝胶或聚合作用，有助于多重乳液的稳定。

4. 乳化工艺

制备 W_1/O 初级乳液需要较高的乳化强度，以减小 W_1 液滴粒径，增加乳液稳定性。但如果液滴过小，可能造成内外水相接触面积增加，致使乳液失稳。第一步乳化设备通常包括高速剪切机、超声波设备、高压均质机、胶体磨等。第二步乳化一般采用较为温和的乳化条件，防止油滴的絮凝和内水相的泄露。制备过程中乳化时间、乳化温度等工艺参数对错冲乳液的稳定性都产生一定的影响。

5. 渗透压

内外水相渗透压不平衡是导致多重乳液失稳的主要因素。由于多重乳液中内外水相溶质的含量不同，它们之间便产生了渗透压。如果内水相的渗透压高于外水相，水分子从外水相穿过油膜渗透入内水相，使内水相膨胀，最终导致油膜破裂和内水相溢出。如果外水相的渗透压高于内水相，水分子则从内水相渗透到外水相，最终使多重乳液破坏，变成普通的 O/W 型乳液。因此，只有当外水相的渗透压略低于内水相渗透压时 W/O/W 型多重乳液才最稳定。常用于平衡渗透压的方法是在水相中加入盐类（氯化钠、氯化镁、硫酸镁等）或糖类（乳糖、葡萄糖等）。

（四）多重乳液在功能食品中的应用

在 $W_1/O/W_2$ 乳液中，油相中部分油脂被分散其中的 W_1 部分取代，脂肪含量减少，因此多重乳液在制备低脂低热量食品方面具有广阔的应用前景。多重乳液同时具有无油腻、爽滑可口的特点，可以改进许多油腻食品的口感。例如，采用结冷胶作为 W_1 黏稠剂，菜籽油为油相制备的多重乳液可以取代牛乳脂肪制备新鲜低脂干酪。以瓜尔胶-黄芪胶复合物为稳定剂的多重乳液，可以将冰淇淋的脂肪含量减少到 2.8%（正常为 10%~12%）而不影响冰激凌的品质。以橄榄油作为油相，酪蛋白酸钠作为亲水性乳化剂制备多重乳液，可用于取代肥牛脂肪。

多重乳液独特的“两膜三相”多隔室结构可以将一些性质不同的功能因子分别溶解在不同的相中，起到隔离、保护、控制释放、靶向释放、掩藏风味等多种功能效果（表 2-4）。目前研究多集中在将水溶性功能因子包埋于多重乳液的 W_1 相，包括花青素、维生素 C、B 族维生素和茶多酚等。使用蛋白质、多糖或者蛋白质-多糖复合物作为增稠剂或乳化剂，可以有效阻止 W_1 的迁移，从而赋予多重乳液缓释功能。如用麦醇溶蛋白稳定的多重乳液减缓荷载茶多酚在体外胃肠环境的释放；乳清蛋白-牧豆树胶复合物稳定的多重乳液可以降低甘氨酸亚铁的释放速率。综上，多重乳液的独特结构可广泛用于荷载水溶性功能因子，保护它们在生产、贮藏过程以及人体胃肠道内免受破坏，也能用于低脂低热食品的制备而不影响食品的感官特性。

表 2-4 多重乳液递送食品功能因子的应用

功能因子	亲油性乳化剂（W_1/O）	亲水性乳化剂（O/W_2）	性能
花青素	PGPR	阿拉伯胶	胃肠道缓释
花青素	PGPR	高粱亮醇溶蛋白颗粒	增强贮藏稳定性
花青素	司盘-80/吐温-20	乳清蛋白-阿拉伯胶复合物	增强物理稳定性
维生素 B_{12}	PGPR	酪蛋白酸钠	增强物理稳定性
维生素 D_3	司盘-80/卵磷脂	壳聚糖-阿拉伯胶复合物	提高生物有效性
叶酸	PGPR	乳清蛋白-果胶复合物	高包封率
没食子酸	PGPR/司盘-80	吐温-80	提高抗氧化能力
茶多酚	PGPR	乳清分离蛋白	增强氧化稳定性
槲皮素	PGPR	酪蛋白酸钠	脂肪替代物
大豆肽	PGPR	OSA 淀粉	制备乳液冻干粉
酪蛋白肽	PGPR	酪蛋白酸钠	缓控释
白藜芦醇	PGPR	吐温-20	增强贮藏稳定性
β-谷固醇	PGPR	吐温-20	增强物理稳定性
橄榄苦苷	司盘-80	乳清蛋白-果胶复合物	高包封率和稳定性
α-亚麻酸	司盘-80	吐温-80	高包封率和稳定性

第三节　脂质体包埋技术与食品营养

脂质体是由磷脂分散在水中自组装形成的具有类生物膜结构的双分子层闭合囊泡，最早是20世纪60年代中期由英国学者Bangham将天然磷脂分散在水中用电镜观察时发现的。在脂质体的双分子层囊泡结构中，磷脂的极性头部形成囊泡的内外表面，而非极性的尾端脂肪酸链形成双分子层的疏水核心区域。根据脂质体结构和大小，可将其分为小单层脂质体（<200nm）、大单层脂质体（200~1000nm）、多层脂质体（1~5μm）和多囊脂质体（5~50μm）。

脂质体的基本特征表现为：①脂质双分子层具有双亲性，能够同时包埋水溶性和脂溶性物质，水分散性好；②脂质体的类生物膜结构使其具有良好的生物相容性，易与细胞融合，无毒性和免疫抑制作用；③提高被包封物质的稳定性，避免其在应用中的泄漏、水解或氧化，并能降低在人体内消化过程中被酸和酶等物质的破坏；④通过对脂质双分子层的修饰实现长效缓释，保护定向至某些治疗的靶器官或组织中，增强包封物质的生物利用度。

然而脂质体作为热力学不稳定性体系，在制备、贮藏以及应用过程中易发生聚集、融合、絮凝、沉淀、分解而导致包封物质的渗漏。并且传统脂质体粒径较大，难以穿透细胞，在体内也会很快聚集于肝脏细胞和脾脏巨噬细胞而离开血液循环，缺乏长效释放能力和主动靶向性。为解决传统脂质体的上述问题，众多学者把目光聚焦于新型脂质体载体的开发，主要在以下两个体系：纳米级脂质体和生物大分子-纳米脂质体复合体系。纳米尺度的脂质体可有效抵抗颗粒间的聚集和絮凝现象，较大的比表面积也有利于脂质体与小肠上皮细胞的作用，促进吸收。生物大分子材料与纳米脂质体的复合体系能够进一步提高脂质体的体内外稳定性，赋予良好的缓释和靶向性能。图2-16所示为近年来研究较多的生物大分子-纳米脂质体复合体系，包括单层包覆脂质体、层层包覆脂质体、环糊精脂质体、脂质体水凝胶、脂质体膜和脂质体纳米纤维。这些新型脂质体已经成为营养、食品、医药和化妆品等领域研究的新热点，展示出巨大的发展前景（表2-5）。

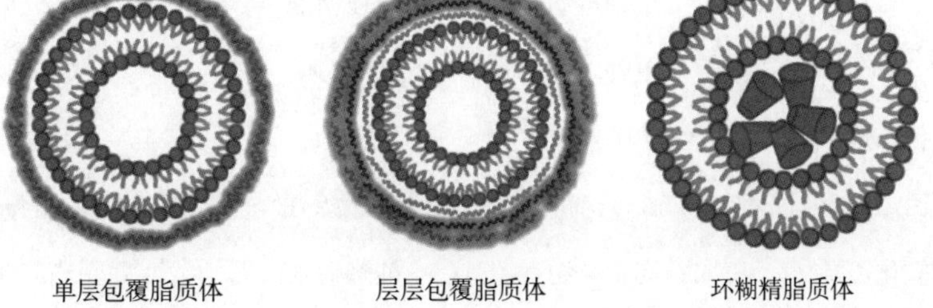

图2-16　生物大分子-纳米脂质体复合体系结构示意图

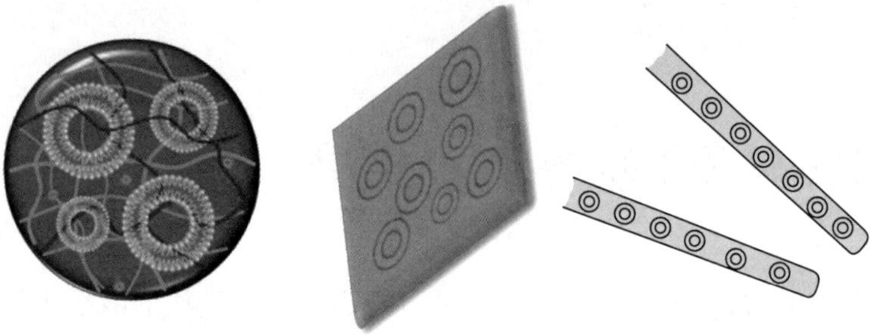

图 2-16 生物大分子-纳米脂质体复合体系结构示意图（续）

表 2-5 生物大分子-脂质体复合载体递送食品功能因子的应用

生物大分子基质	制备方法	活性组分	应用
脂质体水凝胶			
海藻酸钠-钙	离子交联	茶多酚	赋予脂质体缓释能力
壳聚糖-三聚磷酸钠	离子交联	亚麻籽油	增强抗氧化稳定性
壳聚糖-β-磷酸甘油	热交联	表儿茶素	赋予脂质体缓释能力
壳聚糖-β-磷酸甘油	热交联	维生素 E	抑制氧化应激
壳聚糖-明胶	酶交联	槲皮素	增强胃液稳定性
黄原胶	物理混合	甘草次酸	增强皮肤渗透
脂质体涂膜			
壳聚糖	涂膜	茶多酚	增强抗菌效果
羧甲基纤维素膜	涂膜	芦丁	增强抗氧化活性
酪蛋白膜	涂膜	乳酸链球菌肽	增强抗菌活性
壳聚糖-琼脂	涂膜	青蒿精油	增强抑菌效果
明胶	涂膜	肉桂精油	赋予脂质体缓释能力
脂质体纳米纤维			
聚氧化乙烯	单轴电纺	肉桂精油	增强抑菌效果
明胶	单轴电纺	姜黄素	增强热稳定性
壳聚糖/聚氧化乙烯	单轴电纺	茶树油	提高抗菌活性
海藻酸钠/聚乙烯醇	单轴/共轴电纺	鲑鱼降钙素	结肠靶向
海藻酸钠/聚氧化乙烯	同轴电纺	鲑降钙素	赋予脂质体缓释能力
明胶/聚己内酯	同轴电纺	茶多酚	促进皮肤组织修复和再生

一、纳米脂质体

纳米脂质体是指在制备、贮藏以及应用过程中均保持在纳米尺度的脂质双分子层囊泡，结构通常为小单层或大单层类脂质体。目前，纳米尺度空间公认为0.1～100nm，而在化妆品领域一般将纳米脂质体定义为200nm以下，在药物传递系统领域中纳米脂质体界定在20～1000nm，但在食品领域对纳米脂质体的尺度界定尚未达成一致。

脂质体的纳米化将带来与传统脂质体截然不同的特性，尤其是小尺寸效应和表面效应。小尺寸意味着其穿透生理组织屏障能力很强，渗透力增强，可有效携带活性物质进入靶组织发挥功效作用，相应地提高活性物质的生物利用度；表面效应是指物质经纳米化后，形成的小粒子数目以及粒子表面原子数量成千上万倍增多，极大增加了活性物质与细胞的接触面积以及体内循环时间。同时，纳米化也意味着可以使用较小的活性物质剂量达到高剂量非纳米化时使用量的效果，这一特点不仅可以节约生产商昂贵活性物质的成本，更重要的是对于消费者而言，获得了更佳的使用效果。最后，将脂质体纳米化减少了活性物质的用量，降低了可能存在的毒副作用，增加了食用的安全性。

（一）纳米脂质体的性质调控

脂质体双分子层的结构及流动性很大程度影响着脂质体的理化性质、稳定性和包埋效果。脂质体的结构基础是磷脂分子自组装形成的相互间隔、定向排列的双分子层；流动性则反映了磷脂分子在脂质双分子层内的分子内与分子间运动，尤其表现为磷脂分子间的运动，包括转动扩散、侧向扩散和跨膜翻转。向脂质体中掺入两亲物质（如乳化剂）可能影响磷脂分子的排列与运动方式，从而改变脂质双分子层结构与流动性，实现对脂质体理化性质的调控。胆固醇作为一种乳化剂，是常见的脂质膜调节剂，其疏水部分定位于磷脂分子的脂肪酸链之间，而亲水部分定位于磷脂分子的胆碱极性头部，通过羟基与磷脂分子酰基链羰基发生氢键作用而平行于磷脂分子排列。这种作用与定位方式可以有效抑制磷脂分子的运动，增强脂质体结构刚性和稳定性。聚氧乙烯山梨醇脂肪酸酯（吐温-80）是一种非离子型亲水性表面活性剂，通常作为辅助壁材改善脂质体的理化性质。这主要是因为吐温-80的疏水部分可以插入脂质双分子层内，而聚氧乙烯基部分包裹磷脂的极性胆碱头部，在脂质体表面形成一定厚度的水化膜，有助于改善脂质体的水化效果和空间稳定性。

功能因子的载入也可能影响脂质体的结构与流动性。表2-6所示为几种典型食品功能因子在脂质双分子中的定向定位以及对脂质体性质的影响。图2-17直观地显示了番茄红素、β-胡萝卜素、叶黄素、斑蝥黄素、辅酶Q_{10}和槲皮素在双分子层内的定向定位。可以发现，非极性类胡萝卜素如番茄红素和β-胡萝卜素因为很强的疏水性，主要定位于脂质双分子层的疏水核心区域。这种定向方式可能降低脂质分子间排列的侧向有序性，削弱脂质体稳定性。极性类胡萝卜素如叶黄素和斑蝥黄素因为分子结构中极性基团的存在，在脂质双分子层内的定位有更多的选择性，既可以通过与磷脂头部的极性基团作用，纵跨双分子层排列，也可以在双分子层同一侧的头部区域排列。这种横跨膜定位的方式不仅可以载入更多的类胡萝卜素分子，同时增强脂质分子间排列的横向有序性，提高脂质体结构的刚性，抑制外界敏感物质因素对脂质膜的渗透。上述功能因子对脂质体的作用可以形象地称为“疏松”和“固化”作用，如图 2-18 所示。因此，包埋于脂质体中的极性类胡萝卜素普遍比非极性类胡萝卜素有更高的包封率、更强的贮藏稳定性、抗氧化能力和消化稳定性。江南大学夏书芹构建了由蛋黄卵磷脂、胆固醇、吐温-80 组成的辅酶 Q_{10} 纳米脂质体载体，发现辅酶 Q_{10} 通过疏水作用与磷脂分子结合，横跨脂质双分子层排列，致使脂质分子流动性降低、排列紧密、通透性小。这些作用有效抑制了贮藏期间脂质的氧化和辅酶 Q_{10} 的泄漏，并增强其在人体胃肠液环境中的稳定性。

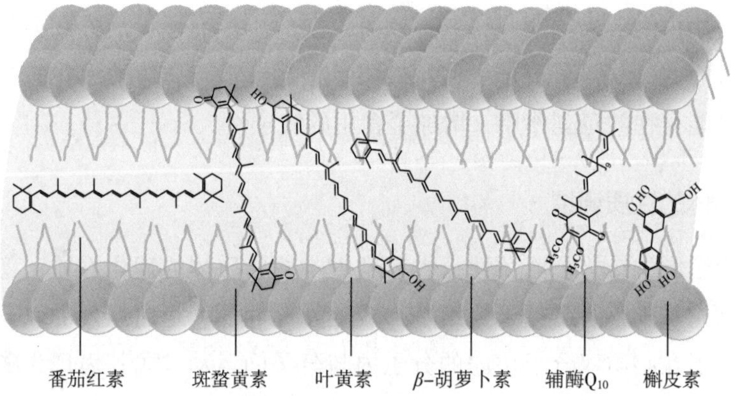

图 2-17　典型食品功能因子在脂质双分子层内的定位和定向

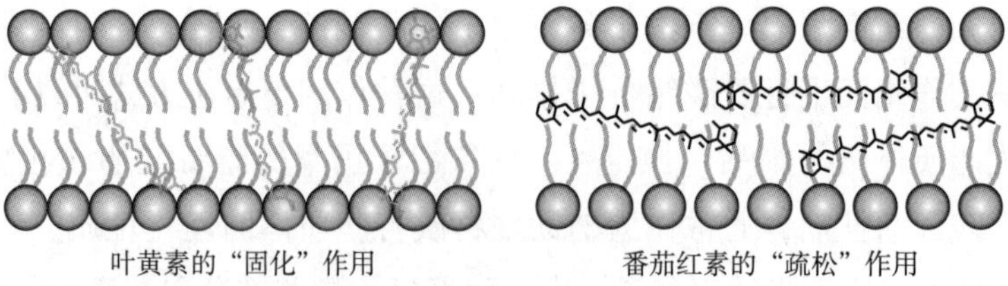

图 2-18　功能因子对脂质双分子层的“固化”和“疏松”作用

综上所示，乳化剂和功能因子的嵌入对脂质双分子层结构、流动性等的影响，主要与自身分子极性、分子长度以及与磷脂分子之间的相互作用有关。在脂质双分子层中，疏水性分子主要定位于疏水区域，若带有极性部位，则倾向于靠近脂水界面区域；亲水性分子则主要定位在膜的外表面。分子长度可能影响其在脂质双分子层内的定向，若疏水性分子的长度大于双分子层的厚度，分子载入至疏水区后将发生倾斜，并使膜厚度增厚。一般来讲，分子的倾斜度越大，对磷脂分子排列有序性的扰乱作用就越大。相反地，垂直插入于疏水区域的分子可能有助于提高磷脂分子的排列有序性。有些分子与脂质双分子层中的磷脂分子相互作用，从而影响脂质体的理化性质。

表 2-6　功能因子在脂质双分子内的位置以及对脂质体性质的影响

功能因子	脂质组成	定位	定向	与磷脂分子相互作用	对脂质体结构/流动性影响
叶黄素、斑蝥黄素	蛋黄卵磷脂、吐温-80	疏水区至亲水区	横跨双分子层排列	氢键、疏水相互作用	降低膜流动性、增强脂质分子堆积有序性
番茄红素、β-胡萝卜素	蛋黄卵磷脂、吐温-80	疏水区	平行于膜平面排列	疏水相互作用、范德瓦耳斯力	扰乱磷脂分子堆积、增大膜流动性
辅酶 Q_{10}	蛋黄卵磷脂、胆固醇、吐温-80	疏水区至脂水界面区	疏水链垂直插入膜内	疏水相互作用	降低脂质体流动性
维生素 E	蛋黄卵磷脂	疏水区至脂水界面	疏水链垂直插入膜内	氢键	降低脂质体流动性
姜黄素	二肉豆蔻酰磷脂酰胆碱	疏水区至亲水区	横跨双分子层排列	氢键	增加磷脂分子排列有序性
儿茶素	二肉豆蔻酰磷脂酰胆碱	亲水区	亲水基团垂直插入膜表面	氢键	降低脂质体亲水区域流动性
槲皮素	蛋黄卵磷脂、吐温-80	脂水界面区-亲水区	亲水基团垂直插入膜表面	氢键、疏水相互作用	降低脂质体流动性

（二）传统脂质体的制备方法

传统脂质体的制备方法包括薄膜法、逆相蒸发法、乙醇注入法、超临界 CO_2 法等，制备过程及特点介绍如下。

（1）薄膜分散法　将磷脂等脂质材料和脂溶性芯材溶于有机溶剂中，减压旋转蒸发或通氮气以除去有机溶剂，使脂质材料在瓶壁内侧形成一层薄膜，随后加入水相介质使脂质充分水化，所得到的悬浮液即脂质体。该法适用于脂溶性物质的包埋，但重复性不是很好，且需要使用有毒有机溶剂如乙醚，因而不适合大规模生产。

（2）逆相蒸发法　将磷脂等脂质材料溶解至有机溶剂中，水溶性芯材溶解于水相中，将两相混合，进行超声、减压旋蒸除去有机溶剂，形成脂质凝胶态，再加入水相介质，继续减压蒸发得到脂质体。该法制得的脂质体具有较高的内水相和包封容积，适用于水溶性物质和大分子生物活性物质（如胰岛素、抗生素、免疫球蛋白、核酸等）的包埋，且稳定性较好。然而该法需使用离子强度较低的水相介质，否则会降低包封率，有机溶剂的使用也可能导致芯材物质的变性失活。

（3）乙醇注入法　将磷脂等脂质材料及芯材物质充分混合溶解至乙醇中，缓慢地用注射器将混合物注入水相介质中，旋转蒸发完全除去乙醇，得到脂质体。该法对脂溶和水溶性芯材均适用，不仅可以避免使用有毒溶剂、价格昂贵的去垢剂（胆酸盐）和其他颇有争议的原材料，而且能够控制脂质体的粒径、层数、分散度、包封率及稳定性，简便易行，重现性好。西安力邦医药科技有限责任公司设计了一种自动化脂质体制备装置，通过高压泵将溶于有机相的磷脂和脂溶物质与水溶液在溶液混合器中高压快速混合使之形成多层脂质体，克服了有机溶液的滴加速度难以控制和机械分散速度难以达到理想水平的缺点。此装置还整合了大规模生产脂质体的必备装置高压泵、溶液混合器、脂质体粒径控制设备、高压超滤透析柱，从投料到获得脂质体成品的整个加工过程一体化，减少了不必要的中间过程；生产规模可以调节，产品的质量可控，同时适用于脂溶性和水溶性芯材，产品平均粒径可达到 100nm 以下。

（4）超临界流体法　该方法和常规的乙醇注入法有类似之处，所不同的是溶解原料时用的是超临界流体。例如，将脂质材料和芯材溶解于超临界 CO_2，通过释放压力和降低温度，脂质材料固化形成纳米颗粒。压力和温度显著影响脂质体的包封率和物理性质。通常而言，减压速率小有利于获得粒径较小且呈单分散分布的脂质体；高于磷脂相变温度有利于增大包封率；极性助溶剂的添加有助于改善脂质体的稳定性。该法可包埋水溶性或脂溶性物质，尤其适用于后者，同时制备过程简单，无有机溶剂污染，适用于脂质体的大规模生产。

除上述制备方法外，还有冻融法、复乳法、冷冻干燥法、复乳-冻干法、膜接触器法、薄膜分散-动态高压微射流法、动态高压微射流-乙醇注入法等。

（三）脂质体的纳米化

经上述制备的传统脂质体，需要辅以一定的破碎装置，如超声、高压均质、挤压才能得到纳米尺寸的脂质体。探头式超声破碎法可将多层囊泡脂质体变成小单层囊泡结构，通过合理控制超声频率、超声脉冲和超声时间可获得期望的小粒径、均匀分散的纳米脂质体，同时能较好维持芯材的包封率和稳定性。若在高功率下延长超声时间易导致磷脂双分子层结构发生改变，如脂质分子内翻形成极性头部在内脂肪烃链在外，造成水不溶性芯材泄漏，体系浊度增加并伴随有分层现象。此外，超声空化效应产生的自由基容易引发磷脂分子上多不饱和脂肪酸的过氧化反应和一些易氧化包封物质的降解。超声探头中的钛也会在超声过程中脱落而污染脂质体。

高压均质技术主要是用高压均质机将脂质悬浮液制成细小颗粒脂质体，原理是借助高压均质机产生的高压使液体形成高压液体流，在通过微小通道时，会在反应室内发生碰撞，形成强大的剪切力和细化作用，从而形成细小且均一的纳米脂质体。一般来说，循环一次后脂质体平均粒径就可达到100~200nm，循环次数增加，粒径更小。高压均质法适合包埋温度敏感性食品功能因子，重复性好，适合大规模生产。

挤压技术可以用于制备小单层纳米脂质体。将传统脂质体在一定压力下通过小孔径的聚碳酸酯膜过滤器，脂质体的多层囊泡结构在通过小孔径的滤膜时被剥离，仅留下单层膜结构。挤压法具有许多优点：①与超声、微射流等方法相比可避免高能耗对脂质体的破坏，使产品稳定；②可根据需要，选择不同大小的滤膜，制备任意大小的脂质体；③制备规模易于放大，如加拿大北方脂质体公司制造的 Lipexo 挤压器，制备量能达到 50L；④反复多次挤出，使脂质体粒径更加均一，重现性好；⑤滤膜后可同时达到灭菌的目的；⑥可以制备磷脂浓度较高的脂质体。

西安力邦医药科技有限责任公司的王九成等依据乙醇注入法设计了一种自动化纳米脂质体制备装置，如图 2-19 所示。首先，将溶有磷脂和脂溶性芯材的乙醇溶液（储液罐 1）与缓冲液（储液罐 2）分别通过高压泵（3，4）压入混合器 5 中，高压快速混合使之形成多层脂质体混悬液，并通过高压均质机 6 循环均质以减小粒径，收集于储液罐 7 中。然后，将上述脂质体混悬液经高压泵 9 压入高压超滤透析柱 10 中（错流式），用 10 倍体积的 PBS（储液罐 8）作为透析补充液将有机溶剂乙醇透析除去（收集在储液罐 12 中）。最后，通过挤压器 13，达到灭菌和减小粒径的效果，获得平均粒径小于 100nm 的纳米脂质体。此装置将大规模生产脂质体的必备装置高压泵、溶液混合器、脂质体粒径控制设备、高压超滤透析柱连接为一体，从投料到获得脂质体成品的整个加工过程一体化，减少了不必要的中间过程。该技术已成功应用于阿霉素等药物的包埋。夏书芹进一步证实该设备重现性好，制得的辅酶 Q_{10} 纳米脂质体与实验室采用乙醇注入法制得的产品性质相近。

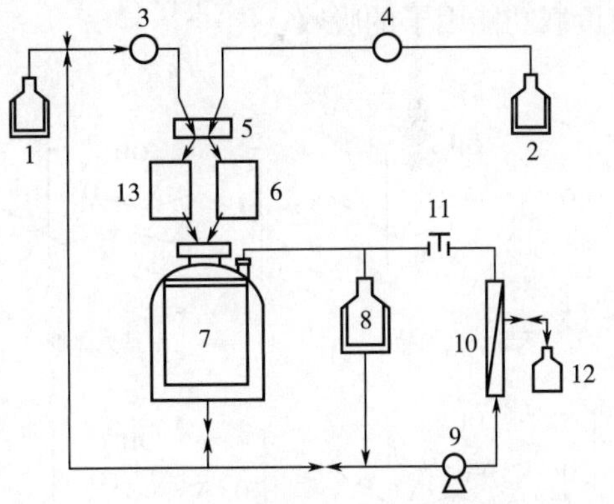

图 2-19　自动化脂质体制备装置示意图

1—储液罐（磷脂乙醇溶液）　2—储液罐（缓冲液）
3—高压泵　4—高压泵　5—混合器　6—高压均质机
7—储液罐　8—储液罐（缓冲液）　9—高液泵
10—超滤透析柱　11—控制阀
12—储液罐　13—挤压器

二、单层包覆脂质体

在脂质体表面包裹一层合适的生物大分子材料，即形成包覆脂质体。作为一种新型的膜修饰脂质体，生物大分子的包覆给脂质体周围提供了一个亲水屏障，不仅抑制脂质体颗粒间的聚集融合，同时阻止与体内胃肠道组分和血浆蛋白的作用，增加脂质体在体内循环时间和主动靶向性。常用的生物大分子包覆材料有壳聚糖及其衍生物、藻酸盐、果胶、纤维素、聚乙二醇、乳清分离蛋白、乳铁蛋白、胶原蛋白等。

壳聚糖作为自然界中唯一的碱性多糖（pK_a6.5~6.8），是最常用的生物大分子包覆材料。在酸性条件下，阳离子型壳聚糖与阴离子脂质体发生静电作用，壳聚糖未完全脱乙酰化的酰基插入脂质膜中，使分子覆盖于脂质体表面，形成壳聚糖包覆的脂质体。壳聚糖作为包覆材料的突出优势表现为：质子化的壳聚糖能通过电荷作用打开消化道上皮间的紧密连接，使携载的功能因子穿透黏膜，促进吸收；利用壳聚糖在结肠部位降解的特性，可以显著提高结肠部位对脂质体和活性组分的摄取。然而，壳聚糖仅在酸性条件可溶，在 pH 中性时分子失去电荷从溶液中沉淀，其吸收促进剂的作用在大肠、结肠和直肠等碱性环境中受到限制。因此，壳聚糖经常通过改性以提高碱性环境的水溶性，进而提高递送效率。目前用于脂质体包覆的改性壳聚糖包括羧甲基壳聚糖、*N*-三甲基壳聚糖、*N*-琥珀酰壳聚糖、*N*-十二烷基壳聚糖、巯基化壳聚糖，分子结构如图 2-20 所示。*N*-三甲基壳聚糖具有与壳聚糖相同的生物学性质，即使在 pH 中性时也能溶解和降低跨上皮细胞电阻，打开肠上皮细胞间的紧密联结，提高脂质体负载功能因子（如花青素、维生素 A 和肉叶芸香碱）的抗氧化活性和口服吸收利用度。将富含巯基的半胱氨酸或巯基乙酸接枝壳聚糖，使其可以通过共价键和电荷作用与肠道黏液糖蛋白发生很强的相互作用，从而提高脂质体的黏膜黏附性和负载功能因子的吸收。

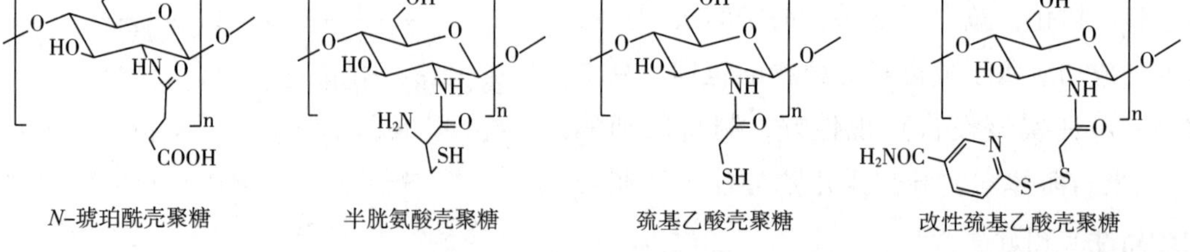

图 2-20 用于脂质体包覆材料的改性壳聚糖，蓝色部分表示改性的功能基团

阴离子型多糖如果胶、纤维素、透明质酸等也可以通过氢键作用、范德瓦耳斯力、疏水相互作用等包覆于阴离子脂质体表面。研究显示，果胶的包覆增强了卵磷脂脂质体的刚性和机械强度，尤其是低甲氧基果胶能通过更强的氢键作用与脂质体作用，显著提高负载

功能组分如根皮苷、儿茶素、白藜芦醇的稳定性和生物利用度。多糖胶的组合也常用于脂质体的包覆材料，最常用的是黄原胶和瓜尔胶组合，前者可以抑制磷脂分子的布朗运动，后者则提供空间位阻作用以抑制脂质体颗粒间聚集，从而有效增强脂质体贮藏稳定性，减少负载类胡萝卜素、姜黄素和维生素 D_3 的降解。

包覆脂质体功能特性的调控必须考虑生物大分子性质（浓度、相对分子质量、电荷、分子构象）、反应体系 pH、温度和离子强度等，上述因素的变化极有可能对包覆脂质体的形成、稳定性、结构和尺度带来不同的效果。例如，借助朗缪尔单层，发现壳聚糖可以嵌入磷脂双分子层疏水核心区，扰乱脂质分子排列。通过对壳聚糖表面活性的研究发现，壳聚糖在低于临界聚集浓度（critical aggregation concentration，CAC）时呈现舒展分子链和卷曲分子链构象，而高于临界聚集浓度时其分子链上的疏水基团能自发聚集形成无规线圈甚至相互堆叠。进一步考察不同构象的壳聚糖对脂质体双分子层流动性和结构的影响，壳聚糖包覆对脂质体性质的调控具有“双刃剑”效果。如图 2-21 所示，分子链构象的壳聚糖通过静电吸引力平坦吸附于脂质体表面，形成约 10nm 的包覆层，为脂质体表面提供亲水屏障。并且壳聚糖分子链与脂质体头部基团的静电作用也增强了脂质分子的链内纵向有序性，降低了脂质膜的流动性和通透性。而壳聚糖线圈表现出典型的聚合物表面活性剂特征，借助强疏水相互作用渗透进入脂质体双分子层内部，降低了磷脂分子的侧向堆积有序性，增大膜流动性和通透性。由上可知，制备壳聚糖包覆脂质体时需仔细考量壳聚糖的自聚集性质。

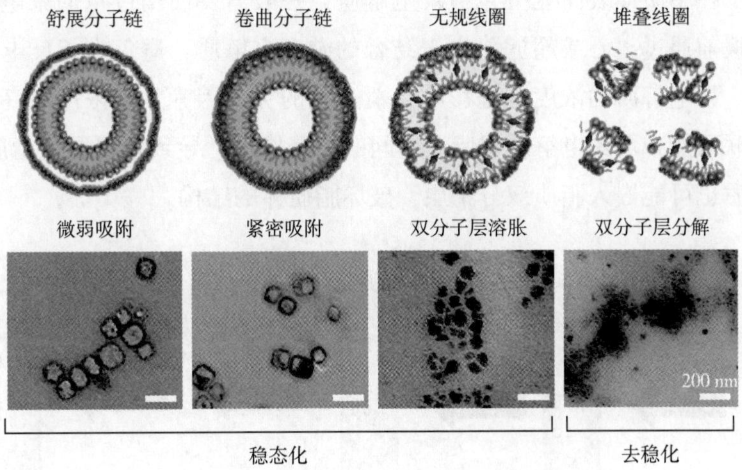

图 2-21　壳聚糖对脂质体结构的“双刃剑”效应

三、层层包覆脂质体

层层包覆脂质体是利用层层自组装（layer-by-layer self-assembly，LBL）技术将带相反电荷的生物大分子聚电解质交替吸附于脂质体表面，从而形成“夹层式”结构的囊泡。2009年，Stadler等首次将脂质体包埋在聚电解质微囊中得到层层包覆脂质体。层层包覆脂质体将生物大分子聚电解质与脂质体的优点结合在一起，并克服了脂质体与单层包覆脂质体的一些缺陷，表现出更优异的性能。例如，壳聚糖和海藻酸钠分别在胃液的酸性环境和肠液的碱性环境中溶解性很强，因而两者包覆的单层脂质体在胃肠道环境中极易分解，而由壳聚糖-海藻酸钠层层包覆的脂质体消化稳定性明显更强。此外，多层包覆可以克服单层聚合物与脂质体结合弱、形成结构松散的问题，增强脂质体结构的致密性和刚性。表2-7所示为近年来采用层层包覆脂质体递送功能因子的实例。

层层包覆脂质体的制备主要采用LBL法。针对阴离子脂质体的层层包覆过程如下：先在阴离子脂质体悬浮液中缓慢加入聚阳离子电解质（如壳聚糖、乳清分离蛋白）形成第一层包覆层，经一段时间孵育后去除多余的未吸附聚电解质。随后缓慢加入聚阴离子电解质（如海藻酸钠、果胶、透明质酸）形成第二层包覆层，去除多余的未吸附聚电解质，重复上述过程直至获得预想的层数。图2-22形象地描绘了果胶-壳聚糖双层包覆脂质体的制备过程。LBL法的优点在于能对包覆层的组成、表面性质、结构形态、厚度进行精确的控制。选择不同聚电解质的种类及调节组装条件（离子强度、pH等）可以控制包覆脂质体性质（表面电荷、粒径、渗透性）和理化稳定性，实现包封物质的高包封率、高保留率和缓控释。同时，LBL法操作简单、条件温和、所需装置相对简单便宜，便于商业化生产。值得注意的是，为了在脂质体表面充分包覆聚电解质，一般需要使用过量的聚电解质，因此需要在下一步包覆前通过离心或超滤除去未结合的游离电解质，避免带相反电荷的聚电解质之间发生交联。聚电解质的浓度也是影响包覆过程的关键因素，若浓度过高，聚电解质间过强的相互交联可能减弱聚电解质与脂质体间的相互作用，导致包覆层从脂质体表面分离。过量的聚电解质也可能嵌入脂质双分子层，破坏脂质体的结构。

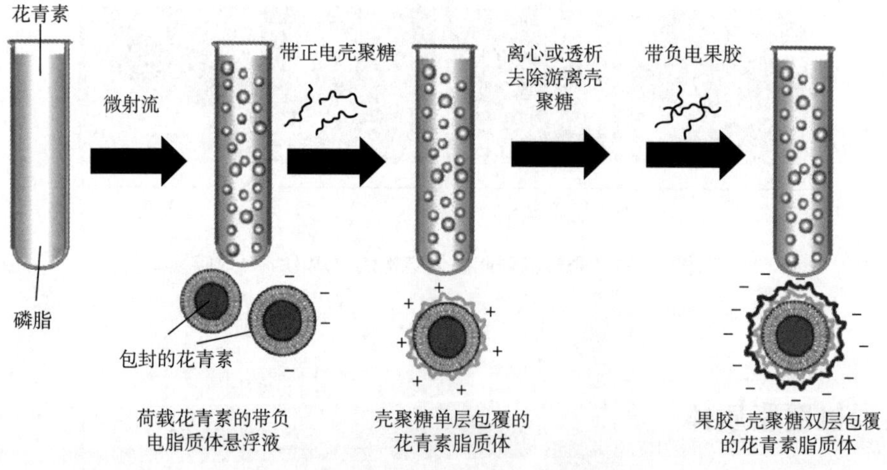

图2-22　荷载花青素的层层包覆脂质体制备流程

表 2-7 层层包覆脂质体递送食品功能因子的应用

第一层	第二层	活性组分	脂质组成	结果
壳聚糖	海藻酸钠	维生素 C	磷脂酰胆碱、胆固醇、吐温-80	提高 pH 和离子强度稳定性
壳聚糖	海藻酸钠	紫苏籽油	大豆卵磷脂	提高贮藏氧化稳定性
壳聚糖	果胶	新橙皮苷	大豆卵磷脂、胆固醇	增强细胞摄取率
壳聚糖	果胶	天竺葵素-3-葡萄糖苷	大豆卵磷脂、胆固醇	增强消化稳定性
壳聚糖	果胶	菊花精油	大豆卵磷脂、胆固醇	提高抗菌能力
壳聚糖	透明质酸	槲皮素	磷脂酰胆碱	增强皮肤渗透
壳聚糖	葡聚糖硫酸酯	鞣花酸	大豆卵磷脂	增强 pH/热稳定性
壳聚糖季铵盐	羧甲基壳聚糖	姜黄素	磷脂酰胆碱	提高口服吸收利用度
壳寡糖	琥珀酰壳聚糖	槲皮素	磷脂酰胆碱	赋予脂质体缓释能力
乳清分离蛋白	果胶	抗菌肽	二肉豆蔻磷脂酰胆碱	提高消化稳定性
乳清分离蛋白	海藻酸钠	亚麻籽油	大豆卵磷脂	增强化学稳定性

四、脂质体水凝胶

水凝胶是由高分子材料形成的亲水性三维空间网状结构。将脂质体载入水凝胶不仅增强脂质体稳定性，同时降低脂质体分子流动性，减缓负载功能因子的释放。在食品领域，制备水凝胶的材料主要是生物大分子，如海藻酸钠、壳聚糖、黄原胶、明胶、胶原蛋白等。脂质体水凝胶可以通过物理或化学交联方式获得，物理方式是指高分子链之间通过氢键、离子键、疏水相互作用等方式连接形成网状结构；化学方式是指高分子链之间借助交联剂通过共价键相互连接形成网状结构。例如，将海藻酸钠溶液与脂质体悬浮液混合，采用挤压或者喷雾方式，将混悬液滴入含有钙离子的交联溶液中，即得包埋脂质体的海藻酸钠水凝胶。这种水凝胶具有 pH 响应性，有胃肠道缓释功效。这是因为在酸性环境下海藻酸钠被质子化而溶解性降低，阻止外界酸性溶液渗入凝胶基质，而在中性或碱性环境时，海藻酸钠去质子化而溶解，凝胶结构开始坍塌并逐渐释放包埋的脂质体。另一种常见的脂质体水凝胶是温度响应性脂质体水凝胶。将脂质体悬浮液和明胶溶液分别加热至 40℃ 以上，两者混合，搅拌均匀后再将温度降至 4℃，即形成大块水凝胶（图 2-23）。与之相反，壳聚糖和 β-磷酸甘油钠形成的脂质体水凝胶在室温下呈现流动状态，而在进入机体后迅速凝胶化。这些温度响应性脂质体水凝胶既可以达到靶向治疗的效果，又可以延长功能成分在作用部位的滞留时间，提高生物利用率。浙江工商大学刘玮琳等发现，谷氨酰胺转氨酶不仅可以交联壳聚糖与明胶间的羰基和氨基，同时促使磷脂分子与凝胶骨架发生共价和氢键作用，进而形成具有互穿聚合物网络结构的脂质体水凝胶。

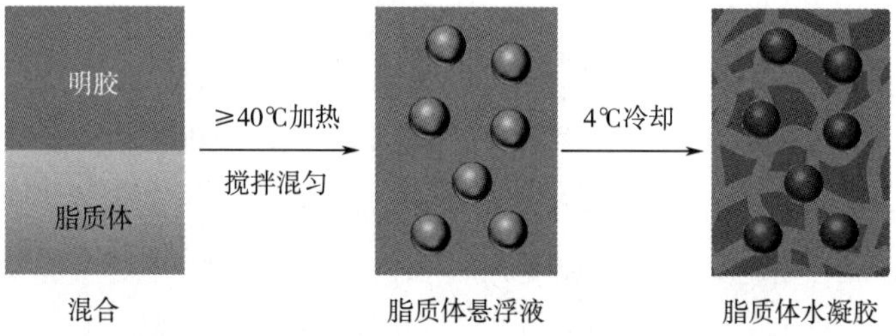

图 2-23　温度响应性水凝胶制备示意图

需要注意的是，脂质体的载入可能破坏水凝胶内部网络结构，导致包封率下降和快速释放，如阴离子脂质体与钙离子的作用可能破坏钙离子与海藻酸钠的交联。此外，功能因子从脂质体水凝胶中的释放主要取决于水凝胶结构的崩解过程，水凝胶崩解过慢则初始阶段功能组分释放量不足，崩解过快则导致失去缓释特性。因此，选择合适的水凝胶材料、磷脂成分、生物大分子与磷脂比例等都是设计脂质体水凝胶系统需要关注的问题。研究显示，荷载维生素 C 的脂质体可成功包埋于由卡拉胶和乳清分离蛋白形成的水凝胶。在口腔和胃消化过程中，该脂质体水凝胶递送系统能保持结构的完整，而进入模拟小肠环境后，水凝胶逐渐分解并伴随脂质体与包封维生素 C 的缓慢释放。华南理工大学黄慧华等从果蔬皮渣中提取纤维素并改性，制备具有多重响应特性的菠萝皮渣水凝胶，将荷载活性组分（如益生菌和牛血清蛋白）的脂质体包埋其中从而获得 pH 响应性脂质体水凝胶，在胃肠环境中具有良好的缓控释效果。当前脂质体水凝胶的应用主要集中在医药、材料和护肤领域，在食品领域刚刚起步，仍有很大的发展空间。

五、环糊精脂质体

脂质双分子层疏水部分的空间有限，对脂溶性功能因子的包封率通常较低，并且脂溶性功能因子的包埋可能对双分子层的结构产生干扰，影响脂质体稳定性。将脂质体和环糊精包合物结合是解决此问题的有效策略。环糊精脂质体最早由英国学者 McCormack 和 Gregoriadis 于 1994 年提出，是一种将环糊精包合物载入脂质体内水相的新型复合载体。环糊精为环状低聚糖，具有疏水内腔和亲水的外表面，其内部的“笼状”疏水空腔能与客体分子以非共价键形式结合，形成环糊精包合物。脂溶性功能因子经过环糊精包合后水溶性增加，随后包埋在脂质体的内水相中，形成环糊精脂质体。也可以将游离脂溶性功能因子和环糊精包合物分别包埋于脂质双分子层和内水相中，形成双重包埋的环糊精脂质体（图

2-24)。与单一脂质体和环糊精相比，环糊精脂质体能进一步改善脂溶性功能因子的溶解度、包封率、稳定性、延迟释放和生物利用度。如肉桂精油在脂质体中的包封率仅为29.4%，而在β-环糊精脂质体中增至49.1%。双重γ-环糊精脂质体对白藜芦醇的包封率(11.60%)明显高于脂质体(3.08%)和γ-环糊精(6.23%)，且能持续缓慢释放白藜芦醇，增强抗癌效果。将茶树精油/环糊精包合物载入纳米脂质体中，不仅能够显著提高茶树油稳定性、水溶性和包封率，而且在肉制品的抗菌保鲜中具有较好的应用前景。

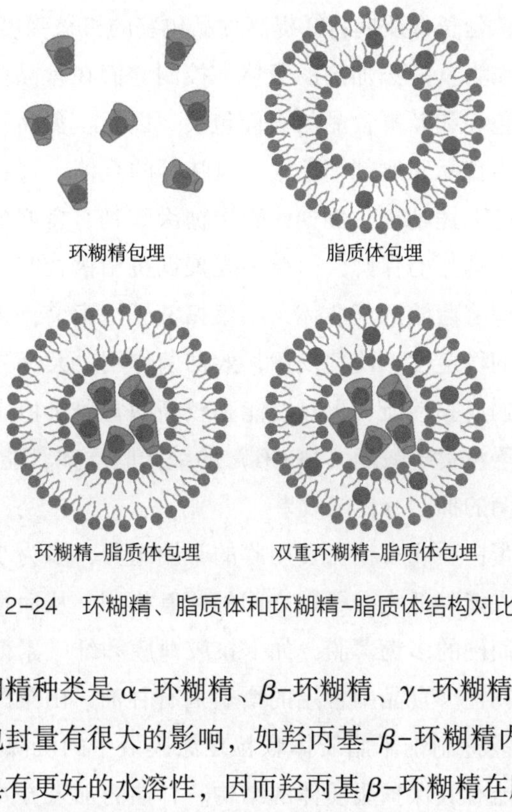

图 2-24 环糊精、脂质体和环糊精-脂质体结构对比

应用较为广泛的环糊精种类是α-环糊精、β-环糊精、γ-环糊精及其衍生物。不同环糊精种类对疏水性物质的包封量有很大的影响，如羟丙基-β-环糊精内部腔道的亲脂性比β-环糊精更强，且包合物具有更好的水溶性，因而羟丙基β-环糊精在脂质体中具有较大的包封率。同理，磺丁基醚-β-环糊精脂质体对槲皮素的包埋能力比α-环糊精、β-环糊精、γ-环糊精、低甲基-β-环糊精脂质体更好。此外，负载组分的性质也影响其在环糊精脂质体中的包埋效果，环糊精脂质体对羟基化精油比非羟基化精油有更大的载量，苯丙烯比单萜烯有更大的包封率。

环糊精脂质体的制备方法有一步法和两步法两种，不同的制备方法可能导致环糊精脂质体性质的差异。一步法主要为喷雾干燥法和乙醇注入法，前者直接将要包埋芯材、环糊精溶液、脂质体悬浮液混匀后进行喷雾干燥；后者是将被包埋物质与脂质材料的混合液注入环糊精或环糊精包合物溶液中，该法适用于脂溶性芯材，能制得双重包埋的环糊精脂质体。两步法主要为薄膜水化法，即先制备环糊精包合物，然后将脂质材料溶解于有机溶剂中，旋转蒸发成膜，再加入环糊精包合物溶液进行水化，经一定时间孵育后即得环糊精脂质体。该法的优点在于负载的芯材是以包合物的形式存在，而若采取一步法，部分未被包合的芯材可能会对脂质双分子层产生干扰，影响脂质体稳定性。

六、脂质体可食用膜

可食用膜是以可食用的生物大分子为原料，通过分子间相互作用而形成的具有特定功能的多孔网络结构薄膜。可食用膜具有以下特点：①可生物降解，无污染；②具有选择性的透气性和抗渗透能力，延长保质期；③提高食品包装的机械强度；④赋予食品表面光泽，增强食品感官效应；⑤作为食品添加剂的载体，控制它们在食品中的扩散速率。目前，可食用膜主要用于食品内包装和新鲜食品的表面包装，以阻止食品吸水或失水，防止食品氧化等化学反应，也常作为食品防腐剂、色素、风味等的载体。将脂质体与可食用膜结合能够进一步改善可食用膜的上述功能。例如，壳聚糖涂膜具有良好的黏附性、通透性、保湿性和弹韧性，可直接用于食品的保鲜，但单一壳聚糖抗菌谱较窄，且不具有抗氧化性。在壳聚糖涂膜液中添加包埋溶菌酶的脂质体，不仅拓宽了抗菌谱，赋予涂膜良好的抗氧化性能，而且提高了溶菌酶的稳定性，使其发挥长效抑菌作用。大豆分离蛋白是一种质优价廉的植物蛋白，具有优良的成膜性能、阻隔性能和较高的营养价值。在大豆蛋白涂膜液中加入负载表没食子酸儿茶素没食子酸酯（EGCG）的纳米脂质体，能延长 EGCG 抗氧化效果，对鱼肉中腐败菌和致病菌的抑制有良好效果。

增塑剂是形成优良蛋白质或多糖可食用膜的常用组分，多为小分子多羟基化合物。这主要是因为增塑剂的加入能降低大分子链之间的相互作用，从而增加膜的柔韧性，降低膜的阻隔性。对于部分脆而硬的多糖薄膜，如卡拉胶薄膜和纤维素薄膜，增塑剂能改善多糖膜的机械性能，提高柔韧性。食品中常用的增塑剂有甘油、山梨醇、油酸和葡萄糖。研究显示，甘油的加入不仅能抑制纳米脂质体颗粒在涂膜液中的沉降，抑制功能因子的泄漏，而且在成膜干燥过程中能有效保护脂质体的结构。甘油的加入方式也影响脂质体可食用膜的性质。将甘油加入由羧甲基纤维素和包埋胶原水解物的脂质体组成的涂膜液中，或将甘油先包埋在胶原水解物脂质体中，再和羧甲基纤维素混合形成涂膜液，后者对纳米脂质体在成膜干燥和体内消化过程中有更好的保护效果，并增强胶原水解物在体内的血管紧张素转换酶抑制活性。

七、脂质体纳米纤维

将脂质体与静电纺丝技术相结合，可以同时赋予复合体系脂质体和纳米纤维的功能。静电纺丝是利用高压电场产生的静电力，将聚合物溶液从喷嘴进行喷射拉伸而获得固体纳米纤维的过程。典型的静电纺丝装置一般由高压电源、推送泵、注射器和接收装置组成。

如图 2-25 所示，聚合物溶液通过推送泵以一定流速从注射器针头挤出，形成的液滴暴露在高压静电场中并向最近的低电势点方向延伸，形成泰勒锥结构。当电场产生的静电作用力克服了泰勒锥尖端液滴的表面张力时，带电的聚合物溶液就会被喷射出来形成射流。由于“鞭动不稳定性”，射流被拉伸旋转，最终溶剂蒸发，形成连续超细纳米纤维，沉积在接收装置上。纺丝过程中使用的电压一般为 5~30kV，注射器针头与接收装置之间的接收距离通常在 5~25cm。

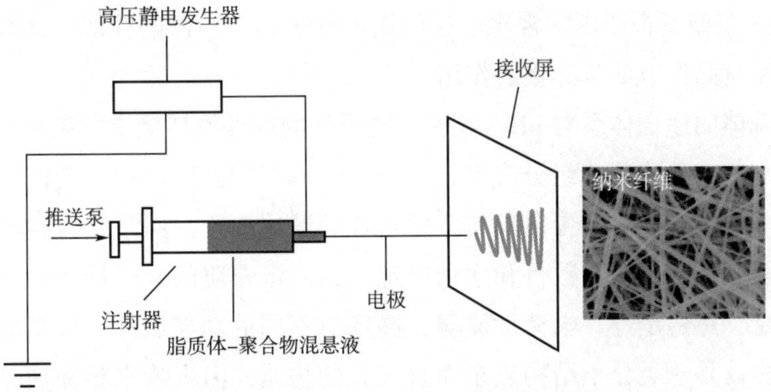

图 2-25 水平静电纺丝装置示意图

在纺丝过程中，通过改变工艺参数、物料黏度和物料电导率可以调控纳米纤维形态、直径、孔隙度和机械性能。借助纳米纤维的高比表面积和致密的结构，有利于进一步改善脂质体内功能因子的包封率、稳定性和释放行为。华南理工大学吴虹等发现单一脂质体难以显著改善鲑鱼降钙素的稳定性和结肠靶向释放行为，而将脂质体载入聚乙烯醇/海藻酸钠纳米纤维膜（350~390nm）中，可显著提高鲑鱼降钙素的结肠靶向性能和生物利用度。与单轴纳米纤维膜相比，具有核壳结构的共轴纳米纤维膜能在结肠中释放更多的鲑鱼降钙素，表现更优的结肠靶向性能。江苏大学崔海英等将肉桂精油包埋于β-环糊精脂质体中，再与聚氧化乙烯配制成纺丝液，通过静电纺丝技术获得直径在 800~900nm 的抗菌纤维膜包装材料。将该抗菌纤维膜固定在不同材料（铝箔纸、食品包装纸和保鲜膜）上，均具备抗菌和吸湿性能，且原材料无毒无害，可生物降解，符合环保型纳米纤维抗菌包装的要求。邹小波等运用静电纺丝技术将包埋花青素的脂质体组装在醋酸纤维素电纺纳米纤维膜上，借助花青素脂质体在食品不同新鲜度时表现出不同颜色的特性，实现了食品新鲜度的实时快速检测。

第四节 复合物包埋技术与食品营养

蛋白质和多糖是食品中重要的两类天然生物大分子，蛋白质的两亲结构使其具有稳定和乳化的能力，多糖因具有改变食品体系流变性的特点常被用作增稠剂和胶凝剂。将蛋白质-多糖或多糖-多糖复合使用常常比单独使用大分子具有更好的性能，这对于改善食品功能、开发创新型食品等方面具有重要作用。

蛋白质为载体的递送体系对 pH、高温、离子强度等外界环境十分敏感，也容易被胃肠道中的消化酶水解，造成功能组分突释、降解。引入多糖能明显提高蛋白质的稳定性，改善蛋白质载体的性能。同时，蛋白质与多糖复合后形成的致密网络结构有利于功能组分的包埋和保护。氨基酸的类型、数目和序列决定了相应蛋白质的分子特性，蛋白质由于不同的相对分子质量、热稳定性、电荷性质等，展现出不同的功能属性，包括凝胶性、发泡性和乳化性等。多糖是一类分子结构复杂而且庞大的物质，因生物来源和加工方法不同，相对分子质量和电荷特性等也表现各异。因此，选择合适的生物大分子作为材料以及合适的制备工艺，可以方便地调控大分子复合物的组分、尺寸、结构等性质，从而获得符合所需条件的生物大分子复合物。

生物大分子之间的相互作用主要有物理作用和化学作用两种形式。物理作用包括静电作用、氢键作用、疏水相互作用和范德瓦耳斯力，化学作用指共价作用。目前在食品领域研究最多的大分子复合体系是静电复合物和共价复合物。

一、静电复合物

静电复合物形成的主要驱动力是带相反电荷生物大分子间的静电相互作用，可能辅以氢键作用、疏水相互作用和范德瓦耳斯力。根据所带电荷性质的不同可将生物大分子分为聚阴离子、聚阳离子和两性电解质。其中，聚阴离子主要是多糖，如阿拉伯胶、羧甲基纤维素钠、海藻酸钠等；聚阳离子有壳聚糖及其衍生物；两性聚电解质主要是蛋白质，如明胶、酪蛋白、大豆分离蛋白及乳清蛋白等。目前在食品领域研究最多的静电复合物体系是不可溶复合物（即复合凝聚物）和可溶复合物。复合凝聚物是由两种带相反电荷的聚电解质在电荷中和点，通过强烈的静电作用形成，反应过程常伴随着相分离，复合凝聚物沉降形成凝聚相。可溶性复合物是由两种带相反电荷的聚电解质在偏移电荷中和点的位置，通过较弱的静电作用形成，形成的复合物多为纳米尺寸，能稳定悬浮在整个体系中。

影响静电复合物形成的因素有很多，内部因素主要有生物大分子的相对分子质量、分子结构和所带电荷密度等；外部因素主要有溶液的 pH、离子强度、反应温度、大分子聚电解质的混合比例和总浓度等。

（一）静电复合过程的影响因素

1. pH

溶液 pH 直接影响生物大分子侧链功能基团（如氨基和羧基）的解离度，进而影响分子所带电荷性质与数量。因此，pH 的控制是诱发反应进行的最关键因素。当反应体系 pH 在多糖阴离子基团的电解离 pH（pK_a）和蛋白质等电点之间，带正电的蛋白质与带负电的多糖之间会发生静电吸引作用，形成静电复合物，这是一个可逆的过程。法国学者 Mekhloufi 通过浊度和动态光散射法考察 pH 对 β-乳球蛋白和阿拉伯胶复合反应的诱导作用，发现当两者混合溶液的 pH 从 7.0 降至 4.9 时，开始形成可溶性复合物；当 pH 进一步降低至 4.7 时，复合物发生聚集；当 pH<4.2 时，复合物不稳定而发生相分离。对于复合凝聚反应，通常认为体系存在一个静电平衡 pH，在该值下，两种大分子所带电荷相反，电荷绝对值相等，复合凝聚反应最为强烈。

2. 离子强度

当体系中的离子强度增加到一定程度时，分散在体系中的离子会与大分子上带相反电荷的位点结合，造成屏蔽效应，削弱大分子间的静电作用。上海交通大学方亚鹏深入研究了甜菜果胶-牛血清白蛋白复合凝聚体系，发现当 NaCl 浓度高于 20mmol/L 时，复合凝聚受到抑制，高于 500mmol/L 时，则完全抑制了两者间的复合凝聚。相似的现象也出现在乳清蛋白-卡拉胶、β-乳球蛋白-果胶、阿拉伯胶-壳聚糖。如果聚电解质自身携带的电量足够多，即使在离子强度较高时，聚电解质之间仍可能发生静电作用。

3. 温度

除静电作用外，氢键和疏水相互作用在复合物的形成过程中也起着重要作用。从热力学角度分析，低温有利于氢键的形成，而高温则有助于疏水相互作用，因此温度也是影响复合反应的重要因素之一。此外，温度也可能影响蛋白质与多糖分子的构象转变。

4. 大分子混合比例及总浓度

大分子聚电解质的混合比例会影响复合物的电荷平衡。两种大分子的最佳配比与反应 pH 有关，当反应 pH 和离子强度一定时，大分子间发生最强静电相互作用时的比例为固定值。当其中一种大分子过量时，所带电荷也相对剩余，静电斥力有可能使形成的复合物解离。

当大分子总浓度过高时，如果其中一种大分子过量，两种大分子之间难以发生复合反应。这是由于在高总浓度下更多的反离子释放至溶液里，大分子表面的电荷被屏蔽，从而抑制了大分子之间的复合反应。并且，当总浓度过高时大分子聚电解质会竞争溶剂，导致热动力学的不兼容性而出现相分离。

（二）静电复合物的形成过程

在制备静电复合物前，需要理解两种大分子如多糖与蛋白质共存于同一溶液中可能出现的作用形式，如图 2-26 所示。

1. 共溶

在较稀的溶液中，蛋白质与多糖带相同的电荷而相互排斥，混合熵占主导地位，蛋白质与多糖可稳定共存于溶液中。

2. 复合

当多糖与蛋白质带相反电荷，通过静电吸引作用形成复合物，包括可溶性复合物和不溶性复合物（即复合凝聚物）。从可溶至不可溶复合物的过程分为 3 个阶段：首先带相反电荷的大分子之间相互吸引，自发聚集形成细小的可溶性复合物（纳米级）；随后可溶性复合物聚集过程中重新排列，形成具有低熵值构象的聚集体；最后，聚集体进一步凝聚成电中性的不溶性复合物（微米级），此时体系出现相分离，一种为溶剂相，另一种为复合凝聚相。

3. 离析

当溶剂与多糖（或蛋白质）间的作用破坏蛋白质多糖之间、溶剂之间的作用力时，会导致整个体系分为两相，其中每一相都富含一种大分子。当蛋白质和多糖的总浓度高于 4% 时，常常出现离析相分离现象。

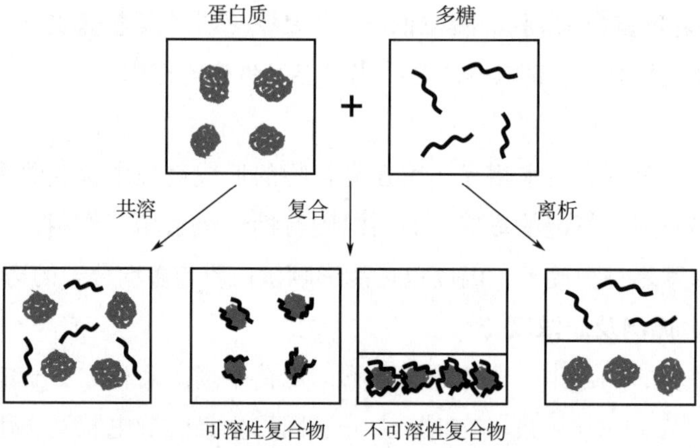

图 2-26　蛋白质与多糖混合后的作用方式

由上可知，复合物形成的本质是发生在大分子间的静电相互作用。由于大分子所带的电荷性质与数量均与 pH 有直接相关性，而静电相互作用又直接依赖于电荷，因此，调控溶液的 pH 是诱发可溶性复合物或不可溶性复合物形成的关键因素。追踪静电复合物形成的最常用且最简便的方法是电位测量法，但该法准确性不高，常需要结合浊度法、小角光散射技术、显微图像表征等多样化手段来追踪复合反应过程。

江南大学吕怡和张晓鸣等采用电位与浊度滴定法系统分析了 pH 和混合比例对明胶-阿拉伯胶复合物形成过程的影响。研究发现，明胶随着 pH 的下降所带电荷由负转正，等电点出现于 pH 4.75。阿拉伯胶对于 pH 的敏感度较明胶低，所带电荷在 pH 3.0~6.5 范围内均为负值，且随 pH 降低而升高。明胶在 pH 3.0~4.87 带正电，说明在此范围内明胶与阿拉伯胶可能生成静电复合物。当明胶与阿拉伯胶 1∶1 比例混合时，体系在 pH 3.75 达到静电中和点，两种物质所带的电荷绝对值相等且电性相反，此时作用力最强。

进一步采用浊度滴定法验证（图 2-27）。在体系初始 pH 6.5 时，明胶与阿拉伯胶均带负电，相互之间的静电排斥力使得体系呈现均一、透明的外观。此时明胶与阿拉伯胶共溶在水中，理论上无法形成复合物。随着 pH 的缓慢下降，明胶分子所带的正电基团逐渐增加，浊度缓慢上升，体系已出现淡淡的乳光。此时，有限的静电相互作用发生于明胶分子的部分正电片段与阿拉伯胶分子之间，意味着可溶性复合物的形成。当 pH 继续下降，浊度急速上升。对于明胶与阿拉伯胶 1∶1 的混合比例，在 pH 4.1~4.5 的狭小范围内，其浊度由小于 0.1 飙升至峰值 0.8。这是由于伴随着静电作用的增强，之前形成的可溶性复合物发生了结构间的重排，并进一步凝聚形成不可溶性复合物，体系出现相分离。在此阶段，溶液从清晰的乳白色，逐渐转向非透明状。最大浊度值的点为静电中和点，是复合凝聚反应的最佳点，表明明胶和阿拉伯胶之间的静电相互作用达到了最强。对于明胶与阿拉伯胶 1∶2 和 2∶1 的混合比例，复合凝聚反应的最佳 pH 增大，分别为 3.48 和 4.63。这是由于随着明胶与阿拉伯胶混合比例的增大，带有负电荷的阿拉伯胶分子减少，明胶分子需要更少的正电荷参与复合反应。随着 pH 的继续降低，浊度迅速下降，且出现拐点，并由此进入一个缓慢的下降过程。随着明胶-阿拉伯胶二者混合比例的逐渐增大，该拐点越发明显。经过此拐点，先前形成的不可溶性复合物基本消失，体系过渡到可溶性复合物的解体过程中，直至明胶与阿拉伯胶重新进入共溶状态。

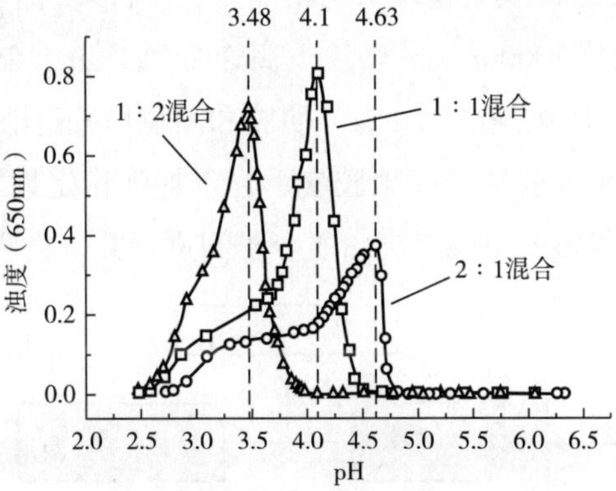

图 2-27　pH 及混合比例对于明胶-阿拉伯胶体系浊度的影响

从显微图像可以发现，在 pH 4.5 时复合物形成黏结的串珠状，粒径较小，这可能是由于此时明胶所带的正电荷较少，静电相互作用较弱。pH 4.3 时，球形的复合物呈现出清晰的外观轮廓。虽然此时静电相互作用仍未达到最大值，但大分子的利用率比 pH 4.5 时有明显提高。pH 4.1 时，复合物的粒径均一性进一步提高，说明大分子间达到了静电作用的峰值。当 pH 下降至 3.9 时，复合物的粒径增大且不均匀性上升，同时出现许多不规则的絮状物，表明该 pH 下不可溶性复合物已开始较大程度解体，导致了絮状物的产生。

利用上述方法发现明胶-阿拉伯胶体系存在可溶性复合物和不可溶性复合物阶段，对于研究开发纳米尺度和微米尺度的复合物载体具有重要的指导意义。从复合凝聚反应制备载体的角度出发，载体的形成即源于不可溶性复合物的形成并沉降于芯材表面。因此，在不可溶性复合物生成最高点的相应条件下制备载体，能达到对壁材最大化的利用。

需要注意的是，根据 1∶1 混合比例加和曲线的静电中和点为 pH 3.75，而浊度滴定曲线显示的中和点为 pH 4.1。这一方面取决于发生静电相互作用过程中，分子的构象结构及空间位阻等发生改变，从而使得二者的直接加合值与真实值之间存在较大差异。另一方面，这也与电位测定的原理有关。根据扩散双电层理论，吸附于带电粒子表面的反相电荷根据靠近粒子的距离被分为 Stern 层与扩散层。测量值实为滑动平面的电位，它位于 Stern 层与扩散层之间，而并非粒子表面的电位。因此，当把单独的明胶与阿拉伯胶电位直接相加作为其参与反应的电位时必然引入误差。综上所述，相比电位测定值，浊度滴定法获得的静电中和点更能真实反映体系的状态。

（三）静电复合物的包埋方法

脂溶性和水溶性功能因子的静电复合包埋虽然都是基于生物大分子间的静电相互作用，但两者在制备原理和技术手段差别较大。脂溶性组分的包埋一般采用复合凝聚法，如图 2-28 所示，即先制备水包油乳液，然后改变 pH 诱导聚电解质壁材在油水界面上形成复合凝聚物。以明胶-阿拉伯胶复合凝聚物包埋茉莉精油为例：将茉莉精油加入至明胶和阿拉伯胶溶液中，在 45℃水浴加热及 10000r/min 转速下高速分散 2min，制得 O/W 乳液，随后缓慢滴加盐酸溶液，调节体系 pH 至静电中和点，明胶和阿拉伯胶逐渐在油滴表面发生复合凝聚反应，最终形成包埋茉莉精油的复合凝聚胶囊。为了加强稳定性，可以对复合凝聚胶囊进行固化，如利用固化剂转谷氨酰胺酶对蛋白质分子间进行共价交联。

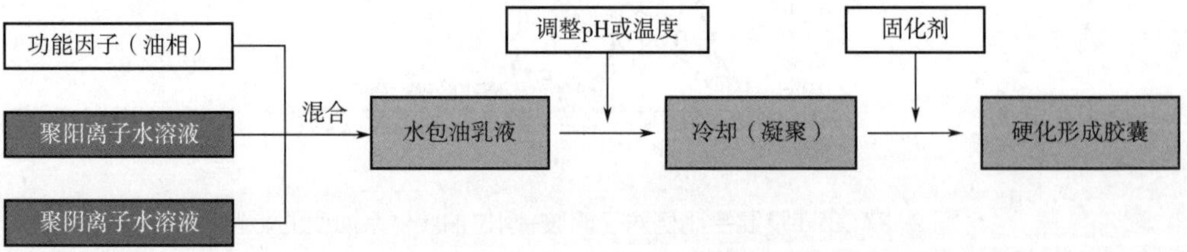

图 2-28　复合凝聚法包埋脂溶性功能因子的工艺流程

对于水溶性组分的包埋，在单一水相中采用复合凝聚法并不适合。这是因为单一水相中没有油水界面，大分子间在静电中和点处强烈的静电作用容易使分子链无序交联、过度聚集，形成不溶絮状物。基于此，通常采用多重乳液-复合凝聚法实现对亲水性组分的包埋。以明胶-阿拉伯胶复合凝聚物包埋谷胱甘肽为例：将谷胱甘肽溶液加入到大豆油中，加入大豆卵磷脂作为乳化剂，在12000r/min转速下乳化4min，制得W/O型乳液，后加入明胶和阿拉伯胶壁材溶液，10000r/min转速下乳化1min，制得W/O/W型多重乳液，随后调节体系pH至4.0，明胶和阿拉伯胶在最外层的油-水界面上复合，形成了稳定的谷胱甘肽复合凝聚物。

亲水性组分的包埋也可以直接在单一水相实现。在偏移电荷中和点的位置，大分子间通过较弱的静电作用，自组装形成可溶性复合物，其内部网络结构能够截留亲水组分。所制得的可溶性复合物一般为纳米尺度，且表面具有较大的净电荷，可通过静电斥力稳定悬浮于溶液中。

（四）静电复合物在递送食品功能因子中的应用

由生物大分子构成的复合凝聚物具有天然、安全、生物相容性好、成本低等特点。复合凝聚反应易控制且条件温和，复合凝聚物载量高（可达99%）、并具有很好的耐高温、耐湿性和缓控释性能。在食品领域，复合凝聚物的应用主要用作递送载体，包埋精油、维生素、油脂、色素、氨基酸及食物中的天然活性成分。表2-8所示为近年来复合凝聚物微胶囊对脂溶性和水溶性食品功能因子的应用实例，从中可以发现，复合凝聚物不仅能起到隔离和有效保护敏感组分的作用，还能控制包埋组分的释放速度及掩盖不良气味等。

表2-8 复合凝聚物递送食品功能因子的应用

功能因子	聚阳离子	聚阴离子	pH	平均粒径	应用
脂溶性组分					
薰衣草油	明胶	阿拉伯胶	3.5	101.2μm	增强稳定性
薄荷油	明胶	阿拉伯胶	4.0	40μm	增强热稳定性
维生素E	明胶	阿拉伯胶	4.0	40μm	增强稳定性
角鲨烯	明胶	阿拉伯胶	3.6	98.5μm	增强稳定性
葡萄籽油	明胶	阿拉伯胶	4.0	3μm	增强稳定性
番茄红素	明胶	阿拉伯胶	4.0	61~144μm	着色、营养强化
绿咖啡油	明胶	羧甲基纤维素钠	4.23	20~30μm	增强热稳定性
肉桂醛	明胶	羧甲基纤维素钠	4.5	26~52μm	增强热稳定性
共轭亚油酸	明胶	羧甲基纤维素	4.4	5~200μm	增强稳定性

续表

功能因子	聚阳离子	聚阴离子	pH	平均粒径	应用
鱼油	明胶	桃胶	4.0	66.1μm	增强氧化稳定性
虾青素	明胶	槚如树胶	4.0~4.2	32.7μm	提高着色
橄榄油	乳清分离蛋白	阿拉伯胶	4.0	35μm	增强热稳定性
微藻油	壳聚糖	大豆蛋白	6.0	98.7μm	营养强化
芳樟醇	壳聚糖	阿拉伯胶	4.5	3.27μm	增强稳定性
水溶性组分					
维生素 C	明胶	阿拉伯胶	4.4	79.8μm	控制释放、掩盖酸味
谷胱甘肽	明胶	阿拉伯胶	4.0	15μm	增强稳定性、控制释放
阿斯巴甜	明胶	阿拉伯胶	4.0	90~102μm	增强热稳定性、控制释放
维生素 B_9	乳铁蛋白	β-乳球蛋白	5.5	2~20μm	营养强化
酪蛋白水解物	大豆分离蛋白	果胶	4.4	16~24μm	控制释放、掩盖酸味

明胶-阿拉伯胶体系是最早被开发的复合凝聚反应体系，对此体系的研究和应用也最为广泛。明胶是一种天然生物高分子材料，来源于动物骨头、皮肤和筋腱，当体系 pH 低于其等电点时，明胶结构上的氨基酸带正电荷。阿拉伯胶是高分子多糖类聚合物，其结构中的自由羧基使阿拉伯胶带负电荷。在制备明胶-阿拉伯胶复合凝聚物时，可以通过调节 pH 和温度诱导凝聚，形成规整形态、分布均一的微胶囊。明胶-阿拉伯胶复凝聚反应的最佳条件通常在明胶和阿拉伯胶的比例为 1∶1、pH 4.0 左右。明胶也可以与羧甲基纤维素、桃胶、槚如树胶发生复合凝聚反应。其他壁材组合如乳清分离蛋白-阿拉伯胶、大豆蛋白-壳聚糖、壳聚糖-阿拉伯胶等能形成稳定的复合凝聚物用于功能因子的递送。例如，采用乳清蛋白与阿拉伯胶为壁材，对葵花籽油、橙油及柠檬油进行复合凝聚包埋，包埋产率均超过了 80%；感官评定结果表明这些复合凝聚胶囊在干酪中对风味具有良好的保护及缓释效果。

为了进一步增强载体对机械压力和高温的耐受性，可以在制备过程加入固化剂使蛋白质分子间产生共价联接。最常用的固化剂为戊二醛，其在小剂量、短时间内就能达到很好的固化效果，但戊二醛自身的毒性制约了其在食品领域的使用。相对普遍使用的商品化无毒固化剂是转谷氨酰胺酶，它能通过催化酰基转移反应在蛋白质之间引入共价键。近年来，许多学者从植物中提取天然固化剂如单宁酸、茶多酚和京尼平，对蛋白质有良好的交联能力。

复合凝聚载体对水溶性功能因子的递送相对较少。研究显示，将酪蛋白的水解物溶于水后与油相乳化形成 O/W 型乳液，然后利用大豆分离蛋白和果胶之间的复合凝聚反应包埋乳化后的酪蛋白水解物。该法成功地去除了酪蛋白水解物的异味，达到了缓释的效果，增加了营养价值。用相同方法分别包埋了谷胱甘肽、维生素 C 和阿斯巴甜，得到的复合凝聚微胶囊载量高、包封率高，并具有良好的贮藏稳定性、消化稳定性和缓控释性能。

可溶性静电复合物常用于水溶性功能因子的递送。花青素作为自然界最常见的天然水溶性色素，在替代食品产品中的合成色素方面具有巨大的应用前景。同时花青素具有抗氧化、抗癌症、抗炎症、抗衰老和保护心血管等方面的功效。然而，花青素极不稳定，对外界环境（如 pH、金属离子、氧化剂、光照、温度）敏感，易降解成棕色或无色产物。采用可溶性静电复合物包埋花青素，可以有效提高花青素对 O_2、光、热、促氧化剂等外界环境的耐受性，显著延长了相关产品的保质期。酸性条件下花青素带正电，因而可以先与聚阴离子作用，然后再加入聚阳离子形成纳米复合物。例如，用聚阳离子氯化壳聚糖与聚阴离子羧甲基壳聚糖形成可溶性纳米复合物，平均粒径 219nm，有效地抑制了包埋的蓝莓花青素在模拟胃肠中的降解。硫酸软骨素不仅作为聚阴离子与壳聚糖形成纳米复合物载体，同时也可以作为辅色素与花青素通过氢键、疏水作用和范德瓦耳斯力结合，进一步提高花青素的稳定性。基于此，北京工商大学谭晨提出“辅色-包埋共稳”概念，在纳米复合物中加入小分子辅色素不仅提供了辅色效果，更加强了复合物内部网状结构致密性，从而构建了多种兼具强着色与稳定性的新型分子复合物载体（图 2-29）。这对于解决果酱、果蔬饮料等富含花青素的产品在加工和贮藏期间的褐变、褪色等问题具有重要意义。

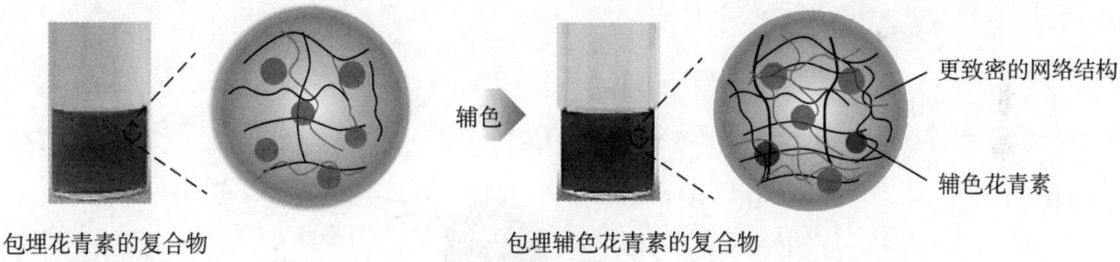

图 2-29　花青素辅色-包埋共稳机制

二、共价复合物

蛋白质-多糖共价复合物的形成可以借助非酶方法和酶促方法。非酶方法包括美拉德反应、自由基接枝、碱处理和碳二亚胺介导的交联反应。酶促方法一般是基于特定的具有交联作用的酶，如转谷酰胺酶、酪氨酸酶、漆酶、脂氧合酶和过氧化物酶。在食品领域应用最广泛且最简单的方法是借助美拉德反应，该反应是一个自发的天然的反应，无需其他化学试剂，加热可以促进反应的进行。因此，本部分主要介绍美拉德反应制备的蛋白质-多糖共价复合物，包括制备方法、功能性质和作为食品功能因子递送系统的应用。与非共价结合相比，美拉德反应形成的共价复合物更加稳定，并兼具蛋白质本身的活性和多糖的亲水性能。蛋白质的多种功能性也会得到明显改善，包括溶解性、热稳定性、乳化性、凝胶性和抗氧化活性等。

（一）美拉德反应机制

美拉德反应（Maillard reaction）又称羰氨反应，是指羰基化合物与氨基化合物之间经过缩合、聚合等一系列复杂的反应，最终生成类黑精物质的反应。美拉德反应最早在1912年由法国科学家Louis Camille Maillard提出，并在1953年由美国化学家Hordge提出完整的美拉德反应路线。该反应分为早期、中期、晚期三个阶段。早期阶段主要是席夫碱的生成，环化后生成*N*-糖基胺，随后重新排列形成阿马道里化合物。在中期阶段，Amadori化合物在酸性条件下发生1，2-烯醇化反应生成糠醛或羟甲基糠醛，而在碱性条件下2，3-烯醇化反应生成还原酮类和裂解产物。在反应的晚期阶段，中期阶段反应生成的活性中间体又与氨基酸通过醛醇缩合和醛胺缩合反应，生成类黑精等物质。

对于蛋白质与多糖的共价复合物，蛋白质分子中的游离氨基与多糖分子还原末端上的羰基反应生成席夫碱，同时释放一分子水，席夫碱重新排列形成更稳定的阿马道里化合物，从而形成蛋白质-多糖共价产物（图2-30）。需要注意的是，初期阶段形成的共价复合物具备良好的乳化性、凝胶性和抗氧化能力，然而随着美拉德反应的进行，体系会发生褐变以及有害物质的生成，因此，一般将美拉德反应控制在初期阶段，以获得具备优异功能性质的蛋白质-多糖共价复合物。

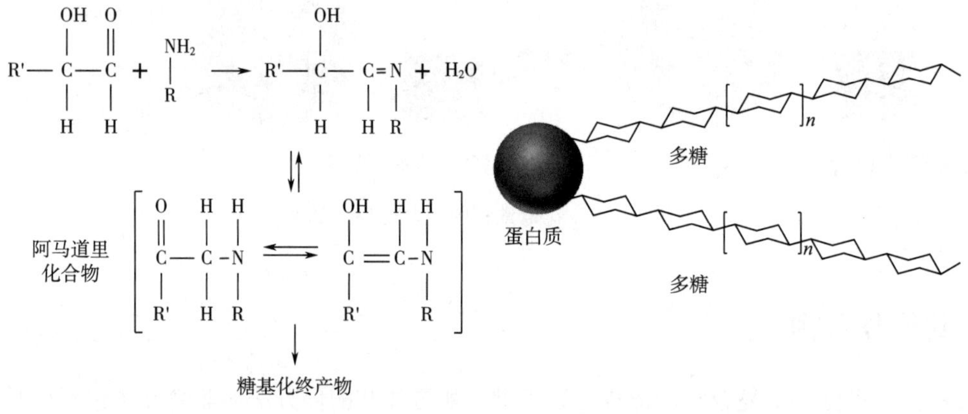

图2-30 美拉德反应形成蛋白质-多糖共价复合物示意图

（二）共价复合物的制备方法

蛋白质与多糖之间的美拉德反应主要通过干热法和湿热法，干热法常应用于蛋白质和多糖之间，而湿热法应用于蛋白质与单糖或双糖之间。随着制备方法的探索，微波法和超声波法也被应用于美拉德产物的制备。

干热法由日本的Kato教授提出，是制备蛋白质-多糖共价复合物的传统方法。该法将蛋白质和多糖均匀混合的粉末直接置于干燥箱中，在一定湿度和温度下，反应一定时间后即可形成蛋白质-多糖共价复合物。干热法反应条件温和，可通过控制反应条件使美拉德反应维持在初期阶段，但反应时间一般较长，多超过一天甚至几天，这也限制了干热法在实际生产中的应用。

湿热法在水溶液中进行，一般是将蛋白质与多糖的混合溶液采用水浴或油浴加热下反应一定时间，然后冰浴冷却，获得蛋白质-多糖共价复合物。与干热法相比，湿热法反应温度更高，反应较为剧烈，较难控制，容易使产物发生严重的褐变。

超声波被定义为频率大于20kHz的高频声波。超声波在诱导蛋白质与多糖间美拉德反应产物功能性质方面有许多报道。一方面，超声波的空化效应产生短暂而非持续的高温高压，为美拉德反应提供能量。另一方面，超声使蛋白质分子结构更加舒展，暴露出更多的游离氨基参与接枝反应，进而提高美拉德产物含量与接枝度。

微波是指频率300 MHz~300GHz的电磁波。不同于传统的干热法和湿热法，微波法通过分子振动传递能量，加热快速、均匀，能明显缩短反应时间，提高美拉德反应的早期反应程度。近年，越来越多研究采用超声波与微波协同处理的方式，进一步提高美拉德反应程度，改善产物的功能性质。

（三）共价复合物的功能性质

蛋白质与多糖各自具有不同的性质，经美拉德反应后，可能改变这些功能性质或衍生出新的特性。对蛋白质-多糖美拉德复合物研究较多的性质包括溶解性、热稳定性、乳化性、凝胶性和抗氧化活性。

1. 溶解性

多糖修饰能增强蛋白质分子的溶解性，原因在于多糖分子中含有的大量亲水性基团（羟基）。此外，多糖接枝后产生空间排斥作用，抑制蛋白质的聚集，改善蛋白质的溶解。例如，麦芽糊精对酪蛋白的修饰增强了酪蛋白在低pH条件下的水溶性。经葡聚糖修饰后，α-乳白蛋白、β-乳球蛋白、牛血清白蛋白在酸性条件下的水溶性也得到较大改善。

2. 热稳定性

食品加工过程中的热处理往往导致蛋白质变性而聚集沉淀，影响食品质量。对于蛋白质基递送系统，热变性导致载体失稳，包封的活性组分泄漏。多糖的修饰能有效抑制球蛋白质加热后产生的热聚集，增强蛋白质的热稳定性。这种稳定作用主要是由于糖基化蛋白质具有更低的等电点、更高的变性温度和更强的空间稳定性。

3. 乳化性

对蛋白质的糖基化修饰是提高蛋白质乳化性的有效方法。一般而言，引入糖链后，蛋白质结构解折叠，暴露出更多的疏水位点，蛋白质能更好地吸附在油滴上。在油水界面上的糖基化蛋白能形成致密网络结构，对保护功能因子具有重要作用。多糖链的存在还会提供额外的静电斥力、空间位阻和黏度，避免了油滴的聚集，提高了乳化体系的稳定性。

4. 凝胶性

蛋白质凝胶是蛋白质分子有规律交联后形成的三维网络结构。美拉德反应可以改善蛋白质的凝胶性质，如持水性和凝胶强度。这些性质影响凝胶在水溶液中的溶胀能力，进而决定了负载功能因子的释放速率。研究表明，蛋白质-多糖美拉德复合物内部有很高的交联度，所形成的凝胶比单一蛋白质凝胶具有更高的持水性、凝胶强度和更低的溶胀率，对改善功能因子在胃肠环境的释放有重要作用。

5. 抗氧化性

蛋白质与多糖进行美拉德反应后，一些具有自由基清除能力的氨基酸残基暴露，从而增强抗氧化活性。美拉德复合物优良的抗氧化性能可以保护包埋的功能因子免受氧化降解。此外，美拉德复合物具有很高的热稳定性，能够作为抗氧化剂应用于热加工食品中，保护温度敏感性功能因子。

（四）共价复合物在递送食品功能因子中的应用

蛋白质-多糖美拉德复合物具有高溶解性、乳化性和抗氧化能力，对外界环境具有较强的耐受性。其作为递送壁材主要体现在如下两种形式：作为乳化剂稳定乳液，或通过自组装形成纳米颗粒递送载体。表 2-9 所示为常见的蛋白质-多糖美拉德复合物在食品功能因子递送中的应用。

1. 稳定乳液载体

O/W 型乳液递送载体可以将疏水功能物质包裹在乳液油滴中，从而提高其在水溶液中的稳定性和溶解度。然而，乳液是热力学不稳定的系统，往往发生絮凝、聚集和相分离现象而破乳。蛋白质作为常用乳化剂，能吸附在油滴表面形成界面膜，防止油滴絮凝和聚集。但蛋白质在等电点处溶解度下降，温度升高时也容易变性，致使难以有效稳定乳液。通过美拉德反应对蛋白质进行糖基化接枝改性，能显著增强蛋白质的溶解性和乳化性能。接枝的多糖分子链能伸展到水相，提供强烈的空间排斥和静电排斥作用，提高乳液抵制外界环境变化的能力，进而增强包埋功能组分的稳定性。

研究显示，酪蛋白-麦芽糊精的美拉德复合物中酪蛋白位于复合物的疏水核心，分枝状的麦芽糊精侧链则包围在疏水核心的外部。该复合物稳定的乳液载体在等电点处也能维持体系稳定，同时复合物形成的界面层阻隔了自由基等氧化因子的渗透，提高了负载功能组分（如维生素 D、茶多酚、白藜芦醇、原花青素）的氧化稳定性。酪蛋白-葡萄糖美拉德复合物是另一种常见的蛋白质-多糖共价复合物。由酪蛋白-葡聚糖稳定的叶黄素乳液比酪蛋白对照组在 pH 3~7 范围内表现出更高的稳定性，并且葡聚糖的存在能抑制胃蛋白酶对蛋白质的水解，实现叶黄素在小肠中的缓慢释放。牛血清蛋白-葡聚糖美拉德复合物作为乳化剂能有效保护乳液中的姜黄素在胃肠道环境中免受降解，提升姜黄素的口服生物利用度。此外，美拉德产物自身的抗氧化能力也一定程度保护了负载功能因子。

2. 纳米颗粒载体

蛋白质-多糖共价复合物由于良好的亲水亲油平衡，在一定浓度下可以自聚集形成具有疏水核心的纳米颗粒。包埋过程如图 2-31 所示，将蛋白质-多糖复合物溶液与溶有脂溶性组分的溶剂（如乙醇、乙酸乙酯）混合，经过自组装后形成具有胶束结构的纳米颗粒，最后通过旋转蒸发去除有机溶剂。江南大学夏书芹等将酪蛋白-葡聚糖美拉德复合物溶液（1mg/mL）和辅酶 Q_{10} 的乙醇溶液混合、搅拌，再旋转蒸发除去乙醇，即得包埋辅酶 Q_{10} 的复合物胶束。该胶束在 pH 1~8 范围内具有良好 pH 耐受性，在贮藏过程中也有很高的稳定性。易江等（2015）制备了基于 β-乳球蛋白与葡聚糖糖基化产物的纳米颗粒，并用于包埋 β-胡萝卜素。实验发现，美拉德纳米颗粒在酸性环境（pH 4~5）未发生聚集，而 β-乳球蛋白纳米颗粒对照组则出现絮凝，而且前者能使荷载的 β-胡萝卜素在模拟胃酸和胰蛋白酶存在情况下缓慢释放。相似地，采用牛血清白蛋白-葡聚糖美拉德复合物制备纳米颗粒载体，可用来提高负载姜黄素的稳定性和抗氧化能力。

有些糖基化蛋白质在加热后能形成内部相互交联的纳米凝胶，其三维网络结构能截留和包埋活性组分。例如，将姜黄素粉末直接加入卵清蛋白-葡聚糖美拉德复合物溶液中，搅拌溶解后调节溶液 pH 至 4.5，在 90℃下加热 30min，立即冰浴冷却，得到负载姜黄素的纳米凝胶。该体系具备良好的贮藏稳定性和 pH 稳定性，极大改善了姜黄素的口服生物利用度。

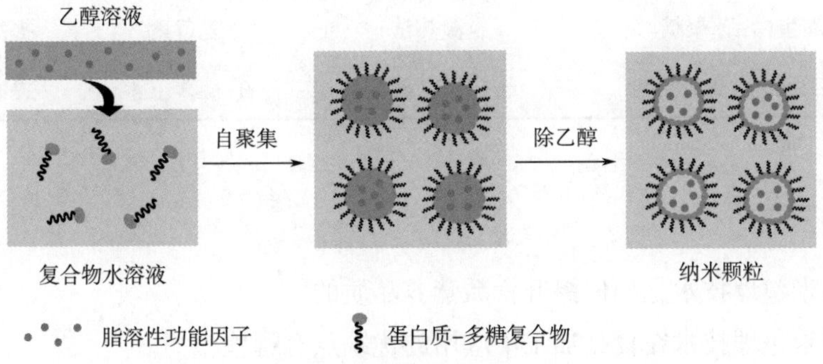

图 2-31　蛋白质-多糖复合物制备纳米颗粒流程

表 2-9　蛋白质-多糖美拉德复合物递送食品功能因子的应用

美拉德复合物	制备方法	功能因子	功能
酪蛋白-葡聚糖	干热法	辅酶 Q_{10}	增强贮藏稳定性
酪蛋白-葡聚糖	干热法	叶黄素	控制释放

续表

美拉德复合物	制备方法	功能因子	功能
酪蛋白-葡聚糖	干热法	植物固醇	控制释放
酪蛋白-葡聚糖	干热法	茶多酚	控制释放
酪蛋白-低聚糖	湿热法	鱼油	提高抗氧化活性
酪蛋白-麦芽糊精	湿热法	白藜芦醇	控制释放
酪蛋白-麦芽糊精	干热法	原花青素	增强稳定性
酪蛋白-麦芽糊精	干热法	维生素 D	控制释放
酪蛋白-环糊精	干热法	原花青素	提高抗氧化活性
酪蛋白-葡萄糖浆	湿热法	鱼油	控制释放
β-乳球蛋白-葡聚糖	干热法	β-胡萝卜素	增强消化稳定性
牛血清蛋白-葡聚糖	湿热法	叶黄素	提高生物利用度
牛血清蛋白-葡聚糖	干热法	蛋清源活性肽	增强贮藏稳定性
牛血清蛋白-葡聚糖	干热法	姜黄素	提高生物利用度
牛血清蛋白-葡聚糖-绿原酸	干热法、碱处理	叶黄素	提高生物利用度
玉米醇溶蛋白-葡萄糖	湿热法	姜黄素	增强热稳定性
乳清分离蛋白-低聚木糖	湿热法	番茄红素	增强贮藏稳定性
大豆分离蛋白-大豆水清洗多糖	干热法	柠檬醛	增强消化稳定性
大豆分离蛋白-葡聚糖	湿热法	姜黄素	提高抗氧化活性
乳铁蛋白-绿原酸-聚葡萄糖	干热法、碱处理	β-胡萝卜素	提高生物利用度

思考题

1. 不同纳米包埋技术是如何提升食品营养品质的？
2. 目前纳米包埋技术在食品加工中应用的优缺点有哪些？
3. 未来食品加工中，纳米包埋技术的发展方向是什么？

拓展阅读

随着“健康中国”重大发展战略的实施，我国已进入“营养型”“预防前移”“精准营养”时代，人们对营养、健康食品的诉求日益突出。然而大健康数据显示我国人民的健康状况不容乐观，尤其是慢性非传染性疾病逐年上升，慢病群体庞大。因此，开展精准营养的基础理论研究及产品开发已迫在眉睫。纳米包埋技术作为食品领域的新型技术，为食品功能因子营养功效的精准调节与提升提供了强有力工具。我国纳米包埋技术起步较晚，但近年来总体水平稳步提升，在涉及纳米载体构建、载体结构解析、芯壁材相互作用机制等关键方向均取得重大突破，许多科研成果在全球居领先地位。同时涌现了大批上下求索、砥砺前行的纳米食品科学家，致力于我国精准营养食品的创新发展，不断满足人民对美好生活的向往。

第三章
食品营养与分离技术

学习目标

1. 掌握现代分离技术的原理与应用。
2. 理解分离提取过程对食品营养品质的影响。
3. 了解分离提取技术在不同性质食品加工过程营养保持中的应用。

第一节 食品分离技术概述

随着人们生活水平的不断提高，人类对食品关注的角度也在逐渐改变，从解决温饱的基本需求，发展到对食品口感的更高要求，再到对食品安全、食品营养价值的更多关注。

食品原料以固态或者液态形式存在，其中含有一些人们不能直接食用的组分。为了使未加工或粗加工的食品原料变成色香味俱全、营养价值丰富、安全可靠的食品，需要取其精华、去其糟粕。通过现代分离技术得到食品的不同组分，并结合加工技术合成不同种类的制品，满足人类对食品的需求。随着人们生活水平的不断提高，对食品有了新的更高要求，除了关注食品的色、香、味和安全性以外，更多注意力转移到食品的营养价值上，这一变化对食品加工技术提出了新的要求和挑战。这要求食品加工业从业者在选用食品加工和分离技术时需要注重食品营养成分的保持，防止其流失或变质。因此，对于现代食品分离纯化技术，首要关注的是如何保持食品原有的营养价值。

一种产品的获得往往要同时使用多种提取分离技术，如味精的发酵生产过程中涉及过滤、等电点沉淀、离心、离子交换、除杂、结晶、干燥等工艺。为了得到优质的食品，我们需要合理设计食品的分离提取工艺路线（过滤、离心、沉淀、蒸发、结晶、萃取、吸附色谱技术等）和分离参数（压力、温度、pH、时间、氧含量、料液比等）。

食品分离因为分离对象以及分析产品用途的不同，相比化工分离有着鲜明的特点。①分离对象种类以及组分多，物料性质复杂。食品工业中分离对象包括：农、林、渔、牧、副食品等，分离对象组成比化学反应产物复杂得多，要分离物质包括有机大分子如微生物细胞、酶、蛋白质、核苷酸等，有机小分子如有机酸、生物碱、色素、氨基酸、糖类、食品香味成分等无机物；原料的相态有固态、液态和气态；要分离的物质可能是有生命的细胞、微生物、动植物组织；可能是具有生理活性的，对氧、热、酸、碱敏感的物质等。②产品要求安全卫生。在选择分离方法时要注意食品的物理化学性质，防止分离过程引入有毒有害以及其他对食品安全造成威胁的物质，最终分离产品要满足食品安全要求，如重金属指标、微生物指标、可见固体杂质指标、酸碱度等，不同的分离条件可能得到不同风味。③食品营养要求。现在人们的饮食消费观念正在转变，食品在满足基本功能色香味的同时更关注食品的营养价值。这就需要在食品分离技术的选择中要防止食品中营养成分的流失、氧化变性、营养成分在分离过程的化学反应以及防止食品中活性成分的失活。④分离过程的防腐要求。食品大部分成分为微生物可利用营养物质，容易变质腐败是食品的一大特点，所以在食品分离加工过程要严格控制分离条件，防止微生物污染，尽量缩短分离周期。

分离方法的选择

食品分离方法在现代食品工业中具有非常重要的地位，多数食品生产过程以食品分离技术为主要生产工序。科学合理地选择食品分离方法可以保证食品质量的同时进一步提高食品原材料的综合利用价值，例如采用有效的分离方法可以从茶叶下脚料中分离出茶多酚、咖啡碱、可可碱、儿茶素等多种有价值组分；采取合理的分离方法可以从柑橙果皮中分离出柑橙油、柑橙皮苷、果胶、多种维生素等。此外，科学的分离技术还可以更好地保持和改善食品的营养和风味，如将常规的热处理提取分离技术改为常温条件，超临界流体萃取可以大大提升食品的色、香、味和营养价值，使易挥发的香气被保留下来，使不耐热、易氧化的活性成分保留下来。采用超滤浓缩技术代替蒸发和真空浓缩技术可以更好地保持果汁、茶饮的风味和营养。在大多数情况下，使用分离技术处理食品的目的是从原料中分离或纯化已知结构和性质的单一或几种组分，或者对食品中某一种有毒有害组分的去除。而目标组分的分离在整个分离过程占重要地位，在我们了解目标组分的结构、理化性质和功能的前提下，就可以按照一定的步骤进行分离工作，常用的食品目标组分分离步骤如下。

（1）对要分离的目标组分进行基础研究，包括化学结构、分子质量、理化性质、生物活性，对热、光、酸碱条件的稳定性等。针对不同类型的化合物其关注的主要指标也不相同，如蛋白质类物质，需要了解其等电点、溶解性、生物亲和性、热稳定性、相对分子质量等。

（2）选择和确定对该组分进行定性、定量测定的方法，目的在于对分离效率进行有效评价。

（3）了解原料的特性以及待分离组分的存在形式，含量情况，物料黏度等。

（4）确定分离方法并进行实验，对分离条件进行选择。是否可利用自然的能量进行分离、是否为超高纯度的分离、分离规模的大小，按以上要求选择合适的分离技术。

（5）对分离方法的分离效果进行评价，评价指标有：回收率、活性保持率、截留率、选择性、经济性等。

（6）中试试验和工业生产的应用方法设计。

除此以外，在考虑分离目标化合物纯度、回收率、生物活性等因素的同时，还需要注意以下几个方面对分离技术进行综合评价。

（1）产品质量　一项分离技术在食用工业中要有好的应用前景，必须能使最终产品的色、香、味、营养价值、感官、组织结构、储存性能等质量指标有所提高。

（2）食品的安全性　用分离技术从食物中分离提纯的产品，或者是对食品进行加工改变食品的结构形态时，必须保证符合食品卫生的要求，同时对于原有的食品原料不应造成污染，不产生和引入有毒有害物质，并有利于原料综合利用。

（3）分离效率和选择性　分离效率是评价一个分离方法是否合理有效的重要指标。分离效率主要考虑回收组分的回收率或对有害组分的脱除率。在实际应用中不能片面地追求高分离效率，应考虑产品的具体情况，分离效率能够达到产品规格要求即可。一般情况，为了达到高的分离效率需要多种分离技术相结合或经过多次反复的过程，导致成本大幅度增加。选择性是分离过程对其他不需要组分的排斥性，好的分离技术可以保证对目标分离组分有较高回收率和纯度的同时，尽可能地去除不需要组分，同时不至于将食品中有用组分也去除掉。

（4）生产工艺的简化　一项好的食品分离技术应该尽可能地简化加工工艺，缩短加工周期，这样更有利于提高生产效率和防止加工过程食品的变质和活性成分功能的丧失。

（5）生产成本　在简化工艺的同时，分离时消耗的能源、人工成本等要尽可能的低，利于新分离技术降低生产成本。一些新分离技术简化了生产程序，能节省生产设备和场地的投资，进而降低成本。

（6）环保和节能　节能和减排是现代食品分离加工过程工艺选择的重要参照，需要考虑分离过程，物料的综合利用和加工辅料的可循环利用。例如采用超临界 CO_2 萃取，既可以在常温条件下进行，降低能耗，又可以对 CO_2 进行循环利用，而且分离目标产物中无有害溶剂残留问题。一些新的分离技术可以在常温条件下进行，过程无相变，因此能降低能耗，如超滤浓缩技术，无需对物料加热，降低能耗同时使产品中热不稳定成分更好的保持。

本章我们将从食品营养保持角度出发对现代食品分离行业常用技术进行详细介绍。

第二节　膜分离技术与食品营养

一、膜分离技术原理和特点

膜分离技术利用天然或人工合成的具有特殊性质的半透性膜材料对流体状混合物（气-气混合物、气-液混合物、气-固混合物、液-固混合物、气-液-固混合物），在一定推动力作用下使混合物中部分溶质通过膜界面，同时阻止另外一部分溶质通过膜界面的分离技术。膜分离的动力可以是浓度差、渗透压、压力差、温度差、电位差以及溶质的粒径大小差异等形式。

现代膜分离技术已经在化学工业、食品工业、医药工业以及水处理工业中得到广泛应用。为了获得高纯度、高质量的产品和组分，需要在生产过程中对混合组分进行分离纯化去除杂质、富集浓缩产品等。尤其在现代食品工业中为了很好地保持食品原有的色、香、味、营养成分、活性成分以及保证食品安全性，在食品中有用成分的分离提取中需要采取常温、无溶剂添加的分离工艺。这时膜分离技术体现出了巨大的优势。

膜分离技术的优点：

（1）膜分离过程无相变，能耗低，且具有冷杀菌功能。

（2）可更好地保持食品原有色香味以及营养成分。分离过程可以常温或低温操作，适合于热敏感物质，如酶制剂、果蔬汁、维生素、药用活性成分等的分离和浓缩。同时膜分离可以进行闭合回路操作，避免与空气接触或尽可能降低接触时间和面积，防止食品营养成分氧化变质，另外还可以减少挥发性成分的损失。

（3）应用范围广。可应用于各种有机、无机体系的分离，同时适用于一些特殊体系如共沸体系以及沸点近似组分的分离，溶液中相同电性不同离子的分离。

（4）装置简单，易于操作。采用静压力为推动力，结构简单，设备操作简单、维修方便，且设备占地面积小。

二、膜的组成和分类

了解膜的种类、材料以及制备过程可以深入理解膜技术的分离原理和操作工艺。不同的膜类型有着不同的制备工艺和性质。膜的种类有很多种，可以按照来源、形态、结构、材料以及作用机制等进行分类。如按照来源可分为天然膜和人工合成膜；按照膜的结构可分为微孔膜、致密膜、对称膜、非对称膜、液膜、荷电膜；按照材料可分为有机膜和无机膜。下面介绍一下按照膜的结构对膜进行分类及膜的特征。

（一）微孔膜

微孔膜又被称为多孔膜，在膜的内部有大小分布不均的孔道，其孔道大小分布范围为0.05~20μm，可以根据物料粒径以及膜的孔径以及滤层的形成通过筛分原理，对物料进行分离（图3-1）。

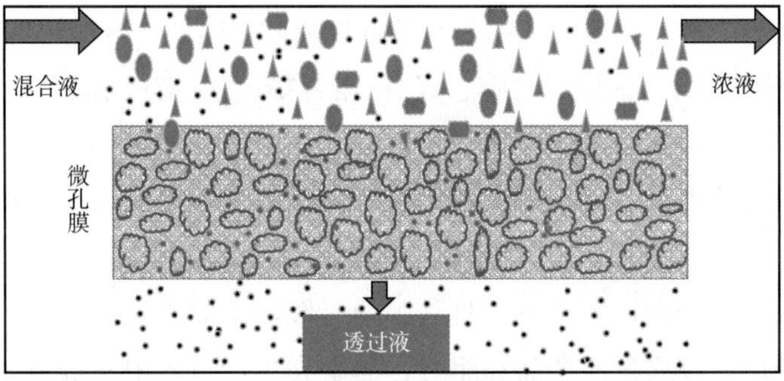

图3-1 微孔膜对混合液中目标组分的分离示意图

（二）致密膜

致密膜又称为均质膜或非多孔膜，孔径在0.5~1.0nm，且孔隙率低于10%，膜厚度在100~1500nm，主要由无定形区和结晶部分组成，在电子显微镜下难以观察到其孔径。膜的各部分组成均匀，特性一致，常用于气体分离、反渗透、超滤等工业分离过程（图3-2）。

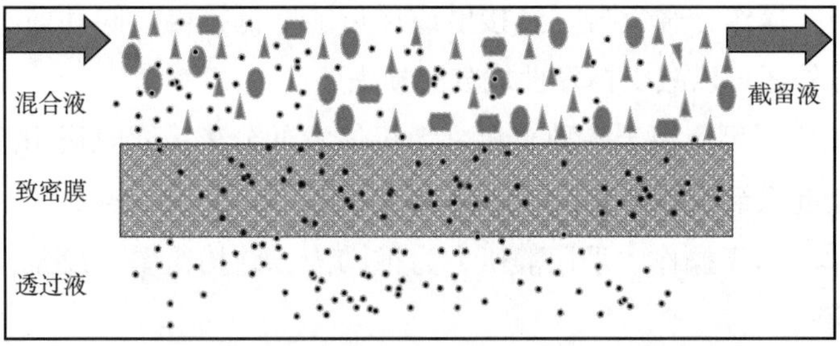

图3-2 致密膜对混合物的分离过程示意图

（三）对称膜

对称膜其化学结构、物理结构在各个方向上均具有一致性，在所有方向上的孔隙率都相似，也称各向同性膜。膜的各部分具有相同的性质，其孔结构不随膜深度改变，在各方向上的孔隙率相似，膜的厚度在10~200μm（图3-3）。

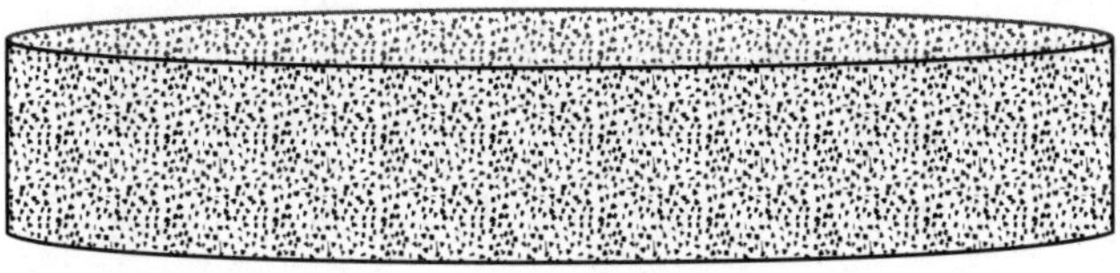

图 3-3　对称膜结构示意图

（四）非对称膜

非对称膜是一类较薄的膜材料，一般由致密的分离层和多孔的支撑层构成（图 3-4）。在非对称膜结构中表层的致密膜起选择性分离作用，膜厚度在 0.1～0.5μm；下层的多孔膜起支撑作用，膜厚度在 5～10μm。在食品、化工、医药等工业分离过程使用的膜大部分为非对称膜，其表层膜可以是微孔膜也可以是致密膜，其分离效果和分离效率主要取决于表层膜的厚度和孔隙大小。而底部支撑层不起分离作用，且孔径比分离膜大得多，其对分离流体的阻力也很小，在计算分离阻力和分离效率时可忽略不计。

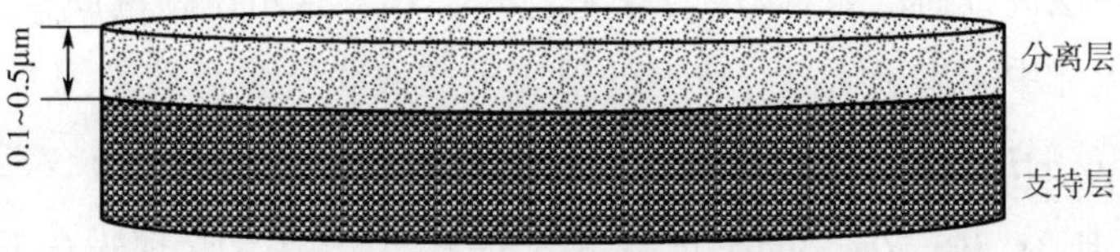

图 3-4　非对称膜结构示意图

（五）液膜

液膜即液体状态的膜，如肥皂泡、水中的气泡，在水中的油滴表面形成的膜等。液膜的分离是靠液体膜为介质将互不相溶的两种溶液（A 溶液和 B 溶液）隔开，利用溶质在两种溶液中的溶解度和扩散能力的不同，以浓度差为分离推动力，实现溶质分离的目的（分离过程如图 3-5 所示）。

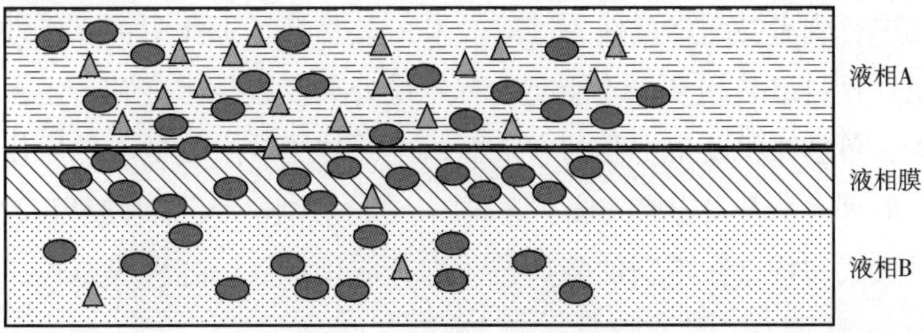

图 3-5　液膜分离原理示意图

液膜通常由溶剂（水或有机溶剂）、表面活性剂、载体等构成。其中表面活性剂的作用是液体乳化形成水包油或油包水的稳定液膜体系，通常膜的内相和外相是互不相溶的。载体仅为液膜的支撑和骨架，本身不起分离作用，但载体使待分离溶质与液膜在溶液一侧形成结合体，然后在液膜中扩散转移，扩散到膜的另一侧将待分离溶液中目标溶质释放。载体的存在使分离过程具有了很大的选择性和分离效率，所以液膜载体的研究和开发是液膜分离技术的重要研究领域。

液膜按照连续相的不同又可分为水包油型（O/W）、油包水型（W/O）。水包油型又称水膜，其内相、外相都是油相，而膜相为水，膜厚度在 1~10μm，经过乳化后形成油-水-油体系。油包水型膜为油质，内相和外相为水相。经过乳化后形成的液滴直径在 0.05~0.2mm。

（六）荷电膜

荷电膜又称为离子交换膜，是一类含有带电性基团的聚合膜，这种膜由于带电性使得膜具有离子交换的特性。膜厚度一般为 1~10μm，带正电荷的膜称为阴离子交换膜，只允许经过膜的流体中阴离子通过而对阳离子具有排斥作用；带负电荷的膜称为阳离子交换膜，只允许经过膜的流体中阳离子通过。典型的阳离子交换膜所含活性基团有：$R—SO_3^-$、$R—COO^-$、$R—PO_3^-$（$—H^+$、Na^+为交换基团），典型的阴离子交换膜所含活性基团有：$R—NH_3^+$、$R—N^+(CH_3)$、$R—NH^+$（OH^-、Cl^-为交换基团）。离子交换膜在工业分离中主要应用领域为电渗析，可用于海水淡化、乳制品脱盐以及有机酸如柠檬酸、苹果酸的分离过程等。

上述几种膜在现代化工分离过程、食品药品的分离过程中应用广泛，是成品超滤膜、纳滤膜、反渗透膜、电渗析膜，液膜等的主要构成形式。食品工业中常用的各种分离膜分离过程及特征如表 3-1 所示。

三、工业过滤膜的构成

在实际应用中，既需要满足良好的过滤效果，又要满足工业中可操作性，所以需要将膜与一定的膜组件材料组装起来，才能实现有效地分离。膜技术之初，主要为平面膜，设备占地面积较大，单位体积设备中膜的有效面积小，过滤效率较低。然后依据流体力学利用一定化工技术原理逐渐开发出管式膜、卷式膜、折叠式膜、毛细管膜以及中空纤维膜等。根据不同膜组件形式和特点在不同的分离行业进行应用扩展。各种膜组件、组成以及特点如表 3-2 所示。

表 3-1 食品工业中膜分离过程及其特征

分离过程	特征和机制	分离目的	膜种类和结构	推动力	透过成分	被截留成分	食品工业中应用
微滤（MF）	利用膜孔径筛分原理分离液体及空气中微粒、微生物、悬浮物	液体或气体中粒径在 0.02～10μm 颗粒物去除和分离	微孔膜，孔径 0.05～10μm	压力差 0.01～0.2MPa	气体、水、溶剂、小分子物质	微粒、微生物细胞	果蔬汁澄清、酒业澄清、发酵食品无菌空气制备
超滤（UF）	根据分子、聚合物特性、大小、形状进行分离	液体中生物大分子或聚合物与小分子无机盐溶剂的分离	非对称膜，复合膜 0.001～0.02μm	压力差 0.1～1.0MPa	水、溶剂、无机盐、胶体分子	生物大分子如蛋白质、酶、大分子聚合物	发酵液中酶的提纯、乳清蛋白分离、大豆蛋白分离
纳滤（NF）	根据离子大小、带电荷情况进行分离	液体中小分子有机物如醇类、有机酸、糖类的分离	复合膜	压力差 0.5～2.5MPa	水、溶剂、相对分子质量小于 200 的有机物	溶质、二价盐、相对分子质量 200～1000 的有机物	发酵液中乙醇、正丁醇、乳酸的分离
反渗透（RO）	水通过而溶质截留毛细孔流动、溶解扩散	液体中溶质去除，脱盐	无孔膜，非对称膜，复合膜	压力差 1.0～10MPa	水、溶剂	溶质、无机盐、小分子溶解物	海水淡化、果蔬汁浓缩、葡萄酒酒石去除、纯净水生产
液膜（LM）	分配系数、溶解扩散、载体主动运输	液体中不同物理化学性质物质的分离	乳化液膜、载体液膜	化学反应、浓度差、载体主动运输	相似相溶组分、选择分离组分、吸附组分	不相溶组分、排斥组分	药物缓释、柠檬酸提取、乳酸提取
渗透蒸发分离（MD）	溶解扩散机制，分压差	从溶液中去除或回收易挥发组分	无孔膜，不对称均质膜	蒸汽压差，低压	易挥发组分	难挥发组分	食品或茶饮中芳香性物质的回收和提取
透析	溶质依据在膜两侧浓度差以及膜的孔径发生转移	从溶液中选择性除去水、小分子盐类	微孔膜 0.01～1μm	浓度梯度，压力差	水、溶剂、小分子	大分子溶质	蛋白质脱盐，蛋白酶、淀粉酶的脱盐纯化
电渗析	依据离子所带电荷种类、电荷大小、利用离子交换膜选择透过性	从溶液中去除离子，或者对目标离子进行浓缩、分离	阴阳离子交换膜组件	电势差	与膜固定离子电性相反的离子	非电解质，与膜固定离子电性相同离子	海水淡化、纯净水制备、牛乳脱盐、味精提纯

表 3-2 不同膜技术组成及特点比较

性能比较	折叠式、卷式	管式	中空纤维	板框式
膜通量/[m^3(纯水)/($m^2 \cdot h$)]	0.05~0.3	1~5	0.5~3.5	0.25~0.5
填充比表面积/(m^2/m^3)	600~1600	50~300	10000~30000	50~500
清洗难易程度	一般	非常好	差	好
抗污染性	一般	非常好	差	好
膜更换成本	较高	中等	较好	低
更换方式	更换部分组件	更换膜	更换全部组件	更换膜
物料要求	较高	低	高	低
结构复杂性	复杂	简单	复杂	复杂
工程放大	中	容易	中	难
传质系数 k/($\times 10^6$ m/s)	16	14	11	9
应用范围	反渗透、超滤、透析、微孔过滤	反渗透、超滤	透析、反渗透、超滤	透析、反渗透、气体分离、超滤、微孔过滤

(一)折叠式膜组件

折叠式筒型过滤膜可装填过滤膜面积较大，工作压力较低，流速较大，一般应用于微滤器中，如水、果汁、发酵液等的预处理，主要目的为去除流体物料中的悬浮颗粒性物质。折叠式筒型过滤器滤芯结构如图 3-6 所示，微滤膜与内外双层支撑膜一起折叠成筒型，制成过滤膜组件，其最外层以及内心为强度较高的聚丙烯结构，使用过程中，物料中的微粒被截留在膜外表面，透过液通过膜收集于膜中心管中，中心管与加压外壳用 O 型圈隔离密封。在使用过程随着过滤物料的增加，透过液流量会逐渐降低，当流量下降到一定值时需要对膜组件过滤芯进行更换或者反冲洗，使用中膜孔径会被截留物堵塞，

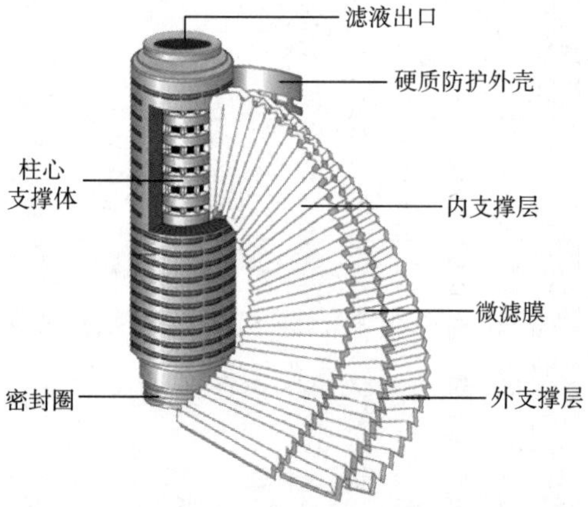

图 3-6 折叠式筒型过滤芯结构

因此膜的使用寿命有限。

（二）卷式膜组件

卷式膜通常应用于反渗透和纳滤膜中，具有较大的表面积，单位体积的膜滤芯面积可达到500~1000m^2，进料通道高度仅0.5~1.0mm，流速可达到5~10cm/s，工作压力可达到6~12MPa。卷式膜最先在20世纪60年代中期由美国Gulf General Atomics公司发明，应用于海水淡化行业。由于其制备的膜组件易于工业化，所以获得了广泛地应用，包括反渗透、纳滤、超滤、微滤四种膜分离过程，在反渗透和纳滤领域有着最高的使用率。

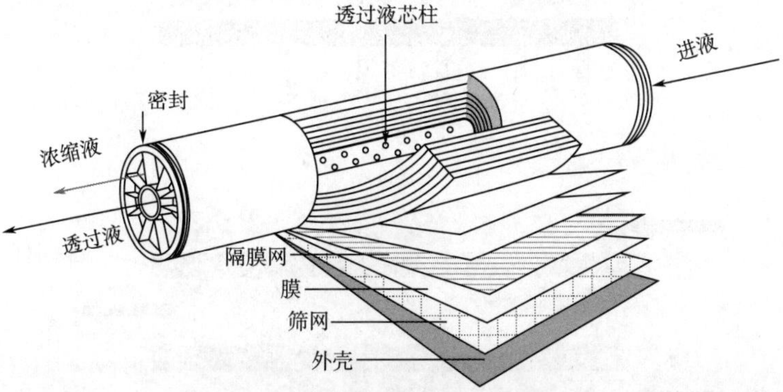

图3-7　卷式膜组件过滤芯结构

卷式膜将膜、多孔网状料液通道、多孔支撑材料黏合在一起，然后在一定拉力下以多孔滤液柱芯为轴心进行卷曲成筒型结构，装入可以承受一定压力的外壳中，制成膜组件，通常卷式膜有三个密封口分别为料液进口、浓缩液出口和透过液出口如图3-7所示。

（三）管式膜组件

管式膜组件有内压式和外压式两类，并且以耐压的管状支撑体材料为内侧，或者外侧附着高分子膜材料，另一种管式组件是槽条式组件，在直径3m的圆柱形支撑体上刻有槽沟，槽沟表面覆盖涤纶编织层，其上涂铸分离膜。支撑材料一般为不锈钢管、微孔塑料或者多孔陶瓷棒等（管式膜组件如图3-8所示）。对内压式膜组件，对预分离的原料液加压，原料液从一端进入管内，依次透过分离膜、多孔支撑介质进入管的外侧被收集，而浓缩原料液从管内另一端流出被收集（分离过程如图3-9）。对于外压式膜组件，高

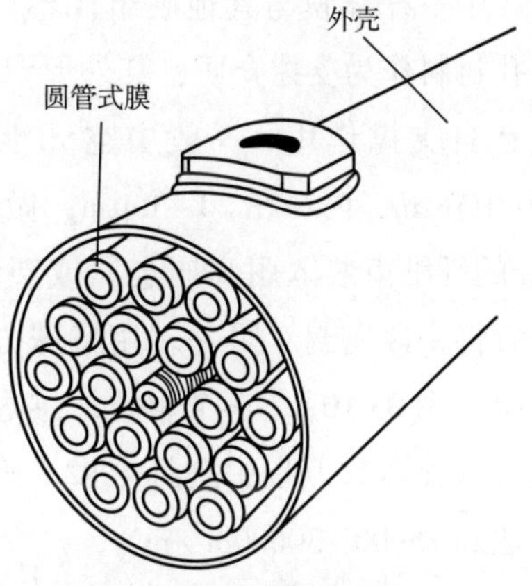

图3-8　管式膜组件

分子膜材料附着于多孔支撑材料外表面，加压原料液从管的外侧进入，透过液依次经过分离膜、多孔支撑材料，最后进入管的内部孔道。无论内压式还是外压式管式膜，均通过橡胶或塑料耐压封头将膜以及支撑管材料内外进行封堵。

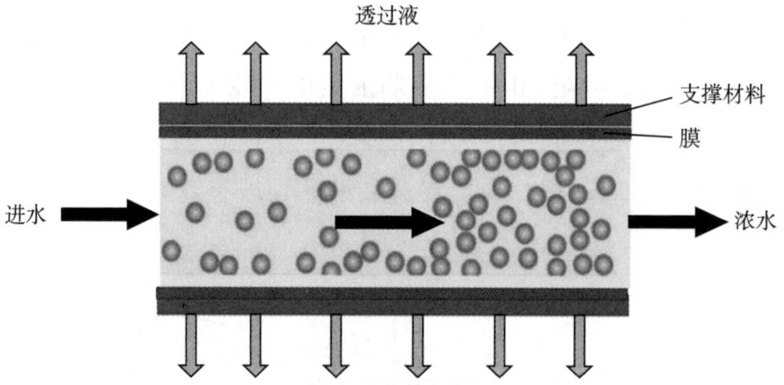

（1）内压式

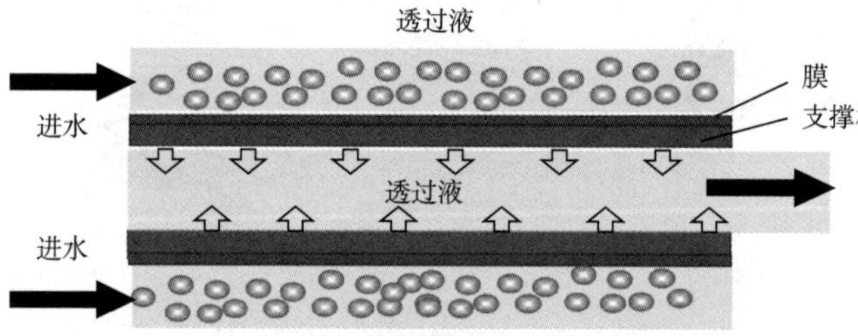

（2）外压式

图 3-9　管式膜组件分离原理

（四）中空纤维膜组件

中空纤维膜与其他膜组件不同，不需要多孔材料作为支撑介质，其外形像纤维管状，具有自支撑作用。一般中空纤维膜外径在 50~100μm，内径在 20~30μm，做成外形 1~5m 的纤维束装入耐高压金属或塑料壳体内，然后将一段密封，另一端用特殊方式黏合在一起（图 3-10）。一个中空纤维过滤器壳体内可以安装数万根中空纤维束，膜的填充密度达到 15000~30000m^2/m^3。

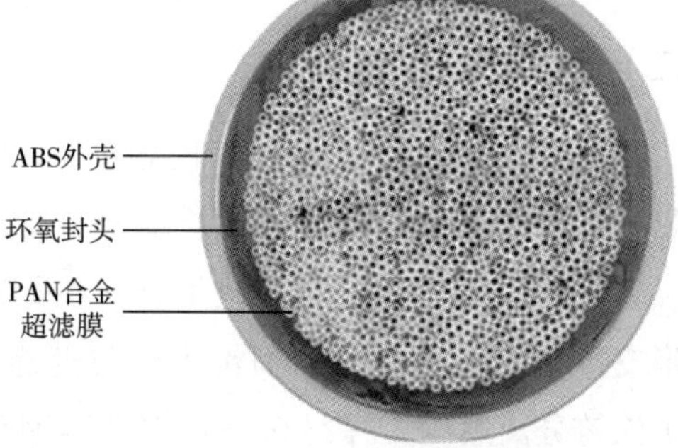

图 3-10　中空纤维膜结构图

中空纤维膜材料一般为聚砜（PS）、聚丙烯（PP）、聚乙烯（PE）、聚氯乙烯（PVC）、聚醚砜（PES）、聚偏氟乙烯（PVDF）。可广泛应用于食品、制药、酿造、化工、市政污水回用、造纸等生产、生活污水处理过程，如饮料、果饮料澄清过滤浓缩，葡萄酒、酱油、醋等酿造产品的澄清过滤，中药提取液的分离和精制，餐饮行业自来水净化等。中空纤维膜具有以下优点：

（1）高强度，单膜的拉伸强度可达 6 N；

（2）刚性好，在工作压力大于 2.5MPa 时仍具有高可压缩性；

（3）延展性好，膜的延展率高达 300%，膜纤维避免了拉伸破裂现象；

（4）大流量，渗透通量在 25℃，0.1MPa 时超过 1000L/h；

（5）低压降，由于其不对称和逐渐收紧的结构，膜易于反冲洗。

（五）板框式膜组件

板框式膜组件的基本结构为导流板、多孔支撑板、膜、密封条组装构成一个分离单元，多个这样的结构单元构成一个膜组件，其结构与传统的板框压滤机较为类似。在支撑板的两面各分布一张膜材料，膜的透过液一侧对着多孔支撑板形成透过液腔室，膜正面为过料面与其相邻的多孔支撑板形成物料浓缩室，另外在支撑板底部设置导流板，使物料流量分布均匀，防止形成沟流现象，并采用密封圈将多个组成单元组合起来形成一个膜组件。料液从过料腔室进入透过液腔室，经过支撑板上间隙进入排液孔槽被导出板式膜（板式膜结构如图 3-11 所示）。

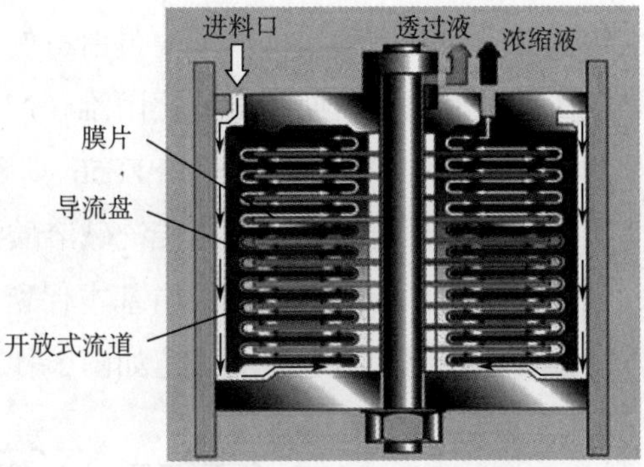

图 3-11　板框式膜结构示意图

板框式膜的优点：

（1）可耐高压，对压力变动可靠性大，易于操作，适用于超滤、反渗透工艺过程，用于果汁浓缩和海水淡化。

（2）开放式流道，结构简单，膜容易更换、清洗、维护。

（3）原液流道截面积大，压力损失小，预处理要求低，处理对象范围广。

（4）操作灵活，可通过增减膜板单元来调整物料处理量。

（5）每个膜板单元上的透过液，都是单独引出的，可以单独观察各膜板上膜的滤液质量，可及时发现损坏的膜，对滤液质量不合格单元的膜可单独掐断，不用停机就可以消除影响。

四、典型膜分离技术及在食品工业中的应用

膜分离技术在现代食品加工行业中有着巨大的应用潜力，目前在膜材料市场上，食品与饮料行业对膜材料的需求占膜技术应用市场需求量的 20% 以上，随着传统食品加工工艺的改造和升级，膜技术在食品工业中的应用会进一步扩大。特别是对于一些食品含有对热、

氧不稳定的营养成分的加工和提取过程。下面主要介绍一下常用的膜技术在食品加工和食品营养保持中的应用。

（一）超滤膜技术在食品工业中的应用

超滤技术是介于微滤和纳滤之间的一种膜分离过程，超滤所用膜一般为多孔膜，大多数为不对称膜或复合膜，孔径分布范围为 0.05μm~1nm。在实际工业应用过程一般以截留相对分子质量（MWCO）来描述超滤膜的过滤特性，大多数超滤膜截留相对分子质量范围在 1000~500000。例如，中国科学院上海应用物理研究所制造的超滤膜，采用材料为聚醚酮材料（PEK）制备卷式超滤膜，截留相对分子质量（MWCO）为 20000，意味着所有相对分子质量大于 20000 的溶质有 90%以上能被这种超滤膜截留。超滤膜主要应用于溶液中大分子、胶体、蛋白质、微粒等的分离。超滤技术具有操作简单、能耗低、条件温和等优点。

1. 藜麦功能性蛋白的提取和超滤分离

利用传统的碱溶酸沉方法提取藜麦蛋白，不仅会造成污染，而且容易使蛋白质变性失去生物活性。而利用酶法提取藜麦蛋白虽然具有条件温和、工作效率高、操作简单的优点，但是酶法提取的蛋白后期分离纯化困难，产品纯度较低。江南大学唐子箫等（2021 年）利用超滤技术提取藜麦蛋白，采用 PES50 型超滤膜，工作压力 0.2MPa，温度 25℃，循环浓缩 2 次，得到的藜麦蛋白产率比传统碱溶酸沉法提高 24 倍。通过氨基酸组成和营养价值分析，利用超滤技术提取的藜麦蛋白基本保留了藜麦蛋白优秀的氨基酸组成模式和保健功能特性。藜麦蛋白超滤提取分离工艺如图 3-12 所示，其中超滤工艺流程如图 3-13 所示。

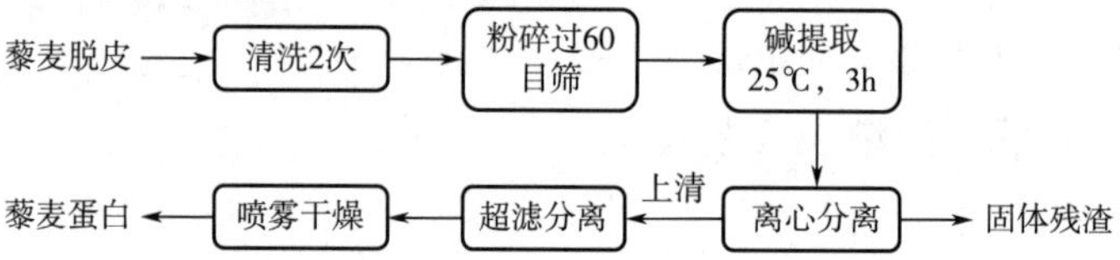

图 3-12　超滤法提取藜麦蛋白工艺流程

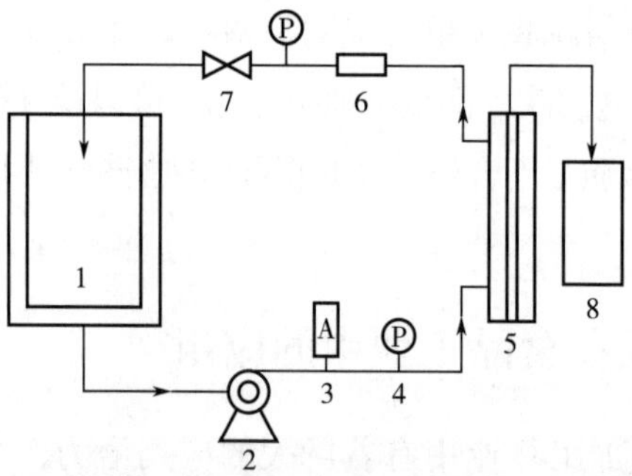

图 3-13　藜麦蛋白提取超滤工艺流程

1—循环罐　2—加压泵　3—蓄能器　4—压力表　5—膜组件　6—流量计　7—调节阀　8—滤液罐

2. 果蔬汁澄清和浓缩应用

果汁是目前最受人们喜欢的饮料之一，是以新鲜水果为原料经过压榨、离心、过滤、浓缩等加工过程得到的汁液产品。果汁中保留了水果大部分的营养成分，包括：维生素、糖分、香气、膳食纤维等，具有帮助消化、通润肠道、补充营养的作用。但是刚榨取的果汁含有大量的单宁、果胶、酚类物质而使得果汁呈浑浊状态。目前常用的果汁澄清技术有自然澄清法、果胶酶法、硅藻土过滤法以及超滤技术等。传统果汁澄清工艺如图 3-14 所示，工艺较复杂且果汁回收率低，超滤膜过滤工艺如图 3-15 所示。与传统果汁澄清工艺相比，膜分离技术澄清果汁具有工艺简单；纯物理过程无需加入添加剂；果胶酶用量少，果汁回收率高；常温条件进行不涉及加热过程，可以更好地保持果汁原有的风味和维生素等热敏性营养成分；同时超滤可以除去果汁加工过程的微生物菌体，具有延长果汁的保质期的优点。

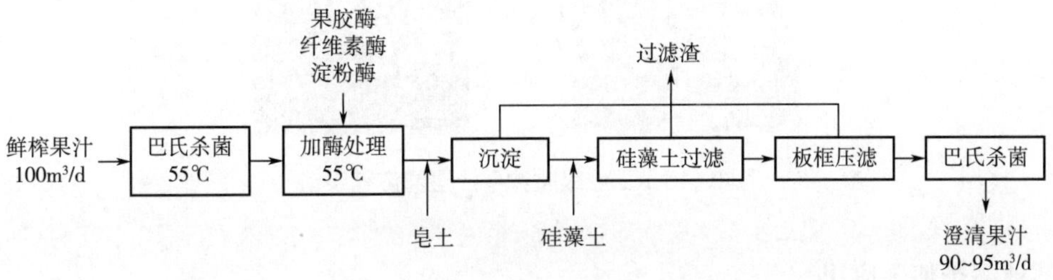

图 3-14　传统果汁澄清工艺流程

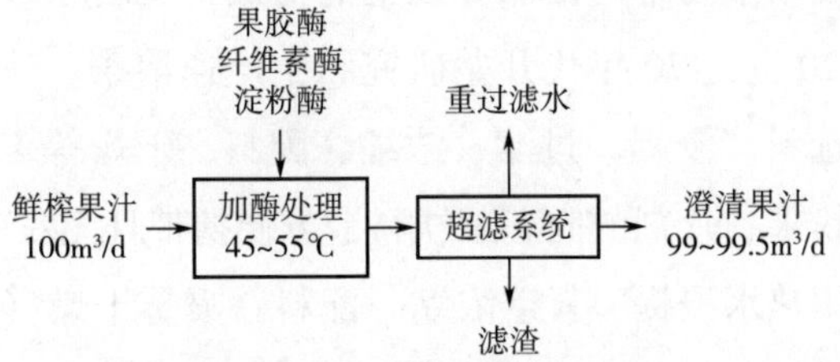

图 3-15　超滤果汁澄清工艺流程

有学者利用平板式超滤技术对苹果浊汁进行了过滤澄清和除菌，研究表明平板式超滤工艺可代替传统苹果汁巴氏杀菌及酶解工艺步骤，经过平板式超滤系统过滤后苹果汁浓缩 20 倍，苹果汁超滤液透光率在 97% 以上，且苹果汁总酸、糖度、氨基态氮未发生明显变化，耐热微生物指标合格。

2014 年有学者研究了采用中空纤维超滤膜澄清蓝莓果汁工艺条件，优化了过滤温度、过滤压力、料液流速等对蓝莓汁澄清度和风味影响，研究表明在操作温度 35. 3℃，过滤压力 0. 08MPa，物料滤速 1. 3L/min 时，处理后蓝莓汁透光率达到 97. 8%，过滤后对果汁风味影响不显著。

图 3-16 所示为果蔬汁加工中使用的果汁超滤澄清和浓缩设备，在实际应用过程中，根据实际需要膜过滤流程分为一级一段循环过滤系统、一级多段循环过滤系统、多级多段式循环过滤系统等。

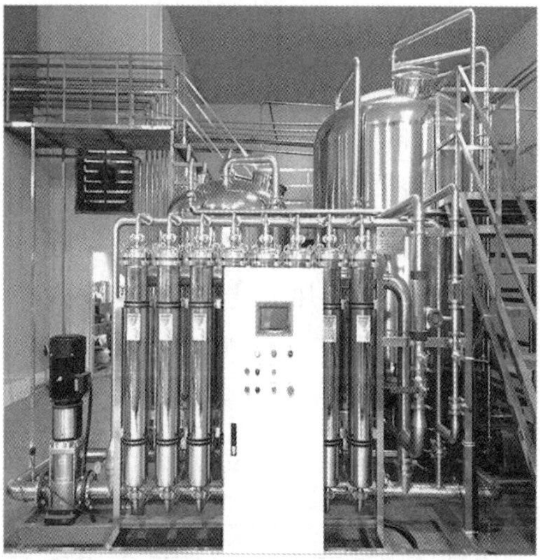

图 3-16　工业级超滤果汁澄清浓缩设备

3. 速溶茶加工应用

速溶茶由于包装小，分量轻，无需去渣，饮用方便等优点而受到广大消费者喜欢，在日本速溶茶产品在袋装红茶市场中占据 70%以上的份额，在国际市场，速溶茶产品价格 10 倍于传统干茶。我国从 20 世纪 70 年代开始研究和生产速溶茶。速溶茶可以由成品茶或茶叶副产品为原料，通过选料、浸提、过滤、浓缩、配料、干燥等工艺过程，最终加工成一种容易溶于水的颗粒、粉末、片剂的固态茶饮料，方便携带且无农药和重金属残留。

传统的速溶茶，采用热水浸提→真空浓缩→配料→喷雾干燥（造粒）等工艺而成，其缺点主要为能耗大，有效成分损失大，茶香损失严重，茶汤易褐变，速溶性差，透明度差，带苦味等。而现代新型速溶茶生产过程采用膜分离技术，可在常温下实现茶汤的纯化和浓缩，更大程度地保留了茶汤的有效成分，而且生产的速溶茶色、香、味以及速溶性均较好，且茶汤透明。研究表明超滤技术可在低能耗、常温无相变条件下将茶叶浸提液中大分子杂蛋白和灰分去除，实现速溶茶的有效澄清，同时不会影响茶的小分子有效成分，广泛用于茶汤浓缩澄清和速溶茶的分子制备。早在 1987 年，我国研究者就用醋酸纤维超滤膜将绿茶汁中杂蛋白、果胶等大分子物质去除，得到了澄清、稳定、低黏度的茶汁；尹军峰等采用截留相对分子质量为 10 万的超滤膜在 20~30℃条件下对红茶汁进行过滤，可明显改善红茶饮品冷却后浑浊的问题。周天山等采用不同孔径的陶瓷超滤膜 0. 8、0. 5、0. 2、0. 1μm，在 0. 2MPa，20℃条件下过滤茶汤，研究结果表明 0. 1μm 孔径陶瓷膜制备的速溶茶冷溶解性最好。王仲礼等采用超滤和反渗透技术取代传统真空浓缩速溶茶工艺，明显减少了茶饮品加工过程中造成的香气损失。

（二）反渗透技术在食品加工中的应用

反渗透技术是一种利用外界压力差为推动力，从溶液中分离出小分子溶剂的膜操作过程，溶剂从高浓度一侧向低浓度一侧移动，所以又称为逆渗透。相反溶剂利用浓度差为动力从低浓度向高浓度一侧移动称之为正渗透（图 3-17）。反渗透系统具有可在常温条件下操作，在操作过程可以形成闭合回路，物料尽可能少地与空气接触，减少有效成分的氧化破坏和热破坏等优点，同时反渗透技术操作简单，溶剂无相变，能耗较低。在食品和药品加工工业中主要应用有：乳制品蛋白多肽、多糖的浓缩，中药中皂苷等有效成分的提取，果汁的浓缩、芳香物质的提取、海水的淡化以及氨基酸、柠檬酸等的浓缩结晶等。

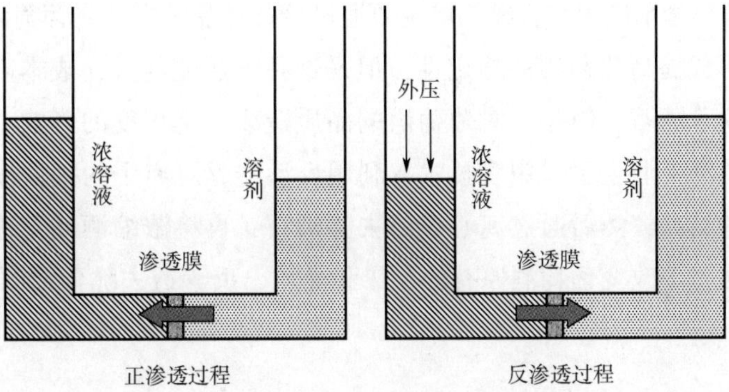

图 3-17　反渗透膜工作示意图

1. 反渗透膜浓缩提取乳糖

乳糖除了可以作为能量物质以外，也具有多种营养保健功能，如半乳糖是形成脑苷脂及末梢脑膜组织的重要成分，对婴儿的智力发育十分重要。经过异构化的半乳糖，还可以促进肠道菌群微生物的生长。但是我国 46.9%~70.0%婴幼儿直接食用乳糖会出现乳糖不耐受，导致腹泻，所以从乳清蛋白中分离乳糖进行深加工可以提高乳糖的利用价值。2011 年研究者采用超滤膜技术从乳清中分离乳清蛋白，并利用芳香聚酰胺卷式反渗透膜对过滤液中乳糖进行浓缩，结果显示在 0.5MPa、40℃工作条件下，单级反渗透膜对乳糖的截留率为 95%，得到的乳糖产品质量指标可达到国际标准要求。采取的分离工艺如图 3-18 所示，研究人员先采用超滤膜分离出乳清蛋白，然后经过离子交换树脂去除杂离子进行脱盐，并分离出唾液酸。对于离子交换后分离出的清液，其主要成分为乳糖，经过反渗透膜进行低温浓缩后，再经过喷雾干燥就可以得到纯净的乳糖晶体产品。经过深加工可以把乳糖加工成营养价值更高的食品添加剂，如异构乳糖、低聚半乳糖等。

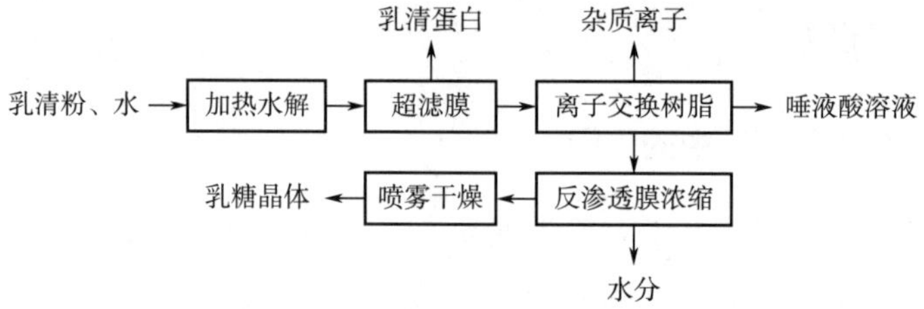

图 3-18 膜技术分离乳糖工艺流程

2. 葡萄酒酒石脱除

葡萄酒酒石是葡萄中天然存在的有机酸在葡萄酒陈酿过程与金属离子 K^+ 或者 Na^+ 结合形成有机酸盐类，并从酒体中析出。葡萄成熟度越高，产生的酒石也越多，酒石对葡萄酒的安全性和营养价值没有影响，但会影响葡萄酒的感官和消费者的感受，导致消费者不信任感增加。在膜分离技术应用前，在工厂主要通过冷却结晶的方法将葡萄酒冷却到-5～-4℃促进酒石的快速形成提高葡萄酒的稳定性，但是这种方法能耗大，成本高。或者采用钙盐法离子交换法等脱除酒石，但是会对葡萄酒的品质造成一定程度的影响。随着膜技术的发展，现在葡萄酒酿酒工业主要采用膜技术，利用反渗透膜对离子的截留作用对葡萄酒进行浓缩，加速酒石的结晶，然后通过离心过滤去除酒石，再将浓缩酒体与透过液混合，可以在稳定酒体的同时，不改变葡萄酒原有的风味和品质，反渗透去除葡萄酒酒石工艺如图 3-19 所示。

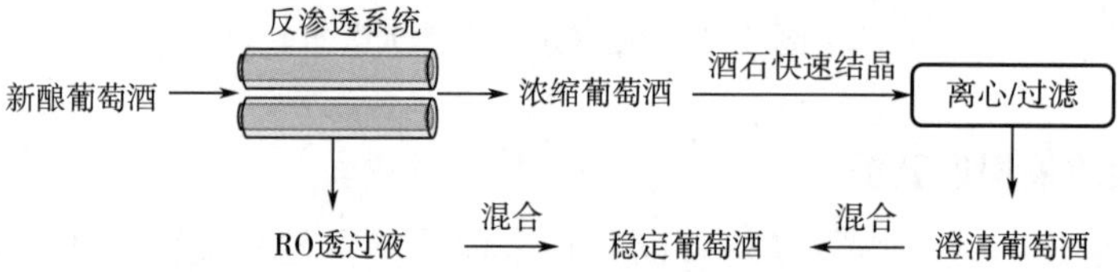

图 3-19 利用反渗透技术去除葡萄酒中“酒石”

（三）电渗析技术在食品加工中的应用

电渗析技术是一种利用选择性半透膜作为两相界面，利用电流电势差为推动力，溶液中带正负电荷的离子分别透过阴离子膜和阳离子膜，然后阴阳离子与溶剂选择性分离，从而达到去除杂离子提纯溶剂或者浓缩分离带电溶质的一种膜分离技术，工业电渗析装置及原理图如图 3-20（1）和图 3-20（2）所示。

电渗析两端通直流电为阴阳极，中间为相互间隔交替排列的阳膜和阴膜，每一组膜形成一个隔离室，其中阴阳膜之间 E 室为淡化室，D 室为浓缩室，由于选择分离膜的作用和电场作用下，阴离子只能透过阴膜进入 D 室，而不能进入 E 室，同样阳离子只能透过阳膜

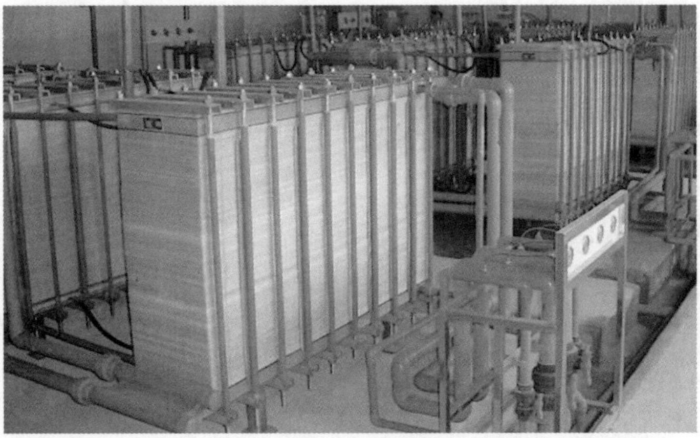

（1）电渗析装置

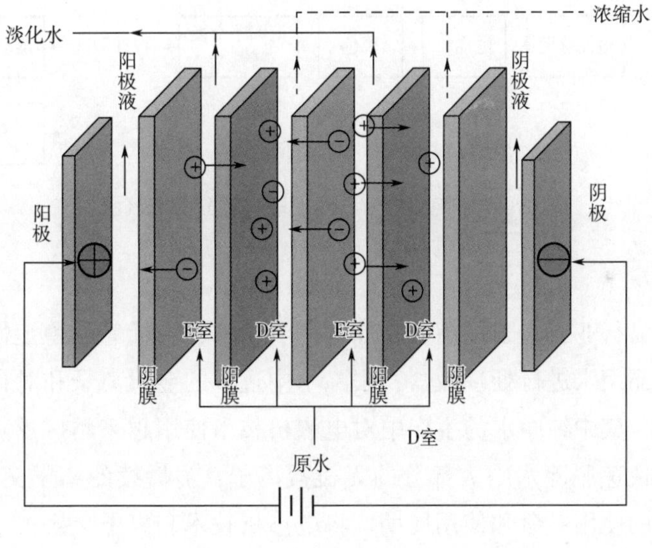

（2）电渗析原理

图 3-20 工业电渗析装置及原理

进入 D 室，这样就可以从 E 室中得到淡化水，从 D 室中得到浓缩液。我国电渗析技术研发始于 1957 年，现已广泛应用于化工、冶金、水处理以及食品领域。在食品行业中，主要应用包括纯净水生产、酿造用水的净化、乳制品脱盐、氨基酸、短肽的分离纯化以及发酵制品中杂质离子的去除等。

1. 绿茶的提取

陈金定等采用超声波加热辅助提取和电渗析技术从茶叶中提取绿茶茶汤，首先利用超声波辅助加热，按照茶叶：水比例为 1：19 进行提取茶汤，离心过滤，冷却后利用电渗析技术对茶汤进行处理，浓水室为 0.5%的 NaCl 溶液，电极液为 3% Na_2SO_4，电压 15V，电流 1.5A。结果表明，经过超声波辅助提取可明显提高茶汤中茶多酚和咖啡碱的含量，同时电渗析处理后能显著降低茶汤浑浊度，电渗析能有效脱除茶汤中金属离子，其中对茶汤中钾离子脱除率高达 89.59%，锰离子脱除率高达 88.56%，因此可以降低金属离子与茶多酚以及茶叶蛋白形成的沉淀反应，提高绿茶稳定性，抑制冷却浑浊现象发生。

2. 发酵产品柠檬酸的分离

传统的柠檬酸分离要利用钙盐中和，将柠檬酸从发酵液中以钙盐的形式通过沉淀离心提取出来，然后再利用硫酸酸解、硫酸钙的沉淀洗涤、阴阳离子交换等工艺，过程比较复杂，耗时且成本高形成副产物，而采用电渗析分离柠檬酸可以大大简化柠檬酸的提取工艺，同时不需要使用硫酸进行水解不会产生硫酸钙固体废弃物。利用电渗析法分离提取柠檬酸工艺流程如图 3-21 所示。

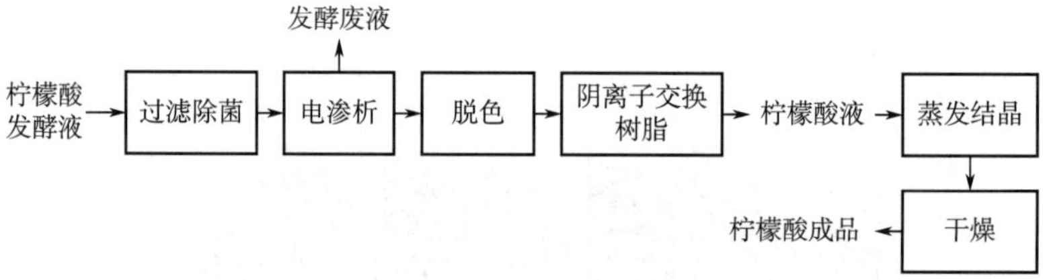

图 3-21　电渗析法分离提取柠檬酸工艺流程

3. 制备纯水

目前在发酵食品行业，为了提高食品如啤酒、饮料、果汁等的稳定性。许多企业都引进电渗析技术对食品用水进行处理脱盐，去除水中过多的金属离子和对食品有害的离子如氯离子、溴离子等，其中纯净水的生产中对电渗析技术使用越来越广泛。在纯水生产中引入电渗析技术可以快速脱除水中大部分的无机盐离子，为后续的离子交换大大减轻负荷，提高离子交换树脂的使用寿命和使用周期。将电渗析技术和离子交换技术相结合可以提高纯净水生产效率，缩短生产周期，并可以提高水质纯度，有很好的应用前景。

4. 氨基酸的分离和精制

目前，氨基酸的生产方法主要有发酵法、化学合成法、蛋白质水解法。在发酵法生产的氨基酸发酵液中含有大量的无机盐离子和其他杂质；蛋白质水解法生产的氨基酸为多种氨基酸混合液；而利用化学合成法生产的氨基酸存在多种光学构型。要得到单一纯度较好的氨基酸产品需要较多的处理工艺，包括等电点沉淀、阴阳离子交换、脱色、结晶等。而利用电渗析工艺进行氨基酸的分离和精制工艺简单，可缩短生产周期。

当某种氨基酸处于等电点 pI 时，这种氨基酸在溶液中呈电中性不带电荷，在电渗析过程中会留在淡化室，而其他非电中性氨基酸和杂质离子在电场作用下透过分离膜进入浓缩室，从而达到分离和纯化这种氨基酸的目的。这样，根据不同氨基酸的等电点 pI，就能利用电渗析技术达到分离纯化不同氨基酸的效果。

5. 优质乳清蛋白的生产

乳清蛋白质从牛乳中提取的一种蛋白质，具有营养价值高、易消化吸收、含有多种活性成分等特点，是属于优质蛋白质。同时，乳清蛋白能促进体液免疫和细胞免疫，刺激人体免疫系统。但是常规制取的乳清蛋白粉盐分含量较高，对于肾功能不全或者一些特殊人群如中老年人、病人、婴幼儿等不适宜食用。而采用电渗析技术可以有效地将乳清蛋白中无机盐脱除同时电渗析方法条件温和可以防止乳清蛋白活性物质失活。当水溶性无机盐离子去除掉后，乳清蛋白就可以成为这些特殊人群优质的营养食品。

另外，膜分离技术也可以对乳清蛋白进行脱盐，但是单纯的膜过滤如纳滤、反渗透脱盐率低，仅有45%左右，而电渗析技术脱盐率可达到80%，在结合纳滤技术可将乳清蛋白脱盐率提高到90%以上。经过脱盐提纯后纯度达到90%以上的乳清蛋白价格比浓缩乳清蛋白要高2~3倍。因此，电渗析技术在优质乳清蛋白的生产中具有很大的优势。

第三节　双水相分离技术与食品营养

传统的相分离技术又称溶剂萃取技术，是目前工业生产中包括化工工业、食品工业、医药工业、石油工业、冶金以及生物工业中广泛应用的平衡级分离技术。其原理就是利用溶质在互不相溶的两相中溶解度及分配系数的不同，选择性地将溶液中预分离的组分，利用其在萃取剂中溶解度较大的特性，将其分离，再利用其他分离技术如蒸馏将溶剂去除，然后达到分离纯化溶质的目的。但是，传统的相分离技术均使用有机溶剂进行提取，在食品加工行业容易导致溶剂残留，对食品造成二次污染，有时会影响食品的安全性，目前传统的相分离技术征逐渐被新型相分离技术取代。近年来，随着工业技术和新兴技术的发展，又逐渐衍生出双水相萃取技术，它具有条件温和、无有机溶剂残留等优点，更适合于现代食品中活性营养成分分离和提取。

一、双水相萃取原理和特点

传统的液-液萃取分离技术只适合于小分子物质的分离。对于现代发酵食品以及酶工业中的大分子活性组分如酶、功能性蛋白质等，若采用传统的液-液萃取技术，由于溶剂极性、pH、剪切力的频繁改变以及长时间暴露于空气和水的界面，容易使蛋白质发生不可逆的变性失活。但是在以水为溶剂的多相体系中进行萃取，利用高分子聚合物和无机盐水溶液，当聚合物和无机盐浓度达到一定值时，就可以形成互不相溶的双水相体系，萃取溶质在两水相间进行分配平衡，同时双水相具有相似的亲水性环境和极性，界面张力小，活性物质和酶不容易失活，可以在常温、常压下进行。

（一）双水相萃取技术原理

双水相萃取分离使用的设备与液-液萃取无本质区别。其原理为将两种或两种以上的亲水性聚合物或者一种聚合物与小分子物质按照一定浓度和比例混合均匀后静置，是否可以形成双水相，主要取决于混合的熵增加和分子间作用力。当两种高分子聚合物混合后，分子间作用力与分子间混合熵相比占主要地位，分子越大，作用力越强，当两种聚合物带相反电荷时，聚电解质之间不会形成分相；当两种聚合物之间带相同电荷，有相互排斥的作用力时，聚合物周围会聚集同种分子而排斥异种分子，当达到平衡时，就会形成双水相，两种聚合物富集分布于不同的两相中，这种两种亲水聚合物分相的现象称为聚合物的不相溶性。另外，除双聚合物体系外，当一种聚合物与盐溶液混合，基于盐析作用也可以形成双水相体系。

当混合物进入双水相体系中，由于分子间作用力包括范德瓦耳斯力、分子间氢键作用、疏水作用力以及分子间的电荷作用，导致不同组分在两相中的浓度不同，从而达到分离的目的。在双水相体系中目标化合物的分配服从 Nernst 定律：

$$K = C_t / C_b \quad (3-1)$$

式中，C_t、C_b 代表目标化合物在上下两相中的平衡浓度，当系统固定时，分配系数 K 为一常数，与化合物浓度无关。依据不同化合物在两相中分配系数的不同，通过反复操作就可以达到分离的目的。

根据组成和分离目的的不同，双水相体系可由不同的聚合物组成。

（1）两种非电解质型聚合物体系，如聚丙烯醇-聚乙二醇、聚乙二醇-聚乙烯醇、聚乙二醇-葡聚糖。

（2）一种为非电解质型聚合物，另一种为无机盐或低分子组分，如葡聚糖-氯化钠、聚乙二醇-磷酸钾、聚丙烯乙二醇-葡萄糖、聚乙烯醇-甘油。

（3）两种聚合物均为电解质，如羧甲基纤维素钠-羧甲基葡聚糖钠盐、硫酸葡聚糖钠盐-羧甲基葡聚糖钠盐。

（4）一种高分子电解质，一种非电解质聚合物，如硫酸葡聚糖钠盐-聚丙烯乙二醇、羧甲基纤维素钠盐-葡聚糖。

（二）双水相萃取技术特点

双水相萃取技术主要应用于生物活性大分子的分离，其主要特点包括：

（1）体系中主要溶剂为水，水分含量占 70%~90%，其表面张力远低于有机溶剂与水相之间的相间张力，可以避免生物大分子与有机溶剂的接触，避免失活。且体系中高分子聚合物如聚丙烯醇、葡聚糖、羧甲基纤维素钠等对活性蛋白、生物酶等都不具有毒性。

（2）易于放大和操作，各组分按照比例放大后，产物的收率以及大分子活性都较高，且设备简单，这是传统液-液萃取无法达到的，非常有利于工业应用。

（3）双水相萃取处理容量大，能耗低，主要成本为聚合物的消耗，所以可以通过聚合物的循环使用降低成本。

（4）结合离子强度和 pH 调节，可以更有效地改变生物大分子至双水相中的分配系数，从而更有效地分离活性蛋白质、酶、生长激素、干扰素、病毒等，提纯倍数可达 2~20 倍。

（5）双水相分离时间短，聚合物与无机盐体系，分相时间一般为 5~15min，双聚合物体系分相时间在 5~60min。

（6）操作条件温和，整个过程可在常温常压下进行，防止高温生物大分子失活。

（三）影响双水相分离效果因素

1. 聚合物相对分子质量

在聚合物浓度一定的条件下，降低聚合物的相对分子质量，被分配的可溶解大分子生物质如蛋白质、核酸或细胞碎片、细胞器等，将会更多地进入该相中。如聚乙二醇-葡聚糖（PEG-Dextran）形成的双水相体系，降低 PEG 相对分子质量，蛋白质等大分子会更容易分配在富含 PEG 相中，使分配系数增大；将 Dextran 相对分子质量减小，则会导致分配系数的降低。

2. 聚合物的组成和浓度

当成相聚合物浓度接近临界点时，分配系数接近 1，可溶性生物大分子会均匀地分配于两相之间，当聚合物浓度远离临界点时生物大分子趋向于一侧分配，当聚合物浓度差越大，则生物大分子物质在两相中分配系数 k 变化越大。但总浓度过大会导致细胞碎片及细胞器等颗粒物集中在界面上，给萃取分离带来困难。

3. 无机盐的影响

无机盐种类和浓度对分配系数的影响，主要体现在相间电位、蛋白质疏水性的差异上，在不同的双水相体系中，无机盐的影响效应不同。如在 PEG-Dextran 体系中，加入无机盐会对蛋白质、核酸、酶等两性电解质组分的分配系数分配行为产生较大影响。由于盐析和盐溶作用，加入盐类可促进带相反电荷蛋白质的分离，随着盐浓度的增加，盐溶作用减小，蛋白质易于分配于上相，分配系数随着盐浓度的增加而增加。在 PEG-无机盐体系中，盐浓度的增加会使下相体积增加，并使细胞碎片等颗粒物易于分配于 PEG 项中。

4. pH 的影响

pH 在双水相体系中对分离物的分配行为影响较为复杂。pH 的变化主要可影响蛋白质中可解离基团的解离度，从而使蛋白质所带电荷发生改变，从而影响其在两相中的分配行为。如脱支酶在 PEG-Dextran 双水相体系中，当缓冲液为磷酸盐时，随着 pH 的增加，脱支酶的分配系数也会增加；而在 Tris 缓冲液体系中，分配系数不受 pH 影响，但是酶和蛋白质在等电点时会发生沉淀。有实验表明，对于电负性蛋白，其分配系数因阳离子不同按下列顺序降低：Li^+<$NH_4{}^+$<Na^+<$C_S{}^+$<K^+；一价阴离子存在时分配系数按照以下顺序降低：F^-<Cl^-<Br^-<I^-，二价阴离子 HPO_4^{2-}、SO_4^{2-} 会增加分配系数；对于带正电蛋白，受无机盐离子影响与带负电蛋白质相反。

5. 聚合物的回收和重复利用

在工业生产中大规模使用双水相萃取工艺，通过聚合物成相材料的回收和充分利用，既可以减少污水处理费用，又可以节约原料降低生产成本。例如对 PEG 循环利用的方法，可直接重复使用一级萃取完成后的 PEG 相。如果目标化合物在 PEG 相中，还可以利用 PEG-无机盐形成新的双水相，将目标化合物萃取到新的无机盐相中，使目标化合物与 PEG 分离。此外，回收聚合物还可以借助超滤技术、离心分离、离子交换吸附等技术。对无机盐的回收利用浓缩冷却结晶法，还可以利用电渗析技术对 PEG 相进行脱盐处理。

6. 双水相萃取工艺基本流程

双水相萃取过程基本包括：双水相体系的形成、目标大分子化合物在双水相中的分配平衡、双水相的分离。另外，利用双水相体系分离生物大分子是必须满足以下条件：①待分离目标化合物与原料中杂质分配在不同相中；②待分离目标化合物在双水相体系中的某一相中分配系数较大，经过一次萃取后得到较高的提取率；③形成的双水相上下两相易于分离。图 3-22 所示为利用多水相体系从发酵后的细胞裂解液中提取提纯活性生物大分子蛋白质的过程。第一步双水相萃取主要使细胞碎片、大部分杂蛋白和亲水性核酸进入下相去

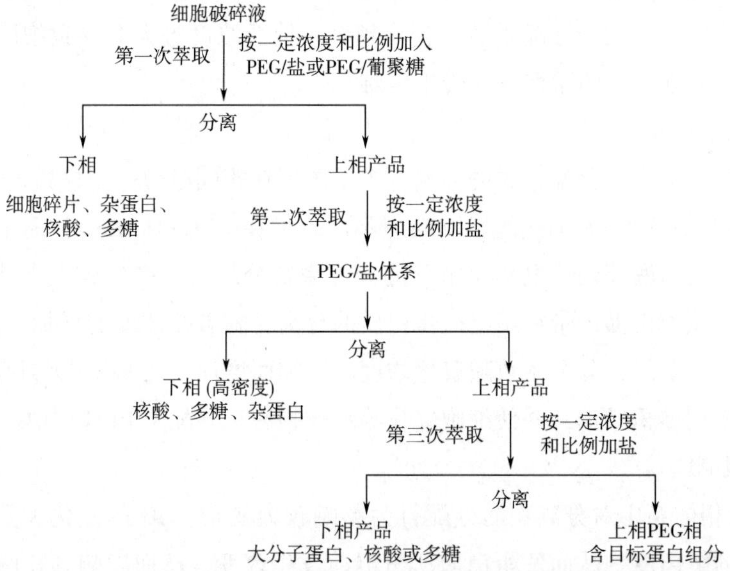

图 3-22　多水相萃取分离活性蛋白质基本流程

除，而目标产物仍然分配留在 PEG 上相中，可以反复多次加盐进行双水相萃取除去杂质；第二步萃取分离主要去除大部分核酸和杂多糖，为了便于目标蛋白的分离和重复使用 PEG；第三次萃取中加盐使目标蛋白分配于盐溶液下相中，第三步分离的 PEG 相可作为第一次分离的成相成分继续使用。再结合超滤技术、反渗透技术、电渗析技术等可进一步提高目标产品纯度，同时回收无机盐和 PEG。

二、双水相分离技术在食品工业中的应用

（一）双水相萃取技术提取双孢菇多糖

吴疆等研究了利用 PEG6000-硫酸铵双水相体系从香菇提取液中纯化双孢菇多糖，研究表明当 PEG6000 浓度为 16.5%~18%，硫酸铵浓度为 21.4%时，双孢菇多糖在 PEG 相中分配系数 k 达到 2~2.5，提取率可达到 51%~59.7%。当 PEG 含量大于 18%时多糖提取率下降。最终研究表明利用 PEG-硫酸铵双水相体系可以提取纯化双孢菇多糖，在双水相体系中双孢菇多糖易于分配于上相中，而杂蛋白更易分配于无机盐下相中富集，经过双水相分离提取后的双孢菇多糖纯度比传统乙醇提取法更高，可获得很高的经济收益。

（二）双水相萃取法富集分离螺旋藻藻蓝蛋白

螺旋藻一种多细胞蓝藻，其细胞体内富含各种氨基酸，具有较高的营养价值。螺旋藻蛋白是螺旋藻主要蛋白质成分，临床研究表明，螺旋藻蛋白具有提高人体免疫力，促进动物细胞再生，抑制癌细胞等作用，同时还有抗辐射、清除体内自由基等生物活性。刘杨等利用 PEG-硫酸钠双水相体系经过一次萃取从螺旋藻细胞破碎液中富集提取螺旋藻蛋白，研究表明最佳的提取条件为：PEG 12%、硫酸钠 15%、KCl 1%，最终对螺旋藻蛋白的提取率高达 91.2%，螺旋藻蛋白的分配系数达到 8.01。与盐析法相比，双水相提取法具有操作简单、时间短、能耗低易于工艺放大等优点。

（三）双水相萃取法提取中草药有效成分

近年来，有研究将双水相萃取技术应用于中药有效成分的提取中，具有较好的研究前景。如谢涛等利用双水相萃取技术从三七浸出液中分离纯化三七皂苷，以 PEG-K_2HPO_4 为双水相萃取体系，采用 PEG 相对分子质量为 4000，pH 4.2~4.5，三七浸出液与萃取剂比例为 1∶2，PEG 与 K_2HPO_4 为 1∶1，进行萃取分离实验，最终三七皂苷在上相中分配系数为 14.2，回收率可达到 96%，得出结论该双水相萃取体系技术能有效用于三七皂苷的提取分离中，且具有能耗低、分相快、操作简单、常温操作，终产物失活率

低的优点。

（四）双水相萃取技术提纯紫甘蓝色素

紫甘蓝色素是一种存在于紫甘蓝中的多酚类花青素，具有抗癌、抗氧化、和降低血糖等多种生理活性功能，同时在不同 pH 下，紫甘蓝色素可以实现由红色到紫色的转变，可以广泛应用于糖果、饮料、糕点等食品加工中，是一种天然且具有功能活性的食品添加剂。而采用传统的分离提取技术如酸浸渍提取、有机溶剂萃取、超声波辅助萃取等方法制备的紫甘蓝色素提取液中含有大量的低聚糖和多糖等杂质，严重影响色素的品质和稳定性。李治城等采用 PEG/硫酸铵双水相体系萃取体系成功实现了紫甘蓝色素和糖类杂质的分离，通过优化萃取条件，在 PEG 质量分数为 15%，硫酸铵质量分数 20%，pH 3.5 条件下，对紫甘蓝色素的选择性系数可以达到 750.26%。

第四节 反相微胶团萃取技术与食品营养

一、反相微胶团萃取技术原理和特点

活性蛋白质和酶等生物大分子在非极性有机溶剂如二氯甲烷、乙酸乙酯、正己烷等环境中容易失活变性，因此常规的液-液萃取技术不适用于生物质大分子的分离。反相微胶团萃取技术是一种适用于非极性环境进行生物活性大分子物质萃取分离的技术。

（一）反相微胶团萃取概念

反相微胶团是在非极性溶液中，加入表面活性剂，当表面活性剂达到一定浓度时，表面活性剂在非极性溶液中聚集，由于表面活性剂的极性和非极性基团的定向排列，而形成的微胶团结构。这种胶团与表面活性剂在水相中形成的胶团结构相反，表面活性剂的极性亲水基团位于胶团的中心，非极性基团朝向外部，这样就形成了与水相微胶团相反的聚集体，它可以在油相中形成许多亲水的空穴，在空穴中包含表面活性剂亲水基团、溶液中极性离子以及水分，称之为反相微胶团（正相微胶团与反相微胶团结构如图 3-23 所示）。当油溶液中有亲水性生物大分子时，就可以溶解于反相胶团内部水相中，并以微胶团的形式被萃取出来，这种利用反相胶团分离目标组分的形式称为反相微胶团萃取分离。

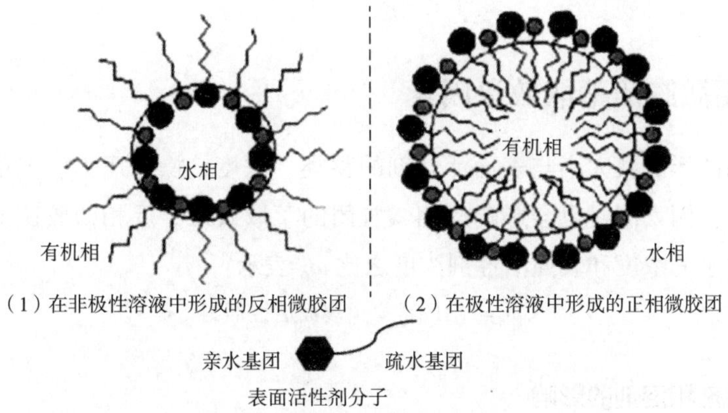

图 3-23　表面活性剂分子在不同溶液中的聚集体

（二）反相微胶团萃取原理

在反相微胶团萃取过程中，活性蛋白质、酶等极性较强的生物大分子可以被选择性地萃取进入以水为主要溶剂的反相微胶团极性中心，避免与有机溶剂的直接接触，这样可以尽可能高的保持在萃取过程中避免生物大分子物质活性丧失。这样既解决了在外部环境中生物大分子易失活的问题，同时由表面活性剂构成的反相胶团还往往具有溶解细胞膜的能力，可以直接用于从细胞中提取活性蛋白质、酶等生物大分子。

一般认为在反相微胶团极性中心，生物大分子可有不同的存在形式：第一种存在形式为在反相微胶团中，由表面活性剂的极性头部聚集形成一个中心，中心内部为极性溶剂，生物大分子活性物质可以溶解于极性溶剂中，这样生物大分子物质被水壳包裹起到了保护作用，可以防止蛋白质变性［图 3-24（1）］；第二种存在形式为生物大分子物质溶解于由表面活性剂极性头部聚集形成的中心内，但是中心内部的生物大分子物质被胶团的内壁吸附，附着于由表面活性剂构成的极性胶团内壁上［图 3-24（2）］；第三种为当活性生物大分子相对分子质量比较大时，反相微胶团以不完整形式与生物大分子附着连接，一个生物大分子可以多个反向微胶团的极性头部相连接［图 3-24（3）］；第四种为活性生物大分子的非极性部分与多个微胶团的非极性部分连接，由此形成的生物大分子溶解于多个微胶团之间［图 3-24（4）］。其中以第一种“水壳模型”存在状态最为常见。

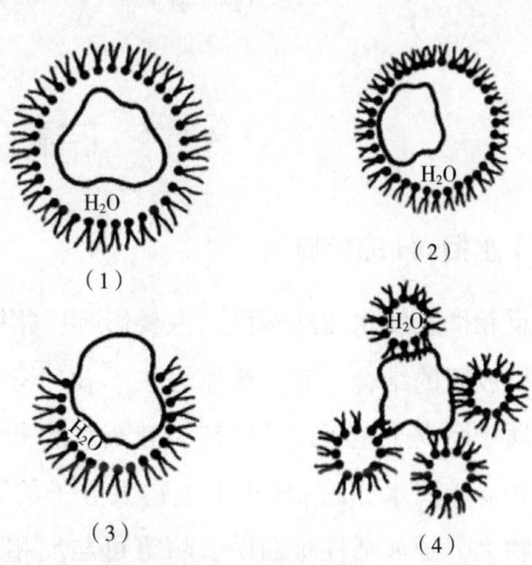

图 3-24　反相胶团存在形式

二、影响反相微胶团萃取效果因素

反相微胶团的形成及大小与表面活性剂的种类、浓度、操作压力、温度以及水相的酸碱度等有关。这些因素同时也会影响反相微胶团的萃取效果。反相微胶团的水分含量通常用非极性溶剂中水的浓度和表面活性剂浓度之比 ω_0 表示：

$$\omega_0 = [H_2O] / [\text{表面活性剂}] \quad (3-2)$$

（一）表面活性剂和溶剂的影响

反相微胶团的形成需要水相中表面活性剂的浓度达到一定值时才可以形成，否则就不容易形成微胶团，这种形成微胶团所需要的最低表面活性剂浓度称为临界浓度。不同表面活性剂的临界浓度各不相同，一般在 0.1～1.0mmol，且随着操作温度、操作压力及溶剂的变化而不同。常用的表面活性剂丁二酸二异辛酯磺酸钠，其结构简式如图 3-25 所示。丁二酸二异辛酯磺酸钠能溶于有机溶液中，也可以溶解于水中并形成微胶团。所形成的反相微胶团中，水与表面活性剂的 ω_0 值比较大，可达到 60，其亲水中心可溶解较多的生物大分子，从而可以提高萃取效率。

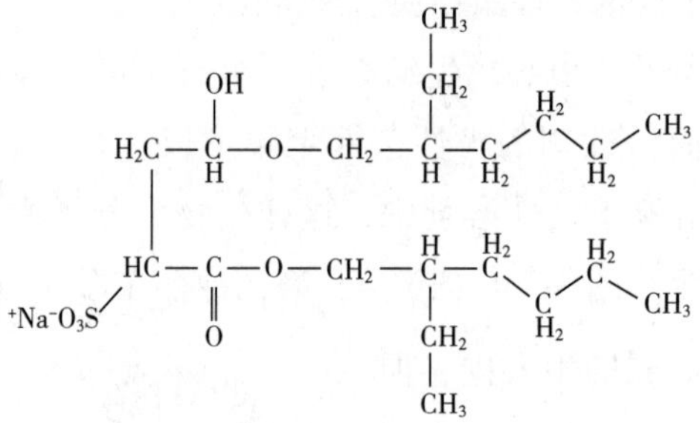

图 3-25 丁二酸二异辛酯磺酸钠结构简式

（二）水相 pH 的影响

反相微胶团水相酸碱度，主要影响反相微胶团亲水中心的 pH，从而影响生物大分子与反相微胶团的结合。其主要原因在于 pH 影响生物大分子的荷电性，例如二酸二异辛酯磺酸钠，属于阴离子型表面活性剂，其亲水性头部带负电荷，形成的反相微胶团表面带负电荷。当反相微胶团水相的 pH 小于生物大分子的等电点 p*I* 时，有利于生物大分子带正电荷，这样生物大分子如活性蛋白质、酶等可与反相微胶团中带负电荷的内表面吸附，形成较稳定的含生物大分子的反相微胶团，可以较容易地进行萃取过程。当反相微胶团水相中 pH 大于生物大分子的等电点时，生物大分子带负电，较难与反相微胶团内壳结合，不利于其转入反相微胶团的亲水中心，从而导致萃取效率下降。

（三）水相中离子强度的影响

反相微胶团中水相的离子强度对反相微小团萃取的影响，可以用盐溶和盐析的现象来理解。在低离子强度的水相中，蛋白质和酶等生物大分子表面的荷电性和亲水性得到了改善，使溶解度上升，与反相微胶团内表面的结合能力增强；当水相中离子强度进一步增加到一定程度时，抵消了生物大分子表面的电荷，并且由于离子的水化作用，而使得蛋白质表面的水膜消失，减少了与反相微胶团内表面的结合作用，从而使溶解度降低，使分离效率降低。

（四）ω_0值大小的影响

ω_0 值的大小，会直接影响到反相微胶团的萃取效率。一定条件下，ω_0 值越大，反相微胶团内的水分含量越大，形成的反相微胶团的直径越大，其所能溶解的生物大分子物质的量越大；ω_0 值越小，其胶团内部含水量越低，对生物大分子组分的溶解度和溶解能力下降，因此 ω_0 值的大小直接反映出反相微胶团的萃取能力。

（五）阳离子种类对萃取效果的影响

不同的离子类型对不同生物大分子的分离效果有较大影响，分离效果主要取决于在离子体系中阳离子对反相微胶团内表面电荷密度影响的大小。通常反相微胶团内表面的电荷密度越大，吸附和分离生物大分子的效率和稳定性越高。

三、反相微胶团分离方法

反相微胶团分离过程分为两个步骤：①含有生物大分子的反相微胶团的形成；②反相微胶团的破乳和生物大分子物质的释放。

含生物大分子物质的微胶团形成方法有多种，其中最常见的方法包括：相转移法、注入法、溶解法 3 种。

（1）相转移法　通过将含有生物大分子的水相与溶解有表面活性剂的有机相接触，进行缓慢搅拌，形成反相微胶团同时，生物大分子会通过相界面转入到反相微胶团中，直到达到萃取平衡为止。

（2）注入法　将含有生物大分子的水溶液利用注射器注入到含有表面活性剂的有机相中，并通过萃取平衡和调节萃取 pH 等实现生物大分子的分离。

（3）溶解法　对于固体粉末中含有的生物大分子或不溶于水的生物大分子，可采用溶解法，先制备好含水量 ω_0 在 3~30 的反相微胶团有机溶液，然后将含有生物大分子的固体粉末加入这种制备好的反相微胶团有机溶液中，并不断搅拌，生物大分子会慢慢地溶解并进入到反相微胶团的水相中心，从而实现生物大分子的分离过程。

四、反相微胶团萃取工艺的开发

连续操作模式下，反相胶团可以在多个萃取单元之间循环，其本质仍然为液-液萃取，所以反相微胶团萃取技术无需特殊设备。常用的萃取设备有：离心萃取器、膜萃取器、混合-澄清萃取器、喷淋萃取器等。

（一）离心萃取

利用离心机有助于萃取分离的分相。在离心萃取器内利用温度对分配平衡的影响，可以实现蛋白质从反相胶团中的反相萃取分离，过程中不需要引入第二水相。有研究者探讨了在连续萃取器中温度对反相萃取效果的影响，萃取过程在两个离心机中完成，萃取过程在温度低于10℃时，在一个静态混合气和一个离心机内进行，实现相分离后，反相胶团经过加热到30℃，进入第二个离心机中进行反萃（蛋白质从反相微胶团中释放出来），然后反相胶团被冷却后再循环利用，含蛋白质的水相经过第二个离心机底部被收集。结果表明，随着温度的升高，反相胶团中的水增溶能力下降，所以可以通过控制温度来实现蛋白质的溶解和释放过程。

（二）膜萃取

膜萃取技术是适用于反相微胶团萃取蛋白质的设备之一。利用中空纤维膜组件可以进行酶的反相胶团萃取，利用孔径0.2μm的聚丙烯膜，可以保证酶以及含酶的反相微胶团能顺利透过。膜萃取技术具有以下优点：水相和有机相分别通过膜组件的内腔和壳体，从而使得两相有较高的接触面积；膜起到支撑和固定两相的作用，从而防止液泛现象发生，流速可以根据相组成以及分离目标化合物进行调整；膜分离技术更容易放大进行规模化大生产。

（三）混合-澄清萃取

混合-澄清萃取器是一种最常用的液-液萃取装置，该设备由料液与萃取剂组成，可进行间歇或连续的萃取操作，其缺点是在反相胶团与料液混合过程容易出现乳化现象。

（四）喷淋萃取

喷淋萃取具有结构简单，操作弹性大的优点。有研究者利用直径2.54 cm，长度为20~40cm的喷淋萃取柱，用十六烷基三甲基溴化铵（CTAB）为表面活性剂，实现了从细菌细胞中萃取胞内蛋白的萃取和反萃取，发现最佳的循环和流动速率为2m/s和0.2m/s，反萃取流速为0.2m/s。蛋白的回收率在经过7~9个循环后可显著增加，蛋白质的萃取率与柱高成正比。

五、反相微胶团萃取在食品工业中的应用

（一）制备葡萄皮蛋白质

在我国葡萄皮渣通常被当作动物饲料、有机肥料或废料处理，附加值较低。葡萄皮中含有丰富的功能性粗蛋白。研究者以葡萄酒下脚料葡萄皮为原料，利用反相微胶团萃取技术提取葡萄皮蛋白质。其工艺流程如图3-26所示。

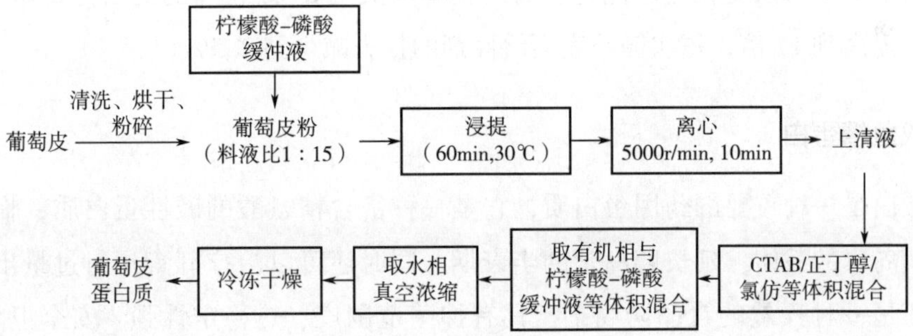

图3-26　葡萄皮蛋白质制备工艺流程

结果表明在等电点（p*I*）时，提取到的葡萄皮蛋白质起泡稳定性达到最大值29%，远离等电点时，蛋白质具有良好的吸水性、溶解性、乳化性及乳化稳定性、起泡性、黏度。这为葡萄皮在食品加工中的高附加值利用提供了新的途径。

（二）分离纯化色氨酸

色氨酸是人体必需氨基酸之一，色氨酸具有多种功能特性，如促进人体发育和新陈代谢、预防抑郁症、改善睡眠和增加人体免疫力等。色氨酸被广泛应用于食品、药品和饲料加工业。反相微胶团萃取技术是一种针对生物活性氨基酸和蛋白质提出的一种高效液-液萃取体系。与传统的氨基酸分离技术相比，反相微胶团萃取具有步骤少、易于放大、高选择性、低成本、产品活性保持好、可提高食品的营养价值等优点。司晶星提出一种利用反相胶团法萃取分离液体中色氨酸的方法，该方法以AOT（丁二酸二异辛酯磺酸钠）为表面活性剂，加入到辛烷有机相中，经过震荡摇匀形成稳定的反相胶团体系，准确量取1mL色氨酸储备液加入到不同的缓冲液体系中，调节不同的pH和离子强度，构成初始水相，然后将

反相胶团和萃取水相置于100mL三角瓶中，震荡15min后，倒入离心管中在3500r/min离心5min，用滴管将两相分离，取上层有机相待用，用去离子水配制适当pH的缓冲液作为反萃取水相，与前萃取的有机相混合，在振荡器上剧烈震荡20min，倒入离心管中，进行离心，然后分离两相，下层水相即为纯化后的色氨酸水相溶液。实验研究结果表明在AOT浓度为60mmoL/L，离子强度为1mol/L的条件下，经过一次萃取，色氨酸的回收率可达到70%左右。

（三）α-蛋白酶的浓缩

研究者利用由两个混合槽和两个澄清槽组成的连续/反相胶团萃取装置，以AOT/异辛烷反相胶团体系为循环萃取剂，将α-淀粉酶浓缩了8倍，经过浓缩后蛋白酶的活性损失低于30%。反相胶团循环3~5次后，表面活性剂的损失造成了萃取效率的下降，重新添加表面活性剂后萃取能力恢复，通过优化参数反相萃取液中α-淀粉酶的酶活力得率达到85%，浓缩倍数可提高到17倍，每次循环表面活性剂的损失减少到2.5%。

（四）提取鱼精蛋白

鱼精蛋白是一种重要的药用蛋白质，它是一种富含精氨酸的碱性蛋白质，临床上可以将其作为胰岛素的载体，延长胰岛素的半衰期，同时还可以治疗肝素注射过量出血。另外鱼精蛋白还是一种天然的食品防腐剂，具有抑菌范围广、热稳定性强，安全卫生等优点。研究者以鲤鱼鱼精蛋白为原料，利用丁二酸二异辛酯磺酸钠（AOT）/异辛烷体系为反相胶团，以1mol/L KCl、30%异丙醇为反萃水相分离鱼精蛋白，研究结果表明对鱼精蛋白萃取率接近100%，增加异丙醇的比例可明显提高萃取效果。

（五）提取柚皮苷

柚子是我国一大水果资源，柚皮苷是柚子皮中主要的黄酮成分。现代药理学研究发现柚皮苷具有多种生物活性和药理作用，可以抗氧化、抑制突变、抑制微生物改善微循环等作用。研究者利用反相微胶团技术对柚皮苷提取进行了初步研究。其提取过程为，先取一定量丁二酸二异辛酯磺酸钠（AOT）加入到异辛烷中剧烈震荡得到反相胶团体系，然后取1mL柚皮苷提取液加入到一定浓度的KCl溶液中制成水相原料液，然后按照原料液水相与反相胶团1∶1比例加入到100mL带塞三角瓶中，反复震荡萃取10min，然后倒入离心管中3500r/min离心5min，使体系分相，取有机相，再以一定离子强度的KCl缓冲液为反萃取水相与萃取有机相混合，振荡器中振荡10min，倒入离心管中离心5min，分相后下层水相即为纯的柚皮苷提取水相。通过优化条件最终得出在萃取液pH为4.0，反萃取液pH 10.0，反萃取离子强度0.5mol/L的条件下，柚皮苷的萃取率可达到96.15%。

第五节　分子蒸馏技术与食品营养

一、分子蒸馏技术原理概述

分子蒸馏技术在20世纪30年代以后进入研发阶段，是一种耦合真空技术和蒸馏技术发展起来的分离技术。目前，世界各国利用分子蒸馏技术分离的产品涉及食品、石油、医药、精细化工等各个行业。我国对分子蒸馏技术的研究较晚，从20世纪80年代开始国内才有分子蒸馏方面知识产权专利。经过多年的创新发展，新型分子蒸馏技术已在高沸点、热敏性天然活性物质分离方面得到了广泛应用。

分子蒸馏是一种在高真空（0.013~1.33Pa）下进行的非平衡分离操作蒸馏过程，它是以液相中逸出的气相分子，依靠气体扩散为主体的分离过程，由于蒸汽分子的平均自由程大于蒸发表面与冷凝表面之间的距离，从而可利用料液中各组分蒸发速率的差异，对液体混合物进行分离。分子蒸馏又称为短程蒸馏。

分子平均自由程是指在一定的宏观条件下，一个气态分子在两次连续碰撞之间可能经过的各段自由程的平均值，用 $\bar{\lambda}$ 表示

$$\bar{\lambda} = \frac{kT}{\sqrt{2}\pi d^2 p} \tag{3-3}$$

式中　$\bar{\lambda}$——分子平均自由程，m；

k——玻尔兹曼常量，1.38×10^{-23} J/K；

T——热力学温度，K；

π——圆周率；

d——气体分子直径，m；

p——压力，Pa。

在一定温度下，压力越低，气体分子的平均自由程越大。当蒸发空间压力低至0.013~1.33Pa时，调整冷凝表面与蒸发表面之间的距离，使之小于气体分子的平均自由程，从蒸发面气化溢出的蒸汽分子就能够减少与其他分子的碰撞，直接到达冷凝面，从而凝结获得分离。

分子蒸馏不同于蒸馏和精馏，不是以组分间的沸点差异进行分离，而是以不同物质分子的运动平均自由程差别作为依据来实现分离。在蒸馏过程中，同时存在着被蒸馏汽化的分子流以及由蒸气回流至液相的分子流。蒸馏过程中，汽化的分子流大于回流至液相的分子流，因此能够实现分离。分子蒸馏与传统精馏技术的区别如下：

（1）分子蒸馏的蒸发面与冷凝面距离很小，被蒸发的分子从蒸发面在高真空条件下向冷凝面飞射过程，蒸发分子间的碰撞概率较小；而传统精馏过程，不论是填料塔还是板式塔，蒸汽分子要经过很长的距离才能冷凝为液体，在整个过程中蒸汽分子会与塔板上的或填料上的液体和其他蒸发的分子不断发生碰撞，整个操作体系存在一定压力差，其真空度远低于分子蒸馏过程。

（2）普通减压精馏是蒸发与冷凝的可逆过程，液相与气相之间不断地发生相平衡和再分配过程；而分子蒸馏过程蒸气分子从蒸发面逸散出后直接飞射到冷凝面，几乎不会与其他分子发生碰撞不存在相平衡过程，且蒸发分子理论上不会返回蒸发面，所以分子蒸馏过程是不可逆的。

（3）普通蒸馏的分离能力只和分离系统各组分间的相对挥发度有关，而分子蒸馏的分离能力不但与组分间的挥发度有关，而且与各组分的分子质量有关。

（4）普通蒸馏会出现鼓泡和沸腾现象，而分子蒸馏是液膜表面的自由蒸发过程，没有鼓泡和沸腾现象。

分子蒸馏的基本原理示意图如图 3-27 所示。

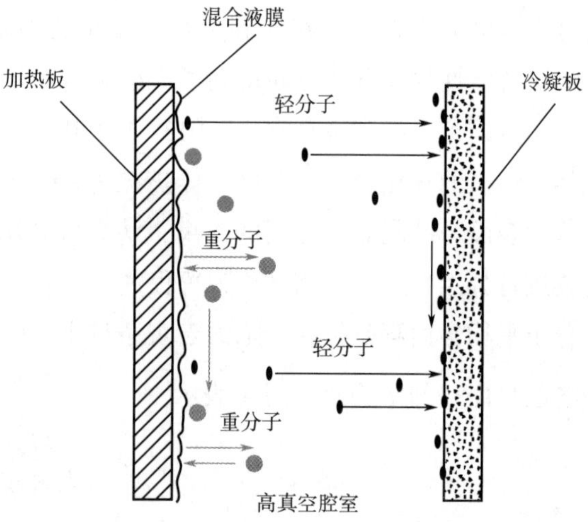

图 3-27　分子蒸馏原理示意图

当液体混合物料沿加热板流动并被加热时，轻、重分子均会逸出液面而进入气相，但是由于轻分子、重分子挥发性和相对分子质量不同，导致轻、重组分自由程的不同，因此，不同物质的分子从液面逸出后移动距离不同，若能在距离蒸发面小于轻组分分子自由程而大于重组分分子自由程处放置一块冷凝板，则轻分子达到冷凝板被冷凝排出，而重分子达不到冷凝板沿混合液排出。这样，达到物质分离的目的。在加热板表面的混合物料薄膜和冷凝面之间的负压差是分子蒸馏及液态物料分子汽化逸散的推动力，对于微小的压力降就会引起蒸汽的流动。在 10^5MPa 下运行，要求在沸腾面和冷凝面之间非常短的距离，基于这个原理制作的蒸馏器称为短程蒸馏器。短程蒸馏器（分子蒸馏）内置冷凝器在加热面的对面，操作压力降到通常可降低至 100MPa。实验室短程分子蒸馏设备如图 3-28 所示。

归纳起来，分子蒸馏过程可分为四个步骤。

（1）物料受热从液相主体向蒸发表面扩散　物料分子的扩散速率是控制分子蒸馏速率的主要因素，要尽可能减薄液膜的厚度，同时强化液体在液膜上的流动性。

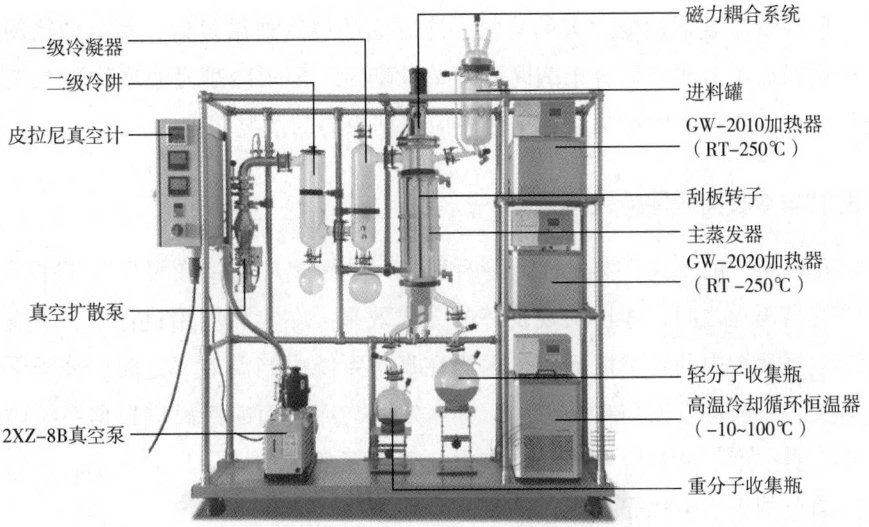

图 3-28 实验室短程分子蒸馏设备

（2）物料分子在液膜上层自由蒸发　蒸发速度随着温度的升高而上升，但分离因素有时却随着温度的升高而降低，所以，应以被加工物质的热稳定性为前提，选择经济合理的蒸馏温度。

（3）分子从蒸发表面向冷凝面飞射　蒸汽分子从蒸发面向冷凝面飞射的过程中，可能与残留的空气分子碰撞，也可能相互发生碰撞。但由于蒸发分子远重于空气分子，它们自身碰撞对飞射方向和蒸发速度影响不大，所以大部分蒸发分子具有相同的运动方向。而残气分子在气相和液相间进行杂乱无章的往复热运动，所以残气分子数目的多少是影响飞射方向和蒸发速度的主要因素。

（4）轻组分分子在冷凝面上冷凝　只要保证冷热两面间有足够的温度差（一般为 70~100℃），冷凝表面的结构合理且光滑则认为冷凝步骤可以在瞬间完成，所以选择合理冷凝器的结构相当重要。

二、分子蒸馏技术需具备的条件

（一）蒸发面与冷凝面之间应保证较高的温度差

要保证分离过程中分子单向流动，就要使液态物料均匀分布的蒸发面尽可能快速地逸出大量分子，分离组分到达遇冷凝面迅速被捕集。要使得分子从液相转入气相的速度较大，要达到上述条件最重要的就是要使蒸发面和冷凝面之间的温度差必须尽可能大。一般要求温差在 70~100℃，但实际中还应尽可能地增大温度差为好，为此应结合实际情况而定。如对于热敏性物料分离，若为了提高温度差而使蒸发面温度过高则物料成分便会被破坏。相反地对于一些在低温度下黏度过大的物料，冷凝面的温度如果过低，则会使物料黏附于冷凝面上，严重阻碍了分离。如分子蒸馏分离单甘酯时，要求冷凝面温度约为 72℃，以保证单甘酯有较好的流动性。因此，实际生产中应根据原料的情况而定。

（二）蒸发面与冷凝面应保持较短距离

为了实现轻组分的分离，蒸发面与冷凝面之间的距离应保持在轻质分子平均自由程和重质分子平均自由程之间，才可实现良好的分离效果。在实际应用过程中，蒸发面与冷凝面的距离应根据系统内的真空度而定，因为在真空系统中当温差一定时，分子平均自由程与真空度有关，一般蒸发面与在实际中，其蒸发面与冷凝面的距离应根据系统内的真空度而定，一定的真空度下就对应着该混合液中轻重分子的平均自由程的大小。一般蒸发面与冷凝面的距离范围为 20~30mm 为佳。

（三）分子蒸馏系统应保持较高真空度

系统真空度高，不仅可以增加轻重分子的平均自由程，也使设备设计中蒸发面和冷凝面的距离更容易设计，而且在高真空条件下，没有其他分子，因此冷热面之间几乎没有对流导热介质，使在较小的冷热面间隙之间也能实现高达 100℃的温度差。高真空条件下，气相与液相表面的蒸汽压差大，能够保证在低温度下液体分子向气相中的良好的传递过程，使分离速率大大提高。此外，高真空条件下体系中无氧分子存在，可以保证分离过程在无氧条件下完成，这对于食品中对易氧化变质的物质分离非常有利。在不同的真空度条件下，可以控制液相样品中不同化合物的自由程，从而通过多级蒸馏过程实现多组分的分离目的。

关于分子蒸馏的压力，并没有一定的明确界限，有人认为将压力低于 0. 013Pa 的蒸馏过程称为分子蒸馏，把压力为 0. 013~1. 33Pa 的蒸馏过程称为准分子蒸馏。实际中随着设备工艺制作的进步，在 0. 01~100Pa 的压力下，都有可能实现分子蒸馏操作。

（四）蒸发面的液膜尽可能薄，同时有较高流动性

在高真空条件下，液体能够在不产生气泡情况下发生相变，及表层蒸发，为了使更多的物料迅速蒸发就需要尽可能大的扩大蒸发表面积和不断地更新蒸发表面积，以提高传质速率。所以在分子蒸馏装置，蒸发面采取机械刮板式薄膜蒸发或离心式薄膜蒸发装置，可以不断地快速更新蒸发面物料，避免物料过热导致的物料分解或变性失活。实际应用中，一般薄膜厚度为 0. 05~0. 5mm 相对合适，膜过薄技术上实现难度大，同时也会降低单位时间内的蒸发量。

（五）分子蒸馏装置应具有必要的辅助设备系统

分子蒸馏装置不仅要包括缸体，加热面、冷凝面、膜管板、样品接受瓶，还需要有真空泵系统、扩散泵系统、加温控温系统（热油泵、导热油炉、控温仪表、油路）、冷却系统（冷阱、降温泵、冷却水关、冷媒介质）等。此外还要有较好的密封结构，保证最佳的真空状态。在混合液进入缸体成膜之前，先要对物料脱水、脱溶剂和脱氧，如果样品含有较高的水分和有机溶剂会给蒸馏造成过大的负担，同时有机溶剂可能腐蚀缸体和密封件。脱氧的目的是防止在高温条件下，一些易氧化分离组分被氧化分解。

三、分子蒸馏设备

一套完整的分子蒸馏设备需要包括：物料输入系统、分子蒸馏器（蒸发系统和内部冷凝系统）、加热系统、冷却系统、真空系统（脱气系统）、轻重组分收集系统以及控制系统。分子蒸馏设备示意图如图 3-29 所示。而分子蒸馏器根据形成蒸发液膜的不同设计与结构差异，大致可以分为静止式、降膜式、刮膜式与离心式。

（一）静止式分子蒸馏器

静止式分子蒸馏器是已被逐渐淘汰的分子蒸馏设备，静止式分子蒸馏设备出现最早，它的特点是有一个静止不动的水平蒸发面，根据形状的不同还有釜式、盘式等之分，结构简单如图 3-30 所示。但它的液膜很厚，物料持续加热时间长，使物料热分解的可能性增大，分离效率低。

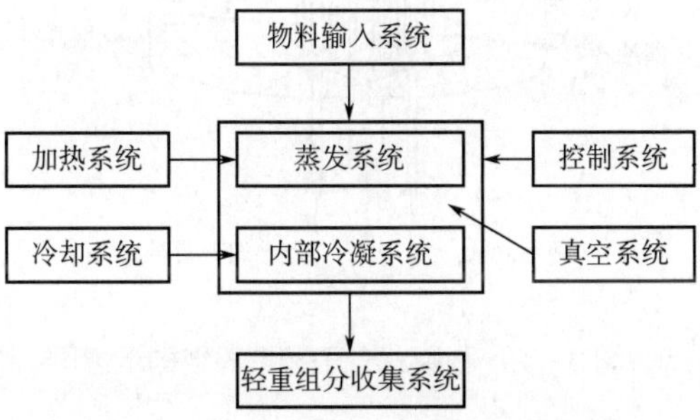

图 3-29　分子蒸馏设备示意图

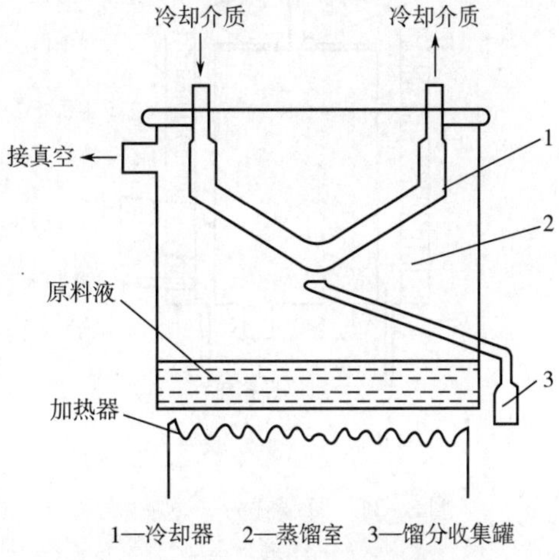

图 3-30　静止式分子蒸馏器

（二）降膜式分子蒸馏器

降膜式分子蒸馏系统设备也是较早出现的一种结构形式，如图 3-31 所示。料液经分布器在重力作用下沿蒸发表面形成连续的一层薄膜，但液膜厚度不均匀，容易局部过热，轻组分蒸发后飞向冷凝面，在冷凝面被凝结收集从轻组分出口排出，而重组分则留在重组分收集器中。这种分子蒸馏其效率高于静止式，但由于蒸发面上的料液受流量和黏度的影响不能形成均匀的液膜，流动能力差，传质传热阻力大，影响蒸发面积与蒸馏效率，因此现代食品、药品及化工业应用的也不多。

（三）刮膜式分子蒸馏器

这种蒸馏器中蒸馏室内设有一个可以旋转的刮膜板，其转子环常用聚四氟乙烯材料制成。当刮膜板在电机的驱动下高速旋转时，转子环可贴着蒸馏室的内壁滚动，从而可将物料液体迅速涂刷成 10~100mm 的液膜。刮膜式分子蒸馏器是在降膜式的基础上做了改进而来，也是目前应用较广的一种分子蒸馏器形式。引入刮膜器后，可以将料液在蒸发面上刮成厚度均匀、连续更新的涡流液膜，增强了传质传热效率，并有效控制液膜厚度以及料液停留时间，正蒸馏效率提高，热分解可能性降低。刮膜式分子蒸馏器装置结构如图 3-32 所示。

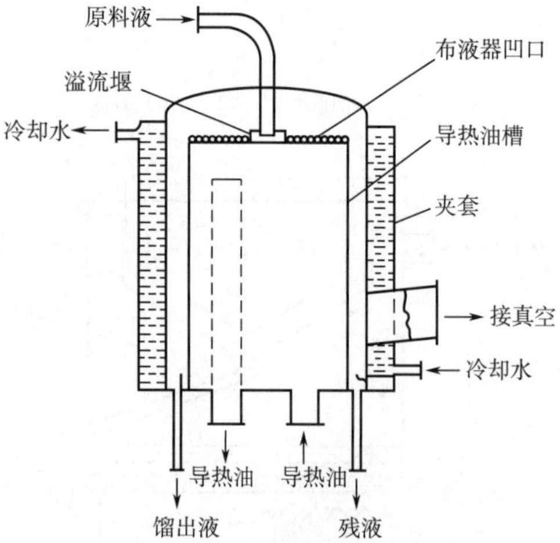

图 3-31　降膜式分子蒸馏器

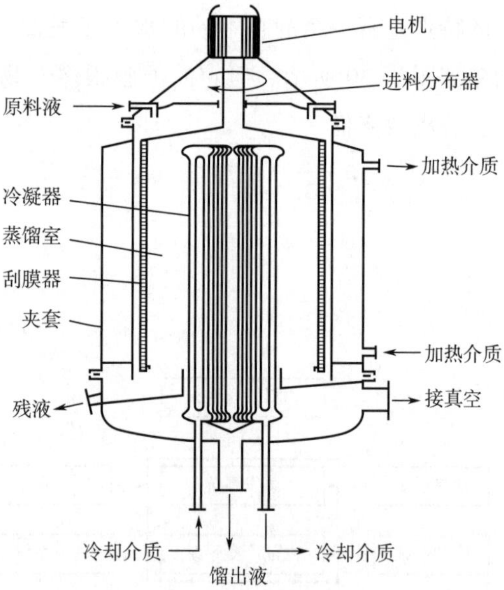

图 3-32　刮膜式分子蒸馏器结构示意图

（四）离心式分子蒸馏器

离心式分子蒸馏器是分子蒸馏器中较为理想的一种装置，该设备具有一个可以旋转的圆锥式加热表面，依靠锥形蒸发筒体旋转实现液膜分布，液膜可以均匀且较薄的分布于蒸发面上，其他形式相比，它的液膜非常薄而且均匀，料液停留时间短，蒸发效率高，分离效果好。但离心式转盘装置特殊，结构复杂，且对真空密封技术要求很高，适用于大规模生产和高经济效益物质的分离。离心式分子蒸馏器结构示意图如图 3-33 所示。

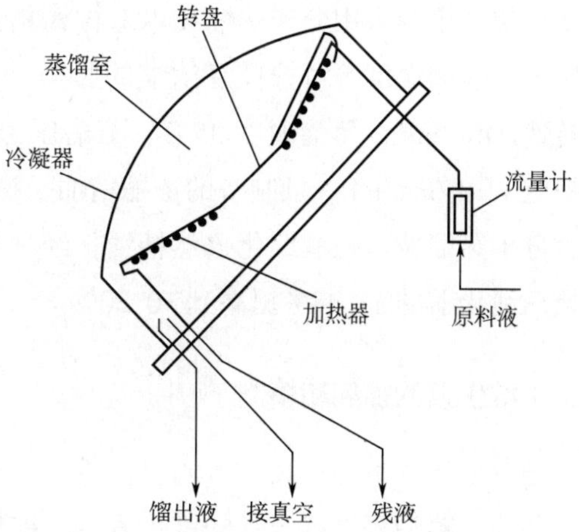

图 3-33　离心式分子蒸馏器结构示意图

四、分子蒸馏技术在营养食品加工中的应用

（一）芳香精油的精制

随着食品、轻工、制药工业等行业及对外贸行业的飞速发展，对天然精油的需求量不断增加，人工合成香料和精油正在被取代。芳香油的主要成分是醛、酮、醇类，且大部分为萜类。这些化合物沸点高，且属热敏性物质，采用传统的蒸馏提取加工过程，因温度高、提取受热时间长，且不能够保证无氧条件，容易导致分子重排、氧化、水解甚至聚合反应，使芳香成分遭受破坏。利用分子蒸馏技术可以控制不同真空度条件和加热温度，将不同组分提取并去除带色杂质和异味物质，保证芳香精油的纯度和品位。且通过分子蒸馏制备的精油更接近自然的香气，特征更加新鲜，精油成分在提取过程破坏少。

丁香花蕾芳香浓烈，含有丰富的挥发油成分，广泛用于烹饪、食品添加剂、烟草调香、香味剂等领域。研究者利用刮板式分子蒸馏设备，采用分子蒸馏技术对亚临界制备的丁香油进行分离，实验结果表明分子蒸馏技术能很好地对提取的香精进行色素脱除，并将提取物中不溶于酒精的成分去除。分离烟草用的香料丁香精油时，最佳分子蒸馏工艺条件为压强 10Pa，物料流速 6mL/min，刮板转速 400r/min，蒸馏温度 45℃。

柠檬的主要活性组分之一为柠檬精油，特别是柠檬皮中含量较高，柠檬精油气味清新怡人，不仅具有平喘、促进胃肠蠕动、抗菌消炎和去除自由基等作用，而且是各类食品加工中如饮料、糕点、糖果的矫味剂和调香剂。柠檬精油是由醇类、醛类、酯类、酮类等含氧化合物和碳氢构成的萜烯烃类物质组成。其中柠檬烯对光和热不稳定，容易被空气中的

O_2 氧化产生异味导致精油香气质量下降，品质降低，且对柠檬精油的香气贡献较小。因此，从精油中去除对香味贡献不大的烯类物质，能够提高精油的香味价值，延长精油的保质期。贺红宇等采用分子蒸馏技术对柠檬精油进行纯化精制。研究中考察了刮板转速、蒸馏压力、蒸馏温度等对柠檬醛浓缩的影响。实验结果表明，粗精油进料速度 1mL/min、刮板转速 240r/min、蒸馏温度 45℃、蒸馏压力 40Pa 条件下，可将柠檬醛浓度由 1.41mg/mL 浓缩至 11.17mg/mL。且制备的浓缩精油呈深棕色，香气浓郁、醇厚。胡雪芳等利用超临界联合分子蒸馏技术提取纯化孜然精油，经过分子蒸馏纯化后，孜然精油主要成分枯茗醛的含量从纯化前的 11.48%提高到 30.30%。

（二）维生素的提纯和精制

随着生活水平的提高，人们对保健食品的需求越来越大。一些植物组织，如豆油、小麦胚芽油、菜油等含有丰富的维生素 A、维生素 E 等成分。由于维生素 A、维生素 E 的分子质量较大，沸点较高、热敏性差，易氧化，采用普通蒸馏制备的产品品质较低。采用分子蒸馏技术可以从较廉价的脱臭馏出物及皂脚作原料中提取高纯度的维生素 A 和维生素 E。付建平等采用分子蒸馏技术提取茶油脱臭馏出物中维生素 E。实验过程以茶油脱臭馏出物为原料，采用阳离子交换树脂催化酯化后，将酯化产物采用三次分子蒸馏过程逐步脱除脂肪酸和其他杂质。结果表明，在蒸发温度为 200℃，物料进料流量 4mL/min，刮膜转速 150r/min 时，产物维生素 E 的纯度最高达到 0.93%。研究者利用三级分子蒸馏技术从大豆油脱臭馏出物中浓缩 α-生育酚。经过三级蒸馏和重结晶去除甾醇后，α-生育酚含量从 0.48%提高到 3.59%，其分子蒸馏工艺为：一级分子蒸馏，预热温度 70℃，内冷温度 5℃，真空度 0.1Pa，蒸馏温度 100℃，刮板转速 400r/min，进料速度 2mL/min；二级蒸馏，内冷温度 5℃，蒸馏温度 115℃，真空度 0.1Pa，刮膜器转速 300r/min，进料速度 2mL/min；三级蒸馏器内冷温度 65℃，真空度 0.1Pa，蒸馏温度 172℃，刮膜器转速 596r/min，进料速度 2.7mL/min。

（三）天然色素的提取

天然食用色素以其安全、无毒和营养价值高的特点，越来越受到人们的青睐。现代食品营养学研究表明，类胡萝卜素等天然食用色素，是人们必需的维生素来源。传统提取类胡萝卜素的方法有皂化萃取、吸附和酯基转移法等，但由于有剩余溶剂存在等问题影响了产品质量。采用分子蒸馏法提取得到的类胡萝卜素，不含外来的有机溶剂，而且产品的色价很高。同样，钟耕等采用分子蒸馏法，以冷榨甜橙油为原料，提取的类胡萝卜素，得到的类胡萝卜色素纯度可达到 92.8%，且提取的色素中不含有机溶剂，色价极高。

第六节　相关技术发展趋势

不同新型分离技术拥有诸多优势和广泛的应用前景，但同时又有其局限性，如双水相萃取易乳化、相分离时间长、分离效率低，而膜分离技术易污染，难清洗等。如何根据加工食品原料和分离组分的特性，将多种新型分离技术应用于食品加工过程中营养成分的保持和提取，需要相关从业者具备很好的创新思维，从技术层面、工艺层面、设备层面进行创新，对多种分离技术进行优化改进，为我国营养食品事业做出更大贡献。

最后，随着新型高营养价值食品的不断涌现，对分离技术提出了更高的要求，其重要发展趋势包括以下几个方面：

1. 传统分离技术的不断改进

随着科学技术的不断发展，传统食品分离技术也经历了实践到理论，再从新理论到实践的不断改进和提高。在现有传统分离技术如液-液萃取、蒸馏、蒸发浓缩、吸附、结晶、沉淀等基础上，发展了新的食品分离技术，如基于液-液萃取发展了双水相萃取技术、超临界流体萃取技术、反相微胶团萃取技术、微波辅助萃取技术等；基于蒸馏机理发展了分子蒸馏技术；基于吸附原理发展了新型色谱分离技术包括亲和层析分离技术、高效液相色谱技术、聚焦色谱技术、离子交换色谱等；基于生物化学基础理论发展了生物酶解技术。技术的更新迭代为食品现代加工提供了更多的选择。

2. 新材料技术的发展形成了新型食品分离技术

高分子材料在膜技术中的应用越来越广泛，通过膜材料的改性和新合成技术的融入能够研发出多种功能性高分子膜，并应用于化工、制药、食品、冶金等各个行业。其中在食品分离行业的应用包括膜浓缩技术、膜选择性分离技术、膜吸收技术、膜蒸馏技术以及膜结晶技术等。

综述：膜技术辅助植物基和农产品副产物加工

3. 食品分离技术的集成化与多级化

分离过程的集成化以提高分离效率和选择性为目标，同时可以通过多种分离技术的集成化达到降低能量消耗或达到清洁生产的目的。分离过程的集成可以是多技术的组合分离也可以是单一技术的多级组合分离。现代食品分离过程绝大多数情况下需要多种分离方法才可达到分离纯化的目的，有时单一的分离技术也能达到分离纯度要求但是成本费用及能耗较高，而采用多种分离技术组合，取长补短，既可以达到分离质量要求，同时使分离效率提高，成本降低。通过多技术集成可以通过优化得到最佳的分离工艺条件，可使分离成本降到最低。因此多种分离技术偶合分离对现代食品分离过程具有明显的实用价值和应用前景，特别是新型分离技术的集成。如超临界流体萃取/超声波辅助萃取集成、精馏/渗透汽化集成、多种膜分离技术集成等。除此以外，还有反应过程与分离过程的集成，例如发酵过程与萃取、膜分离、离子交换的集成，酶解与双水相萃取、亲和层析的集成，催化反应与蒸馏技术的集成。

4. 新技术在食品分离应用的不断发展

随着科学技术的发展，新型分离技术不断涌现，新技术在食品分离过程的应用也在逐步扩大。新技术包括膜分离技术、电化学分离技术、泡沫分离技术、超临界流体萃取分离技术、色谱分离技术、电泳分离技术等，在食品分离工业中均有工业化生产应用。例如超临界流体萃取技术用于啤酒花成分的提取；膜分离技术用于葡萄酒酒石去除；双水相萃取技术用于活性生物酶的分离等。

5. 食品分离技术的绿色化

新型分离技术在食品加工行业的应用，不仅在操作过程简单化、快速化、自动化等方面带来了重大变革，同时也是的食品加工过程更加绿色化。现在绿色营养的概念已被大多数消费者接受，绿色的消费观已经涉及从食品原料的播种、生长、采摘、加工、运输、包装整个过程。食品分离技术的绿色化也为食品安全提供了更好的保障。新的食品绿色分离技术正在逐渐取代传统工艺。如超临界流体萃取技术、分子蒸馏技术、膜分离技术在营养食品、保健食品分离加工中的应用，可以大大提高食品的纯天然性质和活性，尽可能做到加工过程无污染、无残留、分离效率高。

思考题

1. 现代食品分离技术主要包括哪些方法？
2. 分离提取过程如何影响食品的营养品质？
3. 试述膜分离技术的原理，并举例说明电渗析技术在保持食品营养品质中的应用。
4. 双水相萃取在功能性食品活性生物大分子萃取中有什么优点？

拓展阅读

如何从天然资源中有效提取营养活性成分，是食品营养领域中的热点课题。在该领域，我国科学家通过选择合适的分离提取技术做出了卓越贡献。诺贝尔生理学或医学奖获得者屠呦呦，在发现青蒿素、治疗人类疟疾方面取得了巨大成就。青蒿素是一种植物活性成分，对热不稳定，很容易受湿、热和还原性物质的影响而分解。屠呦呦长期致力于青蒿素的提取，在如何选取提取溶剂、优化提取温度等方面做了大量尝试，在偶然阅读东晋葛洪著作《肘后备急方》时，受文中“青蒿一握，以水二升渍，绞取汁，尽服之”的启示，开创性地使用低沸点乙醚做萃取剂，经过不断优化与创新，终于提取到了具有高效抗疟疾的青蒿素，为人类生命健康事业做出了了不起的贡献。

第四章
食品营养与电场技术

学习目标

1. 掌握电场技术在食品营养物质保留中的应用及其原理。
2. 理解电场技术处理对食品营养品质的影响机制。
3. 了解不同电场技术处理食品营养体系的优缺点。

第一节 食品电场技术概述

新鲜食物易腐败变质、保存期短、难以长时间运输和贮藏。为了延长食品保存期并丰富区域性产品种类，食品加工方式不断改进，从古时的晾晒、风干或火烤，发展到腌制、糖渍及近现代以热加工为主的操作方式，如干燥、杀菌、蒸煮、油炸、焙烤和浓缩等单元工艺均涉及热传导过程。热处理可有效杀灭食物中的致病菌，同时钝化酶并去除有害成分，改善食品品质，提高其中营养成分的可利用率和可消化性。然而，高温处理会导致食品失去原有营养价值、质构、色泽和新鲜度，甚至产生有害物质并使口味失真。

在“健康中国 2030”的时代背景下，人民群众对绿色、健康的高质量食品需求日益增多。电场辅助执行的食品单元操作可有效降低不同工艺例如杀菌和钝化酶时所需要的时间和温度，解决了热敏性食品在高温处理过程中存在的色、香、味、营养、质构和功能性品质降低问题，从而受到食品行业人士的关注，日趋走向成熟和商业化。目前，常用的电场技术包括有欧姆加热、高压脉冲电场和感应电场。其中，欧姆加热和高压脉冲电场技术是通过在金属电极两端施加电压的方式产生出较高的电势差即电场进行食品处理，属于接触式的电场技术；感应电场技术是通过电磁诱导的方式在电导性食品原料内部产生出感应的电场来处理食品，属于非接触式的电场技术。欧姆加热在欧美等发达国家已被广泛用于牛乳、果酱、流食等黏性半固态食品的工业化加工。高压脉冲电场技术属于典型的非热加工技术，其中欧洲、美国等发达国家和地区设计出了工业化规模的高压脉冲电场设备并已投入生产。感应电场概念最早由 Rosenbauer 于 1997 年提出，基于交变磁场直接加热非磁性原料的设想，俄亥俄州立大学 Sastry 教授团队于 2000 年提出了应用可能性，但此后由于技术瓶颈问题，该项电场加工技术一直未见报道。直至 2013 年，江南大学杨哪副研究员对感应电场发生系统的磁路和管道流路结构重新进行了设计，开发了一系列加工效率高、能耗低的感应电场设备，目前已初步投入市场。

磁感应电场杀菌机+
磁感应低温杀菌系统

一、欧姆加热

欧姆加热又称电阻加热或焦耳加热，是通过对电极两端的食物施加电压使其原料中的电解质成分或带电离子产生定向迁移即电流效应，由欧姆定律产生出焦耳热进行原料处理，简化结构如图 4-1 所示。根据所施加电压类型的不同，分为直流和交流型欧姆加热（常用电场强度 0~1000V/cm，典型频率 0~100kHz）。食品加工时，直流电压往往会导致比交流电压更严重的电极腐蚀，因此在实际生产中多采用交流电形式的欧姆加热。与传统加热方式相比，欧姆加热不需要物体表面和内部的温度差作为传热的推动力，而是将通电的整个物料电能直接转化为热能，也称体积加热。它具有加热速度快、加热均匀和能量利用率高的特点，属于绿色、高效的新型食品加工技术。

对于成均一的导体，欧姆加热的功率 ΔP 计算公式为：

$$\Delta P = \frac{\Delta U^2}{\Delta R} = \sigma E^2 \Delta A \Delta z = \sigma E^2 \Delta V \qquad (4\text{-}1)$$

式中 σ——样品电导率，S/m；

ΔA——面积，m^2；

Δz——z 轴方向高度，m；

E——垂直电场强度，V/m。

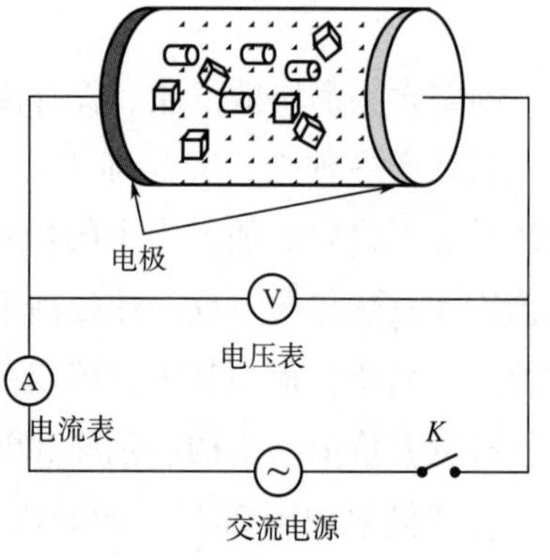

图 4-1 欧姆加热系统示意图

z 轴方向电势差 $\Delta U = E\Delta z$（V）；电阻 $\Delta R = \Delta z / \sigma \Delta A$（Ω）。该公式体现出欧姆加热属于体积加热的属性，每单位体积产生的热能 $G = \sigma E^2$（J）。

当对电导率为 σ 的不均一物料施加电压时，可利用拉普拉斯算子来描述势场分布，即：

$$\nabla(\sigma \nabla U) = 0 \qquad (4\text{-}2)$$

强度为 E 的电场可在单位体积物料内部诱导产生出热能 G（$E = \Delta U$，$G = \sigma E^2$）。但由于常规处理介质可能具有不同的成分且局部电导率不均一，E 和 G 表达式仅对样品的当前位点有效，且这些数值取决于样品物理和电学特性的均匀性。

欧姆定律建立了电流密度 J（A/m²）和电场强度 E（V/m）的关系式。对于均一体系的对象来说，欧姆定律为：

$$J = \frac{E}{\sigma} \tag{4-3}$$

欧姆加热产生的热量取决于热传导 λ 和体积热容量 G。因此，在电导性均一介质的表达式如下：

$$\frac{\partial \rho c T}{\partial t} = \nabla(\lambda \nabla T) + G \tag{4-4}$$

式中　T——时间 t 时的温度，℃；

ρ——样品密度，kg/m³；

c——样品比热，J/（kg · ℃）。

在忽略热交换的前提下，物料物理性质不变，局部热的计算公式为：

$$\frac{\Delta T}{\Delta t} = E^2 \frac{\sigma}{\rho C} \tag{4-5}$$

对于流动介质，则欧姆加热过程中的热交换不可避免。Bird 等提出了一种应用范围更为广泛的能量守恒公式，包含了热交换中涉及的所有参数：

$$\frac{D}{Dt}\rho CT = \nabla(\lambda \nabla T) - T\left(\frac{\partial p}{\partial T}\right)_\rho \nabla \cdot v + S \tag{4-6}$$

式中　p——绝对压力，Pa；

v——流速，m/s；

S——能源，J，代表与外相的热交换，包括通过电流产生的局部发热。为了求解式（4-4）或式（4-6），需设定边界条件。

除了热效应外，欧姆加热过程中的电场亦称作中强电场（MEF），该电场处理同时具有非热效应，会导致多糖、蛋白和脂类等带电大分子的极化，引起细胞膜的电穿孔，降低杀菌钝酶所需的温度，从而有效保留食品原有营养和功能成分，创制出满足人民美好生活需要的健康食品。

二、高压脉冲电场

高压脉冲电场是一种新型的非热加工技术，是通过向两个金属电极间的样品施加高电压（0~50kV）、短脉冲（0~100μs）的方式来处理食品或其他物料，实现微生物杀灭，酶的钝化，白酒催陈和高分子材料改性等。高强度脉冲电场处理（电场强度超过临界值 E_c）会导致微生物细胞膜穿孔、裂解以及酶结构的破坏，从而达到延长食品保存期和改善风味的目的。目前高压脉冲发生装置最普遍的技术特征是利用电容进行短时放电。如图 4-2 所示，当开关打开时，电容 C 通过充电电阻 R_{charge}（通常为几 kΩ）由高压发生器充电到预定电位 U_0（对地）。当开关闭合后，电容 C 储存的电量 Q_0 释放到放电电路中，产生电流 $I=dQ/dt$。在处理室中测得的电压信号 U_{tc} 波形主要由放电电路参数，即电容 C、储存电容的充电电压 U_0、连接件电阻 R_{conf}、处理室电阻 R_{tc} 和电感 L 决定。

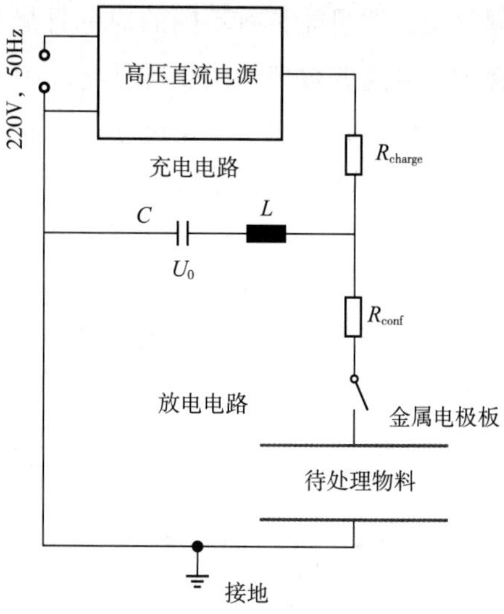

图 4-2　高压脉冲电场系统示意图

若这些参数已知，则可根据式（4-7）精确计算出 U_{tc}。

$$U_{tc}=a\cdot e^{\lambda_1\cdot t}+b\cdot e^{\lambda_2\cdot t} \tag{4-7}$$

其中，

$$a=-b=-\frac{U_0R_{tc}}{\sqrt{(R_{conf}+R_{tc})^2-\frac{4L}{C}}} \tag{4-7.1}$$

$$\lambda_1=-\frac{R_{conf}+R_{tc}}{2L}+\sqrt{\left(\frac{R_{conf}+R_{tc}}{2L}\right)^2-\frac{1}{LC}} \tag{4-7.2}$$

$$\lambda_2=-\frac{R_{conf}+R_{tc}}{2L}-\sqrt{\left(\frac{R_{conf}+R_{tc}}{2L}\right)^2-\frac{1}{LC}} \tag{4-7.3}$$

式（4-7.3）包含了在超阻尼情况下处理室中电压的非周期性行为（$D>1$），见式（4-8）：

$$D=\frac{R_{conf}+R_{tc}}{2}\sqrt{\frac{C}{L}} \tag{4-8}$$

对于呈小立方体结构的样品来说，其受到的电场强度 E 等于电压 U 除以电极间距离 Δz；电流密度 J 定义为通过垂直于电场方向单位面积（ΔA，m^2）的电流变化值（ΔI，A），即 $J=\Delta I/\Delta A$（A/m^2）；而电导率 σ 是欧姆定律中的比例因素，与电场强度和电流密度相关：$J=\sigma\cdot E$。高压脉冲电场处理室中的电场强度由电极之间的电压和处理室的几何尺寸决定。

在电容放电过程中，同时实现对处理室的食品施加一定强度的电脉冲，则单位体积物料消耗的功率由式（4-9）计算，与待处理物料的电导率 σ 相关：

$$W=\frac{1}{V}\int_0^{\infty}\sigma\cdot E(t)^2dt \tag{4-9}$$

从该方程可以看出，能耗与电场强度密切相关，存在二次方的依赖关系。并且，绝大多数的高压脉冲电场处理系统都可提供重复的脉冲而非单个脉冲，因而总的脉冲输入能量反映了处理强度。

脉冲电场产生的能耗通常以焦耳热的形式表现，该焦耳热所导致的物料温度升高也可用式（4-10）计算。

$$\Delta T = \frac{W}{V} \cdot c_p \tag{4-10}$$

式中 W——总的脉冲输入能量，W；

V——处理室体积，m^3；

c_p——物料的比热容，J/（kg·℃）。

此方程适用于由脉冲网络产生的平方波脉冲以及采用电容充放电形式产生的指数衰减脉冲等多种形式的脉冲波。

值得注意的是，物料的电导率通常会随着温度的增加呈线性增加，此时处理室的电阻 R_{tc} 变化显著。当两个平行电极之间的距离为 l（m），物料接触电极的面积为 A（m^2），当物料流过处理间隙时，处理室的电阻 R_{tc}（Ω）可计算为：

$$R_{tc} = \frac{l}{A \cdot k} \tag{4-11}$$

脉冲能量的耗散会导致待处理物料温度的增加，从而使其电导率增加，R_{tc} 减少，进而电极之间的峰值电场强度和能量输入 W 也将下降。当系统中线路电阻 R_{conn} 显著小于 R_{tc} 时，耗散在等效电路上的能量损失可以忽略不计，但场强降低所导致的有效能量降低较多，不可忽略。在实验室阶段和工业化生产中，应通过改变贮存电容的充电电压 U_0 自动补偿场强脉冲功率加工单元。此外，U_0 的变化也会影响到脉冲能量，需通过调整脉冲重复频率控制总的输入能量 W，即调整流经处理室物料所受的平均脉冲数。

虽然脉冲电场处理过程中，焦耳热效应不可避免，但脉冲处理时间短，通常在几十微秒之内就可以完成，热能损失少且温升不明显，对食品成分的破坏较小，能够最大限度地保留食品本身的风味、色泽、口感和营养价值。因此，高压脉冲电场在食品的非热加工领域有着广阔的应用前景，是推动食品绿色制造、高端健康食品开发的重要技术手段。

三、感应电场

感应电场技术是以变压器为基本结构，通过磁电诱导产生电场的方式对次级线圈中的液体样品进行处理，由于不再使用金属电极，故属于非接触式的电场技术。如图 4-3 所示，传统变压器由初级线圈、磁芯和次级线圈组成，且初、次级线圈均为金属线圈；而感应电场系统的初级线圈虽然由金属绕线制成，次级线圈则由绝缘材料包裹的连续流电导性样品缠绕而成，常见的绝缘支持材料有聚四氟乙烯管、PFA 管、陶瓷或玻璃管等。根据法拉第电磁感应定律，当在变压器的初级线圈上施加频率为 f 的激励电压（U_P），则初级线圈中产生瞬时的感应电压（e_P），该感应电压会在磁芯中诱导产生交变磁场（或交变磁通 ϕ_m），该交变磁通则进一步在具有电导性的次级线圈样品中产生出交变的瞬时感应电动势（e_S）。假设整个过程中没有漏磁损耗，则初级线圈的瞬时感应电压 e_P，如式（4-12）所示：

$$e_P = N_P \frac{d\phi_m}{dt} \tag{4-12}$$

式中　N_P——初级线圈的匝数。

由于初级线圈所施加的激励电压（U_P）呈现正弦变化，在磁芯中诱导产生的磁通 ϕ_m 也呈现正弦变化：

$$\phi_m = \phi_{mp} \sin\omega t \tag{4-13}$$

式中　ϕ_{mp}——互感磁通的峰值，Wb；

ω——角速度，rad/s，且 $\omega = 2\pi f$，f 为频率（Hz）。

对于正弦信号来说，峰值电压为有效值的$\sqrt{2}$倍，因而初级线圈的感应电压有效值 E_P（V）为：

$$E_P = \frac{e_P}{\sqrt{2}} = 4.44\phi_{mp} f N_P \tag{4-14}$$

同理，在相同交变磁场下，次级线圈产生的瞬时感应电压值为 E_S（V）为：

$$E_S = N_S \frac{d\phi_m}{dt} \tag{4-15}$$

式中　N_S——次级线圈的匝数。

同理，次级线圈中样品的感应电压有效值 E_S：

$$E_S = \frac{e_S}{\sqrt{2}} = 4.44\phi_{mp} f N_S \tag{4-16}$$

当样品线圈为开路状态，利用电压表可测得次级线圈两端的终端电压或输出电压（U_S，V），U_S 与样品线圈中的离子浓度、带电溶质或黏度等有关。

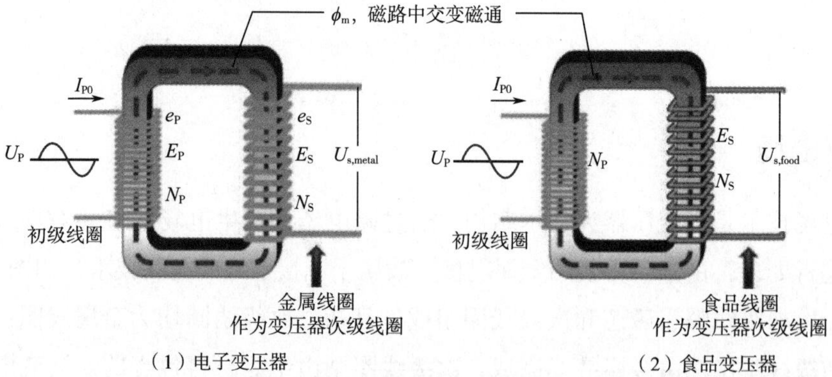

图 4-3　感应电场系统示意图

当样品线圈为闭路状态时，可测得闭路状态下的负载电压（U_L，V）。事实上，这时的样品线圈相当于一个同时具有电动势和内阻的二次电路。U_L 主要与样品线圈和负载的阻抗相关，可根据 U_L 计算出施加于原料的感应电场强度、感应电流强度和密度，这些参数对感应电场技术装备设计和加工量计算具有重要的指导意义。

同时，20 世纪 90 年代慕尼黑大学和俄亥俄州立大学等机构也尝试了以液态食品作为变压器次级绕组来开发其励磁作用下的感应电场加工装备，但收效甚微。这是因为当复杂电解质体溶液系列如食品充满管路并作为次级电路时，相比金属导线食品原料具有高阻抗，在感应电压下样品内部未能产生出足够强度的有效势差，进而无法获得大密度的感应电流。在经历多次感应电场发生装置设计后，有学者采用星式-星式结构的流体系统，研发了基于三相绕组的液态食品励磁技术，如图 4-4 所示，融入电力技术原理来设计连续流管路，果汁同时作为三相次级电路的“电源”和“负载”，降低了加工体系的整体内阻。

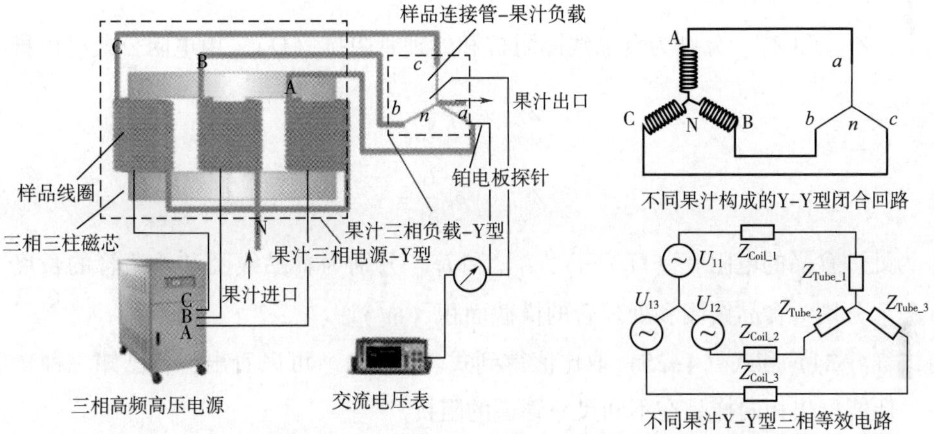

图 4-4 三相励磁的感应电场处理连续流果汁的管道结构和等效电路

感应电场技术原理类似于欧姆加热，同样基于焦耳热效应运用。首先，将液态食品（包括半黏性或半颗粒固态食品）线圈和处理管相连接，形成闭合管路系统（阻抗 Z_S），利用该闭合的管路系统作为变压器的次级电路；其次，在充满食品的螺旋状线圈中间施加交变磁场（工作磁通密度 B），基于法拉第电磁感应原理，铁芯中的交变磁场再在食品线圈中产生出交变的感应电压；最后，为了进一步提升感应电场的强度，对产生热效应的处理管道横截面积（S_{Tube}）进行优化，使其略小于食品线圈（盘管部分）的横截面积（S_{Coil}），从而让处理管中食品的感应电流密度（J_{eff}）和有效势差放大（U_{eff}）。感应电流密度和食品的温升（$d\Delta T$）具有相关性，当电流密度足够高时，食品物料发热：

$$J_{eff} \propto d\Delta T = \frac{dT}{dt} \tag{4-17}$$

根据等效电路分析，食品线圈和处理管中的电流强度一样：

$$I_{eff} = I_S \tag{4-18}$$

$$I_S = \frac{E_S}{Z_S} \tag{4-19}$$

$$I_{eff} = \frac{I_{eff}}{Z_{Tube}} \tag{4-20}$$

但是，由于食品线圈截面积（S_{Coil}）大于处理管的截面积（S_{Tube}）。因此，处理管中的感应电流密度（J_{eff}）大于食品线圈中的感应电流密度（J_{Coil}）。

$$S_{Coil} > S_{Tube} \tag{4-21}$$

$$J_{eff} = \frac{I_{eff}}{S_{Tube}} > \frac{I_S}{S_{Coil}} = J_{Coil} \tag{4-22}$$

由于属于体积加热，感应电场原理可用欧姆定律进行分析。食品管道系统阻抗 Z_S（Ω）可以表达为：

$$Z_S = Z_{Coil} + Z_{Tube} \tag{4-23}$$

式中，Z_{Coil} 和 Z_{Tube} 分别为食品线圈阻抗和处理管阻抗（Ω）。由电阻公式可以推导出：

$$Z_{Coil} = \rho_F \frac{l_{Coil}}{S_{Coil}} \tag{4-24}$$

$$Z_{Tube} = \rho_F \frac{l_{Tube}}{S_{Tube}} \tag{4-25}$$

ρ_F 为处理食品的电阻率（Ω · m），l_{Coil} 和 l_{Tube} 分别为食品线圈和杀菌管的长度（m），S_{Coil} 和 S_{Tube} 分别为食品线圈和处理管的横截面积（m^2）。

将式（4-24）和式（4-25）取比值得到式（4-26）。可以看出，若已知一种食品管道的阻抗，便能推出相同样品在不同尺寸管道的阻抗。

$$\frac{Z_{Coil}}{Z_{Tube}} = \frac{l_{Coil} \cdot S_{Tube}}{l_{Tube} \cdot S_{Coil}} \tag{4-26}$$

与金属线圈不同，食品线圈的阻抗非常高。当感应电压保持不变时，为了增强感应电流（热效应），需要降低食品线圈的总阻抗。

根据电阻的串并联公式，可以将更多的食品线圈（a 个）和处理管（b 个）并联到食物管道回路中，从而降低系统的总阻抗 Z_S（变压器次级电路）。流体管道系统的总阻抗值计算如下：

$$Z_S = \frac{Z_{Coil}}{a} = \frac{Z_{Tube}}{b} \tag{4-27}$$

于是，食品管道系统中的感应电流强度（I_S，A），感应电流密度（J_{Coil}，A/m^2）和处理管中的电流密度（J_{eff}，A/m^2）公式如下：

$$I_S = \frac{E_S}{Z_S} = \frac{E_S}{\dfrac{Z_{Coil}}{a} + \dfrac{Z_{Tube}}{b}} = \frac{ab \cdot E_S}{b \cdot Z_{Coil} + a \cdot Z_{Tube}} \tag{4-28}$$

$$J_{eff}=\frac{I_S}{S_{Tube}}=\frac{ab\cdot E_S}{(b\cdot Z_{Coil}+a\cdot Z_{Tube})\cdot S_{Tube}} \tag{4-29}$$

$$J_{Coil}=\frac{I_S}{S_{Coil}}=\frac{ab\cdot E_S}{(b\cdot Z_{Coil}+a\cdot Z_{Tube})} \tag{4-30}$$

理论上，样品在处理管中所消耗的功率（P_{Tube}，W）为：

$$P_{Tube}=U_{eff}\cdot I_S=U_{eff}\cdot I_{eff} \tag{4-31}$$

感应电流在食品盘管所消耗的功率（P_{Coil}，W）为：

$$P_{Coil}=I_S^2\cdot Z_{Coil} \tag{4-32}$$

感应电流在整个管路系统中的总功率（P_{out}，W）：

$$P_{out}=P_{Coil}+P_{Tube} \tag{4-33}$$

同样：

$$P_{out}=\Delta I_P\cdot U_P=I_S^2\cdot Z_S \tag{4-34}$$

感应电场加工时的能量转化效率（λ）和变压器效率（η），如下：

$$\lambda=\frac{I_S\cdot N_S}{I_P\cdot N_P} \tag{4-35}$$

$$\eta(\%)=\frac{P_{out}}{P_{in}}\times 100=\frac{\Delta I_P\cdot U_P}{I_P\cdot U_P}\times 100=\frac{I_S^2\cdot Z_S}{I_P\cdot U_P}\times 100 \tag{4-36}$$

为了实现感应电场的焦耳热效应并进行食品加工，样品中的感应电流密度需要达到0.5~20A/cm²。为了提升样品线圈中的感应电流密度，可以采用的技术手段有：

（1）减小食品原料的电阻率（ρ_F）　即降低管路系统总阻抗（Z_S）；

（2）提高工作频率（f）　即降低管路系统总阻抗（Z_S），也即提高设备的工作电压（U_P）；

（3）提高铁芯额定功率（P_r）　即提高磁路横截面积和铁芯工作电压（U_P）；

（4）缩短处理管长度（L_{Tube}）　即减小处理管阻抗（Z_{Tube}）和管路系统总阻抗（Z_S），也即提高管路系统中的食品内部感应电流强度（I_S）；

（5）缩小处理管截面积（S_{Tube}）　即提高处理管中的感应电流密度（J_{eff}）；

（6）扩大食品线圈截面积（S_{Coil}）　即降低食品线圈总阻抗（Z_{Coil}）和管路系统总阻抗（Z_S），也即提高管路体系中食品内部感应电流强度（I_S）；

（7）并联多个食品线圈（a）　即降低食品线圈总阻抗（Z_{Coil}）和管路系统总阻抗（Z_S），也即提高管路体系中食品内部的感应电流强度（I_S）；

（8）采用低损耗的铁芯材料　即提高变压器磁路的磁动势（$F_P=I_PN_P$）。

与其他接触式的电场加工技术（欧姆加热、高压脉冲电场）相比，感应电场可通过电磁感应的方式直接在被处理食品内部产生电场，无需使用金属电极，故不存在电化学污染问题，产品安全性好。但目前关于感应电场的研究尚处于初始探索阶段，特别是设备技术原理和加工机制均有待进一步探究。因此，推进感应电场技术的进一步发展对于实现食品的绿色、安全加工具有重要意义。

第二节 食品电场技术装备

一、欧姆加热装备

典型的欧姆加热装备由电源、处理室（包含金属电极）、热电偶、数据记录器和电脑组成。

1. 电源

欧姆加热的电源主要包括直流和交流电源两类。直流电作用下，电极-食品界面易发生电化学反应，从而造成电极的腐蚀和食品的重金属污染，实际加工中使用较少。交流电源分为低频（50Hz 或 60Hz）和高频交流电源两种。早期大多使用低频交流电源，但随着对欧姆加热技术研究的深入，研究者们发现低频交流电作用下，食品中的水分和其他组分会发生电解。高频电源则可有效减少电极表面的电化学腐蚀和极板黏附污染问题，目前已逐渐取代低频电源并广泛用于实际的装备组装。高频交流电压的获取主要有两种方式：功率放大型和开关电源型，如图 4-5 所示。前者利用功率放大器将信号发生器产生的任意频率信号升压后作为欧姆加热系统的电源。电源的频率、波形以及电压可通过调节信号发生器及功率放大器实现精密的控制，但能效较低，因此主要用于实验室研究。后者则首先对商用电源进行整流处理，将交流电转换为直流电，然后利用大功率 IGBT 将直流电转化为频率和幅值可调的方波交流电供欧姆加热系统使用，该类型电源能效较高，是目前商业化应用最多的电源设备。

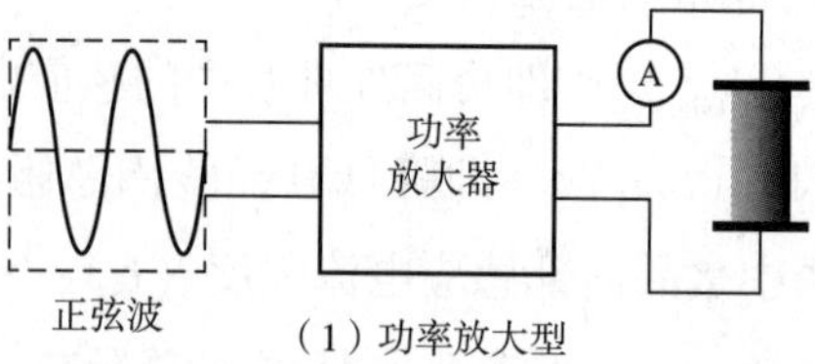

（1）功率放大型

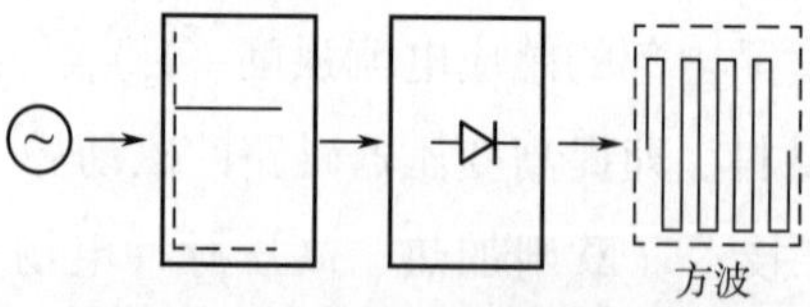

（2）开关电源型

图 4-5 欧姆加热电源类型

2. 处理室

根据对原料的不同加工形式，可将欧姆加热装备分为批量间歇式处理和连续式处理两种类似。间歇式处理的电极配置，如图 4-6（1）所示，特征包括静态和不连续的进样方式，电极呈平板状、同轴（圆柱体），处理室由一个绝缘圆筒及一对电极组成的封闭式结构，或一个绝缘立方体盒及一对电极组成的盒装结构。连续式处理的电极配置可根据样品流动的方向分为错流式和并流式两种。其中，错流式电极配置［或恒定电场，见图 4-6（2）］，特征是：样品平行于电极板方向流动且与电场方向垂直，电极呈平板状、同轴（圆柱体）状，两块电极间隔较窄；并流式电极配置［或恒定电流密度，见图 4-6（3）］特征是：样品从一个极板流向另一个极板，且与电场方向平行，两块电极间隔较宽。

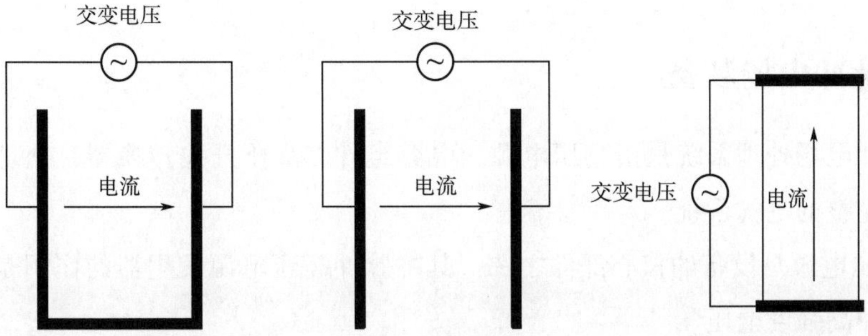

（1）间歇式　（2）错流式　（3）并流式

图 4-6　欧姆加热系统的三种常见处理室构型

3. 其他

在欧姆加热过程中，由于温度是加工过程控制的关键因素。因而，典型的欧姆加热装备除了电源和处理室外，通常还配置热电偶、数据记录器和电脑等用于在线监控样品的实时温度变化。与间歇式处理的欧姆加热系统相比，连续式的欧姆加热系统还需要配置泵体，用于输送食品物料。

目前世界上在运转的欧姆加热装置共计 50 多套，主要集中在欧、美、日等发达国家和地区，如日本的 ISUMI Food Machinery、Frontier Engineering 和英国的 C-Tech Innovation 等企业均研发了商业化的欧姆加热装备。其中，欧姆加热技术的应用及设备的研发以日本最为成功，主要用于生产含整粒水果的酸乳酪等产品原材料的杀菌处理。近年来，该技术也被雀巢公司用于生产调理食品的处理，并供应于餐饮市场，商用和工业化的欧姆加热设备如图 4-7 所示。欧姆加热技术在国内的发展起步较晚，直到 20 世纪末才受到科研领域的重视。中国农业大学的中日食品研究中心最早对欧姆加热技术在豆制品加工中的应用作了探索性研究。

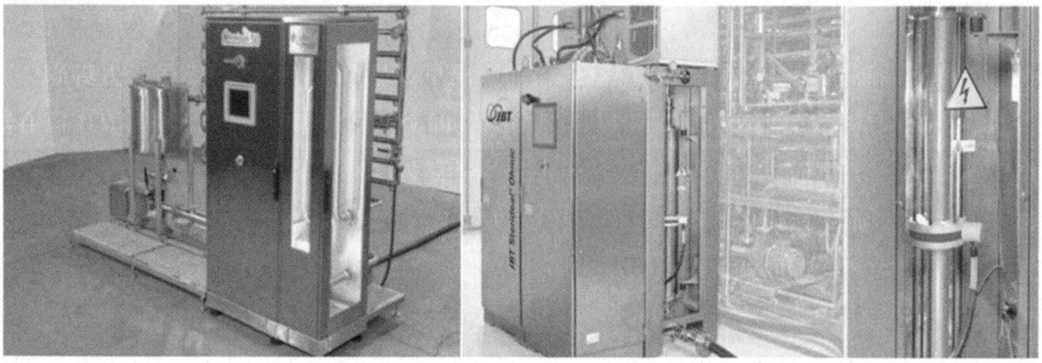

图 4-7 商用和工业化的欧姆加热设备

二、高压脉冲电场装备

高压脉冲电场处理系统是由高压电源、电容组件、高压开关转换器、处理室和示波器组成的一套完整的电气系统。

（1）高压电源是设备的核心部件之一，其中脉冲高压电源发生器的作用是将低能级电压转变成脉冲高强度电压。

（2）电容组件是将一个或多个暂时储存电能的电容器串联连接平行电极上组成的部件，其作用是对电极板进行充电-放电，从而产生强大的瞬时高压。

（3）高压开关转换器是用于接通或断开导电回路的电器元件，是高压开关与其他控制，包括测量、保护、调节装置及辅件、外壳等部件组成的总称。由于高压脉冲电场设备的单次脉冲时间持续极短（一般为几微秒）。因此，开关转换器必须能够经受住极大的电压和电流强度。

（4）处理室是形成有效场强且决定加工效率的关键部件，其结构与参数直接影响高压脉冲电场的加工效果。高压脉冲电场的处理室分为间歇式处理室和连续式处理室两种。为保证高压脉冲电场的处理效果，样品需与上下金属极板接触。因而，间歇式处理室一般由可移动式的螺杆、可通高压电的上下极板、处理腔、绝缘外壳等部分组成。但是，间歇式处理的产量小，不能连续工作，不适于大规模工业化生产。另一方面，连续式处理室有平行盘式、线圈绕柱式、柱-柱式、柱-盘式、共场式、同轴式和共线式等多种电极组件形式。处理室外部采用绝缘材料，如有机玻璃、特氟纶等进行绝缘处理，内部装有电极和冷却装置。高压脉冲电场连续式处理室的电极形状常见的有平行板式、同轴圆筒式和共场式三种。

（5）示波器通过测定电极发出的电压、脉冲宽度、脉冲频率等相关电参数，实时反映高压脉冲电场的处理情况。

目前世界上约有150台商用的高压脉冲电场设备在运行。最早在1958年，Doevenspeck研发了世界上第一台高压脉冲发生器，其功率80 kW，频率1~16.7Hz，最大电压8.0kV，但该设备不能重复设置电参数。1995年，麦克斯韦实验室子公司PurePulse开发了CoolPure连续处理系统，最大场强5kV/mm，废水处理量高达2000L/h。2001年，俄亥俄州立大学成功研制了世界上第一台工业规模的高压脉冲电场处理系统（OSU-6），该系统输出电压60kV，矩形波脉冲，脉冲宽度10μs，频率2000Hz，处理量1000~5000L/h。此后，华盛顿州立大学、德国Elea公司、DTI公司也先后研发出了工业版的高压脉冲电场设备，并成功实现了对液体或半液体食品原料的杀菌。国内关于脉冲电场设备开发的研究起步较晚，主要集中于清华大学、江南大学、华南理工大学和大连理工大学等高等院校。

三、感应电场装备

感应电场技术是通过电磁感应原理利用交变磁场在电导性的食品原料中诱导出感应的电场，并施加于食品实现加工和处理。欧洲、美国等地区和国家最先进行了尝试，但食品原料具有极低的磁导率，相对磁导率接近于1，若直接施加交变磁场则原料不会有热效应发生。为了使食品原料对交变磁场具有显著且可测量的响应，必须对感应电场系统结构进行逆向设计，为了解决这个问题，江南大学杨哪等通过对变压器的技术原理的分析，将原料管路系统对照变压器的次级等效电路进行搭建，并对管路中不同位点的绝对电位测量，找出最大势差区域，以此开发出基于交变磁场作用的流体食品感应电场技术。利用其热效应和非热效应，已有小型的实验室用感应电场装备，如图4-8所示。

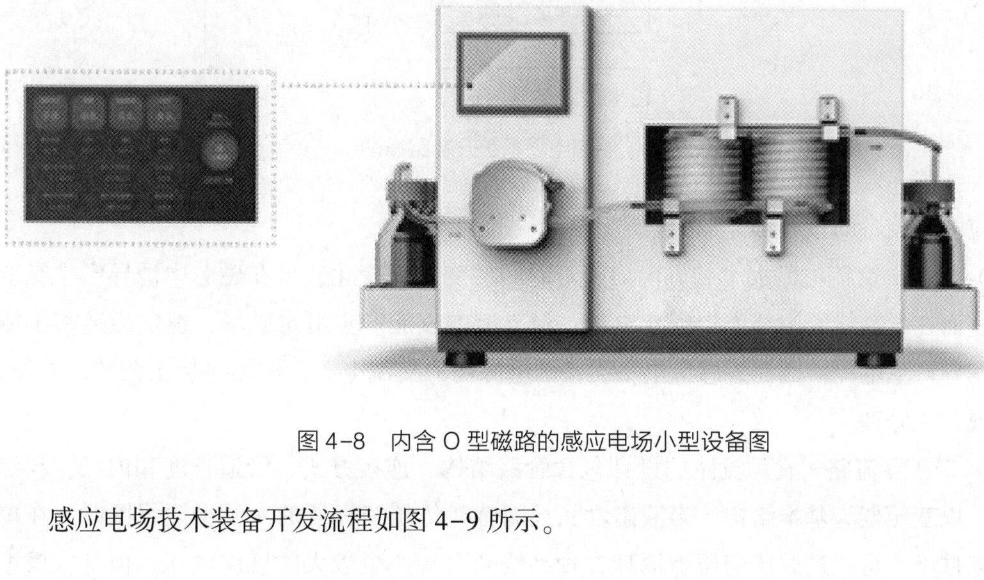

图4-8　内含O型磁路的感应电场小型设备图

感应电场技术装备开发流程如图4-9所示。

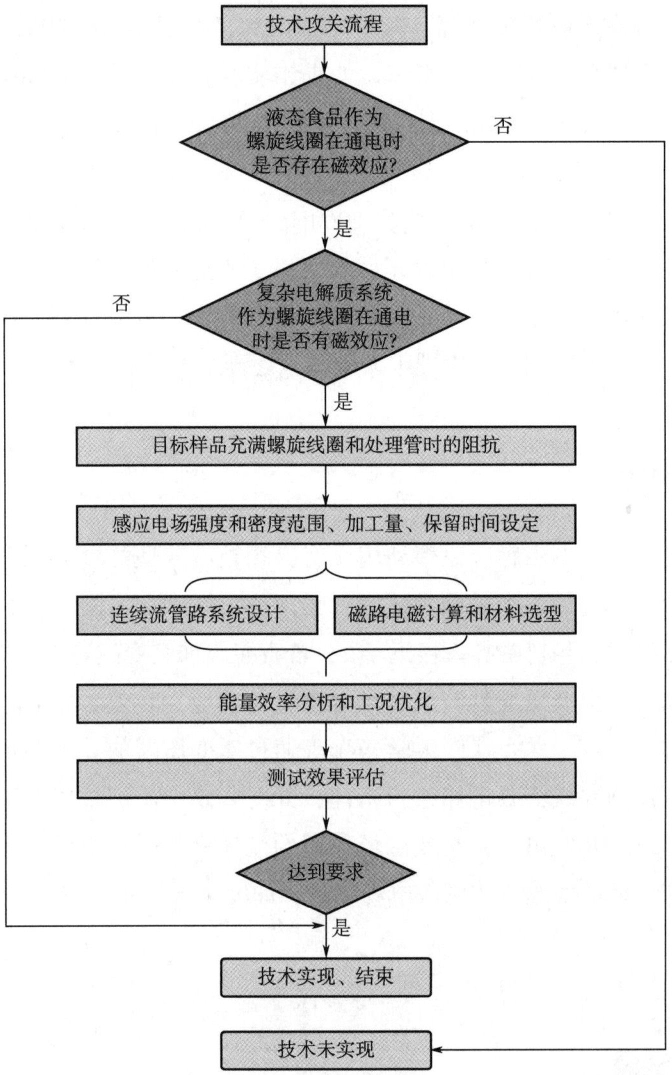

图 4-9　感应电场系统开发路线图

感应电场装备的核心部件包括：

（1）电源　交流电的大小和方向均随着时间的变化而变化，可在磁芯中诱导产生交变磁通，进而在食品线圈内部产生交变电流；但直流电仅能产生恒定磁场，恒定磁通将不能进一步诱导产生电流。因而，感应电场设备的电源均为交流电源，波形包括正弦波、方波、三角波或开关脉冲。

（2）变压器流路　食品流路的设计包含管路结构、连接方式、管道长度和内径，料液流速等。以变压器为基本结构，当液态食品线圈替代传统变压器的次级金属线圈时，在单相励磁条件下，可通过升压变压器原理在食品线圈两端产生较大的感应电压。但是，根据法拉第电磁感应定律（$U_1/U_2=N_1/N_2$，其中 U_1、U_2 分别为初级和次级线圈两端的电压值，N_1、N_2 分别为初次级线圈的匝数），食品线圈两端感应电压增加，其线圈匝数亦随之增加。这将导致食品内部的有效电场强度值（$E=U/d$）不发生显著的提高，难以满足实际生产时对感应电场和感应电流的要求。相反，构建不同长度和内径的管路结构，当食品原料作为电力变压器的次级电路的“电源”和“负载”时，则可以实现食品内部感应电场强度和感应电流密度的有效提升（图 4-4）。

（3）磁路　磁路是决定感应电场装备工作效率（磁损耗和热损耗）的重要零部件。与传统的取向硅钢片相比，非晶和坡莫合金材料可工作于相对高频区域，并大幅度降低变压器的空载损耗，使系统整体具有高效和节能的优点（图 4-10）。为设计装备中合理的磁路，需完成基于非晶合金变压器为装备关键部位的电磁计算及仿真、窗口设计、绕组参数计算，引线结构设计、温升控制、高压绕组的绕制和绝缘处理、器身装配及引线的焊接等。

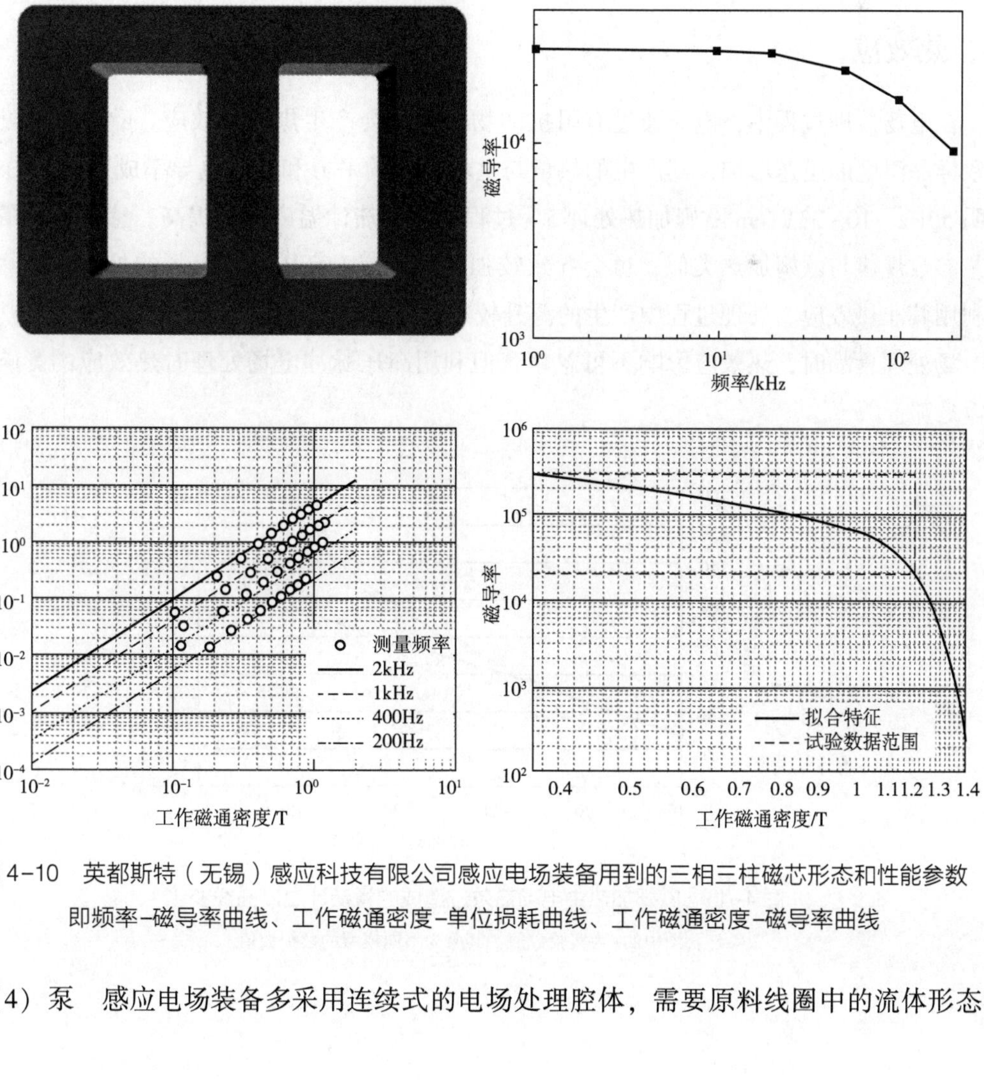

图 4-10　英都斯特（无锡）感应科技有限公司感应电场装备用到的三相三柱磁芯形态和性能参数即频率-磁导率曲线、工作磁通密度-单位损耗曲线、工作磁通密度-磁导率曲线

（4）泵　感应电场装备多采用连续式的电场处理腔体，需要原料线圈中的流体形态稳

定，并处于恒流状态。若线圈中出现大气泡（断路气泡）则可能导致感应电流分布和样品热效应的不均匀现象，出现局部的“冷”点或“热”点。小型系统可采用蠕动泵，而中试系统则可以采用齿轮泵和隔膜泵等。

（5）其他部件　控温装置、多点温度检测装置、感应电学参数监控装置等。

第三节　食品电场的原理

目前，电场处理改变食品理化特性及其杀菌机制尚不完全明确，但普遍认为与热效应、电崩解和电穿孔效应、高压电离、电化学反应和极化效应有关。

一、热效应

在电场处理过程中，电流通过有阻抗的物料时，会产生焦耳热效应。欧姆加热处理会导致样品温度的迅速增加，其产生的热量与电场强度的平方和样品电导率成正比。图 4-11 表明 50Hz、10~33V/cm 欧姆加热处理 5 s 过程中，番茄汁温度线性提高。感应电场的处理工艺参数规律与欧姆加热类似，也会导致较强的热效应。高压脉冲电场的处理时间短，主要利用其非热效应，处理过程中产生的温升较小，通常低于 5℃。因此，利用欧姆加热和感应电场处理食品时，热效应影响不可忽略，但利用高压脉冲电场处理时热效应的影响通常可以忽略。

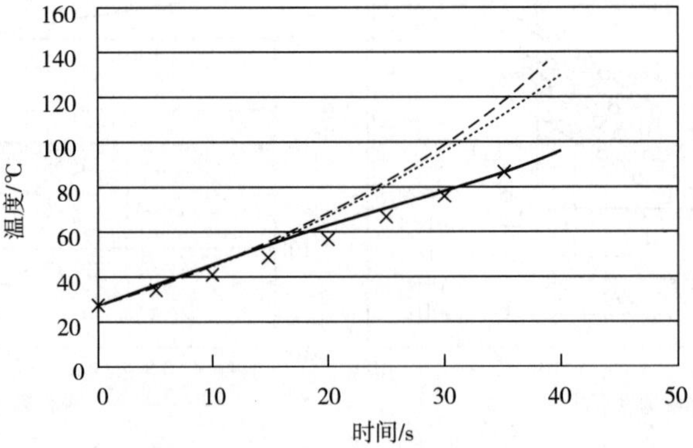

图 4-11　欧姆加热中电场热效应造成的番茄汁温度曲线变化

注：图中的×为实验数值，其余为不同模型的模拟数值。

二、电崩解和电穿孔效应

电崩解和电穿孔理论分别是由 Zimmermann 于 1986 年和 Tsong 于 1991 年提出。在电崩解理论中，细胞膜被认为是充满电介质的等效电容。与细胞质及膜周围的液体介质相比，细胞膜的介电常数更小。在无外加电场时，膜两侧由于介电常数之差导致跨膜电位约为 10mV，这是通过细胞膜内外表面的自由电荷累积产生。当施加外加电场时，细胞内外的带电粒子会发生定向迁移，聚集在细胞膜上，导致跨膜电位的增加。膜两侧正负离子相互吸引，压缩膜并减小其厚度，当超过其临界阈值（通常为 1V/cm）时，即引起细胞膜的电击穿。电穿孔理论则认为细胞膜磷脂分子在外加电场作用下构象将发生变化，导致膜的重排和亲水孔的形成。此外，细胞膜上的嵌入蛋白通道也受跨膜电位的调节。在高强度电场作用下，蛋白通道会打开，且因局部焦耳热效应或官能团的电修饰而变性，进而使细胞膜形成不可逆的孔洞并导致细胞死亡。细胞膜上孔洞的形成会增加细胞通透性，加速胞内功能性物质溢出，如图 4-12 所示。在杀菌时，细胞膜通透性的持续增加将造成腐败微生物、霉菌和酵母等微生物的灭亡。

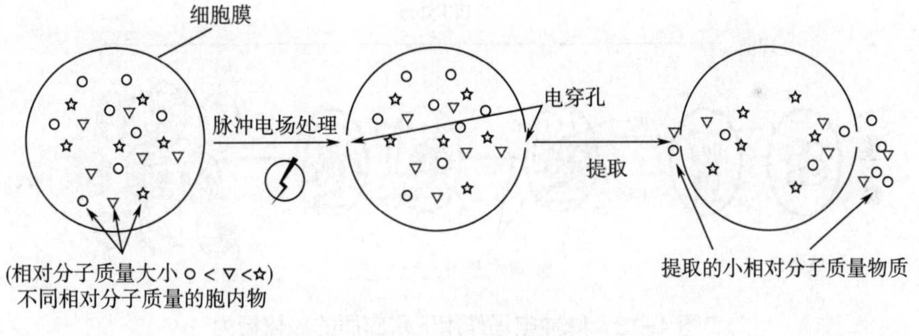

图 4-12　脉冲电场辅助提取的原理图

三、电化学反应和电解反应

电极表面发生的电化学反应会导致正负极表面发生部分电解。水的电解会产生 H_2、O_2 以及离子（H^+和 OH^-）。O_2 经过光解后形成活性氧（ROS），包括超氧自由基（O^{2-}）、单线态氧（$^1O_2$）和过氧化氢（H_2O_2）。在电场作用下，H_2O_2 与臭氧（O_3）之间也可反应生成羟自由基（·OH）。在活性氧或自由基的作用下，生物大分子的分子链可被打断，发生降解。经高压脉冲电场处理后，果胶的酯化度和相对分子质量均会降低。离子、蛋白质和其他聚电解质等带电分子会沿着电场方向迁移，使局部环境的 pH 发生改变并造成电极表面的腐蚀。此外，离子的积聚也会改变生物大分子内部的静电相互作用，导致其构象变化。

经过高压脉冲电场处理过的蛋清蛋白分子结构展开，疏水基团和巯基外露。当电场强度增大到一定程度，蛋白质会发生疏水作用和二硫键交联作用造成蛋白质聚集，溶解度下降，即产生蛋白聚集现象。静电相互作用在聚集物的形成过程中起到非常重要的作用，疏水相互作用、氢键和二硫键同样也是引起聚集物形成的作用力。

四、极化效应

在电荷分布不均匀的分子内部，正负电荷中心不重合，每个分子可等效为一个电偶极子。在没有外加电场作用时，偶极距的取向杂乱。当施加外加电场时，非极性分子中的正负电荷向相反方向位移，产生感应偶极距；极性分子中分子固有的偶极距趋向于沿电场方向排列。电偶极距的形成和环境中分子结构的极化是导致生物大分子构象转变的主要原因。只有电场强度达到临界值，才可引起蛋白分子的极化，如图 4-13 所示。低强度脉冲电场作用下，蛋白分子沿着电场方向有序排列，但其结构变化较小；高强度脉冲电场可诱导蛋白分子极化，其内部的疏水基团外露；但随着电场强度进一步增加，极化蛋白分子间通过疏水相互作用络合。

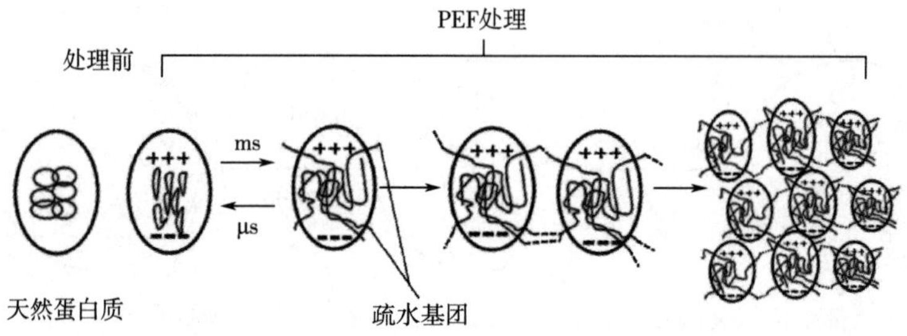

图 4-13　脉冲电场作用下蛋白质的极化行为

第四节　欧姆加热技术在食品营养领域的应用

一、欧姆加热技术特点

与微波加热、射频加热等电磁波选择性加热技术相比，欧姆加热可直接从食品内部快速、均匀产热，能量转化效率达95%以上，效率约为传统热处理的 2 倍，被广泛应用于食品的工业化生产，降低加工能耗，提高生产效率，是食品加工业中最具潜力的绿色热处理技术之一。

（一）加热均匀

欧姆加热属于快速的体积加热，可驱动食品中的带电粒子发生定向迁移，离子电流直接在食品内部产生焦耳热效应，不存在传统热处理过程中热量传递所需的温度梯度。利用欧姆加热处理含颗粒的液态食品发现，被加热物料的温度场分布接近于均匀。

（二）加热速度快、不受物料尺寸和形状的限制

欧姆加热直接驱动食品内部的带电粒子迁移，由通过的电流实现电阻加热，其热效应几乎不受食品尺寸和形状的限制，特别适合于处理含较大颗粒、固形物含量高以及高黏度、热敏性、导热系数低的食品。对含颗粒的液态食品，其中颗粒尺寸可达40mm。

（三）能耗低，能效高

欧姆加热仅使被加热食品整体发热，热损耗小，能量转化率高达95%以上，相比微波加热和远红外加热的电能利用率更加充分。而传统水浴加热过程中，在热交换面上可能发生结垢，并减慢热传递速度；而欧姆加热过程不存在传热面，降低结垢的可能性，减少了设备的清洗，有利于连续工作。

（四）非热效应降低加工温度、缩短加工时间

欧姆加热过程中的电场亦会产生非热效应，导致酶分子的极化、细胞膜的电穿孔等现象，从而降低食品杀菌、钝酶、浓缩和提取等工序需要的温度和处理时间。例如，研究发现与传统的热水烫漂相比，欧姆加热处理可显著缩短灭活豌豆泥中过氧化物酶所需的时间，同时豌豆泥能保持较好的色泽。

（五）改善产品品质

欧姆加热得到的产品品质与传统蒸汽加热处理相比，在微生物安全性以及营养保留方面均有一定优越性。具体表现为：由于所需加热时间短且受热均匀，使得食品的营养物质和维生素的损失降低到最低程度；热效应直接在食品内部产生，不需要通过对流或传导来实现，因此不会出现局部过热以及输送管道表面结垢的现象。系统操作稳定，可快速启动或关闭。

二、影响食品欧姆加热的因素

（一）电压、电流和功率

欧姆加热所需的功率取决于食品的电导率、电压和电流。对于特定的食品（电导率不

变），在低电压时，需增加电流来达到所需要的功率。但要注意的是，欧姆加热最大的安全电流取决于电极能承受的电流密度。若电流密度太大，系统内将会发生电弧放电，电极发生腐蚀。因此，在设计电极尺寸时，需预先知道最大限制电流和临界电流密度。此外，欧姆加热过程的升温速率与所施加电压的平方成正比。当电压增加时，单位时间内所产的焦耳热量增加，达到物料所需温度的时间减少。例如，随着电压的增加，重组乳清蛋白溶液的杀菌时间显著降低。因此，还需在欧姆加热系统里安装自耦变压器调整施加电压以适应不同加工需求。

（二）电导率

电导率指单位时间内及单位电场强度下通过单位面积的电子数量，是用来描述物质中电荷流动难易程度的参数。食品电导率被认为是影响欧姆加热效果的最关键因素。欧姆加热过程中的升温速率与食品的电导率成正比。因而，欧姆加热仅适用于具有一定电导率的食品。

具有良好导电性的食品及原料（$\sigma>0.05$S/m）包括调味品、鸡蛋、酸乳、牛乳甜点、果汁、葡萄酒、半固态调理食品和各类亲水胶体等。

电导性较差需要高强度电场处理的食品（$0.005\text{S/m}<\sigma<0.05\text{S/m}$）：人造黄油、果酱、粉剂等。

电导率极差需要极高强度的电场且通常不能利用欧姆加热处理的食品（$\sigma<0.005$S/m）：冷冻食品、脂肪、糖浆、白酒等。

值得注意的是，食品的电导率并不是一成不变。水分含量、温度、电压和频率的变化均会显著改变食品原料的电导率。图 4-14 所示为不同温度和电场强度作用下酸梅汁的电导率变化曲线，可以看出果汁电导率随着电场强度和温度的增加而增加。对于含有完整细胞的食品例如蔬菜、水果和肉制品，以及脱水干燥类食品原料来说，由于细胞膜是电绝缘体，电流被局限在细胞间质，故电导率相对较低。但细胞膜在 60℃左右时通常被破坏，因此当

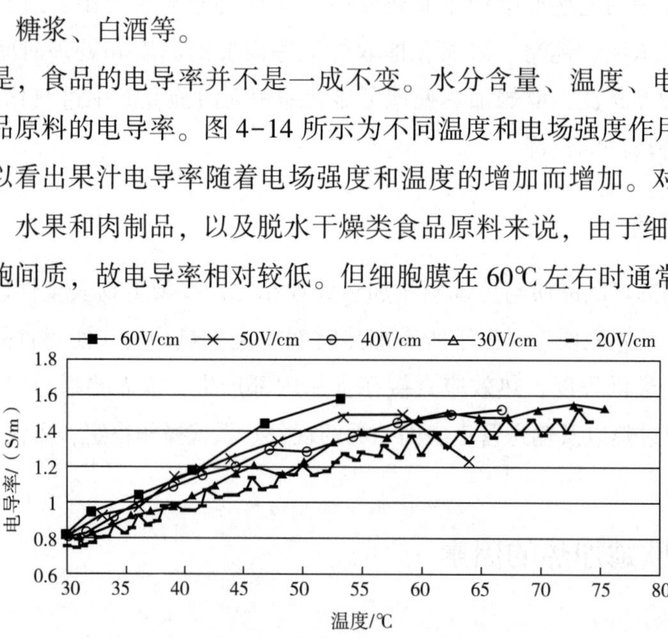

图 4-14 不同电场强度的欧姆加热过程中酸梅汁的电导率曲线

温度升至60℃后将导致其电导率急剧上升。电场强度和频率的增加也可增加电导率，导致细胞膜间的电流穿过细胞内部。此外，食品成分在欧姆加热过程中的化学反应，如蛋白质变性和凝固、淀粉的糊化等，也可能导致介质中离子运动发生变化以及电导率的降低。例如，欧姆加热处理淀粉-水悬浮液的过程中，在淀粉糊化温度以下，随着加热的进行，体系电导率逐渐增加；但达到淀粉糊化温度以后，由于淀粉糊化导致体系黏度增加，体系电导率略有降低，如图4-15所示。

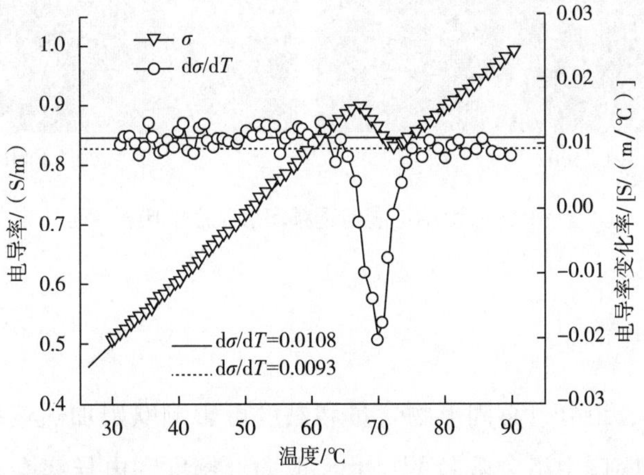

图4-15 欧姆加热过程中玉米淀粉悬浮液电导率和dσ/dT随温度的变化曲线

（三）温度

欧姆加热过程中的温度变化非常迅速，若控制不当，则可能导致流体食品的加热失控。在进行连续式欧姆加热时，可通过测量温度、流量和比热容，设置反馈或前馈控制来调整欧姆加热的功率。在间隙式处理系统中，则可多点测量食品的温度，并通过设置最高限温来调控电源的开关。值得注意的是，测定样品温度时必须采用电绝缘的温度探头，从而避免干扰测量系统的信号。对于高酸性的流体食品，欧姆加热通常在几秒内完成，因而对温度探头的灵敏度要求很高且响应时间要求足够低。

（四）电极类型和电化学反应

欧姆加热过程中最大的问题是电极表面的电化学反应和对食品物料的重金属污染。这种污染可能有毒（致癌）或给加工食品带来不良味道和颜色。为了减少电化学污染问题，电极材料可选择具有较低腐蚀性的表面材料（钛、金等）或使用耐腐蚀材料对电极表面进行涂层处理（镀铂、镀钛等）。此外，相对于低频率电场，施加高频电场进行处理可显著减少电极表面的腐蚀。例如欧姆加热在50Hz低频电场处理牛乳时，电极表面发生严重腐蚀，而10kHz高频电场处理后，电极表面基本保持不变，如图4-16所示。因而，在实际生产中可通过提高欧姆加热的电场频率来减少电极腐蚀。

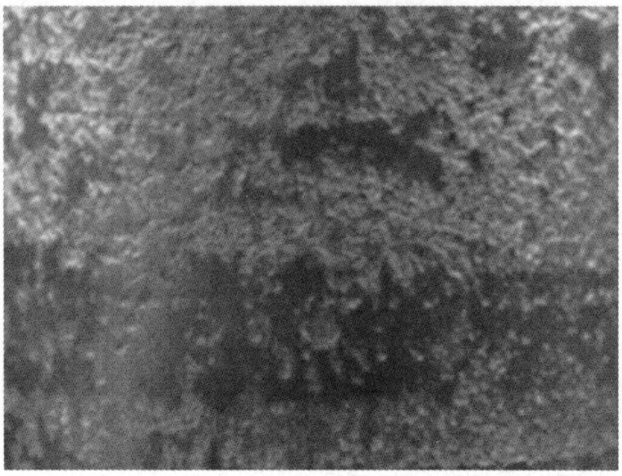

（1）50Hz

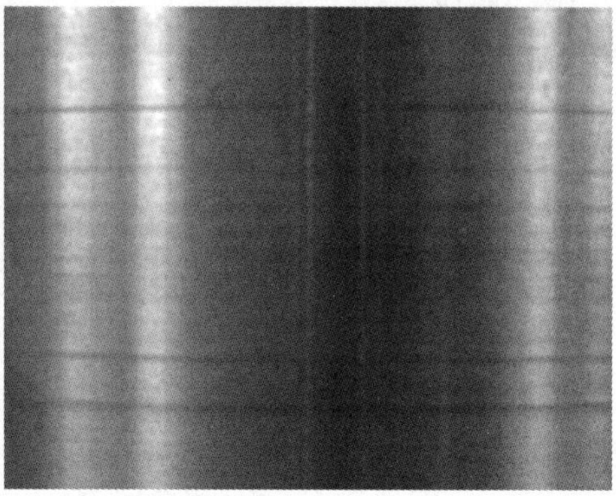

（2）10kHz

图 4-16　运用不同电场频率加工后的电极表面

（五）食品性质

液体食品的酸度、组分、总固形物含量和黏度可影响欧姆加热速率。若流体食品为固液混合物，则液体和固体中组分颗粒的尺寸、取向、密度和电导率会显著影响欧姆加热的效果。固液混合物电导率的差异将会影响处理室中的温度分布，在某些情况下，甚至出现局部过热或冷点现象。因此在设计处理程序时，应充分考虑食品的理化和电学特性。

（六）样品流速

连续式欧姆加热过程中食品原料的停留时间、电场分布和流速控制对于确保流体食品的加工效果至关重要。样品流速的变化也能显著影响加工处理时间，从而导致不同的热效应。在颗粒食品和液体介质混合物的欧姆加热过程中，用于确定颗粒停留时间的方法包括：视觉观察、激光束检测、化学标记和盐示踪剂等。

三、欧姆加热在食品领域的研究进展

（一）食品杀菌

食品欧姆加热中温度场与电场的耦合作用，可以在加快食品中微生物灭活的同时，最大限度地保证食品的品质，属于绿色健康的食品杀菌技术。欧姆加热运用于杀菌工艺最早于 19 世纪末提出，被用于罐头食品的加工流程，但受限于当时落后的食品无菌包装技术，并未得到商业化推广。20 世纪初，欧姆加热技术日益成熟，被逐渐用于带颗粒食品和乳制品的低温灭菌。例如与传统巴氏杀菌（62℃，30min）相比，Getchell 于 1937 年设计的带温控装置的连续式欧姆加热杀菌设备，可在 15 s 内将牛乳加热至 71℃，实现高温瞬时杀菌且电能利用率高达 95%~98%。但由于电极材料的限制，该技术依然未得到推广。直到 20 世纪末，随着新型电极材料的出现以及电穿孔效应的发现，欧姆加热技术快速发展，得以大规模工业化应用。英国 APV Baker 公司设计制造了用于果汁和牛乳的 APV FX 系列欧姆加热杀菌装置，工作能力可达 40000L/h，并获得了商业应用许可证。日本将欧姆加热技术应用于豆腐的加热和凝固工艺，极大地降低了成本。21 世纪初，欧姆加热技术在牛乳以及果汁杀菌中研究逐渐深入。大量研究证实，与传统水浴相比，欧姆加热可加速包括地衣芽孢杆菌、沙门菌、大肠杆菌、枯草芽孢杆菌、嗜热链球菌在内的多种微生物的杀灭速率，并建立了杀菌的数学模型，确定和优化了欧姆加热技术参数，在保证食品质量的同时保证杀菌效果。

（二）酶的钝化

传统的烫漂工艺是利用沸水或加热蒸汽对食品原料进行短时间的热处理，实现灭活或钝化食品原料中的酚类酶和过氧化物酶，从而达到提高产品品质并延长保质期的目的。相对于传统工艺，欧姆加热可快速均匀地加热，并通过非热效应影响食品原料中酶的活力，缩短烫漂时间。例如，利用欧姆加热处理玉米，发现 380V 电压处理 5min 后即可钝化玉米中的多酚氧化酶，而水浴加热处理则需 17min 才可达到相同的效果。同时发现经欧姆加热处理后，果胶酯酶活性可降低 96%，而水浴处理后其活性下降为 88. 3%。目前，欧姆加热在美国正广泛应用于低酸性或高酸性食品的加工；而在日本则用于生产加工酸牛乳、鱼糜制品及豆腐等；在国内主要是用于肉制品的解冻居多。欧姆加热已被证明可有效钝化牛乳、豆浆和果蔬中的内源酶，如脲酶、脂肪氧化酶、碱性磷酸酶、果胶甲基酯酶、聚半乳糖醛酸酶、过氧化物酶、多酚氧化酶、氢过氧化物裂解酶和 β-葡萄糖苷酶等。欧姆加热主要通过热效应影响酶活，其非热效应亦可改变生物大分子的分子间距离和链间相互作用，从而改变结构。然而，欧姆加热过程中的非热效应对含有金属基团的酶如含有 Cu 的过氧化物酶、含有 Fe 的脂肪氧合酶以及含有 Zn 和 Mg 的碱性磷酸酶更为有效。对欧姆加热过程中牛乳、水果和蔬菜中的碱性磷酸酶、果胶甲酯酶和过氧化物酶失活动力学进行研究时发现，传统热处理过程中对这几种酶的失活动力学模型亦可用于描述欧姆加热过程中酶失活过程，但参数存在差异。

（三）食品干燥

干燥实质是食品中水分由内向外的迁移过程。食品组织由许多细胞构成，细胞内含有大量水分。以果蔬为例，其中大约 90%的水分都在细胞内。在干燥过程中，细胞内水分向外迁移会受到细胞膜和细胞壁的阻碍作用，导致干燥速率低。加热可破坏细胞壁中的果胶和纤维素以及细胞膜结构，从而加速食品的干燥。目前常用干燥方法主要有热风干燥和真空冷冻干燥等，但这些方法依然存在干制时间长、耗能高等缺点。欧姆加热是利用食品本身的电阻特性来加热食品，具有升温速率快、加热均匀等特点。与传统热风干燥方法相比，欧姆加热可节约82%~97%的能量、减少90%~95%的处理时间；同时可保留食品原有营养成分、色泽和感官品质。除热效应外，更为重要的是，欧姆加热的电场亦可改变细胞膜通透性，甚至破坏细胞膜结构，从而加速细胞内水分的迁移速率。欧姆加热辅助干燥可加速甘薯组织的干燥速率、位移吸附等温线以及有效成分得率。实际生产中，往往可利用欧姆加热作为热风干燥、太阳能干燥和微波干燥的一项辅助手段来实施。

（四）食品解冻

欧姆加热辅助解冻的原理是利用冷冻食品自身的电学特性，热量产生于样品内部，加热速度不依赖于周围的环境温度，从而可以实现快速的解冻。根据电极是否与食品直接接触，可将欧姆加热辅助解冻分为接触式解冻和浸泡式解冻两种。早期的欧姆加热辅助解冻均属于接触式的解冻。但是，由于食品形状不规则，难以与电极充分接触，从而导致电流分布不均，在金属极板上产生电火花或者出现物料局部过热现象。从20世纪末起，科学家们开始提出浸泡式欧姆加热辅助解冻技术，解决了电极与物料接触不充分的问题，可在保证食品品质的前提下显著提高解冻速度。目前利用欧姆加热的方法解冻对虾、鱼、红烧肉等方面的报道很多，且所有报道过的方法与传统解冻方法相比，时间节省都在40%以上。

（五）食品功能性成分提取

欧姆加热可实现快速加热的同时显著增加细胞膜的通透性，其间导致细胞组织的电穿孔，从而加速细胞内功能性成分的提取。目前，欧姆加热已被用于各种草本、果蔬副产物、马铃薯废弃物、麦麸、米糠等中功能性成分的提取。例如，利用中试规模的欧姆加热（电场强度4.28~15.71V/cm）辅助提取麦麸中的功能性成分，结果发现该方法得到的提取物中功能性化合物含量更高，总酚含量达110~460mg/kg、抗氧化能力更强且效率达56%~84%，而传统提取方法得到的提取物中总酚含量仅为95mg/kg，抗氧化效率为51%；且与传统提取方法相比，欧姆加热辅助提取可节约63%的能量。但是，目前欧姆加热在功能性成分提取领域的应用停留于实验室和中试阶段，距离大规模工业化应用尚有一定距离。

四、欧姆加热对食品营养物质的影响

（一）淀粉

低强度电场的欧姆加热所产生的热量不足以导致淀粉糊化，作用效果与退火处理类似，会导致淀粉糊化温度增加、糊化温度范围变窄。但是，与传统的退火处理方法（水浴加热）相比，欧姆加热对淀粉糊化特性的影响更显著。除了热效应外，欧姆加热亦可产生非热效应致使淀粉体系发生变化。研究发现羧甲基淀粉纳米复合物在高频电场作用下会沿电场线方向有序排列从而形成链状结构，导致体系流变性质的变化。因此，欧姆加热处理除具有热效应外，也可能诱导极性淀粉分子的取向极化，从而导致样品理化性质的变化。高强度电场的欧姆加热会产生大量的热量，引起淀粉的快速糊化。已有研究表明直流电场加热至65℃时，玉米淀粉颗粒吸水、膨胀、半结晶被破坏，进而淀粉开始糊化。与传统电饭锅蒸煮法相比，欧姆加热处理可促进水分扩散和大米颗粒的膨胀，导致大米快速熟化，节约大概70%的能量，且处理后不存在容器底部结垢的问题。

（二）蛋白质

蛋白质受热易变性、发生团聚，形成大的聚集体。在欧姆加热过程中，由于温度急剧上升，因而蛋白质也会发生不同程度的热变性。除了热效应外，由于蛋白质同时含氨基和羧基的聚电解质，在电场作用下，带电基团会发生定向迁移，从而导致蛋白分子展开，原有空间结构被破坏，部分功能丧失。蛋白质的变性程度与电场强度、频率以及样品电导率等因素有关。低电场强度下，热效应和极化效应较弱，蛋白质发生轻微极化，原有的空间结构打开，内部疏水基团外露，表面疏水性增加，溶解性和乳化特性等往往有所改善。高电场强度下，热效应和极化效应强烈，蛋白质完全变性，分子间发生团聚，溶解性降低。食品中盐、酸等电解质含量的增加会导致电导率的增加，从而引起欧姆加热过程中升温速率的显著增加。当温度超过一定值后，蛋白发生热变性。在消除热效应条件下研究不同频率电场作用下 α-淀粉酶和果胶甲酯化酶活性的变化时发现，在1~60Hz范围内，随着频率的增加，酶的活性显著增加，例如 α-淀粉酶的活力最高可增加41%；但随着频率的进一步增加，酶活性不变或略有降低。在实际操作中，欧姆加热装备的输入电压一般为220V/380V（国内）或110V（国外），频率一般使用50Hz（国内）或60Hz（国外）。

（三）脂肪

肉制品中的脂肪在受热过程中会发生氧化降解，产生大量的风味化合物。脂肪适度氧化会形成特殊的肉香味，但氧化过度将会产生不愉快的酸败味或哈喇味。相对于传统加热方式，首先，欧姆加热过程中样品温度上升剧烈、加热时间短；其次，欧姆加热过程中金属电极板与样品紧密接触，在电极-样品接触面可能发生电解反应，激发自由基的产生；最后，电场可驱动带电粒子定向迁移，改变脂肪氧化链的电子传递。因而欧姆加热过程中，脂肪的氧化降解速率与传统加热存在一定差异。欧姆加热可促进羊肉糜中游离脂肪酸的产生，且电场强度越大，促进作用越强；但是，高电场强度的欧姆加热处理后的样品在后续贮藏过程中多不饱和脂肪酸的氧化作用更强，易产生不愉快的气味，影响保质期。

（四）维生素

热处理可加速食品中的热敏性成分的分解，导致其风味和营养品质的劣变。食品中营养组分的稳定性取决于欧姆加热条件。欧姆加热和水浴加热过程中维生素 C 的降解百分比差异不显著。在温度 65~90℃范围内，传统水浴加热和欧姆加热过程中预杀菌橙汁中维生素 C 降解所需的活化能（52.8kJ/mol）两者相似。同样地，温度 60~97℃、电场强度低于 20V/cm 条件下，欧姆加热也未显著影响草莓果肉中的维生素 C 降解速率。甚至在高温（90~150℃）、短时（0.70~1.13s）条件下，欧姆加热和传统巴氏杀菌对新鲜橙汁中维生素 C 含量的影响也不显著，仅降低约 15%。但是，对比红外、微波、欧姆加热和水浴处理过程中橙汁中维生素 C 含量的变化发现，欧姆加热处理后维生素的保留率最高，而微波处理后的样品维生素 C 含量最低。

（五）酚类物质

酚类物质具有较强的抗氧化能力，它是果蔬汁的一个重要营养指标。欧姆加热可快速、均匀地产生出焦耳热，缩短物料热烫时间，从而减少酚类物质的损耗。在相同热烫温度时，25V/cm 电场强度的欧姆加热处理朝鲜蓟副产物后，其中的总酚含量（62.94%）与传统热水烫漂接近（64.97%）；而 40V/cm 电场强度的欧姆加热烫漂后原料的总酚含量显著增加，达 89.14%。此外，欧姆加热过程中的高温也会影响多酚氧化酶的活性，从而影响物料中多酚的含量。研究欧姆加热对新鲜椰子汁中多酚氧化酶活力的影响时发现，随着电场强度从 15V/cm 增加到 20V/cm，且处理时间从 0 增加到 3min，多酚氧化酶的活力都呈现显著降低的趋势；在 20V/cm，80℃条件下处理 3min，多酚氧化酶残留活力最低，仅为 30.55%。

（六）风味和色素物质

与传统水浴加热相比，欧姆加热过程中风味物质包括癸醛、辛醛、柠檬烯、蒎烯和月桂烯的分解程度更小，例如发现欧姆加热处理对酸梅汁的色泽影响更小。同时研究者报道欧姆加热对针叶浆中维生素 C 和色泽的影响与电场频率有关：如 10Hz 低频电场作用下，维生素 C 降解和色泽变化较传统加热处理更大；当施加高于 100Hz 频率的电场时，维生素 C 降解和色泽变化程度就与传统加热处理相当。

第五节　高压脉冲电场技术在食品营养领域的应用

一、高压脉冲电场技术特点

（一）非热加工

高压脉冲电场属于典型的非热加工技术，能更好地保持食品固有的营养成分、色泽和新鲜度。随着消费者对食品要求的提高，高压脉冲电场等非热技术在食品加工领域中的应用已成为食品工业新的增长点。近年来，消费者对食品的风味、营养、安全和功能要求越来越高，极大地推动了国内外对食品非热加工技术的研究与发展。

（二）处理时间短、均匀

高压脉冲电场处理通常在毫秒之内完成（脉冲宽度×脉冲次数），整个加工操作时间在数秒内完成。在处理过程中，食品各个部分受到同样强度电场的处理，除了起泡、固体颗粒和电极边缘区域外，对其他部位的处理均匀且充分。

（三）能耗少

高压脉冲电场是利用高强度的脉冲电压作用于食品，过程中产生的热损耗极少。由于不使用热传导介质，高压脉冲电场杀菌耗能仅为传统热杀菌技术的40%左右。

（四）保护食品营养成分和天然的色香味

高压脉冲电场是利用强电场脉冲的介电阻断原理，破坏细胞膜结构、增加细胞膜的通透性，从而起到强化杀菌等作用。在处理过程中，食品本身温度变化不明显，可克服加热引起的营养成分破坏，减少风味物质损失。

（五）要求食品耐受高强度电场作用

高压脉冲电场处理要求被处理的食品原料能够耐受高强度电场作用，样品需要具有较低的导电性、不含或不产生气泡，对液态物料中固体颗粒尺寸有一定限制。

二、影响高压脉冲电场的因素

影响高压脉冲电场加工效果的主要因素：①加工参数（电场强度、脉冲波形、脉冲极性、脉冲宽度、脉冲数和频率、处理温度）；②食品物性（物料成分、pH、电导率、离子强度、颗粒含量）；③微生物特性（微生物种类、数量、生长期和最适 pH）。

（一）加工参数

1. 电场强度

电场强度是影响高压脉冲电场处理效果的关键因素之一。通常地，只有达到临界电场强度值（Ec）以后，高压脉冲电场处理才可引起微生物的灭亡、细胞膜的破裂、酶的钝化、淀粉的降解等。Ec 值与电场频率、有效处理时间、样品电导率等诸多因素有关。但通常地，利用高压脉冲电场处理液态或半液态食品，其强度需达到 2~30kV/cm；利用高压脉冲电场辅助进行固体物料中功能性成分提取时，其强度通常低于 5kV/cm，辅助干燥加工时则通常需要 3kV/cm 的电场强度。此外，在其他条件保持一致时，随着电场强度的增加，高压脉冲电场的处理效果也会增强。例如，利用高压脉冲电场杀菌时，食品中微生物存活率和电场强度的关系式如下：

$$S = \left(\frac{t}{t_c}\right)^{-\frac{E-Ec}{k}} \tag{4-37}$$

式中 S——微生物存活率（×100%）；

t_c——临界电场强度下的放电时间，s；

t——处理时间，s；

E——电场强度，V/m；

Ec——临界电场强度，V/m；

k——回归系数。

2. 脉冲波形

最常用的脉冲波形有方波、指数衰减波和震荡波。在能量利用率和杀菌效果方面，方波均优于指数衰减波和震荡波，其中震荡波脉冲杀菌效果最差。方波的脉冲上升沿和下降沿短，具有能量集中、利用率高和有效处理时间长的优点；指数衰减波虽然上升沿短，但其下降沿时间长，存在能量不集中、有效处理时间短、热损耗大、能量利用率低等特点。尽管方波比指数衰减波的效率高，但需要脉冲整形网络，结构复杂，成本高，因而方波的使用往往仅限于食品杀菌工艺。

3. 脉冲极性

单极脉冲仅有一个指数脉冲波形，而双极性脉冲包括一个正极性和一个负极性的指数波形。双极性脉冲的每一次应用都会造成电荷的反转，而电荷的反转将会导致细胞膜上带电分子运动方向的改变，引起带电分子或溶质运动方向的不断改变，从而在细胞膜上产生应力差，加快细胞膜的破裂和对电裂解的敏感性。因此，双极性脉冲的微生物致死效应大于单极性脉冲。此外，单极性脉冲作用下液体食品中的带电粒子定向运动，将导致正负离子的分离并最终聚集在电极板表面；而双极性脉冲作用下带电粒子做快速往返运动，不会沉积在电极表面，与单极性脉冲波形相比，电极上的固体沉积物最多可减少 80%。

4. 脉冲宽度、脉冲数、脉冲频率

有效处理时间取决于高压脉冲电场处理室内食品原料接受的脉冲数与脉冲宽度。脉冲频率越大，单位时间内产生的脉冲数越多。在一定范围内，有效处理时间越长，高压脉冲电场的加工效率越高；但当超过这一范围后，加工效率将不会随着时间的增加而增加。例如，随着脉冲宽度从 0.05μs 增加到 1μs，15℃时 50kV/cm 的高压脉冲电场杀灭沙门菌所需的能量从 44kJ/kg 降低至 32kJ/kg；但随着脉冲宽度进一步增加至 3μs，脉冲电场杀灭微生物的能效未发生显著变化。

5. 处理温度

处理温度也会显著影响高压脉冲电场对食品原料加工时的作用效果。一方面，随着温度的增加，原料电导率随之增加，电场加工效率增加；另一方面，温度增加也提高了细胞膜的流动性和通透性、增加细胞对机械破坏的敏感性，提升了胞内物质的扩散速率，从而加快对食品的杀菌、干燥和功能性物质提取效果等。一般情况下，随着处理温度上升（在 5~60℃范围内），高压脉冲电场杀菌效果显著增加，最高可达 10 倍以上。

（二）物料的性质

1. 电导率、离子强度、 pH

在高压脉冲电场加工系统中，被处理食品原料处于闭合电路中，可等效为相应的电路元件进行分析，因此必须考虑样品的等效电阻和等效电容特性。蛋白质、多糖分子团或类脂体分子在高强度电场中缓慢流过时是不直接导电的，但其电离基团载有电荷，形成偶极子。高强度电场会引起的电荷分离，使分子发生团转向或重组，打破部分共价键结构。同时发生一些化学反应，如改变蛋白质中 S—H 原子团和 S—S 键之间的平衡。一般情况下，上述偶极子的形成不会引起通过原料电流的增加，但如果该偶极子存在于生物膜中，电场的作用会使双层类脂膜产生孔洞或打开蛋白质通道，这些通道使具有活性的离子快速流动，从而产生焦耳热效应，加快了分子和介质电阻率的变化。介质的电阻率降低，脉冲频率上升，脉冲宽度下降，但电容器放电时，脉冲数目不变，从而高压脉冲处理的有效时间减少，效果则相应下降。换言之，食品原料的电阻率越大，即食品中离子强度越小，高压脉冲电场对细胞的破坏作用越强。pH 也会显著影响高压脉冲电场的作用效果。例如，在进行杀菌时，微生物在最适生长 pH 环境下对外加电场的抵抗力更强，随着 pH 的增加或降低，微生物对外电场的敏感性也随之发生改变。

2. 固体颗粒含量

有些食品原料由几种物质组成，呈非匀质状态，各部分电导率不同。例如，对于含固态颗粒的液态食品来说，例如调理汤羹或水果罐头，若液态部分的电阻率不足够低，则脉冲电流通过液体时，会使电阻率较大的固体成分得不到充分处理，进而造成加工不彻底。

3. 流速、黏度、气泡

相对于间歇式处理的高压脉冲电场系统，连续式高压脉冲电场处理的效果往往更好，从而在实际生产中具有更加广泛应用。连续式的高压脉冲电场适用于低黏度、不易起泡的食品物料的处理，在加工过程中原料的流速需保持稳定和均匀，从而确保物料所接受的电场强度和温度具有均一性。若物料流动方式为层流，则可能发生异质处理。因此，为了确保单位体积物料受到的电场能量一致，需要足够高功率和频率的脉冲调制器来适应层流处理。但是，对于含有固体颗粒的液态食品，只有通过增加混合搅拌的效果才可保证整个过程中样品温度和电场分布的均一性。若通过改变高压脉冲电场处理室的入口或在内部插入一些物理障碍物产生出湍流效果，也可有效提高物料间的传质传热速率。然而，这些静态混合装置会使系统清洗和程序维护复杂化。

（三）微生物因素

1. 微生物种类

食品加工涉及的微生物种类繁多，具体包括细菌、酵母、霉菌、放线菌等。在细菌中，革兰阳性菌对高压脉冲电场的抵抗能力高于革兰阴性菌。酵母细胞尺寸更大，与细菌相比，对高压脉冲电场处理更为敏感。芽孢对于高压脉冲电场有很大的耐受力，处理并不能杀死芽孢。一般来说，在其他条件一致的前提下，高压脉冲电场处理后不同菌种存活率由高到低分别为：霉菌>乳酸菌>大肠杆菌>酵母。

2. 微生物生长时期

高压脉冲电场的杀菌效果与微生物生长期密切相关。处于对数生长期的微生物细胞快速分裂繁殖，细胞膜对外加电场的敏感性更高。关于大肠杆菌、酵母等诸多微生物的研究均表明，处于对数生长期的微生物细胞对高压脉冲电场处理的敏感度显著高于稳定期和缓慢期的微生物细胞。

3. 微生物菌落数量

与所含微生物菌落数低的食品原料相比，含微生物菌落数高的食品原料经相同强度脉冲电场处理相同时间后，其菌落数下降的对数值明显更高，但其菌落残留量也更高。一般地，相对于浓缩果汁，高压脉冲电场处理后新鲜果汁中微生物残留数量更少，杀菌更彻底。

三、高压脉冲电场在食品营养领域的研究进展

（一）食品杀菌

高压脉冲电场杀菌主要是通过对微生物细胞施加高强度的电势差，导致细胞出现电穿孔和膜渗透性的增加，最终致使细胞死亡，可杀灭病原微生物，例如金黄色葡萄球菌、大肠杆菌、鼠伤寒沙门菌、单核细胞增生李斯特菌和肠炎沙门菌，以及腐败菌如醋杆菌属和酿酒酵母等。高压脉冲电场属于典型的“冷加工”技术，特别适合于热敏性很高或有特殊要求的食品杀菌工艺，商业上已成功地用于包括橙汁、苹果汁、草莓汁在内的各种果汁的生产。有研究报道23kV/cm的高压脉冲电场处理橙汁36μs后，在4℃下保存58d，橙汁中的肠杆菌科、酵母和霉菌菌落数<10CFU/mL、乳酸菌<100CFU/mL、总菌落数<1000CFU/mL。利用9~27kV/cm的高压脉冲电场在40℃条件下处理葡萄汁，其中金黄色葡萄球菌、大肠杆菌和酿酒酵母分别降低6.01lg CFU/mL，3.06lg CFU/mL和2.69lg CFU/mL。影响高压脉冲电场灭活效果的主要工艺参数包括电场强度、处理时间（t=脉冲数×脉冲持续时间）、脉冲形状、脉冲极性以及初始处理温度等。其中，电场强度和处理时间是最主要的工艺参数。高压脉冲电场技术具有成本效益高、节能、容易普及等优点，但目前只有少数商业的高压脉冲电场制造商，如PurePulse Technologies（美国）、KEA-Tec GmbH（德国）、Elea GmbH（德国）、Energy Pulse Systems（葡萄牙）、Montena Technology（瑞士）、Diversified Technologies Inc（美国）等，国内市场急需更多供应商来设计和构建可靠的高压脉冲电场商业装备。

（二）酶的钝化

食品内源酶如过氧化物酶和多酚氧化酶会导致食品褐变，影响产品感官和营养品质。因此，食品加工过程中需通过热烫等高温处理来钝化酶的活性。但是，高温可能破坏食品中热敏性成分的稳定性。高强度脉冲电场处理可在低温下有效钝化食品中的内源酶。目前已被证明对牛乳和大多数果蔬中的内源酶，如碱性磷酸酶，果胶甲基酯酶，聚半乳糖醛酸酶，过氧化物酶，多酚氧化酶，脂氧合酶，氢过氧化物裂解酶和β-葡萄糖苷酶具有较好的钝化作用。其中，多酚氧化酶、过氧化物酶、果胶甲基酯酶和氢过氧化物裂解酶的活性可降低85%~100%，而聚半乳糖醛酸酶，脂氧合酶和β-葡萄糖苷酶的活力降低程度<50%。高压脉冲电场对酶活力的影响主要与电化学和电解反应，以及极化效应导致的酶二级结构变化有关。利用强度22kV/cm、脉冲宽度1.5μs、频率10Hz的指数衰减脉冲电场处理辣根过氧化物酶，发现该酶活力的降低与其α-螺旋含量下降和荧光强度增加有关。通过研究高压脉冲电场处理对脂肪氧化酶、果胶酯酶和辣根过氧化物酶结构和活力的影响，发

现高压脉冲电场处理后三种酶二级结构中的α-螺旋含量均显著降低，荧光光谱强度下降，活力显著降低，且随着电场强度和脉冲数增大，钝化效果增强。但值得注意的是，钝化酶活力所需的电场强度通常远高于灭菌处理，通常需要达到20kV/cm以上，对设备性能要求较高。在实际生产中，为了降低对设备性能的要求，往往利用高压脉冲电场与适宜的温度进行结合，从而降低其施加的电场强度。

（三）食品干燥

传统热风干燥方法可能导致食品物料的热损害，严重影响产品的质地、颜色、风味及营养价值。冷冻干燥可有效保证食品原料的感官和营养品质，但存在成本高、不适用于普通食品干燥生产等缺点。高压电场作为一种新兴的辅助干燥技术，可在较低温度下实现食品的快速干燥，从而减少食品中不饱和脂肪酸的氧化、蛋白质受热变性和降解以及风味物质和营养物质的损失，在干燥领域的应用潜力巨大。1999年，首次证实高压电场预处理可加速胡萝卜的渗透脱水。此后，高压电场在铃椒、苹果片、马铃薯片、甜菜、菠菜等农产品的干燥中被广泛用作预处理手段。例如，研究发现2.8kV/cm高压电场预处理后，菠菜干燥速率显著增加，但抗坏血酸含量和颜色显著优于传统处理。在对流热风干燥和微波辅助热风干燥前进行高压电场预处理，结果发现胡萝卜和苹果的干燥动力学加快（干燥时间缩短25%~53%）、活性化合物保留率增加。但是，高压电场在干燥领域的应用起步总体较晚，目前大多集中在实验室阶段，将其应用于实际生产中的研究报道还较少。因此，在进一步明确电场强化食品干燥机制的基础上，可大力推行电场辅助干燥技术在农产品深加工方面的普及和应用。

（四）食品浸渍

传统浸渍方法加工时间较长。例如，果蔬等食品表皮结构致密，甚至存在蜡质层从而不利于糖分、盐分等溶质的渗透，传统果蔬糖渍生产需耗时15d左右。因此，提高果皮的通透性是强化浸渍的关键。目前常用人工法进行破壁，不仅效率低且工序烦琐。电场不仅可在果蔬细胞膜两侧产生电势差，导致细胞膜的电穿孔和通透性增加，还可加速带电溶质的定向迁移，从而加速其渗透进入果蔬组织，具有效率高，机械损伤少等优点。目前，高压脉冲电场在食品腌渍中的应用集中于果蔬加工、酿酒葡萄低温浸渍、益生菌富集等方面。在果蔬汁生产中，利用高压脉冲电场预处理可破坏果蔬组织细胞的细胞膜，促进细胞内汁液流出，增加出汁率。例如，研究发现高压脉冲电场处理可降低马铃薯榨汁过程中所需的压力，且出汁率可提高2倍。利用高压脉冲电场辅助甜菜丝冷榨时也发现，榨汁率可从29%提高至80%，且高压脉冲电场辅助榨汁得到的果汁纯度更高。葡萄酒酿制过程中，利用高压脉冲电场处理也可加速葡萄组织细胞内容物的浸出。益生菌尤其是乳酸菌可耐受较低的pH环境且菌体表面带正电。因此，利用电场驱动带电菌体在多孔状植物组织中的扩散和渗透，达到富集益生菌的目的。电场强化浸渍的基本原理已初步清晰，实验室级设备也见报道，但工业应用缺乏，尚需进一步推进。

（五）功能性成分提取

胞内物质的提取与细胞膜的通透性显著相关。高压脉冲电场作用于细胞时，当细胞膜内外的跨膜电压超过细胞膜能承受的临界值（1 V）则可导致细胞膜的电穿孔，使组织和细胞发生不可逆的破坏，从而促进胞内功能性成分的流出。细胞膜的跨膜电压与细胞直径、电场强度、膜表面外场方向、细胞电学特性以及细胞膜与其周围溶液性质等因素有关。一般认为导致植物细胞出现电穿孔的阈值强度为130~260V/cm，而微生物细胞的阈值则为植物细胞的50~100倍。在实际加工过程中，高压脉冲电场强化提取效果还与脉冲宽度、脉冲数、有效处理时间以及处理温度等参数有关。通过调控脉冲处理参数，可实现胞内功能性成分的选择性提取。目前，高压脉冲电场已被用于酚类物质、多糖、蛋白质、色素、精油等活性物质的提取。例如，在红葡萄酒发酵过程中发现，利用中温加热、超声波和高压脉冲电场三种方式处理均可提高酚类物质（花色苷和单宁）的提取率，但0.8kV/cm和5kV/cm高压脉冲电场处理后，酚类化合物的提取率最高，分别提高了51%和62%，而中温加热和超声波处理后，提取率分别只提高了20%和7%。与传统有机溶剂提取法相比，高压脉冲电场辅助提取往往表现出提取率高、处理时间短、能耗低、可连续式生产的优点。并且，高压脉冲电场提取在低温下进行处理，可避免热敏性化合物的损失。因而，高压脉冲电场辅助提取技术在食品、医药和化妆品等领域具有广阔的应用前景。但是，该辅助提取技术也存在一些不足。例如，现有设备的高压处理腔容量较小，难以满足工业生产需求，且系统结构设计需进一步优化，设备存在易阻塞和出现短期故障等不稳定性问题。此外，关于高压脉冲电场辅助提取过程中的传质理论也缺乏充足描述，电穿孔理论需进一步丰富和完善。

（六）酒类陈酿

酒在自然陈酿过程中会发生一系列复杂的物理化学反应，物理作用包括乙醇分子缔合、水分子缔合以及乙醇和水分子、醛类物质、酸类物质等的缔合作用；化学反应则存在酯化反应、氧化还原反应、缔合与聚合反应等。整个陈酿过程是酒质不断提升的过程，复杂而缓慢。电场处理可使酒中的部分分子间或分子内氢键发生断裂，酒中的极性分子与其他分子之间相互渗透，缔合成大分子群，它们既可以是同分子之间的缔合、不同分子之间的缔合，也可以是其他醇、醛、水分子之间的缔合，构成错综复杂的缔合现象。同时，极性分子在外电场中获得能量，提高了化学反应体系的活化能，尤其是促进了酯化和缩合反应速度，进而增加了酒的香气。高压脉冲电场催陈具有处理时间短、产热少、传递均匀以及对食品营养特性影响小等特性，能克服食品加热或化学单元操作带来的不良影响等。华南理工大学的曾新安教授团队针对果酒酿造、蒸馏及陈酿等后处理过程中存在的高耗低效问题，通过探明酒的自然陈酿及电场作用下的有序缔合机制和氧化还原电位规律，开发了高压脉冲电场催陈装备，解决了果酒安全化与陈酿耗时长等难题。

（七）其他

高压脉冲电场在多糖改性、生物大分子相互作用等领域近年来也受到了研究者们的关注。例如，有研究报道高压脉冲电场可打断淀粉和壳聚糖的分子链、加速淀粉的乙酰化过程，亦有相关文献综述了高压脉冲电场影响多糖和蛋白质间相互作用的机制和研究进展。

四、高压脉冲电场对食品营养物质的影响

（一）淀粉

高压脉冲电场可引起淀粉颗粒和半结晶结构的破坏，打断淀粉分子链，导致淀粉相对分子质量的降低，进而引起淀粉理化性质的改变。同时，淀粉糊化温度、糊化焓和淀粉糊黏度均呈现降低。50kV/cm 的高压脉冲电场处理后，玉米淀粉的颗粒保持完整，结晶类型未发生变化；但是，淀粉的相对结晶度略有下降，淀粉表面变粗糙，颗粒间发生聚集，相对分子质量降低，导致淀粉糊化温度、糊化焓和黏度均显著降低。在 1.1kV/cm 的高压脉冲电场处理马铃薯发现，马铃薯内部淀粉未发生明显变化，但马铃薯表面淀粉的糊化温度范围变窄、消化性降低。木薯淀粉、蜡质大米淀粉和粳米淀粉等也被发现在高压脉冲电场作用下颗粒结构和结晶结构会发生一定程度变化，导致淀粉糊黏度显著降低。

高压脉冲电场是一种典型的非热加工技术，一般认为是其强脉冲电压产生的电荷极化效应导致了淀粉结构性质的变化。在其电场作用下，淀粉溶液中的带电粒子定向迁移并聚集在淀粉颗粒表面，形成宏观的空间电荷，当达到一定电场强度后，淀粉颗粒外层会产生瞬间高压放电，从而导致淀粉颗粒裂解。但是，也有研究者认为是由于欧姆热效应导致的，即高压脉冲电场在处理过程中产生的热效应不可避免，淀粉颗粒表面特殊的电导性质可能会导致处理过程中的淀粉颗粒表面产生局部过热现象，从而淀粉表面发生糊化现象，颗粒表面变粗糙，颗粒间发生聚集，平均粒径增加，淀粉糊化温度和黏度降低。但目前关于高压脉冲电场影响淀粉结构性质的机制还不明确，尚需进一步研究。

（二）蛋白质

蛋白质为含有氨基和羧基的聚电解质大分子，在 $pH \neq pI$ 时，蛋白质带有一定电荷。电场作用下，正负带电粒子会向相反方向迁移，蛋白质分子中的氨基、羧基以及巯基等残基会因运动发生改变，破坏维持蛋白质结构稳定性的次级键，包括疏水相互作用、静电作用力、氢键、二硫键等，从而导致蛋白表面疏水性、二级结构和三级结构变化。高压脉冲电

场可导致蛋白质表面疏水性增加。例如，利用分子动力学模拟手段研究发现，高压脉冲电场处理后溶菌酶的三级结构打开，但芳香族氨基酸残基侧链的运动不一致，更多的酪氨酸残基被其他的链包裹，而色氨酸残基被暴露，如图 4-17 所示。华南理工大学曾新安教授团队与江南大学杨瑞金教授团队系统研究了高压脉冲电场处理对蛋清蛋白、乳清蛋白和大豆蛋白结构的影响，结果发现高压脉冲电场处理可改变蛋白内部疏水相互作用，导致其空间构象变化，从而暴露了更多的疏水性区域，最终表现为蛋白分子表面疏水性提高。巯基和二硫键对蛋白质的功能特性包括凝胶、乳化等有着十分重要的作用。高压脉冲电场处理会使得巯基变得更加活泼，诱导多肽链构象发生变化。利用高压脉冲电场处理菜籽蛋白发现，35 kV 的高压脉冲电场处理后菜籽蛋白中的自由巯基含量提高 2 倍，但随电场强度和处理时间的延长，蛋白质总巯基含量明显下降。高压脉冲电场处理可改变蛋白质的二级结构。

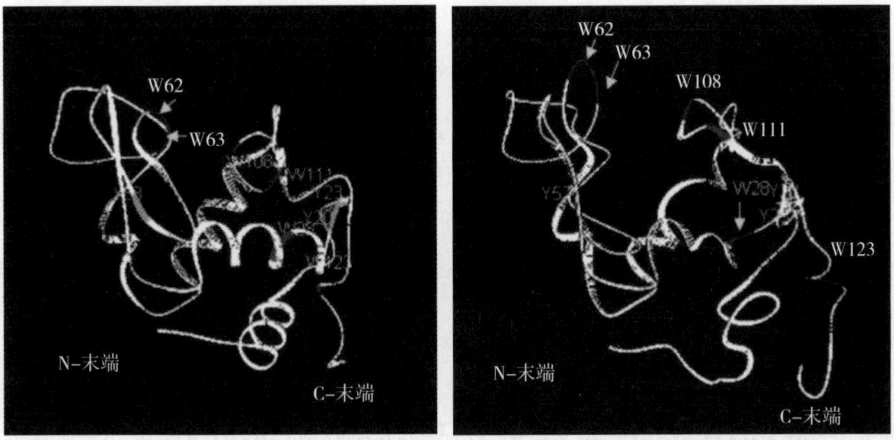

（1） （2）

图 4-17 溶菌酶在高压脉冲电场处理前（1）、后（2）的三维分子结构变化示意图

注：色氨酸 Trp 和酪氨酸 Try 残基位点分别用红色和绿色标记。

（三）脂肪酸

高强度脉冲电场处理可导致脂肪酸结构和功能性发生微弱的变化。高压脉冲电场（电场强度 35kV/cm、频率 1000Hz、脉冲宽度 4μs、方波、处理时间 1ms）处理葡萄汁后，其中的总脂肪酸含量略有降低；但利用高压脉冲电场单独处理脂肪酸时，除月桂酸外，其余的脂肪酸均未发生显著变化。同样地，利用高压脉冲电场（单极性方波、脉冲宽度 7μs、频率 111Hz、电场强度 35.5kV/cm、处理时间 300~1000μs）处理全脂牛乳时，发现脂肪酸含量没有显著变化。35~40kV/cm 的高压脉冲电场处理 40~180μs 后，其果汁-牛乳混合饮料中饱和、单不饱和或多不饱和脂肪酸的含量也没有发生显著变化。

（四）维生素

高压脉冲电场处理果汁和牛乳后，对其中的维生素、类胡萝卜素和风味物质影响较小。33kV/cm 处理橘汁 92μs 且 4℃贮藏 92d 后，其中的维生素 C 含量依然维持在 68%；而巴氏杀菌后，维生素 C 含量仅剩余 46%。

（五）色素物质

类胡萝卜素是果汁的主要色素物质。利用电场强度 25～40kV/cm 的高压脉冲电场在 65℃以下温度处理橙汁-胡萝卜混合汁 300～340μs 发现，随着电场强度的增加，其中的 β-胡萝卜素、β-玉米黄质和 α-胡萝卜素降解程度增加，但与巴氏杀菌相比，β-胡萝卜素的含量更高。

（六）风味物质

高压脉冲电场处理显著影响苹果汁、牛乳、鸡蛋和豌豆汤等食品的风味，但与传统加热方式相比，对风味的影响更小。利用 35kV/cm 的高压脉冲电场处理橙汁 200μs 后发现，其中的主要风味成分柠檬精油和丁酸乙酯分别被破坏了 15%和 26%；但巴氏杀菌处理导致的损失高达为 60%和 82%。

第六节 感应电场技术在食品营养领域的应用

一、感应电场技术的特点

（一）无金属电极、无电解反应

与欧姆加热和高压脉冲电场等电极接触式的电场加工技术相比，感应电场技术通过电磁感应的方法直接在电导性的食品原料内部诱导出足够强的感应电场，无须使用电极，可避免电极电化学腐蚀并导致食品重金属污染，特别适用于低酸性食品和碱性原料的处理，在食品、化工合成等领域的应用前景。

（二）快速、均匀产热

感应电场技术涉及的电场强度、频率和信号波形等电学参数与欧姆加热类似，因而对食品原料的作用也具有相似性。在感应电场的初级线圈上施加电压，可在样品线圈内部直接诱导产生感应电场。通过调控样品线圈的结构以及尺寸，串并联连接方式等，可有效控制通过食品原料内部的电流强度，实现物料的快速均匀加热，如图 4-18 所示。

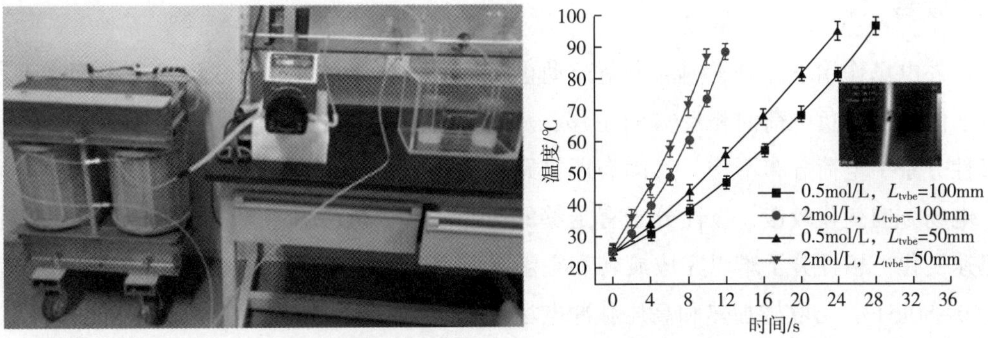

图 4-18　感应电场加热管中 KCl 溶液的温度变化曲线

（三）非热效应降低加工温度

感应电场可导致细胞的电穿孔效应、酶类或蛋白质大分子的极化，同时能提高传质效应，驱动带电粒子定向迁移，利用其非热效应能降低单元操作时所需要的温度，缩短处理时间。

（四）改善加工品质

感应电场不仅可缩短传统食品热处理如杀菌、钝酶时等所需要的时间，而且与接触式的电场技术如高压脉冲电场和欧姆加热相比，无须使用金属电极，可彻底避免电极表面电解反应所导致的食品重金属污染隐患。因而，感应电场处理得到的食品在安全性以及营养保留方面均有一定的优势。

（五）仅适用于液态或黏性食品

感应电场的处理室通常呈螺旋管状，需通过泵压进行食品物料的输送。处理过程中，为了形成足够强度的感应电流，需确保样品流量的稳定和防止起泡产生。感应电场适用于果汁、牛乳、豆浆、蛋液、黄酒、调味品、液态调理食品的处理，不适用于固态食品的加工，且对液态食品中固体颗粒的含量和尺寸有着较为严格的要求。

二、影响感应电场的因素

（一）励磁电压

对于特定的感应电场加工系统来说，励磁电压的增加将在样品内部诱导产生出更高强度的感应电场。随着感应电场强度的增加，液体样品内部带电粒子运动速率加快，同时热效应和非热效应也会呈现。

（二）频率

在外电场作用下，分子内部电荷流动也可能导致分子外层电子云发生极化并变形，极性分子内部的正负电荷向相反方向位移，从而具有电偶极矩，并伴随位移极化；同时，由于极性分子中电荷分布不均，其固有偶极距趋向于沿电场方向排列，发生取向极化。低频时，电场方向变化较慢，极性分子有足够的时间旋转、电泳和重新排列；而高频电场的方向迅速变化，极性分子难以完成旋转和重新排列。目前报道的感应电场所使用的频率范围多为0~80kHz，与欧姆加热和高压脉冲电场技术的频率区间一致。

（三）电导率

电导率是决定食品电场加工效率的最关键的因素之一。食品原料电导率增加，感应电场的加工效率即磁电耦合的能量转化率随之提高。对于不导电的液态样品如白酒、食用油等则不适于采用该技术进行处理。

（四）原料理化性质

食品原料的固形物含量、黏度、pH和酸度均会影响感应电场的加工效率。通常地，酸度增加以及pH降低均会提高原料电导率，从而增加能量利用率；而固形物含量和黏度增加则更有利于感应电场热效应的产生。

（五）加工温度

与欧姆加热类似，当感应电场可在样品内部产生出足够强度的感应电流时，能快速、均匀的产热。感应电场处理过程中的温度可通过多点测定的方式在线监控，并通过控温装置进行反馈调控。理论上，随着处理温度的增加，样品电导率随之提升，从而进一步引起感应电场的加工效率提升。

（六）流量

食品原料流量的变化可影响感应电场的处理时间，通常情况下，流速越高则原料通过管道系统的时间越短，由于整个管路系统都充满了不同的电势差，所以加工时间就相应减少，反之亦然。

三、感应电场在食品营养领域的研究进展

（一）食品杀菌、酶的钝化

感应电场加工与欧姆加热类似，在对食品原料的处理过程中也会产生强烈的焦耳热效应并引起细胞的电穿孔、酶分子极化等一系列非热效应的出现，从而能运用于食品的杀菌和钝酶处理。经过励磁电压 1800V 的感应电场处理，猕猴桃汁中的细菌、霉菌和酵母被全部杀灭，其多酚氧化酶和过氧化物酶活性分别降低 94.8%和 92.7%；与超高温瞬时杀菌（121℃、5s）和传统热处理（93℃、2min）相比，感应电场处理后的猕猴桃汁 pH、可滴定酸、颜色、褐变指数、总酚和黄酮含量变化均最低。利用感应电场处理苹果汁和蓝莓果泥时发现，感应电场可在保留果汁天然营养成分的基础上，实现对过氧化物酶和多酚氧化酶活性的抑制。与接触式电场技术相比，感应电场通过电磁感应在食品原料内部产生足够强度的电场，无需使用电极，进而在食品加工领域的应用前景看好。但是，由于缺乏成熟的感应电场加工设备，距离工业化生产尚有一定距离。

（二）功能性成分提取

感应电场可实现电导性食品原料的快速均匀产热，同时导致组织细胞发生电穿孔现象，从而强化细胞内功能性成分的提取。目前感应电场技术已被用于果胶、多糖、精油和可溶性钙离子的提取。例如，利用感应电场辅助提取葡萄柚皮果胶发现，随着励磁电压的增加，果胶提取率呈对数增加，且所得果胶中的中性糖含量、重均相对分子质量、半乳糖醛酸、酯化度和黏度下降。励磁电压的增加会提高柑橘皮中精油的提取率，而频率的增加将导致提取率的下降。利用感应电场对青鱼鱼骨钙进行了辅助提取研究，结果显示低 pH 环境和高励磁电压更有利于鱼骨中钙的溶出，电场频率增加则钙的提取率减少。这些研究证实了感应电场辅助功能性成分提取的可能性。

（三）测量分析

利用不同导电性的液体食品原料作为变压器的次级线圈时，由于原料理化特征及阻抗的不同，线圈两端输出电压值存在一定差异。利用感应电压（或感应电场）评估蛋液中总固形物含量和脂肪含量时发现，励磁电压固定时，感应电压值与样品中的固形物含量及脂肪含量成负相关。将不同盐分含量酸黄瓜作为变压器次级线圈时，其两端输出电压值也被发现与盐含量成正相关。通过在线监测不同脱乙酰度壳聚糖的输出电压与脱乙酰度的相关性发现，在励磁电压 10V、频率 400Hz 时，样品线圈两端的输出电压值与壳聚糖的脱乙酰度之间存在较好的线性关系。这些研究初步证实了感应电场技术在液态样品理化检测中的

应用，但尚处于探索阶段，检测精确性有待进一步提升。

（四）多糖改性

对于反应体系来说，电场驱动带电粒子快速的定向迁移，一方面会导致底物-底物/底物-催化剂间碰撞概率增加，另一方面会加速中间产物间的电子流动，影响不同物质的稳定性。已有报道表明，感应电场技术在淀粉化学改性方面有着较为广泛的应用前景。淀粉化学改性通常需在较为极端的环境进行，例如高温、强酸或强碱等。欧姆加热和高压脉冲电场处理过程中，金属电极表面会发生电化学腐蚀，极大地限制了这类接触式电场技术在淀粉改性中的应用。感应电场是通过交变磁场直接在样品内部诱导产生出电场，反应速率和介质的电导率有关，已有大量研究证实感应电场可强化淀粉等多糖物质的酸解效率，使其选择性增强，且处理过程不存在电化学污染问题，因而在精细化工和医药领域的应用前景看好。李丹丹等系统研究了感应电场水解效率与励磁参数、介质导电性和底物带电性质间的关联，探明了感应电场调控多糖酸解的效率和选择性，还包括热效应和非热效应机制。以玉米淀粉为研究对象，证实感应电场作用下 H^+ 快速、定向攻击淀粉分子链，可同时产生热效应和非热效应，提高了淀粉的酸解速率且增加了酸解选择性，如图 4-19 所示。

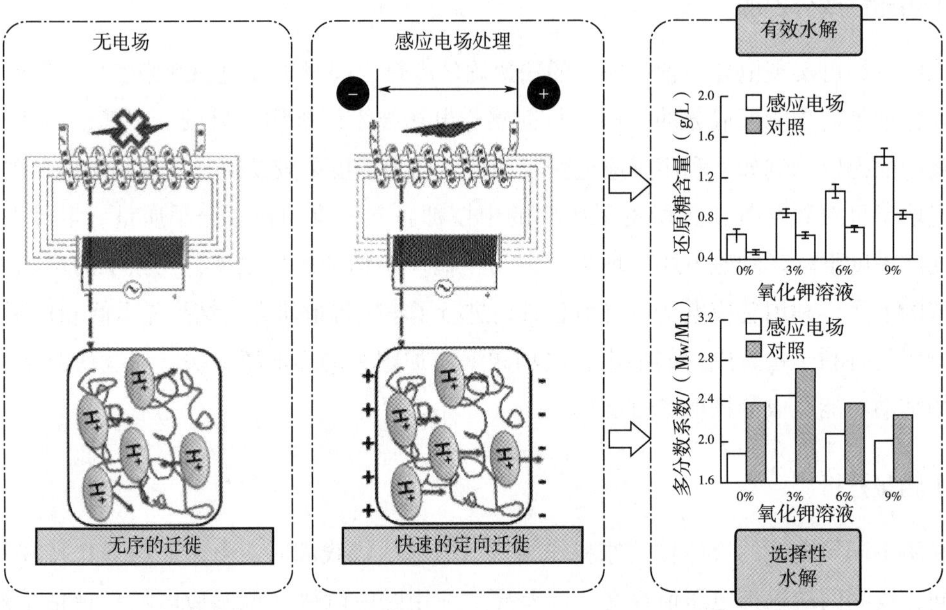

图 4-19　感应电场对淀粉酸解效率和选择性的影响机制

通过调控励磁电压、频率和介质电导率发现，淀粉的酸解效率与电场强度、介质电导率成正比；感应电场频率对酸解影响不显著，但酸解反应的选择性随频率的增加而增强。以不同带电性的多糖为研究对象，进一步研究发现感应电场作用下带电粒子的快速迁移诱导产生热效应，促进了多糖的酸解；但消除热效应影响时，不同带电多糖迁移模式不同，与 H^+间碰撞概率改变，影响其传质效率，产生的电场非热效应也可促进瓜尔胶和果胶的酸解，但是对壳聚糖酸解反应不利，如图 4-20 所示。感应电场属于新兴的电场技术，在多糖改性的应用目前集中酸解应用，关于酯化、交联、醚化反应的研究有待进一步开展。

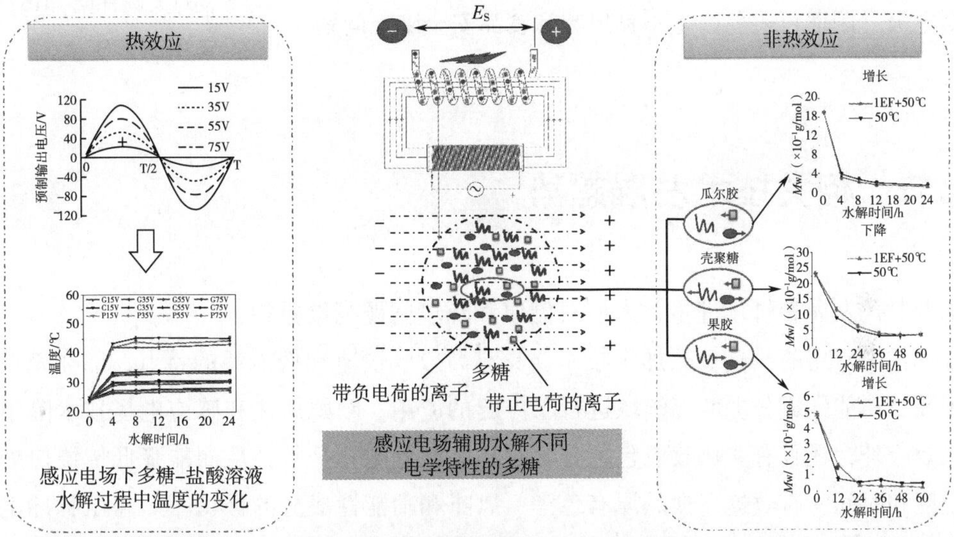

图 4-20　感应电场调控多糖酸解的热效应和非热效应机制

四、感应电场对食品营养物质的影响

感应电场的加工原理与欧姆加热类似，都是基于焦耳热效应的运用。因此，对食品组分的作用原理和影响效果相似。低强度的感应电场可导致淀粉的退火。例如，在激励电压75V、40~55℃条件下处理 30~96h 后，马铃薯淀粉的相对结晶度略有增加、糊化温度增加、糊化焓降低、淀粉糊峰值黏度和回生值大大降低。但值得注意的是，与传统水浴加热相比，感应电场处理会进一步增加淀粉的结构有序性，可能与电场驱动淀粉分子链定向排列有关。

大量研究证实感应电场可导致酶分子的失活，且同时有效保留食品原有色香味。例如，在 70℃条件下利用感应电场处理苹果汁后，与对照组相比，其中过氧化物酶残余酶活力降低 17.66%，多酚氧化酶残余酶活降低 23.80%，但对色泽和芳香物质没有显著不良影响。经激励电压 250V、85℃感应电场处理 30min 后，蓝莓果泥中多酚氧化酶活性完全丧失，色泽显著优于常规热处理且产品的粒径分布、黏度和风味更接近于鲜榨果泥。激励电压800V、激励频率 400Hz 条件下处理苹果汁后，大肠杆菌细胞膜通透性增加，胞外蛋白和核酸含量增加，菌落数降低 4.5lg CFU/mL，且相对于热处理，感应电场处理组的苹果汁总酚、黄酮类化合物和抗氧化能力更高。激励电压 1800V、流量 6mL/min 处理奇异果汁后，其中的细菌、霉菌和酵母被完全灭活，多酚氧化酶活力降低 94.8%，过氧化物酶活力降低 92.7%，且与超高温瞬时杀菌和传统热杀菌相比，感应电场处理样品的总酚和类黄酮含量损失最少。

总的来说，感应电场可在杀菌灭酶的同时有效保留食品中的功能性成分，并且与欧姆加热相比，感应电场处理过程中无需使用金属电极，因而可避免产生不良风味和食品安全隐患问题。

新型感应加热处理柚子汁及对大肠杆菌 O157：H7 失活的研究

第七节 相关技术发展趋势

随着时代发展和科技进步，人们对健康和环境问题高度重视。电场处理作为常用的绿色食品加工技术，具有高效、快速和低能耗的特点，已在杀菌、钝酶、干燥、功能性成分提取等领域进行了广泛的应用。欧姆加热和感应电场技术除了产生焦耳热效应外，还具有非热效应包括分子极化和细胞电穿孔等，从而能降低传统热处理所需的温度和时间，有效提高食品原有色泽、风味和功能性成分的保留率。高压脉冲电场属于典型的非热力加工技术，也能最大程度地保留食品原有的色香味和营养成分。处理过程中，主要通过产生高强度的脉冲电压作用于食品，并在组织细胞表面产生孔洞，导致细胞膜发生崩溃。其中的电穿孔效应可诱导微生物的死亡，同时增加胞内物质的提取速率，而酶分子极化则有助于食品内源酶的钝化。但是，食品属于复杂电解质体系，含有一定的酸性和碱性基团，以及各种盐类物质，在欧姆加热和高压脉冲电场处理过程中，金属电极表面可能发生电化学腐蚀，导致食品原料污染。感应电场则是通过电磁感应的方式直接在食品原料内部诱导出电场，处理过程无需使用金属电极，属于非接触式的电场加工技术，因而未来在食品加工领域具有广阔的应用前景。总之，加快推进食品电场技术的高端化、智能化和绿色化是促进我国食品产业高质量发展、提高传统食品市场竞争力的重要途径。

思考题

1. 食品领域常用电场技术有哪些？作用原理是什么？

2. 电场技术对碳水化合物、蛋白质、维生素等营养素会产生什么影响？在提升食品营养特性方面有何优势？

3. 从营养功能型食品创制角度看，电场技术未来发展方向是什么？

拓展阅读

实现国民健康长寿是民族振兴和国家富强的标志，也是人民的共同愿望。改革开放以来，我国在保障国家食品安全和国民饮食健康营养方面取得巨大成就，用世界9%的耕地和6%的淡水养活了世界近1/5的人口。然而，进入新世纪以来，我国在进一步提升国家粮食安全保障能力和国民营养健康水平方面还面临诸多挑战。例如，与膳食相关的疾病发生率不断增加。基于此，我国于2016年印发实施了《“健康中国2030”规划纲要》，旨在推进健康中国建设、提高国民健康水平。在2022年全国两会上，习近平总书记指出：“要树立大食物观”。这些都为新时代保障国家粮食安全和国民营养提供了方向。

在传统食品加工过程中，为了提高食品的消化性和改善其贮藏性，高温过程常常不可避免。然而，高温处理会导致食品中热敏性功能物质活性的丧失，降低其营养价值。基于此，引入新技术、新工艺改善食品加工性能、减少食品副产物的产生迫在眉睫。与传统的“热加工”技术相比，电场技术在某些应用场景能更好保持食品固有营养成分、质构、色泽和新鲜度等特点，同时降低加工能耗、减少环境污染。因此，电场技术在食品产业中的应用已成为国际食品加工业的新增长点和推动力。

第五章 食品营养与超高压技术

学习目标

1. 掌握超高压技术的基本原理及优缺点。
2. 理解超高压技术对于不同产品营养品质的影响及原因。
3. 了解超高压技术的发展现状与趋势。

第一节 食品超高压技术概述

食品超高压技术，即高静水压技术（high hydrostatic pressure，HHP），是指将食品原料采用柔性材料包装后密封于超高压容器中（常以水或其他流体介质作为传递压力的媒介物），在一定的压力（一般不小于100MPa，常用的压力范围是100~1000MPa）和温度条件下加工适当时间，引起食品组分非共价键（氢键、疏水键等）的破坏或形成，使食品中的酶、蛋白质、淀粉等生物高分子物质变性/失活，并杀死食品中的细菌等微生物，从而达到食品保藏和加工的目的。

食品中的微生物和酶是影响食品安全、品质和营养价值的重要因素。在食品加工、运输和贮藏过程中微生物和内源酶常引起食品变质，导致食品品质和营养价值下降，引发食品安全问题，给食品生产企业和广大消费者带来经济损失和健康风险，因此控制食品中的微生物和关键酶显得尤为重要。而食品超高压技术不仅能控制对压强敏感的霉菌和酵母的生长，通过破坏膜、膜蛋白和核糖体来灭活细菌，还能在一定条件下作用于芽孢内部膜结构，引起芽孢失活。此外，有研究表明超高压技术可使部分病毒失活，从而有效降低食品安全风险。超高压技术还可以通过改变生物大分子的空间构象来钝化食品中的内源酶如多酚氧化酶、过氧化物酶、脂肪氧合酶以及蛋白酶等的活性，保证食品本身的质构、品质和营养价值。因此食品超高压技术作为目前工业化程度最高的非热加工技术之一，相对于传统的热加工技术，不仅能有效杀灭食品中的有害微生物、影响关键酶活性，还有效避免了高温处理造成的食品品质、营养价值下降等问题，有着十分广阔的应用前景。

一、超高压技术发展历史

（一）国外发展

食品超高压加工技术要追溯到19世纪末，主要应用于食品杀菌。1895年Royer发表了关于食品高压杀菌的报道，1899年Hite首次将此技术运用于牛乳和果汁上，以延长其保质期。1914年美国物理学家Biagman报道了超高压（500 MPa）条件下可使蛋白质凝固和酶失活，并达到杀菌效果，但由于当时的超高压加工设备并不完善，在很长一段时间里，超高压技术并未被很好地应用到食品工业中。直至1989年日本京都大学林力丸教授发表了超高压食品加工的报告后才引起社会强烈反响；1990年日本生产出第一批超高压食品（高压一号食品——果酱），并在日本取得了良好的试售效果，从而拉开了超高压技术处理食品的序幕。1992年，法国召开高压食品专题研讨会；同年，美国开始建立商业化的高压杀菌设备；1993年，法国推出高压杀菌鹅肝小面饼；1998年，美国在市场上推出了高压鳄梨酱。随着工业技术的发展，超高压技术更多地被运用到食品加工中。

目前，欧洲、美国、日本等国家和地区在超高压技术应用方面仍处于世界领先，拥有大量的食品超高压处理试验装置与生产设备，并拥有了许多超高压加工、杀菌、保鲜的专利技术，高压米饭、果酱、果汁、鱼糜制品等超高压食品已进入超市。

（二）国内发展

我国关于食品超高压技术的报道最早可追溯到1990年。孙国凤于1990年编译了1989年《日经生物技术》的文章发表于《生物技术通报》，介绍了日本将超高压技术应用于食品生产。直到1993年，李勇和杨占龙、李里特等才系统地综述了超高压技术的原理、特点、局限性和应用前景。由此，拉开了国内学者超高压技术研究的序幕。

1995年张玉诚、张福长等研制了国内第1台超高压食品加工设备（600MPa，15L），为国内学者开展超高压技术研究创造了条件。同年，黑龙江商学院叶怀义教授等在国内首次发表超高压技术对过氧化物酶影响的文章；1996年李汴生等研究了超高压处理对豆浆感官性状和流变特性的影响，而张宏康等研究了超高压对大豆分离蛋白凝胶特性的影响。

2004年以前，国内超高压研究仅限于少数院校，不仅文章数量较少，缺少高水平SCI收录文章，而且综述文章占76.9%。2004年，研究型文章数量首次超过综述文章。2004—

2009 年 5 年间，发展速度相对缓慢，涉及超高压杀菌、提取和对番茄红素稳定性影响等方面，但主要仍为超高压杀菌效果的研究。

2009 年第 19 届“国际食品非热加工技术研讨会”在北京召开，成为我国超高压技术发展研究的重要转折。此次会议推动了国内学者对于超高压等非热加工技术与装备的研究。2009—2020 年为国内超高压加工理论与应用快速发展的 10 年，涉及超高压在水果、蔬菜、乳品、肉品、蛋品中的应用研究以及超高压提取、改性、钝化/激活酶、辅色等应用方面。2022 年 7 月，由中国农业大学、中国农业科学院农业质量标准与检测技术研究所等单位起草的《超高压食品质量控制通用技术规范》发布，这标志着我国在超高压技术应用方面日趋成熟和标准化，有利于推动超高压技术在我国进一步推广。

尽管如此，我国超高压食品研究与工业应用与发达国家相比还有一定的差距，超高压技术在食品加工中的应用尚处于起步阶段，但很多学者已致力于这方面的研究，超高压技术有望发展为我国食品产业新的战略增长点。

积极稳妥推进碳达峰碳中和

二、食品超高压技术的优势

超高压技术的一个独特性质是它通常只作用于食品组分的非共价键，而对共价键影响较小，这对保持食品原有品质方面非常有益。超高压作为新型食品加工技术具有以下优势：

（一）纯物理的冷杀菌作用

与传统的杀菌方式相比较，超高压杀菌技术不需向食品中加入化学物质，克服了化学试剂与微生物细胞内物质作用生成的产物对人体产生的不良影响，也避免了食物中残留的化学试剂对人体的负面作用，从而保证了食品的安全。同时超高压技术可在常温或更低温度下实现对食品的杀菌，能够有效避免热对食品品质造成的不良影响。

（二）保持食品品质，调控食品质构

由于超高压主要作用于非共价键，其对食品中的风味物质、色素等各种小分子物质的天然结构影响较小，可有效保持食品原有的色、香、味等品质。另一方面，超高压能使食品中的内源酶、蛋白质、果胶、淀粉等生物高分子物质发生变性或失活，调控食品组织结构，获得具有新物性的食品。

（三）作用高效、耗能低

超高压技术处理是液体介质短时间内等同压缩过程，压力能以同样大小向各个方向瞬间传递到食品中心，从而实现均匀、瞬时、高效杀菌，且与传统的热加工法相比样品处理

更均匀，能耗显著降低。

（四）提取效率高

超高压技术具有辅助提取功能，通过巨大的压力差使细胞变性或破裂，从而加快了生物活性成分的渗透和溶解速率，与传统的提取方法相比能够大大提高其产量，缩短提取时间；同时可在常温或者相对较低的温度下对功能成分进行提取，避免了因热效应引起的有效成分结构变化、含量损失以及生理活性的降低。

第二节 超高压技术的基本原理

一、勒夏特列原理

勒夏特列原理是指反应平衡将朝着减小施加于系统的外部作用力（例如，加压、加热或反应物的添加等）影响的方向移动。以著名的哈伯法制 NH_3 反应为例：

$$N_2\ (g) + 3H_2\ (g) \rightleftharpoons 2NH_3\ (g) \tag{5-1}$$

反应的左边和右边的系数之和不一样，所以当平衡后增加压力，反应会朝向气体化学计量数之和较小的方向进行，减少气体的量，以削弱压力增加带来的影响。在此例中也就是朝向增加 NH_3 的方向进行。反之，如果平衡后降低压力，反应会朝向气体化学计量数之和较大的方向进行，以削弱压力减少带来的影响，故一部分 NH_3 将会分解成 N_2 和 H_2。当气体反应物和气体生成物的系数和相同时系统平衡则不受外界压力改变的影响。如 CO 与 H_2O 在高温下反应形成 CO_2 和 H_2 的反应：

$$CO\ (g) + H_2O\ (g) \rightleftharpoons CO_2\ (g) + H_2\ (g) \tag{5-2}$$

不论外部压力如何改变，都不会影响平衡的移动。依据勒夏特列原理，一个处于平衡状态的系统将转移到新的平衡状态，以此部分抵消任何诱导的变化，外部高压会使受压系统的体积减小，反之亦然。因此，食品的加压处理会使食品成分中发生的理化反应向着最大压缩状态的方向进行，即压力将促使反应体系向着体积减小的方向移动，反应速度常数 k 的增加或减小则取决于反应的“活性体积”是正还是负。压力不仅影响食品中反应的平衡，也影响反应的速率，还包括化学反应以及分子构象的可能变化。

$$k = \ln K_0 - (\Delta V \times P/RT) \tag{5-3}$$

其中，ΔV=反应复合体体积-反应物体积。根据这一原理，共价键中离子共用电子对很难被压缩，其体积基本不受压力影响，因此主要由共价键组成的小分子物质如维生素、色素及风味物质等在超高压处理过程中基本不受影响。

食品的超高压处理过程中，超高压也会改变食品中某些大分子物质的空间结构，使其发生某些不可逆的变化。研究发现，食品在液体中，加压 100～1000MPa，并保持一定的作用时间后，食品中的酶、蛋白质、淀粉等生物高分子物质将分别失活、变性和糊化，对食品达到钝酶、杀菌、改性的目的。上述过程是一个纯物理过程，它与传统的食品加热处理机制完全不同。当食品物料在液体介质中体积被压缩之后，形成高分子物质立体结构的氢键、离子键和疏水键等非共价键发生变化，但在此过程中，超高压对蛋白质等高分子物质以及维生素、色素和风味物质等小分子物质的共价键无任何影响，因此超高压可很好地保持食品原有的营养价值、色泽、风味等。

二、等静压原理

静水压是指在力或压力作用下流体的平衡，通常所有流体都屈服于施加在其上的力，并具有在彼此之间无摩擦地传递这种力的能力。等静压原理认为，传递到流体表面的力平均地通过接触表面传递。在超高压加工过程中，包装的食品被加压流体包围，无论几何形状和大小如何，压力效应在食物内均匀地分布。

从机械上讲，压力会改变分子之间的距离，从而直接影响与距离相关的力的相互作用。例如，范德瓦耳斯力是受压力强烈影响的相互作用力之一，因为它们的最佳工作距离受到压力的影响，从而破坏了吸引力和排斥力之间的平衡。由于其工作距离而受压力影响的其他相互作用力还有氢键、静电和疏水相互作用等。相反，共价键不太可能受到压力的影响，因为它们的工作距离几乎无法减小。高压不会改变共价键的事实一直是保持小分子功能性化合物活性的主要假设依据。

三、压力的热效应

同热量一样，压力是一个广泛的热力学变量。根据热力学第二定律，在压缩过程中温度的影响不能与压力的影响分开，其中每个温度都有一个对应的压力。所有可压缩材料在物理压缩过程中都伴随温度的改变，具体取决于它们的可压缩性和比热。在高压加工过程中，物料在压力下的物理压缩短暂增加了产品温度；在卸压时，产品会释放在压缩过程中获得的能量，从而使得产品温度下降。压力处理过程中的热效应可能导致体积和能量变化。另一方面，压力主要影响被加工产品的体积。超高压加工过程中的综合热效应可能是协同作用，拮抗作用或累加作用，从数学上讲，可以使用吉布斯对自由能 G 的定义来定量关联压力（p）和温度（T）的影响：

$$G = H - TS \tag{5-4}$$

式中　S——熵，J/（mol · K）；

H——焓，J。

$$H = U + pV \tag{5-5}$$

式中　U——内部能量，J；

　　V——体积，m^3。

以上公式可以总结为：

$$\Delta G = \Delta V dp - \Delta S dT \tag{5-6}$$

因此，如相变或分子重新取向之类的反应取决于温度和压力，不能分开处理。

第三节　超高压设备

一、超高压设备简介

超高压处理设备主要由超高压容器、压力发生系统和辅助系统组成。其中超高压容器和压力发生系统是设备的主体部分，超高压容器是整个设备的核心，它承受的操作压力可高达数百甚至上千 MPa，对其技术要求也较高。

结合食品工业行业特色，超高压设备的特点是承受的压力高（100~1000MPa）、循环载荷次数多（连续工作，通常为 2.5 次/h 或更多），因此超高压容器设计必须要求容器及密封结构材质有足够的力学强度、高的断裂韧性、低的回火脆性和时效脆性、一定的抗应力腐蚀及抗疲劳性能等；可快装快拆、密封效果好。

（一）超高压容器

超高压容器通常为圆筒形，为了增加筒体的承载能力，除适当增加筒壁厚度外，还可采用自增强的方法。通过对圆筒施加内压使内壁屈服，从而使内壁在卸压后产生预应力。这样在工作压力下，原应力最大的内壁应力降低，应力分布变得比较均匀，全部维持在弹性范围内，弹性承载能力提高，内壁的平均应力降低，疲劳强度显著提高。

压力太高时可能使筒体所受的应力超过材料的许用应力，单靠材料本身难以满足强度要求，需在筒体结构上进行强化。强化的筒体结构主要有四种形式。

1. 夹套式

夹套式即多层简单筒体通过热套加工工艺复合，形成多层壁结构，套合面经机械加工后相邻层之间呈过盈配合。夹套式桶体经冷却收缩后，在内筒承受压力，外筒承受拉力。而且内层材质选用高强度的不锈钢以保证强度要求，其余各层均选用碳钢以降低造价，这样既达到了提高承压能力的目的，又能抵抗较高的循环交变载荷。操作压力在 400MPa 以上的压力容器可由 2 个或 2 个以上的高强度不锈钢同心圆筒组成。

2. 绕带式

即在整体锻造经热处理、机械加工而成的单层结构超高压容器上以钢带缠绕。此法较好地改善了多层热套结构中焊接热套技术要求高、各层预应力精度不易控制的缺憾，并进一步使结构轻型化。

3. 缠绕式

缠绕式超高压容器则是在筒体（内筒）外部缠绕若干层钢丝。这种形式的筒体其优点是内筒的厚度比整体式小很多，结构轻巧，成本降低，大型超高压设备通常都使用这种形式的超高压容器。缠绕式结构不能承受轴向力，因此需由框架承担，端盖及密封结构设计相对容易，也可改善筒体的应力状态。较前两者进一步改善了筒体的应力分布状态，延长了筒体的疲劳寿命，但它需借助移动式纵向承压框架支撑以承受轴向力的作用。

4. 管式超高压容器

管式超高压容器采用的是直径为 25~50mm、长度为 210~1000mm 的细长管子。管式超高压容器通常由弯管和直管组成，各管间通过透镜垫连接，外套管与内超高压管通过收缩环等连接而成。内超高压管内发生聚合反应，外套管内通过循环水进行冷却。管式超高压容器管材制造、弯管制造、各连接部件、管端螺纹及收缩面加工、装配是质量控制的重难点。管式超高压容器在国外展比较成熟，20 世纪 80 年代美国便开始了管式超高压容器的基础研究工作，受制于材料、制造能力等原因，管式超高压容器在国内发展缓慢。

（二）压力发生器

超高压设备的压力发生器，即加减压系统，在容器内产生高压基本有两种方式：一是外部加压式，即液压装置与高压容器分开，压媒经配管送入高压容器内产生高压；二是内部加压式，即以活塞直接加压或由液压装置推动活塞压缩高压容器内压媒产生高压。不论是内部加压还是外部加压，均需采用加压装置。加压装置主要指超高压泵和增压器，超高压泵一般为电动液压泵，是由柱塞泵、控制阀、油箱、电机和仪表等组合成的一个独立的液压动力装置。增压器为传压和增压的装置，它通过低压大直径活塞驱动高压小直径活塞，将压力（强）提高；有些超高压泵系统本身就带有增压器。

超高压设备的传压介质多是用水或油，较理想的介质为油，油的黏度不能太高，一般以变压器油与煤油按 3∶1 比例混合为宜，既有一定黏度，又对机器有润滑作用，否则对活塞的磨损会较大。但用于对食品等物料的杀菌时，油可能对物料造成污染，此时的传压介质可用水。水作为传压介质具有成本低、来源广、能耗小、无爆炸危险等特点。当超高压设备的压力为 100~600MPa 时，一般可用水作为传压介质；但当压力超过 600MPa 以上时，一般宜采用油性传压介质。

（三）辅助系统

使用中等温度或低温与超高压组合时，在超高压容器外部要进行保温处理，还需要安装加热或冷却装置。另外管路、阀门和管接头等管件也是组合一台完整的超高压设备必不可少的。食品超高压设备使用的传压介质一般是水，所有与水接触的零件都必须使用不锈钢制造，这些零件包括超高压容器、阀门、管路、管件。电器的自动控制系统对一台超高压设备来说，不仅必不可少，而且非常重要。在所有需要检测和控制的参数中，压力是最重要的，它不仅关系到超高压加工的有效性，而且关系到设备和人员的安全性。通常的超高压设备都配备几种检测和控制方式。例如，同时使用机械式安全阀和数字式限压装置，同时配备自动和手动操作进行升压、保压和卸压等。

（四）其他

控制系统需要对系统内部的所有构件运作进行控制，如换向阀、泵、压力调节、超压保护与预警等；还需要对操作时的数据信息进行输入、采集、显示、记录。在超高压食品加工设备中，控制系统可以采取可编程逻辑控制器（PLC）主控制元件，其可以很好地提升系统可靠性，并且在更改控制功能时，只需要对控制程序进行变更即可。控制系统的主控机为计算机，系统启动、运转、报警等都可以通过鼠标点击控制按钮完成操作，操作灵活简便。

二、超高压设备分类

（一）根据加压方式分类

按照加压方式的不同，食品超高压设备可分为内部加压式（或倍压式）和外部加压式（或单腔式）。不同加压方法的食品超高压设备的特征对比见表5-1。

表5-1　不同加压方式的特征对照表

加压方式	外部（间接）加压式	内部（直接）加压式
结构	承压框架内仅有高压容器，结构简单	油压缸、高压容器均纳入承压框架，主体结构庞大
容器容积	容积恒定，利用率高	容积随升压减少，利用率低
高压泵及高压配管	有高压泵及高压配管	用油压缸代替高压泵，无高压配管
密封性	高压密封部位固定，几乎无密封件的损耗	高压密封部位不固定，故有密封件的损耗

续表

加压方式	外部（间接）加压式	内部（直接）加压式
维护	静密封使用寿命长，维修较易，但高压泵维修较难	滑动密封维修较难，油缸压力低，易维修
油污染问题	对处理物料或包装基本无污染	分体型无污染，一体型有污染
容器内温度变化	减压时温度变化大	升压或减压时温度变化小
适用场合	适用于大容器生产装置	适用于更高压、小容量研究开发用

1. 内部加压式

此种设备主要由超高压容器（高压腔）与加压缸（低压腔）组成。超高压容器与加压缸配合工作，在加压缸中活塞向上运动的冲程中，活塞将容器中的介质压缩，产生超高压，使物料受到超高压作用；在活塞向下运动的冲程中，减压卸料。根据加压缸与超高压容器连接的形式又分为一体型和分体型，前者的加压缸与超高压容器连成一体，后者则分开，通过活塞相连，活塞兼具超高压容器一端端头的功能（图 5-1）。

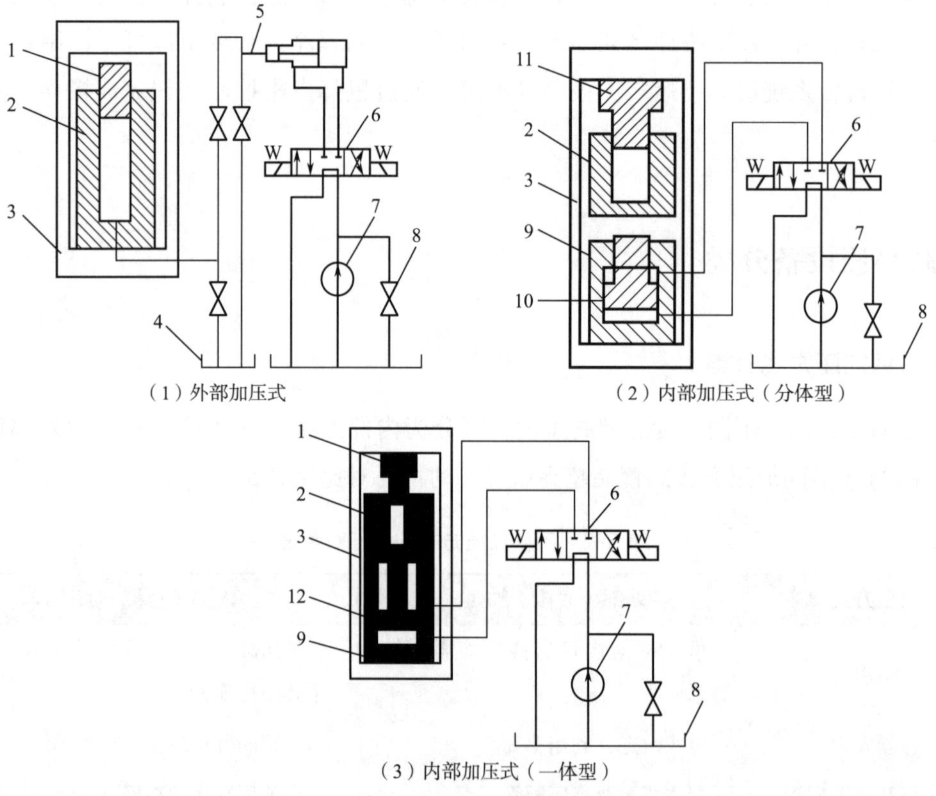

图 5-1　高压装置的两种加压方式

1—高压缸盖　2—高压缸　3—承压框架　4—压媒槽（水箱）　5—增压缸　6—换向阀　7—液压泵

8—油箱　9—液压缸　10—低压活塞　11—高压缸盖　12—高压活塞

近年来出现了双层结构（内外筒）的小型高压装置，外筒实际上是油压缸，并兼有存放高压内筒的功能。它属于内部加压式，故无需高压泵和高压配管，这样就缩小了整体结构。其内筒更换方便，适合实验室研究开发使用。

2. 外部加压式

在外部加压方式中，超高压容器和加压装置分离，可用加压泵和增压器产生高压介质，并通过高压配管将高压介质送至超高压容器。增压器为传压和增压的装置，它通过低压大直径活塞驱动高压小直径活塞，将压力（强）提高，压力增加的倍数为大活塞的横截面积与小活塞的横截面积之比，一般为 20∶1。小活塞中的传压介质直接通入超高压容器，其传压介质可以和大活塞中的加（传）压介质相同，也可以不同。一个增压器可以对单个或多个超高压容器加压，而且它还可用于控制降压的速率。加（传）压介质可以用水或油，和食品物料接触的介质多用水。被处理的物料一般先经过包装，然后置于超高压容器中进行加压，包装材料应选用耐压、无毒、柔韧、可传递压力的软包装材料。液体物料可以不经包装而本身作为传（加）压介质进行处理。

（二）根据加工操作方式分类

1. 间歇式

由于超高压处理要求物料在设定的压力下保持一定的时间，这就意味着物料需在超高压容器中停留一定的时间，因此大多数的超高压设备为间歇式。间歇式超高压设备的适应性广，可以加工液态或固态食品，这类食品加工前通常需要进行预处理，并进行脱气和包装。脱气是为了避免因压缩空气而增加成本，残留的空气一般不会影响微生物的杀菌动力学和杀菌效果，但残留空气会增加升压时间；包装主要是为了避免压媒对食品的污染。

间歇式超高压杀菌在操作时先将经过包装的物料装进类似杀菌篮的容器内，然后将该容器放入超高压容器中，关闭容器。升压到操作压力，恒压保持一定时间，然后卸压并取出物料。生产上，为了提高超高压增压设备的利用率，常根据每一次生产的周期将多个高压容器并联起来，实现一套高压系统配置多个压力容器的生产方式，从而提高设备利用率和生产效率。

2. 半连续式

产品先被泵送到压力容器内，然后关闭进料阀门，再通过活塞进行加压；与此同时，活塞也将产品与压媒分开；达到处理效果后，开启出料阀门，利用活塞压力，将产品压入贮罐，完成一个生产周期。如果将几个高压容器并联使用，并配以简单的自控系统，则可大幅提高生产效率，如图 5-2 所示。

3. 连续式

它是利用超高压泵，将待处理物料的压力升至设定值，并送入附加的高压腔（或称高压延时器、滞留器），高压延时器的体积依据处理物料的停留时间确定。在实际的工业生产

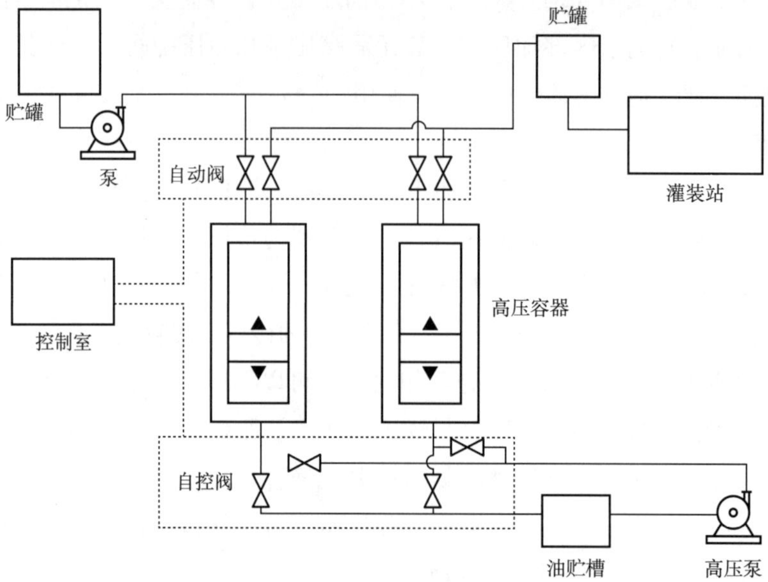

图 5-2 多容器半连续式超高压处理系统

中，真正的食品用超高压连续化食品加工装备需要解决物料的连续加压、保压、卸压 3 个关键工作过程问题。因此至今还未出现用于工业化生产的超高压连续式处理设备。图 5-3 为某项专利中的超高压连续物料杀菌设备。具体原理是将被加工食品装入料仓中，从左端的灭菌缸口依次将料仓推入，压力大小从左到右进行阶梯递增，在中间压力最大位置对料仓进行定时保压，再从右端灭菌口中依次推出。

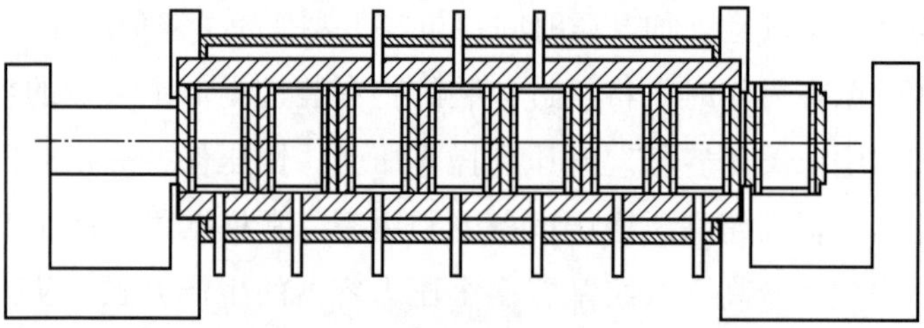

图 5-3 超高压连续物料杀菌设备

（三）根据物料状态分类

1. 固态物料的超高压设备

固态物料一般需经过包装后进行处理，由于超高压容器内的液压具有各向同压特性，压力处理不会影响固态物料的形状，但物料本身耐压性的不同可能会影响物料处理后的体积。对于固态食品的超高压设备，其关键环节是超高压处理室中超高压容器的设计。

2. 液态物料的超高压设备

根据液态物料超高压杀菌方式的不同，其对应设备可归结为两大类：其一，类似于固态食品的处理方式；其二，由液态物料代替传压介质直接用超高压处理。采用液态物料代替传压介质进行处理时，对超高压容器的要求较高，每次使用后容器必须经过清洗消毒等处理。由于液体食品的超高压处理可以实现连续化作业，因此其更有价值之处在于有望实现“超高压动态处理”的技术飞跃。

三、超高压设备发展趋势

目前国际上工业规模的超高压食品处理装置已经投入使用，但除少数超高压食品已投入商品生产外，超高压技术在食品方面应用的基础研究和产品开发方兴未艾，深入研究开发性能完备的超高压食品加工设备是关键所在。超高压设备的研究开发呈现以下几种趋势：

（一）由实验室向工业化发展

在过去的十余年中，超高压食品加工已经从实验室规模的技术发展成为成熟的具有潜力的非热加工技术之一。超高压技术已经被应用于食品工业，利用这种新技术生产的商品已经在市场上出现。在 2000 年，世界上只有大约 20 台超高压设备投入商业生产。在 2010 年，约有 160 台超高压机器投入使用。到 2019 年年底，超过 520 台超高压设备用于处理商业食品和饮料产品，总容器容量约为 130000L。所以超高压加工设备从实验室规模走向工业化发展是一个必然趋势。

（二）由间歇式向半连续式、连续式发展

目前供应商采用的超高压设备多是间歇式和半连续式，其中大多数都是间歇式。间歇式是一种批处理系统，可以加工液体和固体状态的产品，但这些产品必须在加工前进行预处理。这种工艺过程只有在升压时，压力系统才工作，设备利用率低。而半连续生产过程中，虽然依然存在高压系统的周期限制，但如果将几个高压容器并联使用，配以简单的自控系统，则可将生产效率大幅度提高。半连续式、连续式操作方式只适用于加工可泵送的流体或半固体产品，超高压加工完成后再进行包装。由于超高压处理的特殊性，连续式操作法中的超高压系统较难实现。所以下一步的发展方向是由间歇式向半连续式发展，再进一步攻破连续式操作的难关，提高工业化效率。

（三）由单一应用向多元化发展

提高超高压设备的利用率和生产效率是生产商所追求的重点。因此，一方面应努力设计多种形态食品通用的超高压处理设备，大力开发半连续化和连续化的超高压食品加工设

备，另一方面要努力完善超高压食品加工设备的各种配套服务系统，如出料、进料的自动化，生产过程的监测，温度、压力的自动调节等。从而使生产设备应用由单一应用向多元化发展。

（四）由高投入向低成本发展

超高压处理的成本正在降低，主要是因为硬件和处理方法的新进展。设备制造商需进一步优化设计降低成本和提高效率。这样可以使操作在高压力和低成本的状态下进行，这也将是超高压设备下一步的发展方向。

第四节 超高压技术对果蔬制品营养品质的影响

果蔬制品营养丰富，不仅含有多种维生素、矿物质、膳食纤维等，还富含花色苷、类胡萝卜素、二丙烯化合物、甲基硫化合物等植物化学成分。这些营养成分通常具有抗氧化、抗菌、抗癌等功效，摄入后可减少相应疾病的发生，具有重要的生理生化作用和食用药用价值。随着消费者对食品营养的重视，加工方式对果蔬中营养物质的影响也逐渐得到关注，人们更期望得到优于或不逊于新鲜果蔬的营养品质以及具有更长保质期的加工产品。而超高压加工在杀死微生物的同时，还有效避免或减少了营养物质的损失，提高了果蔬制品整体品质，因此具有极大的应用前景。

（一）超高压对果蔬制品中营养成分含量和稳定性的影响

与传统热处理相比，超高压处理后产品中的小分子营养成分具有更高的保留率和稳定性，包括维生素、类胡萝卜素、花色苷等。大量研究表明在对果蔬制品进行高压处理后，维生素 C 的保留率最高可达 97%，B 族维生素的保留率在 200MPa 加压下也可达到 87. 8%～89. 9%，其中损失差异可能与果蔬体系、加压条件以及加工过程中的氧化程度有关。在对菠萝汁进行加工中发现 400MPa/30℃ 处理后，菠萝汁中的生物活性成分如积雪草苷、抗坏血酸、β-胡萝卜素相对于巴氏杀菌具有更高的稳定性。在 300～600MPa 对蓝莓进行加工，花色苷的保留率高达 95%。与未经处理的脐橙果汁相比，200MPa/25℃/1min 的处理使脐橙果汁中总黄酮类化合物增加了 34%。研究还发现超高压对苹果汁中总黄酮含量没有显著影响，且在贮藏 15d 后，超高压组相对于热处理组和未处理组能保持更多的总黄酮含量。此外，由于超高压处理能够破坏果蔬原料细胞壁、强化提取，还可能提高果蔬制品中营养成分的含量和活性水平提高。据报道，250MPa/60℃/3min 下处理柚子汁，类胡萝卜素含量显著提高，总黄酮含量也增加了 17%～37%。Barba 等使用不同压力的超高压处理蓝莓汁后，发现总花色苷和单体花色苷含量均显著升高，其中在400MPa/15min时达到最大值16%。但一定超高压处理后营养成分暴露在酶、O_2和其他物质中，更易发生降解。在300MPa/室温下对胡萝卜汁进行高压处理后发现类胡萝卜素降解41%，在600MPa下降解程度最小；此外一定的超高压还可能促进β-葡萄糖苷酶、多酚氧化酶和过氧化物酶的活性，使生物活性成分贮藏期间稳定性下降。因此，选择合适的超高压处理条件，对提高维生素、黄酮类化合物、花色苷等小分子成分的稳定性和保留率以及果蔬制品的营养品质具有积极作用。

（二）超高压对果蔬制品中营养成分生物利用度的影响

一定条件的超高压处理能够使果蔬制品中的营养成分有较高的保留率，但营养成分的生物利用度才决定了其摄入后被人体最终吸收利用的含量。生物利用度指营养成分从胃肠道中的食物基质中释放出来可供人体消化吸收的量。虽然超高压对小分子营养成分的结构、性质影响较小，但有部分研究表明超高压可以通过影响果蔬结构以及食品的物理化学特性来影响其生物利用度，进而影响果蔬制品的营养价值。研究表明12名健康受试者在14d内每天摄入500mL经超高压处理后的橙汁发现，受试者血浆中维生素C的浓度显著高于基线水平。

由于类胡萝卜素溶解度低、稳定性差以及脂溶特性，使其难以被消化吸收而具有较低的生物利用度。果蔬制品相对于肉制品和乳制品具有较低的类胡萝卜素生物利用度，这是因为果蔬中较低的脂肪含量降低了类胡萝卜素的溶解量并且较高的膳食纤维使得类胡萝卜素在小肠被截留。适当的超高压加工被证实可以有效改善果蔬中类胡萝卜素的生物利用度，使果蔬制品营养价值得到提升。研究发现600MPa可引起青豆微观结构改变，使叶黄素的生物利用度提高。不同果蔬细胞结构牢固程度不同，具有不同的高压条件。200MPa/25℃对柿子处理6min后发现类胡萝卜素的生物利用度得到显著提高。超高压加工时添加油脂，随着其浓度的提高，类胡萝卜素的生物利用度进一步增加。通过超高压处理豆浆、牛乳、果汁等饮料发现，部分类胡萝卜素生物利用度改善是通过高压破坏细胞壁和嵌有内胡萝卜素的细胞膜分解从而引起食物基质结构的改变，使得类胡萝卜素释放以及对果胶改性促进类胡萝卜素胶束化。

此外超高压处理还可以通过改变食品化学或物理特性来改善抗氧化剂如花色苷的生物利用度。200~600MPa对黑加仑进行处理时发现相对于热处理，黑加仑中花色苷的生物利用度显著提升。

综上，超高压技术相对于传统加工方式不仅可以改善果蔬制品中营养成分的损失问题，还能够有效提高其生物利用度，最大程度发挥果蔬制品的营养价值。

第五节 超高压技术对蛋及蛋制品营养品质的影响

蛋和蛋制品中富含多种对人体有益的优质蛋白质、脂类、维生素和矿物质，蛋制品包括以鸡蛋、鸭蛋、鹅蛋或其他禽蛋为原料加工而成的制品。鸡蛋被认为是人体最好的营养来源之一，其氨基酸模式与人体十分相似，人体能够很好地消化和吸收鸡蛋的营养物质。而多项研究证实超高压可能引起蛋白质变性、脂质结晶和生物膜的不稳定，即通过改变蛋和蛋制品中营养成分的含量和状态，进而影响其营养品质。

一、超高压技术对蛋及蛋制品中营养成分的影响

鸡蛋的蛋白分布在蛋清和蛋黄中，在提高营养品质的同时赋予其优异的起泡性、乳化性和胶凝性。超高压通过压缩蛋白质分子体积，改变蛋白质分子的非共价键，引起蛋白质解聚、分子结构伸展等变化，进而改变蛋白质的结构和功能特性。

蛋清蛋白包括卵清蛋白、溶菌酶、抗生物素蛋白等。其中卵清蛋白占蛋清蛋白的54%，是主要的食物过敏原之一，研究发现，经高压处理后抗卵清蛋白抗体对卵清蛋白表位的体外识别明显降低，卵清蛋白对胰蛋白酶的敏感性增强，证明超高压处理可以有效降低鸡蛋的致敏性。研究也发现在500MPa时卵清蛋白致敏性的最大抑制率可以达到89.7%。蛋清蛋白中可能引起过敏反应的蛋白质，其结构中的二硫键使其具有较稳定的结构从而产生消化抗性和过敏性，而超高压处理则通过破坏和生成新的二硫键来破坏或掩盖蛋白表位从而降低蛋白质的过敏性。另外，相较于酶法水解和热处理方法，超高压处理在降低样品过敏性的同时，能够更好地保持天然蛋白质风味、功能和营养特性，对引起过敏反应的化合物的破坏达到最小化，并避免通过美拉德反应形成新的过敏原化合物。溶菌酶由于能够水解革兰阳性菌细胞壁的主要成分肽聚糖，而具有抑制腐败和致病菌的能力，被公认为是安全的抗菌剂可用作食品防腐剂。研究发现溶菌酶活性在低于200MPa的压力下是稳定的，但较高的压力会降低其酶活性，而其抗菌活性不受影响。并且研究发现经高压修饰后溶菌酶在低pH和高盐浓度中的稳定性显著提高，使其在食品加工中的应用更加广泛。此外，研究表明鸡蛋中的抗生物素蛋白对压力和热敏感，在700MPa/50℃下加工对抗生素蛋白具有良好的灭活效果，能够防止其与食物中的生物素结合从而使营养品质得到保障。

蛋黄蛋白主要由低密度脂蛋白、卵黄球蛋白（γ-卵黄球蛋白等）、卵黄高磷蛋白和高密度脂蛋白组成。低密度脂蛋白是蛋黄血浆部分的特异性蛋白质，与蛋黄乳化特性有关，它能在油水界面间形成一层界面膜。由于低密度脂蛋白的热敏性，因此超高压被认为是消

除蛋黄中微生物并稳定其成分状态的一种有前景的加工方式，对低密度脂蛋白具有较小的破坏性。γ-卵黄球蛋白也可称为IgY，是蛋黄蛋白中的主要活性成分，目前正尝试使用提取IgY作为膳食补充剂，但其加工和保存时的稳定性仍是待解决的关键问题。IgY抗体对压力处理表现出良好的稳定性，300MPa/15℃/30min的处理条件下未对IgY的抗体活性产生不利影响，但在较高的温度和压力（大于500MPa）下仍会降低其抗体活性。卵黄高磷蛋白是一种在卵黄颗粒中发现的高度磷酸化的糖蛋白，含有50%丝氨酸并具有与高价铁结合的能力。这种金属螯合作用使其具有一定的抗氧化性，即使在600MPa的高压下仍具有与高价铁结合的能力。

此外，超高压对蛋制品中维生素等小分子营养成分的影响研究较少，一般超高压处理后维生素的保留率较高，在200MPa、400MPa和600MPa下处理30min，蛋黄中维生素损失率均未超过12%。在600MPa下处理蛋黄颗粒，导致颗粒破碎释放叶酸，但叶酸并没有因释放而快速氧化损失，仍表现出较高的稳定性。相较于热处理过程对蛋制品中维生素造成的不可逆破坏，超高压加工则更加温和，使蛋制品能够发挥出更高的营养价值。

二、超高压技术对蛋及蛋制品消化率的影响

超高压对蛋及蛋制品营养成分消化率的影响研究主要集中在对蛋清蛋白和其中的卵清蛋白。通过研究体外胃肠消化模拟过程中转谷氨酰胺酶对卵清蛋白和蛋清的辅助交联对其消化率和过敏性的影响时发现，400MPa的超高压处理蛋清溶液30min后蛋清蛋白和其中的卵清蛋白的消化率显著提高。研究也发现在100~700MPa下对蛋清溶液进行超高压处理，样品的消化率随压力的增加而增加。较高温度下用800MPa高压辅助胃蛋白酶对蛋清作用时，大多数蛋白质水解并且各种肽发生分离，蛋白质消化率得到提高，超高压处理和胃蛋白酶消化的联合作用使蛋清的营养品质得到改善。目前认为超高压对蛋白消化率的影响因素主要有两点：超高压促进了胃蛋白酶与蛋白质作用位点的结合；超高压介导蛋白质结构的改变，使其获得更加灵活的结构，从而使超高压对蛋及蛋制品的消化具有积极作用。

综上，超高压技术相较于传统热处理不仅可以提高蛋及蛋制品中低密度脂蛋白、维生素等热敏性成分的稳定性，还能使蛋及蛋制品中的抗生素蛋白失去结合生物素的能力，避免营养成分的损失。另外，大量研究还发现超高压能有效降低蛋及蛋制品的致敏性并提高其蛋清蛋白等的消化率。因此，超高压处理可使蛋及蛋制品的营养价值得到有效保障。

第六节 超高压技术对乳及乳制品营养品质的影响

由于含有丰富的蛋白质、脂肪及其他营养成分，乳品逐渐成为人们日常膳食的重要组成部分。乳蛋白质是完全蛋白质，含有一切人体必需的氨基酸，消化率高，可分为酪蛋白和乳清蛋白两大类。乳脂肪中含有的丰富短链脂肪酸易消化，但乳脂肪易发生水解、氧化等反应，降低乳品品质。已有研究表明，超高压技术处理可通过影响乳品中主要营养成分的含量及结构，进而改变其乳品的功能特性。

一、超高压技术对乳中蛋白质的影响

（一）超高压对酪蛋白的影响

超高压处理可减小酪蛋白超分子结构的流体力学直径，因此可降低悬浮液的浊度、增加酪蛋白的水合作用。超高压处理会改变酪蛋白的二级和三级结构，并影响牛乳中酪蛋白胶粒的直径。低压力条件（20℃/0~200MPa）对酪蛋白胶粒直径无显著影响，压力条件为200~450MPa时，随着压力的增加酪蛋白胶粒直径急剧减小，会导致酪蛋白胶粒的氢键、疏水作用力和离子键逐步被打断，酪蛋白胶粒会被压缩；当压力超450MPa的时候，酪蛋白胶粒的直径不再发生明显的变化。也有研究指出在压力≤200MPa时，脱脂乳中酪蛋白胶粒的直径没有显著变化，在250MPa时，脱脂乳中酪蛋白胶粒的平均直径大约增加25%，当压力≥300MPa时，脱脂乳中酪蛋白胶粒的平均直径不可逆地减少为未处理的脱脂乳中的50%。

超高压处理酪蛋白，能够明显改善其消化特性，具体的改善情况与处理压力有关。研究发现，在550MPa/35℃/15min、500MPa/40℃/15min和550MPa/40℃/20min三个条件处理后，60min后酪蛋白已全部被消化。但相比消化时间为30min的效果，选择压力为550MPa、施压温度40℃、保压25min处理牛初乳效果更好。由此可以看出，对于酪蛋白来说，超高压处理可以提高酪蛋白的消化水平。

（二）超高压技术对乳清蛋白的影响

乳品乳清蛋白主要包括α-乳白蛋白、β-乳球蛋白（50%）、血清白蛋白（6%）、免疫球蛋白（12%）和脲胨（12%）等。超高压处理相比超高温瞬时杀菌技术，乳清蛋白的变性程度要低很多，可最大程度保留蛋白营养超高压处理能够破坏乳清蛋白的三级结构，对其二级结构的影响相对有限，400MPa 以上的高压处理会导致脱脂乳中的乳清蛋白变性。超高压处理也会对乳清蛋白分子的分子内疏水作用和静电相互作用表现出破坏作用，这是由蛋白质表面疏水性的增加造成的。据研究报道，经超高压处理后乳清蛋白会形成紧实的界面层，增加蛋白质与蛋白质之间相互作用的机会，减小蛋白质粒径尺寸，从而提高乳化的稳定性。

β-乳球蛋白是乳清蛋白的主要蛋白质，其变性程度与浓度有关。研究表明，蛋白的浓度对β-乳球蛋白在高压下的变性程度以及恢复情况有一定的影响。当蛋白浓度大于5%时，浓度越高，越易发生变性；蛋白浓度不足2.5%时，浓度越低，越不易发生变性。蛋白浓度越高，发生变性后越不易恢复；蛋白浓度越低，高压条件下处理一定时间后放于正常情况下恢复正常的比例越大。究其原因，可能是蛋白浓度越高，越易发生界面凝聚现象，蛋白变性也就越严重。β-乳球蛋白在高压处理时发生的另外一个重要变化，就是被蛋白酶水解的能力有所改善。采用高压处理β-乳球蛋白发现，当处理压力小于 300MPa 时，随着处理压力的增大，胰蛋白酶和嗜热菌蛋白酶对其的水解作用增强，而且当压力超过 150MPa 时，胃蛋白酶也开始可以水解β-乳球蛋白，并随着处理压力的升高，水解能力逐渐增强，提高了蛋白质的可消化性，有利于人体对其吸收。超高压处理的β-乳球蛋白凝胶的体外消化率均显著高于未处理的和加热处理的β-乳球蛋白凝胶，这是因为压力只影响蛋白质的非共价键，其中主要是静电相互作用和疏水相互作用，所形成的凝胶结构较软，呈多孔渗水状结构，更容易消化；并且随着压力的升高和处理时间的延长，胃蛋白酶消化阶段和胰蛋白酶消化阶段的消化率均显著提高，在碱性环境下形成的加压凝胶，β-乳球蛋白容易被消化。

二、超高压技术对乳脂肪的影响

乳品中所含的脂肪成分会在加工过程中出现上浮现象，进而影响产品的品质。研究表明超高压处理后的牛乳脂肪上浮问题也可得到一定程度的抑制。研究表明，压力大小不同，对于牛乳脂肪上浮的现象也就有或促进或抑制的不同影响。当压力低于 250MPa 会加快牛乳脂肪的上浮速度，若压力超过 400MPa 则会对牛乳脂肪的上浮起到抑制的作用。虽然压力改变了牛乳脂肪的上浮速度，却没有改变牛乳的脂肪球径。

超高压处理对牛乳脂肪的氧化程度和脂肪酸组成也会有影响。牛乳脂肪在高压的条件下会发生一定程度的氧化现象。当温度维持在-4℃、压力保持在 200MPa 时，油脂的氧化程度与施压时间呈正相关，处理时间为 10min 时，牛乳脂肪基本未发生氧化现象；时间延长至 30min 时，发生了轻微的氧化现象。研究发现，100~400MPa 的超高压处理会使牛乳脂肪结晶。而乳品中含有的多种对人体有益的脂肪酸会受到脂肪状态的改变而产生变化。通过研究高压低温处理（200MPa/4℃/10~30min）牛乳中游离短链脂肪酸的变化情况，结果表明短链脂肪酸含量与生牛乳相比仅在处理 30min 时显著增加，表明超高压处理能促进脂类分解。与生牛乳相比，经超高压处理后牛乳中总脂肪酸含量有所增加，其中700MPa处理的牛乳中总脂肪酸含量最高。关于乳中游离脂肪酸含量（乳脂的脂解）的研究表明，超高压（4、25、50℃/100~500MPa）处理不会增加游离脂肪酸含量；即使在50℃、500MPa处理条件下，游离脂肪酸含量也比新鲜原料乳低，这些处理可以避免乳中脂解酸败而产生的异味。

综上所述，超高压技术可以改善乳蛋白的溶解度，提高乳蛋白的消化水平。同时，超高压技术对乳脂肪上浮有抑制作用，有利于乳制品质量的保持。

第七节　超高压技术对肉及水产品营养品质的影响

一、超高压技术对肉制品营养品质的影响

肉制品作为人们摄取蛋白质、脂肪等营养物质的重要来源，在人类的饮食中占有非常重要的地位。肌肉中的蛋白质一般分为肌浆中的蛋白质、肌原纤维中的蛋白质和基质蛋白质。肌原纤维蛋白属于结构蛋白，影响肌肉的质构。基质蛋白质中的胶原蛋白，与肉制品加热过程中形成的黏结性和质构有关。而脂肪在改善肉的适口性和味道方面起着重要的作用。超高压处理会改变肉品中蛋白质、脂肪等这些营养物质的结构和含量，进而可影响肉品的消化吸收。

（一）超高压技术对肉中蛋白质的影响

1. 超高压技术对肌原纤维蛋白的影响

超高压可通过促进或抑制蛋白质的水解、改变蛋白质的微观结构如肌原纤维蛋白结构和凝胶而影响肉制品的质构特性。经超高压处理后的蛋白质，其分子构象会发生改变。蛋白质会因分子内或分子间的交联而形成大小不同性质差异显著的聚集体，从而改变了蛋白质的凝胶特性。与加热后蛋白质所形成的凝胶进行比较，经超高压处理的蛋白质所形成的凝胶会更透明、柔软、光滑，而且更富有弹性。研究发现高压使腌制肌肉的硬度增大，而弹性未发生显著改变。研究表明高压对鸡胸肉蛋白质的凝胶特性影响显著，有助于改善其肌肉蛋白的质感。也有研究发现超高压处理可破坏肌原纤维蛋白，在显微镜下观察肌原纤维，可看到其明暗相间的条纹，光线较暗的区域称之为A-带，而光线较亮的区域称之为I-带，I-带的中央有一条暗线，称为Z线。当压力低于200MPa保压时间大于10min时，可看到超高压鸡肉肌原纤维的Z线被破坏；而当压力大于400MPa时，超高压猪肉的A带发生断裂。肌纤维结构的变化导致肉制品的质构发生改变。

2. 超高压技术对胶原蛋白的影响

胶原蛋白的含量和结构对肉的嫩度有重要影响，探讨超高压处理对牛肉肌内结缔组织胶原蛋白特性的影响，发现随处理压力的升高和时间的延长，部分胶原蛋白的凝胶化和凝聚变性趋于严重化，机械强度增大，处理压力高于300MPa时，胶原蛋白机械强度随处理压力的升高而增加。随着处理压力的升高，可提取的牛肉肌内结缔组织胶原蛋白的含量增加，而当压力达600MPa时出现下降趋势。超高压处理可使肌内结缔组织胶原蛋白的热稳定性程度趋于更加稳定。将牛蛙皮提取的天然胶原蛋白在不同的超高压条件（300MPa、400MPa和500MPa）下进行处理，根据实验结果推测了超高压对胶原蛋白结构影响的可能机制。在低压水平（300~400MPa），垂直于胶原轴的压力占主导地位，并导致胶原三螺旋结构的收紧；而在高压水平（>400MPa）平行于胶原轴的压力占主导地位，三螺旋结构发生解离。这些结构变化将同时导致热稳定性、自组装特性和胶原蛋白抗原性的各种变化。

（二）超高压技术对肉中脂肪的影响

肉类及肉制品的品质与肌内脂肪的含量和组成密切相关，而高压处理对肌内脂肪的稳定性有影响。在研究高压处理对牛肉中脂肪酸组成的影响时，发现其肌内脂肪含量变化仍然很小，肌内脂肪酸组成变化不显著。还有研究发现高达500MPa的压力处理对猪肉肌内脂肪含量和脂肪酸组成都没有显著影响，但肌内脂肪酸中的磷脂和游离脂肪酸的含量与脂肪酸组成在350MPa及以上的压力处理时发生了显著变化。

肉制品中的脂肪不稳定，易被氧化，进而导致肉制品的变质。超高压处理会促进脂肪氧化，具体的氧化程度还与处理的压力及温度等有关。在研究高压结合热处理对鸡肉脂肪氧化的影响时发现，在常温条件下，鸡肉的TBA值随压力的增加而逐渐增大，但当温度为40℃和60℃时，压力水平高于400MPa时TBA值急剧增大，而压力为800MPa时其达到最大值；且在所有温度处理下，压力处理鸡肉要比牛肉稳定。在研究压力处理对猪肉馅的脂肪氧化情况发现，处理压力在300MPa以下时，对其脂肪氧化无显著性影响，但高于这个压力水平，其脂肪氧化速度急剧上升，TBA值也显著增大。还有研究发现，高压处理不仅促进肉类及制品的脂肪氧化，且会使脂肪滴的大小改变。以泰国香肠为对象，结果发现600MPa/50℃处理40min，蛋白质的凝胶网络结构没有发生改变，但脂肪滴变小，进而使香肠的质地得到了改善。

综上所述，经特定压力条件处理的肉制品，其脂肪的氧化程度有所加大；但对于肉及肉制品中的蛋白质成分来讲，超高压处理能够改善其功能特性，进而促进营养成分的消化吸收。

二、超高压技术对水产品营养品质的影响

水产品是人类食源的重要组成部分，具有低脂肪、高蛋白、富含各种必需氨基酸和维

生素等特征，营养与经济价值颇高，但是由于其水分、营养成分含量高，细菌易繁殖导致其变质。在水产品加工领域中可借助超高压技术提高水产品保质期，超高压处理也会一定程度上影响水产品中营养成分的含量和特性。

（一）超高压对水产品中蛋白质的影响

1. 超高压对肌原纤维蛋白的影响

肌原纤维蛋白是决定水产品肌肉结构的主要蛋白，它构成鱼肉全部蛋白质的65%～80%。肌原纤维蛋白主要含有收缩性的肌动蛋白和肌球蛋白。超高压处理可对蛋白质产生结构修饰作用，导致其变性，进而影响其溶解性、含量等特征。在对罗非鱼的研究中，发现经200MPa压力处理后，肌原纤维蛋白溶解性明显下降。分别用300MPa和500MPa压力处理南美白对虾，发现肌原纤维蛋白含量下降。超高压处理还会通过自由基或活性中间体的形成促使蛋白质的氧化，通过肌原纤维的收缩、断裂和分解促使甲壳类的脱壳等。因此，在水产品如鱼、虾的超高压加工过程中，其肌肉中的肌原纤维蛋白是超高压的靶向蛋白，尽管压力会使水产蛋白发生变性，但超高压加工引起的蛋白变性程度远低于热加工，原有营养品质保持较好，因此在高品质水产制品开发领域具有很好的应用前景。

2. 超高压对肌浆蛋白的影响

肌浆蛋白是存在于水产品中的可溶性蛋白质，酶、白蛋白和肌红蛋白都是肌浆蛋白，它们占肌肉总蛋白的30%～35%。超高压处理可以影响肌浆蛋白的功能特性，将鳕鱼的肌浆蛋白在20℃下进行200MPa、400MPa和600MPa的高压处理6min，超高压处理提高了肌浆蛋白的表面疏水性和活性巯基含量；与400MPa和600MPa处理后的肌浆蛋白相比，200MPa处理的肌浆蛋白具有更好的乳化性能。另外，研究还发现超高压处理使黑鲈鱼肌浆蛋白的溶解度发生了变化，且处理压力越大，蛋白溶解度越低。

3. 超高压对原肌球蛋白的影响

食物过敏原大部分都是蛋白质或糖蛋白，相对分子质量范围在1.0×10^4～9.8×10^4。原肌球蛋白被鉴定为贝类（包括甲壳类和软体类）的主要过敏原。目前，超高压技术被认为是一种新型的脱敏技术，通过破坏蛋白质的非共价键，使蛋白质的高级结构发生改变，从而导致蛋白质的变性或失活。许多报道证明超高压处理能降低食物的致敏性。

使用竞争性间接酶联免疫吸附测定方法（Ci-ELISA），比较了超高压、超声和微波处理对虾致敏性的影响，结果显示超高压更容易降低虾过敏原的致敏性，特别是在400MPa虾过敏蛋白的致敏性下降率大于50%。用200MPa、400MPa、600MPa超高压处理鱿鱼原肌球蛋白，发现超高压会改变鱿鱼过敏原蛋白的二级和三级结构，从而降低了其致敏性，并且原肌球蛋白的消化速率增大。

4. 超高压对酶蛋白的影响

内源酶是引起水产品品质劣变的主要原因之一，超高压处理可破坏酶蛋白三级和四级结构，从而使与水产品腐败相关的酶受到抑制或失活，延缓水产品在贮藏期的腐败过程。对超高压下鳕鱼肉中的蛋白水解酶活性研究发现，室温条件下200MPa处理20min即可显著降低水解活性最高的中性蛋白酶（最适pH=6.6）的蛋白水解能力，从而有效抑制鳕鱼贮藏期品质的劣变。超高压处理（150~220MPa/15min或30min）对金枪鱼中的蛋白酶活力无显著影响，但可抑制其冷藏过程中蛋白酶活力的增加。研究发现超高压对海鲈鱼中的钙蛋白酶活性具有双重作用，在100MPa压力条件下，钙蛋白酶被激活，而在300MPa压力处理后被灭活。因此，可利用超高压对酶作用的双重性，基于不同酶的最低失活压力，通过压力的调节激活有利酶、抑制有害酶来达到防止水产品变质的目的。

（二）超高压对水产品中脂类的影响

水产品富含不饱和脂肪酸，因而比其他肉类更易氧化，脂肪的氧化酸败是决定水产品保质期及消费者可接受程度的一个重要指标。源自于非酶促反应和酶促反应的脂质氧化可以用硫代巴比妥酸（TBA）值来表示，TBA值越大，表明水产品的脂肪氧化程度越严重，新鲜度越差。超高压处理对脂肪氧化的作用和处理时间、压力、水产品种类等因素有关。研究发现超高压处理可抑制冷藏鲈鱼片的TBA值，且随压力的增强，抑制效果变好；通过压力处理能延缓鱼肉在贮藏期间的脂肪氧化速度，延长其保质期。同样，也发现超高压处理抑制了大西洋鲭鱼在贮藏过程中TBA的增长速率。但也有研究表明，室温条件下400MPa处理20min，鲫鱼中的脂肪氧化无明显变化。鲤鱼、大比目鱼中的脂肪对压力非常敏感，在100MPa/40℃条件下处理后脂肪氧化程度显著提高。

游离脂肪酸的生成与富集会引起水产品肌肉质构劣变、脂肪氧化加速、异味产生等不良现象。超高压对水产品脂肪水解的影响与处理条件、水产品种类有关。对鲤鱼肉片的超高压处理研究发现，超高压处理（140~200MPa/15~30min）可加速游离脂肪酸生成，经超高压处理后鲤鱼肉中的游离脂肪酸含量明显上升。但对大西洋鲭鱼进行超高压处理（150~450MPa/0~5min）研究得出了相反的结论，即在处理后鲭鱼游离脂肪酸的生成得到了明显的抑制。另有研究指出，较低压力不会引起水产品中脂肪水解，只有超过一定压力范围才会加速脂肪水解。室温条件下，250MPa处理10min后鲥鱼中的游离脂肪酸含量与未处理组无显著差异，而在350MPa压力条件下脂肪水解明显，游离脂肪酸含量显著高于对照组，但在后续的冷藏过程中，超高压处理显著抑制了鲥鱼中脂肪的水解，游离脂肪酸含量始终低于未处理组水平，保质期从10d延长至25d以上。此外，超高压在鲭鱼、斑节对虾贮藏保鲜中也显示出了抑制游离脂肪酸生成、降低脂肪水解、延缓品质劣变的作用。但有少量文献报道，超高压会促进水产品贮藏过程中游离脂肪酸生成。

综上所述，超高压技术会导致水产品中的蛋白质发生变性，但与热处理相比，其变性程度更小，同时超高压技术通过改变蛋白质空间结构，可降低食物致敏性。超高压技术还能起到抑制有害酶的作用，特定条件的超高压处理可抑制脂肪水解，防止水产品变质，因而，超高压技术能相对较好的保持水产品原有的营养品质。

第八节 超高压技术对功能性活性成分制备的影响

目前对于天然功能活性成分的研究正在不断加强创新，利用超高压技术提取食品中的生物活性物质已经成为天然产物提取领域的一个发展方向。超高压技术主要通过巨大的压力差使细胞变性或破裂，从而加快了生物活性成分的渗透和溶解速率，与传统的提取方法相比能够大大提高其产量，缩短提取时间，同时还能改善其某些功能特性。此外超高压提取可在常温下进行，避免了因热效应引起的有效成分结构变化、含量损失以及生理活性的降低。

一、超高压技术对多糖类化合物的提取及改性影响

多糖广泛存在于各种植物、动物和微生物组织中。超高压技术与传统的热回流提取法相比可以有效保护多糖的结构不受降解，不仅增加了活性成分的含量，而且可提高多糖的生理活性或改善其应用特性。

果胶是一种重要的植物细胞壁多糖，超高压技术在果胶多糖的提取中得到了广泛的应用研究。研究表明，与传统提取果胶方法相比（180min），超高压将果胶的回收率提高了15%仅需45min，使用这两种方法均可得到相似质量分数的半乳糖醛酸、总糖和总酚，并且果胶的化学组成相同。以胡萝卜皮渣为原料，采用超高压、食用菌发酵、水浴、微波方法提取其中的果胶，探讨了不同的提取方法对果胶的得率、酯化度、半乳糖醛酸含量、色差、相对分子质量的影响研究表明，超高压提取果胶在得率和理化性质等方面具有一定优势。在200MPa压力下处理马铃薯皮果胶，结果显示高压处理导致半乳糖醛酸含量增加，酯化度、（Gal+Ara）/Rha比和相对分子质量降低，通过原子力显微镜观察到果胶颗粒的侧链降解。功能性质方面，高压处理增加了马铃薯皮果胶的黏度并改善了乳化性能。在不同的压力和pH条件下处理甜菜果胶，随着压力的升高，甜菜果胶的相对分子质量显著下降，可能是超高压处理破坏了果胶侧链。中性和酸性条件下，超高压处理果胶的酯化度没有变化，酰胺化度略微升高，而碱性条件下，酯化度和酰胺化度都显著下降。研究超高压处理对番茄酱汁液中果胶结构的影响，结果表明500MPa超高压处理10min后半乳糖醛酸含量和酯化度下降，果胶相关中性糖含量显著增加，400MPa处理20min后，阿拉伯糖的摩尔百分含量显著增加，并且高压条件未造成果胶分子降解，官能团组成也无显著变化。

二、超高压对多酚类化合物的提取

多酚类化合物是一类广泛存在于植物体内的具有多个酚羟基化合物的次生代谢产物。根据其结构不同可分为类黄酮和非类黄酮两大类。类黄酮是最具有代表性的多酚类物质，主要包括黄酮类、黄烷酮类、黄烷三醇类等；非类黄酮主要包括了酚酸类和芪类。绝大多数多酚类化合物为水溶性物质，存在于植物细胞的液泡中，天然存在形式多与糖相结合形成糖苷，具有很强的抗氧化作用。

采用超高压提取技术从茶叶中提取茶多酚，在最优的提取工艺下：提取溶剂为60%乙醇、压力为200MPa、浸泡时间为0.5h、保压时间为3min，得率为28.92%；与回流提取法比较，茶多酚的收率提高了32%。利用超高压提取绿茶叶中的多酚实验条件进一步优化后发现多酚提取率高达30%，用超高压提取多酚仅1min与室温提取20h、超声提取90min以及热回流提取45min的产率相同。通过研究不同超高压辅助提取条件（溶剂类型、溶剂的浓度、处理时间、固液比）对龙眼果皮多酚提取率、提取物对超氧阴离子和DPPH（1,1-diphenyl-2-picrylhydrazyl）自由基的清除能力的影响，发现超高压提取得到的多酚无论在提取率还是抗氧化活性方面都要远远高于常规方法，且提取用时要大大缩短。超高压对多酚抗氧化活性影响主要是由于超高压加工过程中使用的较低和/或中等温度可能会防止酚类物质氧化。采用超高压提取技术对花生壳多酚进行了提取，测定了花生壳多酚对羟自由基的清除力、还原能力、抗脂质体活性和对DPPH自由基的清除能力。试验结果表明，花生壳多酚的浓度达到1mg/mL时，其羟自由基的清除能力、抗脂质体活性、DPPH自由基的清除能力分别达到69.1%，82%和68.5%，还原力为0.364；而相同浓度的维生素C与TBHQ对羟自由基的清除率分别为57.3%和37.9%，抗脂质体活性分别为19.4%和19.8%，对DPPH自由基的清除率分别为96.1%和94.4%，还原力分别为0.959和0.396，其功能活性得到稳定和改善。

黄酮类化合物是自然界广泛存在的一类多酚化合物，类黄酮是人类饮食中的主要多酚。黄酮类化合物具有多种生理活性，人体摄入后可产生抗氧化、抗肿瘤、抗骨质疏松、保护心血管系统、调节机体免疫及炎症反应等功效。研究发现将超高压技术能大大缩短提取时间并提高提取率。采用超高压技术提取蓝莓中黄酮类化合物，最佳提取工艺为：提取温度65℃，乙醇体积分数70%，料液比1：40（g/mL），提取压力300MPa。在此工艺条件下黄酮类化合物提取率为3.94%。研究表明不同浓度下，利用超高压提取的金花葵根部的黄酮物质，其抗氧化能力明显高于热回流法及超声辅助法所提取的黄酮物质，并且超高压提取法提取黄酮物质的DPPH自由基清除率的IC50分别为2.71mg/mL，优于其他两种方法。在利用超高压对枇杷叶总黄酮的提取的研究中发现，超高压避免了因热效应引起的有效成分结构变化、损失以及生理活性的降低，使提取的枇杷叶总黄酮具有较好的清除DPPH自由基的活性。从众多研究结果来看，超高压技术可以增加黄酮类化合物得率，且黄酮结构不会发生改变，说明超高压技术在黄酮类功能性食品的应用具有较大前景。

三、超高压对皂苷类化合物的提取

皂苷（Saponin）是苷元为三萜或螺旋甾烷类化合物的一类糖苷，具有抗肿瘤、抗糖尿病、抗炎、免疫促进、心血管及神经保护等药理活性。分别采用热提取与超高压提取两种方法提取人参皂苷，结果显示超高压提取的总人参皂苷 1602.2μg/mL 的含量高于热提取下的人参皂苷 1259.0μg/mL。高压提取方法的得率明显高于热提取方法。采用超高压方法将新鲜的人参进行了防霉处理，结果显示在超高压条件下，无论是水提物还是醇提物，10 种人参皂苷的含量均高于未处理的人参样品，提高了人参皂苷的提取率。

在探究超高压提取对皂苷类化合物提取性质的影响中发现，超高压对其功能作用影响较小。采用超高压优化参景五味颗粒的提取工艺并研究其抗疲劳作用，结果表明最佳工艺下人参总皂苷含量为 126.305mg/g，小鼠的耐力实验和生化指标测定结果显示，参景五味颗粒提取物能明显延长小鼠的游泳时间，明显增加肝糖原含量，降低血清尿素氮及血乳酸水平，所得到的提取物具有较好的抗疲劳作用。研究采用高压-超声法提取酸枣仁皂苷，所得酸枣仁皂苷的结构中含有较多的还原性官能团，其抗氧化活性强，且混合物间的协调效应使总皂苷的总抗氧化活性更强。

综上所述，超高压技术能够有效缩短提取时间并提高目标生物活性成分的提取率，获得高时间效率和经济效益的功能性成分，还能有效改善生物活性成分的功能活性，保持或提高其抗氧化活性和抗疲劳作用等，从而得到高营养品质的功能性成分。

第九节　相关技术发展趋势

综上所述，作为一项富有潜力的非热加工技术，超高压技术在有效杀灭食物中的微生物，钝化内源酶的同时能更好地保留食品中的营养成分，提升营养成分的提取效率，并且能够引起食品中大分子营养物质的结构或构象改变，进而影响其在体内的消化吸收，符合消费者对“新鲜、安全、绿色”食品的需求。但目前我国对于超高压的相关应用和研究仍处于基础阶段，食品厂家由于设备投入、能耗和维修成本高而对超高压技术的应用并不广泛，关于超高压对食品中营养成分影响的研究也主要集中于单一营养物质，食品体系组成十分复杂，不同的营养物质之间可能会通过相互作用而影响食品的营养和功能。

未来超高压在应用方面，应该研制具有我国自主知识产权的、规模化智能超高压装备，完善超高压食品标准制定，加快完成超高压技术从实验室应用于商业加工的转化，实现产业化发展。在对食品营养品质的研究方面，需要重点关注超高压处理过程中不同营养组分之间的相互作用及其对食品营养品质和消化吸收特性的影响，为拓展超高压技术在食品加工中的研究和应用提供理论依据。

思考题

1. 超高压技术的主要原理是什么？
2. 相比其他加工技术，超高压技术有何优缺点？
3. 从食品营养特性来看，超高压技术应当如何进一步发展？

拓展阅读

从“粮食”到“食物”再到“大食物观”，这是与时俱进的观念转变，也是内涵丰富的观念创新。树立“大食物观”，建立在我国居民食物消费升级的国情之上，要求全方位多途径开发丰富多样的食物品种，保障各类食物有效供给，更好满足人民群众日益多元化的食物消费需求，而这离不开食品科技的革新。

食品超高压加工技术被誉为“21世纪最有发展潜力的食品产业未来科技之一”，其可在有效杀菌的同时保持食品的原有品质，特别是对热敏性食品的功能性及营养成分具有很好的保护作用，对环境污染小、加工能耗与污染排放少，这项技术的不断升级，将为食品产业发展带来无限可能，同时助力食品加工业实现“双碳”目标和高端化、绿色化发展。

我国对食品超高压技术的研究最早始于1998年国内专家提出“最少加工”概念，但早期，我国自主研发的超高压装备存在处理量小、油介质传压、密封性差、升压时间长、工作效率低、智能控制落后等严重制约技术发展的“卡脖子”问题，而欧美发达国家在超高压关键部件与材料及设备制造技术上对我国实施长期的技术封锁和垄断。在西班牙召开的国际食品非热加工大会安排与会全体代表参观超高压装备制造企业，但中国代表团被“拒之门外”。近20年来，经过国内科学家多年产学研紧密合作和不懈努力，我国食品超高压技术在基础理论、装备制造、产业应用等方面实现持续突破和跨越式发展。2009年国际非热加工技术研讨会在北京举行，这是我国首次举办全球食品非热加工技术领域最高等级和规模的会议，业界的诸多知名研究机构和专家参会，曾经拒绝过我们的外国超高压装备制造企业也积极参会。这次大会的成功举办意味着我国顺利步入了包括食品超高压技术在内的非热加工技术与装备研究的国际先进行列，此后非热加工技术国际研讨会相继胜利召开，再次提升了我国在此领域的国际地位。

第六章
食品营养与超声波技术

学习目标

1. 掌握超声波技术的原理。
2. 理解超声波技术在营养物质提取、促进蛋白水解等方面的应用。
3. 理解超声波技术提升食品营养功能的作用机制。

第一节 超声波技术概述

超声波技术的发展正从学术上为化学、化工、食品、生物、制糖、医药等学科开拓新的研究领域，并从应用上对上述产业产生重大影响。超声波作为超声波技术的最基本量和信息载体，是研究超声技术最基本的前提。超声是利用超声振动能量，能在介质中产生强大的剪切力和高温，来改变物质的组织结构、状态、功能或加速这些改变过程，可以引发或强化机械、物理、化学、生物等过程，提高这些过程的质量和效率，达到其他处理技术难以达到的效果。这是因为超声波遵循声波传播的基本规律，在媒质中能形成介质粒子的机械振动，这种由含有能量的超声波振动引起的与媒质的相互作用，可以产生热作用、机械作用和空化作用。

因为食品在超声波加工过程中，空化及其物理化学作用对食品的质量变化发挥着重要作用。空化的化学作用包括自由基的生成和过氧化氢的产生等；空化的物理作用包括局部高温、压力、冲击波和高速射流等。而且这些空化及其物理化学作用已经通过食品的一些宏观变化被证实了，如食品的质地、色泽、风味、营养等的改变。

本章在阐述超声波的基本量及物理关系基础上，论述超声波与物质的相互作用，从超声波对营养物质提取、超声波对蛋白质水解活性多肽等各方面论述其基本原理、技术优势和应用现状，探讨超声波技术与食品营养品质的关系。

一、超声波的产生及分类

超声波属于机械波，为声波的一部分，频率大于20kHz。由图6-1可知，整个声波频谱是比较宽的，其中只有可听声波才能为人耳所听到。而超声波虽然属于声波却不能为人耳所察觉。

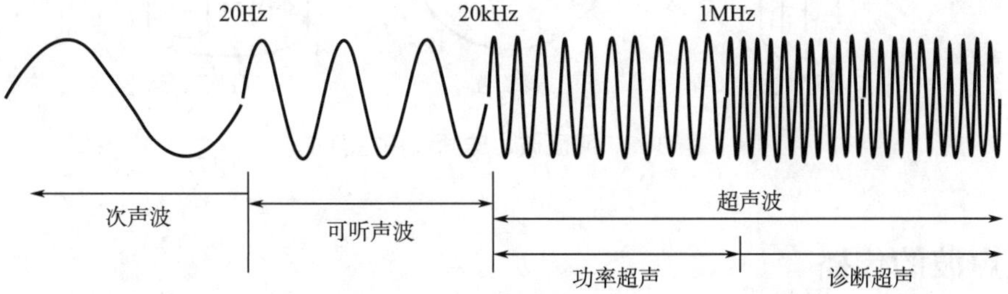

图6-1　声波频谱

超声波产生的必要条件是声源、波源和介质。能发出声音的物体称为声源。振动是产生声波的根源，即物体振动后产生声波。作机械振动的物体称为波源。介质是传播超声波的媒介物质。固体、液体、气体都是弹性介质。超声波是由介质中的质点受到机械力的作用而发生周期点受性振动产生的，分为不同的类型。

按质点振动方向和波传播方向的关系分为纵波和横波（图6-2）。纵波的质点的振动方向与波的传播方向相同，由介质的压缩弹性引起，也称疏密波或压缩波。横波的质点振动方向与波的传播方向垂直，由介质的切变弹性引起，也称切变波。

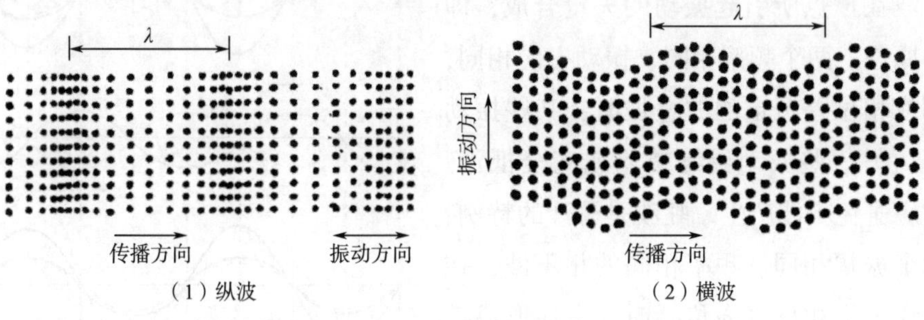

图6-2　纵波和横波

按波阵面的形状分为平面波、球面波和柱面波。波从波源出发，在介质中向各个方向传播。在某一时刻介质中周相相同的各点组成的面为波面。显然波面有无数个，最前面的一个波面也就是波源最初振动状态传播的各点组成的面，通常又称波阵面。波面有各种形状，波面为平面的波称为平面波，波面为球面的波称为球面波，波面为柱面的波称为柱面波，如图 6–3 所示。

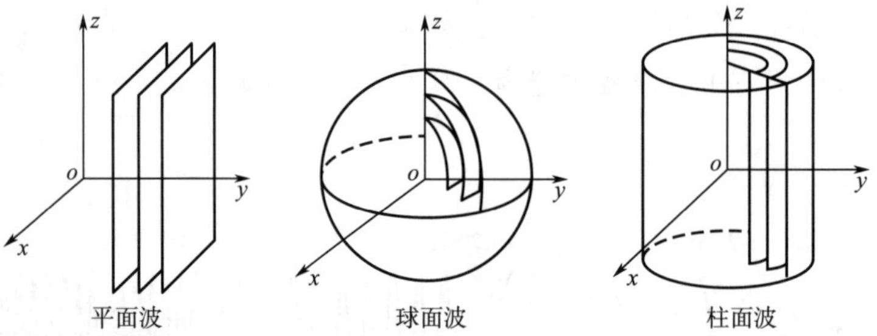

图 6–3　平面波、球面波和柱面波

二、超声波的传播

超声波在传播过程中的特征：

（1）超声波可在气体、液体、固体、固熔体等介质中有效传播，且可传播足够远的距离，而在真空中则不能传播。

（2）由于超声波的频率高，因而波长很短，它可以像光线那样沿直线传播，使我们有可能只向某一确定的方向发射超声波；超声波在传播时，方向性强，遵从几何光学定律，能量易于集中，可传递很强的能量。

（3）超声波会产生叠加、干涉、共振、多普勒效应等现象。当几束超声波在同一介质中传播时，波的传播是独立的，但在相遇处质点振动是各波在该点所引起振动的矢量合成，即波的叠加原理。两个频率相同、振动方向相同，相位相同或相位差恒定的波叠加时，某些振动始终加强，另一些振动始终减弱或完全抵消。实际探伤应避免干涉产生。驻波是干涉的特例，驻波是两个振幅相同、频率相同的相干波，在同一条直线上沿相反方向传播时，叠加形成某些质点振动始终减弱，另一些质点振动始终最大，如图 6–4 所示。

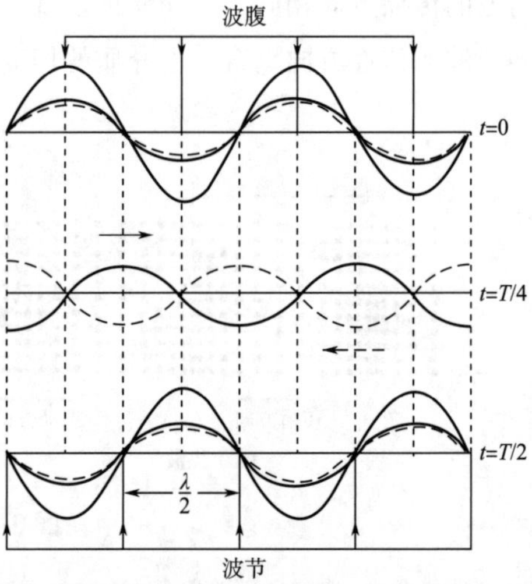

图 6–4　驻波

在连续分布介质中，任何一点振动将引起

相邻质点振动，因此，波动中任何一点都可以看作新的波源，即子波源。经过一段时间后，这些子波波前新位置的包络线决定新的波阵面。这就是惠更斯原理。超声波可产生多普勒效应，其主要内容为：物体辐射的波长因为波源和观测者的相对运动而产生变化。在运动的波源前面，波被压缩，波长变得较短，频率变得较高（蓝移）；当运动在波源后面时，会产生相反的效应，波长变得较长，频率变得较低（红移）。波源的速度越高，所产生的效应越大。根据波红（蓝）移的程度，可以计算出波源循着观测方向运动的速度。

（4）超声波可与传声媒质进行相互作用，易于携带有关传声媒质状态的信息。

（5）超声波的传播速度与介质的特性有关，而与声波的频率无关。声波在空气中的传播速度为340m/s，在液体中为1500m/s，在固体中为5000m/s。声波的传播速度都随介质温度的上升而加快，气温增高1℃，声速增加0.6m/s。

（6）由超声波所引起的媒质微粒的振动，即使振幅很小，加速度也非常大，因此可以产生很大的力量。超声波的这些特性，使它在近代科学研究、工业生产和医学领域等方面得到日益广泛的应用。

超声波作为一种波动形式，可作为探测与负载信息的载体或媒介，同时作为一种能量形式，当其强度超过一定值时，就可以通过它与传声媒质的相互作用，去影响、改变后者的物理化学性质。作为信息载体，超声技术已用于研究物质结构、水下定位与通信、地下资源勘查、工业检测与控制、声电与声光器件、医学诊断及盲人探路等。作为能量形式，超声技术已用于工业处理与加工、加速声化学反应、超声医疗及生物技术等方面。

（一）超声波的反射、折射、透射和衍射

超声波在媒质中的反射、折射、透射等传播规律，与可听声波的规律没有本质上的区别。但是超声波的波长很短，只有几厘米，甚至千分之几毫米，通常的障碍物的尺寸要比超声波的波长大好多倍，因此超声波的衍射能力很差，它在均匀介质中能够定向直线传播，超声波的波长越短，该特性就越显著。

超声波在两种不同的介质中传播时，在界面处将会出现反射、折射和透射等现象，这与声波照射的角度（称入射角）有关，当超声波垂直射入界面时在界面处会产生反射和透射现象。当超声波斜入射于界面时，在界面处产生反射和折射现象。反射角等于入射角，而折射角的大小则与两种介质中声速之比有关。介质中的声速越大，则折射声波偏离界面法线的角度越大。

当超声波通过含有微粒的介质时，就会引起声波的散射，从而影响声波的传播。我们可以把介质中的微粒视为刚性球体，当声波在传播过程中遇到它时，它就要对声波产生散射作用，向其四周发射散射声波，同时散射声波还要与原来的声波发生叠加而产生干涉。

超声波在介质中传播的过程中，如遇到声阻抗不同的障碍物时，则超声声束的方向和

声强将发生改变，其变化程度与障碍物的大小及声阻抗有关。当障碍物的尺寸≥ $\frac{\lambda}{2}$（$\frac{\lambda}{2}$ 为超声波的波长），超声波则在该障碍物表面产生回声反射，在障碍物边缘产生少量绕射。当障碍物的尺寸< $\frac{\lambda}{2}$ 时，超声波可绕过该障碍物而继续行进，此时反射回声都很少，这种现象称为衍射。

超声波通过声学界面时，除部分声能被反射外，另一部分声能则进入第二种介质，称为透射。反射与透射的强弱，与两种介质的声阻抗差有关。声阻抗差越大，反射越强，透射越弱。

（二）声衰与吸收

声波在媒质中传播，声波强度将随传播距离增加而减小的现象，统称为声衰减。如声源辐射的声波强度为 I_0，声波传播到距声源 x 时的声强为 I，则有：

$$I = I_0 e^{-2\alpha x} \tag{6-1}$$

式中 α——衰减系数；

x——传播距离，m；

I——声强，W/m²。

按照引起声波减弱的原因的不同，可以将声波衰减分为三种主要的类型：吸收衰减、散射衰减和扩散衰减。

散射衰减：介质散射，使声波原方向声强减弱。

吸收衰减：介质的吸收将声能转化为热能，超声能量减少。

扩散衰减：声束扩散，使声波原方向声强减弱。

造成衰减的主要原因是媒质对超声的吸收。此外如流体媒质中有悬浮粒子，固体媒质中有颗粒结构等时，则超声波在这些粒子上发生散射，也是形成衰减的重要原因。前两类衰减取决于媒质的性质，而后一类衰减则是由声源特性引起的。所以在通常讨论媒质与声波的关系时，主要就考虑前两种衰减。如果要估计声波传播损失时，就必须考虑第三类衰减因素。

超声波吸收在生活中有很重要的作用，衰减系数往往作为组织定征和疾病判别的一个重要参数，而吸收则是衰减的一个重要组成部分。介质对超声波能量的吸收可以由各种超声波和介质间所发生的物理的和化学的变化来解释，而这诸多物理的和化学的吸收过程可按其机制而归为如下九种主要类型：①由黏滞阻尼引起的吸收；②由热传导引起的吸收；③由热辐射引起的吸收；④由声波对介质中分子固有自由度和平移自由度的平衡态的扰动所引起的吸收；⑤由声波对介质中同分异构体之间的平衡态的扰动所引起的吸收；⑥由声波对介质中单体和二聚体以及多聚体之间平衡态的扰动所引起的吸收；⑦由声波对介质的远程有序平衡度的扰动所引起的吸收；⑧由相位转换和扩散所引起的吸收；⑨由磁流体动力学相互作用而引起的吸收。一般称前两类吸收为经典吸收，而将其余的统称为弛豫过程。

造成介质对声波吸收的原因很多，例如介质的黏度、热传导、介质的微观过程引起的弛豫效应、介质中的微粒以及由于这些微粒作相对运动的摩擦损耗和声波对微粒的散射所引起的附加能量耗散等。

三、超声波的基本量及物理关系

（一）声压

纵波在弹性媒质内传播过程中，媒质质点的压强是随时间变化的，媒质质点的密度时密时疏。根据积分原理我们可以把一个连续的介质看作是由许多紧密相连的微小体积元 dV 所组成，这样的体积元 dV 内的介质还可以进一步看作是集中于一点、质量为 ρdV 的质点。ρ 为介质的密度，在声波的作用下它是随时间和位置的不同而变化的量。设体积元 dV 受到声波的扰动之后，压强由 p_0 变到 p_1，则由声波扰动所产生的逾量压强 p 称为声压：

$$p = p_1 - p_0 \tag{6-2}$$

在媒体流质中，声压是一个标量，单位是 Pa，在声过程中它为空间和时间的函数，即：

$$p = p(x, y, z, t) \tag{6-3}$$

声压的单位为帕（Pa），其大小反映了声波的强弱，即表示传播的波动能量强度。声压越大，表示超声波的强度越大，传递的能量越强。它是目前经常用来描述声波性质的重要物理量之一，通过声压的测量可以间接地求得质点速度等其他物理量。

与此相对应的是由扰动引起的密度的变化量 $\rho'=\rho-\rho_0$，也是空间与时间的函数，即

$$\rho' = \rho'(x, y, z, t) \tag{6-4}$$

式中　x，y，z，t——直角坐标系中的质点的空间位置坐标；

t——时间变量。

声场中某一瞬时的声压值称为瞬时声压。在一定的时间间隔中，瞬时声压对时间取均方根值称为有效声压 $p_m p$ ：

$$p_m = \sqrt{\frac{1}{t}\int p^2 dt} \tag{6-5}$$

式中　t——平均时间间隔（$t \geqslant T$）。

在此时间间隔内的最大瞬时声压值为峰值声压。通常仪表所测的声压值为有效声压 $p_m p$ 。因此习惯上的所指的声压就是有效声压。

然而质点在介质传播过程中，不仅存在声压 pp ，还存在大气压力 $p_b pb$ ，介质的总压力 $p_h p$ 应该等于声压与大气压力 p_b 之和。

$$p_h = p + p_b \tag{6-6}$$

由于超声波的波长较短、频率很高，它所具有的能量很大，可使介质的质点产生显著的声压作用。

（二）质点速度

超声波的另个基本的物理量是质点速度。质点的速度是指超声波在介质中传播时引起介质中某质点在其平衡位置附近往返运动的速度，也可以说是质点在其平衡位置附近因扰动而产生的振动位移 ξ（x，y，z，t）随时间的变化率：

$$u = \frac{\mathrm{d}\xi}{\mathrm{d}t} = u_0\cos(2\pi ft) \tag{6-7}$$

式中　$u_0 = 2\pi f\xi$——最大的质点速度，m/s；

f——声波频率，Hz；

u——质点速度，一个矢量，m/s。

声压力、质点速度 u 和媒质密度变化量 ρ' 是声场的三个基本的物理量。它们三个之间由下述三个物理定律彼此关联。

牛顿第二定律（运动方程）表示声压 p 与质点速度 u 之间的关系：

$$\rho\frac{\mathrm{d}u}{\mathrm{d}t} = -grad\mathrm{d}p \tag{6-8}$$

质量守恒定律（连续性方程）表示质点速度 u 与密度变化量 ρ' 之间的关系：

$$-div(\rho u) = \frac{\partial\rho'}{\partial t} \tag{6-9}$$

热力学定律（物态方程）表示声压 p 与密度变化量 ρ' 之间的关系：

$$p = c^2\rho' \tag{6-10}$$

式中　c——声速，m/s；

ρ'——密度的变化量，kg/m^3；

p——声压，Pa。

（三）声速

声波在弹性媒质中的传播速度为声速。

$$c = \lambda f \tag{6-11}$$

式中　c——声速，m/s；

f——振动频率，即每秒振动的次数，Hz；

λ——波长，m。

由于在气体中没有剪切弹性，只有体积弹性，因而气体的传播形式只能是纵波。换句话说就是，在声波的扰动下，气体媒质中的质点在各自平衡位置附近振动，形成稠密和稀疏依次交替的传递过程。同时质点的运动方向与波的传播方向相同。一般气体在任意的情况下的声速表达式都相当复杂，其表达式与气体的相对分子质量、比热容和物性方程有关，本章节将不予以介绍。在一般问题中，经常会用到理想气体的声速公式。

可以证明在理想气体中声速为：

$$c = \sqrt{\gamma \frac{p}{\rho}} \tag{6-12}$$

式中　$\gamma = \frac{c_p}{c_V}$——绝热系数，等于比定压热容与比定容热容之比；

p——气体压力，Pa；

ρ——密度，kg/m^3。

对于空气，γ=1.402，在标准大气压力（p = 1.013 ×10^5Pa）下，温度为0℃时，ρ= 1.293 kg/m^3，则声速 c_0=（33.45±0.5）m/s。

其他条件保持不变，气体的声速随温度的变化为正温度系数。计算空气在不同温度下的声速，可用如下公式：

$$c = c_0 \sqrt{\frac{T}{T_0}} \tag{6-13}$$

式中　T_0——温度为0℃时对应的热力学温度，K。

在液体中同样没有剪切弹性，所以也只能传递纵波。在线性声学条件下液体中声速为：

$$c = \sqrt{\frac{1}{\beta_B \rho}} \tag{6-14}$$

式中　β_B（$\beta_B \approx -dV/Vdp$）——绝热系数。

等于比定压热容与比定容热容之比，它表示在绝热情况下，单位压强变化所引起的体积相对变化，负号则表示压强和体积变化方向相反。对于水，在20℃时，ρ=998 kg/m^3、β_B=45.8×10^{-11} m^3/N，则声速 c（20℃）=480m/s。

理论上分析声速与温度的关系较难，因为液体的压强与密度的关系比较复杂。通过实验测定的一些经验公式，做出如图6-5的关系曲线，可以看出：在0~73℃范围内，声速随温度单调上升，在74℃附近取得极大值。

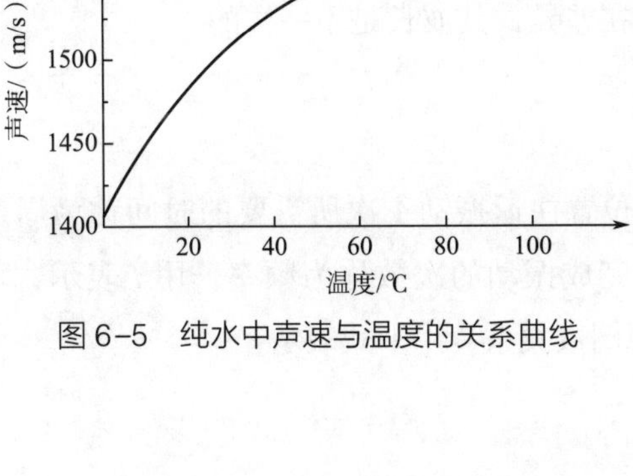

图6-5　纯水中声速与温度的关系曲线

超声波在固体介质中传播时，除有体积弹性外，还有剪切弹性、扭转弹性、弯曲弹性等，所以固体中既可以传播纵波，也可以传递横波。

$$\text{纵波声速}\ c_1 = \sqrt{\frac{E(1-\sigma)}{\rho_0(1+\sigma)(1-2\sigma)}} \tag{6-15}$$

$$\text{横波声速}\ c_t = \sqrt{\frac{E}{2\rho_0(1+\sigma)}} \tag{6-16}$$

式中 E——杨氏模量，N/m^2；

σ——泊松比；

ρ_0——密度，水在20℃时 $\rho_0 = 998kg/m^3$。

有时，人们为了方便设定了两个弹性系数，即拉梅常数 λ' 和 μ'（也为切变弹性系数）：

$$\lambda' = \frac{E_\sigma}{(1+\sigma)(1-2\sigma)} \tag{6-17}$$

$$\mu' = \frac{E}{2(1+\sigma)} \tag{6-18}$$

上述两式可以改写成

$$c_1 = \sqrt{\frac{\lambda' + 2\mu'}{\rho_0}} \tag{6-19}$$

$$c_t = \sqrt{\frac{\mu'}{\rho_0}} \tag{6-20}$$

由上述两式可得，密度越小，声速越高。从而也可以得出纵波声速与横波声速之间的关系：

$$\frac{c_1}{c_t} = \sqrt{\frac{2(1-\sigma)}{1-2\sigma}} \tag{6-21}$$

对一般固体 σ 大约在0.33，因此 $c_1/c_t \approx 2$，因此纵波的声速约为横波声速两倍。

声速与质点速度是完全不相同的概念，声速的传播只是扰动形式和能量的传递，并不把在各自平衡位置附近振动的媒质质点传走。而且声速的量值与媒质的性质和形状有关。在同一种介质中，纵波声速约为横波的2倍，横波声速约为表面波0.9倍。同一介质的声速只与介质的性质有关，与频率无关。也就是说，不管频率高低，在同一介质中传播时声速都相同。相同频率的超声波在不同的介质中声速是不同的。在不同的介质中传播时，相同频率的超声波因声速存在差异，其波长是不一样的。

（四）频率与波长

介质中的质点在平衡位置往返振动1次所需要的时间称为周期，用 T 表示，单位为秒（s）；质点在1s的时间内完成振动的次数称为频率，用 f 表示，单位为周/s，又称作赫兹（Hz）。周期与频率成互为倒数关系，用下式表示：

$$f = 1/T \tag{6-22}$$

介质质点在2πs时间内所作的完全振动的次数就称为角频率（ω），单位为s^{-1}。显然，角频率（ω）与频率（f）之间的关系为：

$$\omega = 2\pi f \tag{6-23}$$

波长是指在一个周期内，声波所传播的距离，用λ表示。也可以说是在同一波线上两个振动相位差为2π的质点之间的距离，亦即一个完整波的长度。对于纵波，等于两相邻密集点（或稀疏点）间的距离，如图6-6（1）所示；对于横波，则是从一个波峰（或波谷）到相邻波峰（波谷）的距离，如图6-6（2）所示。

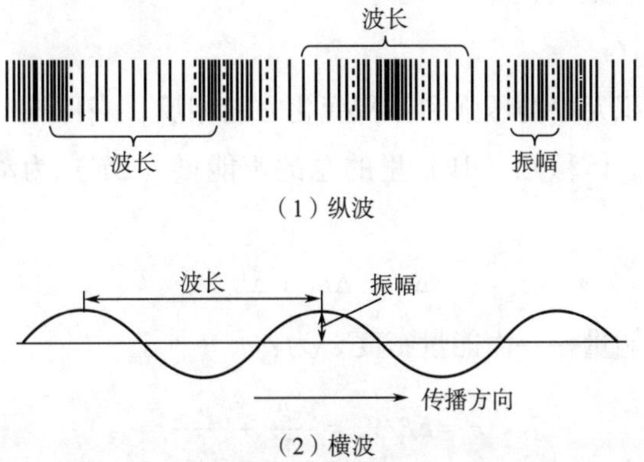

图6-6 纵波和横波

介质中声波的波长（λ）与频率之间的关系为：

$$c = \lambda f \tag{6-24}$$

式中 c——声速，m/s；

λ——波长，m；

f——频率，Hz。

由此可见，对于定的介质，声波在其中的传播速度是一定的。声波的频率越高，波长越短；反之，声波的频率越低，波长越长。

（五）功率

在声波传递过程中，声波传到原先静止的介质中时，使得介质质点在平衡位置附近来回振动，致使在介质中产生压缩和膨胀。可以这样认为，声波使介质获得振动动能和形变势能。介质由于声波扰动所获得的声能量为振动动能和形变势能之和。随着声波在介质中的传播也伴随着能量的传播，如果我们在声场中取一个微小的体积元（dV），设介质原先的体积为V_0，压强为p_0，密度为ρ_0。该体积元（dV）由于声波振动所获得的动能ΔE_k：

$$\Delta E_k = (\rho_0 V_0)u^2/2 \tag{6-25}$$

式中 ΔE_k——动能，J；

u——质点速度，m/s；

ρ_0——介质的密度，kg/m^3；

V_0——介质原先的体积，m^3。

体积元（dV）的压强从 p_0 变至 p_0+p 时，该体积元的势能 ΔE_p 为：

$$\Delta E_p = -\int_0^p p\mathrm{d}V = \frac{V_0 p^2}{2\rho_0 c^2} \tag{6-26}$$

式中 ΔE_p——势能，J；

p——增加的压强，Pa；

c——声速，m/s。

式中的负号表示体积元内的压强和体积变化方向相反，当压缩时体系储存能量；反之，膨胀时体系则释放能量。体积元（dV）里的总的声能量（ΔE）为动能 ΔE_k 与势能 ΔE_p 之和，即：

$$\Delta E = \Delta E_k + \Delta E_p \tag{6-27}$$

而单位体积内的声能量——声能量密度 ε 为：

$$\varepsilon = \Delta E/V_0 = \frac{\rho_0 u^2}{2} + \frac{p^2}{2\rho_0 c^2} \tag{6-28}$$

式中 ε——声能量密度，J/m^3。

将总的声能量 ΔE 和声能量密度（ε）分别对一个周期取平均值，则可得到平均声能量（$\overline{\Delta E}$），即：

$$\overline{\Delta E} = \int_0^T \Delta E \mathrm{d}T \tag{6-29}$$

而平均声能量密度（$\bar{\varepsilon}$）则为：

$$\bar{\varepsilon} = \overline{\Delta E}/V_0 \tag{6-30}$$

式中 $\bar{\varepsilon}$——平均声能量密度，J/m^2。

单位时间内通过垂直于声波传播方向的面积（s）平均声能量称之为平均声功率（$\overline{W}$），其表达式为

$$\overline{W} = \bar{\varepsilon} c s \tag{6-31}$$

平均声功率的单位为 W，1W = 1N · m/s。

超声波的一个重要特征是它的功率，超声波具有比普通声波强大得多的功率，这就是超声波在众多领域中能够获得广泛应用的重要原因之一。

超声波到达某一介质中时，由于超声波的作用使得介质分子振动，而且，其振动频率与超声波的频率相同，介质分子振动的频率决定了振动的速度，频率越高，速度就越大。

介质分子由于振动所获得的能量除了与介质分子的质量有关外，还与介质分子的振动速度的平方成正比，所以，超声波的频率越高，介质分子获得的能量越高。超声波的频率比普通声波的频率高很多，故超声波可以使介质分子获得很大的能量，而普通声波对介质分子的作用却很小。换言之，超声波具有的能量比声波要大得多，可以供给介质分子足够大的能量。

（六）声强

声波在单位时间内，通过与声波传播方向相垂直的单位面积上的超声能量称为超声强度。声强等于能流密度，是衡量超声强弱的一个重要物理量，用 I 表示，即：

$$I=\overline{W}/S=\bar{\varepsilon}c=\frac{1}{2}\rho c u_m{}^2 \tag{6-32}$$

对于平面波，声强为 $I=\dfrac{p^2}{c\rho}$

式中　I——声强，W/m^2；

u_m——质点的最大运动速度，m/s；

ρ——密度，kg/m^3；

c——声速，m/s；

p——声压，Pa。

声强是一个有方向的物理量，其方向指向就是声波传播的方向。由上式可知声强与质点的最大运动速度的平方成正比。

这里应当注意的是，当声场中存在有反射声波时，声强往往不能反映其能量关系，因此，这些能量关系一般不用声强（I）这一物理量描述，而常常采用平均声能量密度（$\bar{\varepsilon}$）来表示。

声强是表示声的客观强弱的物理量，超声的声强可以达到很大的值。同时超声波在介质中传播时，它的巨大能量也会使介质质点产生很大的加速度，一般中等强度的声波通过水时，水分子获得的加速度只有重力加速度的百分之几，如在频率为 800~1000kHz、声强为 0.5~2W/cm^2 的超声波作用下，水分子得到的加速度可以超过重力加速度 5 万~10 万倍。

声强与声源的振幅有关，振幅越大，声强也越大；振幅越小，声强也越小。当声源发出的声波向各个方向传播时，其声强将随着距离的增大而逐渐减弱。这是由于声源在单位时间内发出的能量是一定的，离开声源的距离越远，能量的分布面也越大，因此通过单位面积的能量就越小。

超声波穿过任何界面和媒质时，除存在交变声压外，还出现静态声压，使超声波在传播方向上的声强减少，这种静态声压被称为辐射压，它与振动的频率无关，而只与声功率有关。

在平面波全吸收的条件下，声辐射压力 F 与声功率 W 的关系为 $F=\frac{2W}{c}$，c 是声速。对于全反射性界面，因为入射力等于反射力，因而由声波产生的辐射压力增加了 1 倍，即 $F=\frac{2W}{c}$。声功率的测量方法之一，就是基于用天平来测量辐射压力，而超声强度可以从测得的超声功率除以接收超声的面积来获得。

（七）声阻抗和阻抗率

介质在某一表面上的声阻抗定义为这个表面上的声压 p 与通过该表面的有效通量（体积速度或质点速度与面积的乘积）的复数比值。符号及表达式如下：

$$Z_a=\frac{p}{U}=R_a+jX_a \tag{6-33}$$

式中 p——声压，Pa；

U——体积速度，$U=uS$，m^2/s；

S——声波通过的表面积，m^2；

R_a——声阻，$Pa\cdot s/m^3$；

X_a——声抗，$Pa\cdot s/m^3$。

声场中某点的声压 p 与该点的质点的振动速度 u 之比为该点的声阻抗率，用 Z_b 表示，单位是 $Pa\cdot s/m$。即：

$$Z_b=\frac{p}{u} \tag{6-34}$$

在理想的连续介质中，对于平面波，可以证明

$$Z_b=\pm\rho_0c_0 \tag{6-35}$$

式中 ρ——介质密度，kg/m^3；

c_0——介质的声速，m/s。

正号表示前进的平面波，负号表示反向的平面波。

声阻抗率在一般情况下也是复数。其实数部分反映此位置处声能的损耗。应该注意，乘积 ρ_0c_0 值是介质固有的一个常数，它的数值对超声波在介质中的传播非常重要，称之为介质的特性阻抗，单位为瑞利（ral）。

$$1ral=1N\cdot s/m^3=1kg/(s\cdot m^2)$$

对空气，0℃时：$\rho_0c_0=428ral$

20℃时：$\rho_0c_0=415ral$

对水，20℃时：$\rho_0c_0=1.48\times10^6\ ral$

特性抗阻 ρ_0c_0 的影响比 ρ_0、c_0 单独的作用还要大。它在声学中具有特殊的地位，是经常使用的一个基本物理量。

第二节 超声波技术的原理

在超声波技术中，超声波与物质有着独特的相互作用，具体表现在以下两个方面。首先是物质对超声波的作用，几乎所有的物质都可以作为超声波的媒质。而媒质的性质、结构和状况势必会影响超声波在其中的传播行为，或改变其传播状态。因此，媒质的状态便构成了超声波所载的信息。另一方面就是超声波对物质的作用。主要是因为超声波在传播过程中所产生的高频率、大功率、高强度可以改变媒质的物理性质。以下就是两者相互作用所产生的效应。

一、热效应

超声波在媒质中传播时，由于传播介质存在着内摩擦，部分的声波能量会被介质吸收转变为热能从而使媒质温度升高，此种升温方式与其他加热方法相比达到同样的效果，从而这种使媒质温度升高的效应称之为超声波的热作用。

超声波在媒质中传播时，大振幅声波会形成锯齿形波面的周期性激波，在波面处造成很大的压强梯度。振动能量则不断被媒质吸收转化为热量而使媒质温度升高，吸收的能量可升高媒质的整体温度和边界外的局部温度。同时，由于超声波的振动，使媒质产生强烈的高频振荡，介质间相互摩擦而发热，这种能量能使固体、流体媒质温度升高。超声波在穿透两种不同介质的分界面时，温度升高值更大，这是由于分界面上特性阻抗不同，将产生反射，形成驻波引起分子间的相互摩擦而发热。

超声波的热作用能产生两种形式的热效应。一是连续波产生的热效应，二是瞬时热效应。连续波的热效应是由于媒质的吸收及内摩擦损耗，一定时间内的超声波连续作用，使媒质中声场区域产生温升。瞬时热效应主要指空化气泡闭合产生的瞬间高温。

超声波的热机制的机制有：

（1）超声振动通过媒质时发生转变；

（2）媒质质点由周期性的收缩，以致温度增高中心发生在超声波的压缩相位中；

（3）在不同组织分界部分形成，由于组织分层，介质阻抗不同，将产生反射，形成驻波，引起分子间相对运动产生摩擦而形成热，那时在驻波腹相应的位置上就有局部温度增高。

在这些因素中，介质的吸收为热形成的主要因素。

由上述可知，超声热机制产生的热效应可以使媒质的温度升高。如果取媒质的平均密度$\rho_0=1.00\ kg/cm^3$，比热容c_p与水相同，即为4.18J/（g·℃），且产生的热量不损失，那么ts后媒质的上升温度为：

$$\Delta T=\frac{2\times0.026}{\rho_0 c_p}\cdot I\cdot t\cdot f^{1.1}=0.012Itf^{1.1}(℃) \tag{6-36}$$

式中　c_p——媒质的比定压热容，J/（kg·K）；

I——声压，W/cm^2；

t——时间，s；

f——频率，Hz。

因为没有任何物质可以将声能全部转化成机械能及化学能，都会或多或少地产生热量，因此热效应是超声波所特有的特性。超声波的热效应可以表现为由于超声波所引起的整体加热、边界处的局部加热、形成激波时波前的局部加热等。

二、机械效应

超声波能量作用于介质，会引起质点高速细微的振动，产生速度、加速度、声压、声强等力学量的变化，从而引起机械效应。

超声波是机械能量的传播形式，与波动过程有关，会产生线性效变的振动作用。超声波在介质中传播时，质点位移振幅虽然很小，但超声引起的质点加速度却非常大。若20kHz、$1W/cm^2$的超声波在水中传播，则其产生的声压幅值为173 kPa，这意味着声压幅值每秒钟内要在±173 kPa之间变化2万次，最大质点的加速度达$1440km/s^2$，大约为重力加速度的1500倍，这样激烈而快速变化的机械运动就是功率超声的机械振动效应。

当超声波介质不是均匀的分层介质时（例如生物组织、人体等），各层介质的声阻抗不同将使传播的声波产生反射、形成驻波，驻波的波腹、波节造成压力、张力和加速度的变化。由于不同介质质点（例如生物分子）的质量不同，则压力变化引起的振动速度有差异，使介质质点间的相对运动所造成的压力变化，是引起超声机械效应的另一原因。利用超声的机械效应进行加工处理（打孔、切割、压实、表面强化、焊接、清洗、抛光及去除不希望的薄膜和脏物等），也用于加速分散、均质、乳化、粉碎、杀菌等其他过程。

超声波的机械作用在生产中得到了广泛的应用，现举例如下。

1. 机械搅拌

超声波的高频振动及辐射压力可在气、液体中形成有效的搅动与流动。空化气泡振动对固体表面产生的强烈射流及局部微冲流，均能显著减弱液体的表面张力及摩擦力，并破坏固-液界面的附面层，因而达到普通低频机械搅动达不到的效果。这一作用是超声除气，食品及化妆品调匀细化等应用的物理基础。

2. 相互扩散

利用超声波振动及空化的压力，高温效应，促使两种液体，两种固体，或液固、液气界面之间，发生分子的相互渗透，形成新的物质属性。金属或塑料的超声焊接，超声乳化、清洗、雾化可归为此类作用。

3. 均匀化

空化气泡闭合后产生的局部冲击波，可粉碎液体中的颗粒，使其细化；使结晶均匀；将较大的、不均匀乳滴分散为微小均匀药剂；甚至可包括消溶血栓等作用。

4. 凝聚作用

超声振动可使气、液媒质中悬浮粒子以不同速度运动，增加相碰撞机会；或利用驻波使它们趋于波腹处，从而发生凝聚过程。烟道收尘、人工降雨可属此类。

5. 机械切削作用

因超声振动加速度甚大，加上空化的声腐蚀作用，可对硬脆材料（宝石、陶瓷、玻璃、磁钢等）进行特殊形状的精密加工。

6. 粉碎作用

利用高强度超声波脉冲，可以粉碎人体内的肾结石和胆结石而不损伤软组织。

三、空化效应

超声波空化是指液体中的微小气泡核在超声波作用下产生振动，当声压达到一定值时，气泡将迅速膨胀，然后突然闭合，在气泡闭合时产生冲击波，这种膨胀、闭合、振荡等一系列动力学过程称超声空化。如图 6-7 所示。超声波的空化作用会导致气泡周围的液体中产生强烈的激波，形成局部点的高温高压，空化泡崩溃时，在空化泡的周围极小空间内可产生 5000K 的瞬态高温和约 50MPa 的高压，且温度冷却率可达 10^9 K/s，并伴有强烈冲击波和时速达 400km 的射流。这种巨大的瞬时压力，可以使悬浮在液体中的固体表面受到急剧的破坏。

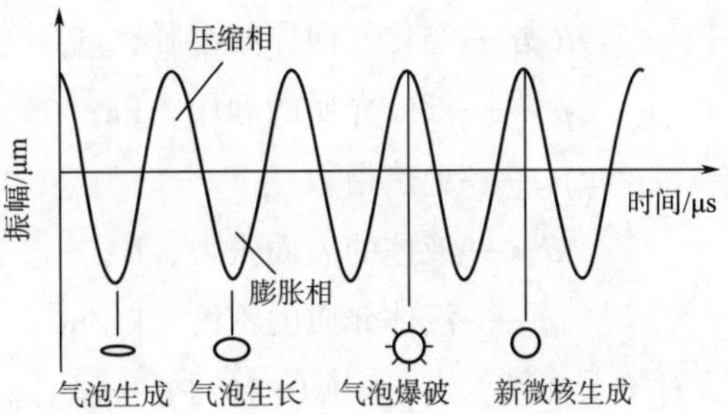

图 6-7　超声波空化

通常将超声波空化分为稳态空化和瞬态空化两种类型。

在液体或软组织中，存在一些小气泡（或受声波照射时形成小气泡）。在超声波的作用下，当声压与静压力之和很小时，气泡会生长，反之则会缩小，故声波会引起气泡的振动或脉动。在超声波强度比较低时，这种振动不会很剧烈，通常不产生破坏力，称为稳定空化。即使在稳定空化的情况下，由于声流的存在，气泡周围的应力增加，也可能造成某些生物功能的改变。当声强超过某一阈值（称为空化阈值）时，气泡的振动十分剧烈。在膨胀期，即声压与静压力的合力趋于零时，气泡直径迅速增大，随后，当声压改变时，在很大的合压力的作用下，气泡猛烈收缩，以致破裂成许多的小气泡，产生强烈的冲击波和局部的高温高压，这种现象称为瞬态空化。

1. 空化气泡的形成

在液体介质中由于涡流或超声波的物理作用，液体中的某一区域会形成局部的暂时的负压区，于是在液体介质中可产生空化气泡，简称为空穴或气泡。

空化气泡就其所含气体而言，可分为以下四种类型：①接近真空的气泡；②含蒸气的气泡；③含气体的气泡；④含气体和蒸气的气泡。

根据空化气泡的热力学稳定性，空化气泡还可以分为亚稳气泡和稳定气泡，接近真空的气泡和含蒸气的空化气泡是亚稳气泡，一般认为是在强度超过 $10W/cm^2$ 的超声被作用下而产生的；而稳定气泡则是在较低强度（$2W/cm^2$）的超声波作用下所产生的，主要是一些含有气体的空化气泡以及含有气体和蒸气的空化气泡。

空化气泡在超声场的作用下会发生振动，但并不一定就发生溃陷，只有当超声波的频率小于空化气泡振动频率时才会使空化气泡溃陷，反之，当超声波的频率超过空化气泡的振动频率时，空化气泡会进行更为复杂的振动，而不会发生溃陷。

空化气泡的谐振频率可以由下式来进行计算：

$$f_0 = \frac{1}{2\pi R}\sqrt{\frac{3\gamma}{\rho}(p_h + \frac{2\sigma}{R_0})} \tag{6-37}$$

式中　R_0——空化气泡原始半径，m；

p_h——液体介质的静压，Pa；

$\gamma = (c_p/c_V)$——绝热指数；

σ——液体的表面张力，N；

ρ——液体介质的密度，kg/m^3。

对于水来说，当 $p_h = 1.0\times10^5$ Pa，$\gamma = 1.4$，$\rho = 1000\ kg/m^3$，空化气泡的半径 R_0 与空化气泡的谐振频率 f_0 的关系见表 6-1。

表 6-1　空化气泡的半径与空化气泡的谐振频率

f_0/kHz	1	10	100	1000
R_0/μm	3.3	0.33	0.033	0.0033

2. 空化气泡的性质

液体介质在一定强度的超声波的作用下就会产生空化气泡，这些空化气泡一旦形成，既有可能重新溶解到液体介质中去，又有可能上浮消失，或由于空化气泡自身大小的原因，在超声振荡的超声场中随着超声场的相位变化而长大和压缩。由于超声场是均匀的，在液体介质中间的空化气泡溃陷过程中保持球形。当液体介质中的微粒太小而不能够紊扰超声场时，就会形成射流束，这时液体介质中的气泡也是球形溃陷的；当空化气泡靠近固体的界面处时，固体表面上的空化气泡则发生不对称溃陷，产生直射向固体表面的射流束。由于溃陷气泡的大部分能量被转化为射流束的动能，使得射流束的速度高达400km/h。也即射流束以近乎固体所能承受的力冲击固体表面，这样在固体的表面发生洗涤和孔蚀作用，故也称空化作用为孔蚀作用，这就是进行超声清洗、固液反应或催化反应等的基础之所在。这种冲击波在不足 4×10^{-8}s 的存在时间内，其压强可达到 3×10^{8}Pa。

3. 空化阈

空化阈是使液体介质产生空化作用的最低声强或声压振幅。设液体介质的静压力为 p_h，交变声压幅 p_A，只有当 $p_A>p_h$ 时，才能出现负压；而只有当负压超过液体介质的黏度时，才会空化作用。空化阈（p_c）可表示为：

$$p_c = p_h - p_v + \frac{2}{3\sqrt{3}}\sqrt{\left(\frac{26}{R_0}\right)^3 \Big/ \left(p_h - p_v + \frac{26}{R_0}\right)} \tag{6-38}$$

式中　p_v——介质的蒸气压，Pa；

R_0——空化气泡原始半径，m。

由此式可见，空化阈随不同的液体介质而变化，对于同一液体介质，不同的温度、压力、空化核的半径以及含气量，空化阈值也不同，一般来说，液体介质含气量越少，空化阈就越高。空化阈还与液体介质的黏滞性有关，液体介质的黏度越大，空化阈也越高。

空化阈与黏滞系数的关系大致可用以下经验公式表示：

$$p_c = 0.8(\lg\eta + 5) \tag{6-39}$$

式中　η——黏滞系数。

此外，空化阈与超声波的频率有着十分密切的关系，超声波的频率越高，空化阈也越高。超声波的频率越高，越难空化，要产生空化作用，就必须增大超声波的强度。

4. 影响超声波空化的因素

超声波空化作用的强弱与声学参数及液体的物理化学性质有关。

（1）超声波强度　超声波强度指单位面积上的超声功率，空化作用的产生与超声波强度有关。对于一般液体超声波强度增加时，空化强度增大，但达到一定值后，空化趋于饱和，此时再增加超声波强度则会产生大量无用气泡，从而增加了散射衰减，降低了空化强度。

（2）超声波频率　超声波频率越低，在液体中产生空化越容易。也就是说要引起空化，频率越高，所需要的声强越大。例如：要在水中产生空化，超声波频率在400kHz时所需要的功率要比在10kHz时大10倍，即空化是随着频率的升高而降低。一般采用的频率范围20~40kHz。

（3）液体的表面张力与黏滞系数　液体的表面张力越大，空化强度越高，越不易于产生空化。黏滞系数大的液体难以产生空化泡，而且传播过程中损失也大，因此同样不易产生空化。

（4）液体的温度　液体温度越高，对空化的产生越有利，但是温度过高时，气泡中蒸气压增大，因此气泡闭合时增强了缓冲作用而使空化减弱。

第三节　超声波技术与营养活性组分提取

一、超声波提取营养活性组分的原理

在食品工业中，提取技术是一项非常重要的技术，如动物、植物、微生物中活性物质或其他有用物质的提取，一些化学成分的分析等都离不开提取技术。如何高效地提取出所需的目的物，是很多科研人员和生产单位关心的问题。研究人员需要对超声波提取分离过程进行专门研究，以便揭示超声波提取分离技术能在多个领域广泛应用以及导致这些特点的内在因素。从而优化工艺与设备，使该技术的特点得以充分发挥。

超声波提取分离主要是依据物质中有效成分和有效成分群体的存在状态、极性、溶解性等设计的一项科学、合理利用超声的方法进行提取的新工艺，主要集中在固-液提取方面，可以使溶剂快速地进入固体物质中，将其物质中所含有机成分尽可能完全地溶于溶剂之中，得到多成分混合提取液，再用适当的分离方法将提取液中的化学成分分开，然后加以精制、纯化处理，以得到所需的单体化学成分的工艺全过程。这种将超声提取与分离技术有机地结合起来的工艺新技术称为超声提取分离技术。应用超声技术来强化提取分离过程，可有效提高提取分离效率，缩短提取分离时间，节约成本，甚至还可以提高产品的质量和产量。

对于非细胞结构的物质来说，在提取过程中，所提取的成分可以直接地溶解或分散而悬浮于溶剂之中。对于具有细胞结构的提取物来说，要提取细胞内的活性成分，需要使细胞破碎从而使细胞内容物暴露而达到提取目的。

（一）对细胞壁产生影响

植物细胞是由比较坚韧的细胞壁和内部的原生质体（包括细胞质、细胞核质体等）、后含物（原生质体的产物）组成。而植物中的活性成分如生物碱、苷、有机酸、糖、挥发油、蛋白质等均存在原生质体中，是植物在生长时期，进行一系新陈代谢过程后形成的。可看出这些生物活性成分大部分存在于细胞壁内，少量存在于细胞间隙。细胞壁是影响提取速度的壁垒之一。在超声场中由于提取溶剂内含气体及微小的杂质，为超声波空化作用提供了必要条件。超声波空化时产生的极大压力和局部高温可以使细胞壁的通透性提高，有实验证明，超声能破坏植物细胞，不但打破细胞壁，使溶液进入原生质体，甚至造成细胞壁及整个生物体破裂，而且整个破裂过程在瞬时完成，促使细胞液中溶质状态的各种成分进入溶剂之中。

（二）促进细胞溶胀

从原料中尤其是干原料中提取目的物一般分为两个过程：①原料的浸泡、溶胀过程；②可溶性成分从原料中尤其是干燥原料中提取目的物，此步骤一般包括通过扩散和渗透从原料中传质进入溶剂过程。这两个过程都影响提取速率。超声波作用可有效地促进细胞的溶胀，如33kHz的超声波在23℃处理茴香籽1h，可使其溶胀指数提高100%。超声波之所以能促进种子更好、更快更多的地发芽，原因之一也就是超声作用使种子能够持有更多的水分。超声波促进原料溶胀，从提取角度来说，有利于强化提取过程，缩短提取时间。

由于提取溶剂内含有气体及微小的杂质，为超声空化作用提供了必要条件，空化效应使提取溶剂内的气体崩塌，所产生的极大压力和局部高温可以使细胞壁的通透性提高，以增加溶剂渗透量，甚至造成细胞壁及整个生物体破裂，让溶剂直接进入细胞之中，从而使细胞中的有效成分得以快速释放，直接与溶剂接触并溶解在其中，因而加速了溶剂浸润、渗透速度。

（三）强化传质速率

溶剂中溶质的溶解速率与传质系数、相际接触面积以及推动力有关，任何提高传质系数、相际接触面积和推动力的方法都能增加传质过程的速度。超声波的振动效应、热效应增加传质系数，强烈的冲击波或微射流有利于提高溶质的相际接触面积。由于溶质溶解的量是温度、压力和浓度的函数。超声空化引起空化点附近的溶剂形成超临界状态，这样使得溶质在其中的溶解度显著增大，导致溶质在常态下变为过饱和。此外，根据Gibbs-Thompson效应，即使溶剂达到平衡饱和状态，非常小的溶质（小于1.0μm）将继续溶解，这增加的溶解度是由于大体积溶剂和小粒径溶质界面之间的压力差。因此，超声波的作用也可使推动力变大，从而从整体上能强化传质速率。

溶剂进入细胞之后，先必须克服细胞中各成分之间的亲和力，即解除彼此间的吸附作用，以使各种成分离开固体向溶剂中溶解转移，这种作用为解吸作用。当在解吸、溶解这个阶段加入超声波后，超声空化引起空化点附近的溶剂形成超临界状态，这样使得溶质在其中的溶解度显著增大，导致溶质在常态下变为过饱和，使溶剂直接在细胞内克服各成分间的亲和力，促使植物细胞中的后含物（所含成分）快速地转入到溶剂之中。根据Gibbs-Thompson效应，非常小的溶质（小于1.0μm）将继续溶解，即使溶剂达到平衡饱和状态，由于大体积溶剂和小粒径溶质界面之间的压力差，也增加了溶质在溶剂中的溶解度，以加速细胞中所含成分的解吸和向溶剂之中溶解过程，促进浸出液中所含成分浓度逐渐提高，而达到溶解平衡，为溶质创造了向外扩散的条件，强化传质速率，快速完成解吸、溶解这一阶段。

另外，被提取的高浓度物质要进入周围低浓度的溶剂中去，一般是借助于毛细管引力，使内部提出的高浓度提取液进入所提取物质组织的毛细管，而与外界连通不断地扩散。这时再进行搅拌或促使溶剂流动，可提高浸出效果和速度，使组织毛细管外端的溶剂处于不断移动状态，使毛细管的内端压力大于外部压力，从而使被提取原料内部的提取液不断通过毛细管流到溶剂中去，以形成虹吸作用，将细胞中物质置换出来。当在这个阶段加入超声波作用后，会增进细胞内浓度差间的扩散与溶剂流动，提供传质的推动力，因细胞破裂，加速了溶剂流动，促使细胞内外差能快速地达到平衡，直接越过了植物组织障碍，使溶剂在细胞内部完全地将细胞中物质置换出来，以提高化学成分的提取率。

（四）超声波的凝聚作用

对有些物料的提取，超声波的凝聚作用也不容忽视。有研究者根据超声波有使悬浮于气体或液体中的微粒聚集成较大颗粒而沉淀的作用，用超声波处理浸提液，使芦丁分子更快地碰撞凝聚成大颗粒沉淀，使芦丁提取更快速、更完全。

总之，超声提取其实也是将溶剂送入植物细胞壁内，促使原生质中各种化学成分溶解到溶剂之中，以扩散出细胞外的一个复杂过程。对超声提取分离来说，实际是一个对植物细胞破碎而加速植物成分提取分离的全过程。

（五）超声波提取分离原理的理论基础

在细胞破碎的三个阶段中，当加入超声后，超声波对细胞破碎每个过程都有很大的促进作用。那么为什么会有这些促进作用是我们需要进行探讨的问题。为此，下面先简述超声空化的物理过程及其基本效应，然后对超声所产生的各种效应进行理论分析，以阐明超声提取的基本原理，了解各效应对物质的不同作用。

1. 超声空化效应对提取的作用

超声空化效应对被提取物质的作用由空化泡的生长过程可以分析：超声波提取活性成分的过程，是物质在溶剂中受到超声作用而产生空化效应的过程，溶剂在超声瞬时产生的空化泡的崩溃，形成巨大的射流冲向物质固体表面，使其溶剂很快渗透到物质内部细胞之中，借以空化泡的爆破的冲击力打破细胞壁。使细胞内化学成分在超声作用下直接和溶剂接触，加速了溶剂和细胞中的有效成分相互渗透、快速地向溶剂中溶解。

2. 其他效应

超声波在溶剂中传播时，所产生的空化效应而使植物组织细胞受到一系列作用，伴随超声空化还产生了机械效应、热效应、光致效应、活化效应、声电效应等不同的声能与物质相互作用的形式。因而有研究表明把超声强化液-固提取分离过程中，由于超声空化过程中气泡的剧烈变化，所产生的附加效应划分为湍动效应、微扰效应、界面效应和聚能效应。认为超声空化产生的声冲流和冲击波可引起体系的宏观湍动和固体颗粒的高速冲撞，使边界减薄、增大传质速率，称之为“湍动效应”；超声空化的微扰动作用可能使液-固传质过程的“瓶颈”——微孔扩散得以强化，称之为“微扰效应”；超声空化产生的微射流对固体表面的剥离、凹蚀作用创造了新的活性表面，增大了传质表面积，称之为“界面效应”；超声空化的能量聚结产生的局部高温高压可能使待分离物质分子与固体表面分子键（如氢键等）断裂而活化，实现传质，称之为“聚能效应”。从整体上超声空化强化分离、纯化过程的传质速率和效果，而使植物中的化学成分快速地提取出来。并且，从化学工程的角度出发提出了超声空化所产生的效应和附加效应的对应关系。

不管各种效应如何对应，都是超声波在液-固传质过程中空化作用后所产生的，没有空化效应，也没有其他各种效应的出现，所以空化效应是在液-固提取过程中超声波对固体的主要作用。同时对固体还出现强大的剪切力、局部冲击波和高速射流的直接作用，由此增强了细胞膜的通透性以及出现瞬时发光、产生电磁辐射等现象。上述现象都对提取物质中所含成分有很大的影响。

（1）机械效应　超声波在传播过程中产生辐射压强，传递机械能，粉碎液体中的颗粒，而破坏介质的结构，使细胞组织变形，对固体物料形成很强的破坏作用。超声波对于液-固提取来说，超声波能显著减弱液体的表面张力及摩擦力，破坏固-液界面的附面层，其振动作用强化了细胞内物质的释放、扩散和溶解，使被作用的细胞壁破裂，促使其中成分快速地溶解于溶剂之中，加速了其传质过程。这种机械作用还可产生是普通低频机械搅拌起不到的击碎、切割及凝聚等效果。

（2）热效应　超声波在液体中传播时，其机械能被介质吸收而转换为热能，使介质自身温度升高，进而对液体引发各种作用，称为超声的“热效应”。超声波强度越大、提取时间越长，液体的声吸收系数越大，则产生的热效应越强。因此控制超声波的强度，可导致溶液和提取原料组织内部温度瞬时升高，以增大活性成分的溶解度，加速有效成分的溶出。另外，超声空化的过程，也是高度集中声波能量，并瞬间释放的过程。所以在空化泡的瞬时崩溃时会使空穴周围液体产生局部高温，造成热量快速扩散到其边沿液体中，导致气泡在液-固交界处崩裂，产生冲击波冲向物料，足以引起物料内部结构的某些变化。

总之，可看出超声波提取分离的过程，是超声波在液-固提取分离过程中产生的空化效应及伴随的各种次级效应的作用，而促进了组织中成分向液体的溶解，从而加快提取分离过程的进行，以提高组织中有效成分的提出率。

（六）影响超声提取分离技术的因素

1. 超声参数

超声参数在超声提取实验中，发现提取不同物质中的化学成分，因使用不同参数（如频率、声强等）的超声设备对物质进行提取而有不同的结果。即使是提取同一物质，如果选用的参数不当，就会使样品中所需提出的成分提不出来或得不到好的结果。

2. 超声时间

超声提取时间因被提取物不同而不同，但不是随提取时间的无限延长而继续增加，是依据被提取物的不同、粉碎度等具体条件而定。依据目前实验的报道，超声提取的时间对所提成分产率的影响有三种情况：产率随超声处理时间的增加而增大；产率随超声处理时间的延长而增大，到某一时间值时，开始随超声处理时间的增加而产率减小；产率随超声处理时间的延长而逐渐增大，当达到一定时间时，随超声处理时间的增加而增量很小，将趋于饱和。可见超声处理时间的影响和被提取物的特性等有关。

3. 溶剂的选择、浓度和用量

选择适宜的溶剂、浓度和用量对提取效果、浸提物的质量和收率、能耗都有很大的影响，所以是超声提取过程的重要的一步，必须结合欲提取成分的性质来选择。其原则是不造成浪费，降低成本，保证所含成分能充分提取出来，增加化学成分产率，所以选择溶剂的浓度、用量是提高所提成分得率的一个重要条件。因此，选择溶剂既要注意所提成分的性质、溶剂的浓度、用量、毒性大小、价格等因素，还要注意被提取物中所含其他物质的影响。

4. 酶的影响

酶是由生物体活细胞产生的，广泛存在于植物体中，特别是含苷类成分的植物药材，苷类成分与能够水解它的相应的酶共存，因而苷类成分很容易被酶所水解，使苷的酶解后而生成苷元或次级苷。例如，在超声提取植物中苷类成分的过程中，一定要注意酶。并设法使苷不被分解成苷元，应设法先使酶失活，再进行超声提取，以防酶对所提取苷类成分的影响，不但影响提出率，而且会造成所提成分结构的变化，变成其他成分。使酶失活的方法是：以甲醇、乙醇为溶剂或沸水烫，再进行超声提取，或在被提物中加入一定量的碳酸钙。另外，在提取过程中还要尽量避免与酸或碱接触，以防苷类被酸或碱水解。

5. 其他影响

从以上看出在超声波提取分离过程中，超声提取分离参数的选择需要根据被提取原料的特性、提取的目的及提取的质量成分等要求进行综合确定。所以要从实验中不断总结经验，探索最佳条件，防止意想不到的条件影响化学成分的提出率。本节只从五个方面分析了影响化学成分产率的因素，而在超声提取分离前的预浸处理时间、粒度等因素对提取效果也都有较大的影响，应该在选择条件中加以注意，以选择能满足工业大生产的需要。

二、超声波技术提取营养活性组分的技术优势

超声波提取分离技术广泛用于医药、食品、油脂、化工等各个领域，特别是在植物活性物质提取中应用最广，并已进入植物活性物提取的工业生产中，实现产业化，与传统的提取技术相比，它具有以下特点。

超声提取分离技术能增加所提取成分的产率，缩短提取时间。超声提取能够在很短的时间内将植物中所需提取的成分几乎完全地提取出来，与传统提取法相比，可大大提高产品收率及资源利用率、缩短生产周期、节省原料、提高经济效益。且提取物中有效成分含量高，有利于进一步精制和分离。

超声提取分离技术在提取过程中无需加热，适于低温成分的提取。因为超声提取在有限的提取时间内所产生的热效应，使溶剂升温不高，避免了现阶段使用的煎煮、回流、索氏等提取法中因为加热时间过长，会对一些植物组织中的热敏感性强的成分结构造成了破坏，而影响所提取成分的质量。

超声提取分离技术不改变所提取成分的化学结构。在小样品提取实验中，对超声提取的化学成分，采用红外、紫外分光光度计和核磁共振波谱仪等现代检测设备测试其成分的图谱，通过与标准成分样品、传统提取法所得成分的图谱进行对比，证实了用超声提取所得的化学成分及结构未受到破坏，能保证有效成分及产品质量的稳定性，提高产品品质。

超声提取分离技术操作方便、提取完全，能充分利用植物资源，能够节约能源，减少提取溶剂的使用量，从而防止了使用溶剂对环境的污染。

超声提取分离技术工艺流程简单，可加速活性物质的生产速度、降低企业生产成本、提高企业的经济效益，改进了烦琐的传统提取工艺。

超声提取分离技术与液相色谱、气相色谱等分析仪器联用，用于食品等质量分析中，能客观地反映物质中的有效成分的真实含量。

由上看出超声提取分离是一个发展中的新方法，它必将不断地在各种应用中取得突破和完善，凸显其独特优势。获得基本理论，再用理论创新直接指导实践。对于这些实验成果应用有着重大的意义。进一步开展对该技术的研究，使超声技术向有利于工业化大生产的方向发展，从生产实践中进一步提升超声提取的理论研究，具有理论意义和应用价值。也为工业生产提取工艺提供的一条简单、易行、生产高效的新路子。

三、超声波技术提取营养活性组分的应用

近年来，我国的食品结构有了很大的变化，食物由常规的营养型，逐渐向滋补、保健型发展，食用符合卫生、营养和高品质的食品，是人们对食品质量的要求，同时药膳及各

种保健食品、饮料等进入了消费领域。所以在食品工业中利用各种先进的提取方法势在必行，应用先进的提取方法之一——超声提取分离技术，是食品工业生产工艺中的一种新手段。

（一）超声强化提取多糖和皂苷类物质

多糖是食品原料中营养物质之一，不但广泛地存在于动植物体之中，而且存在于食品原料中，常见的多糖有淀粉（葡萄糖分子缩合而成）、菊糖（果糖分子缩合而成）、黏液（存在于植物细胞内）、纤维素等物质，它们各有不同的性质。使用超声提取分离方法提取所取得的效果也各有不同。多糖作为一种“生物应答效应物”，具有非常重要的生理活性。如铁棍山药皮水溶性多糖的最佳分离提取条件：超声辅助提取 2 次、超声温度 40℃、超声时间 40min、料液比 1∶20（g/mL）、超声功率 300W，在此条件下，铁棍山药皮粗多糖的提取率最高为 4. 63%。

果胶是人体七大营养素中膳食纤维的主要成分，果胶物质均溶于水，与糖、酸在适当的条件下能形成凝冻。有研究者从苹果渣中提取果胶，在超声频率 28kHz，超声时间 50min，料水比 1∶20（g/mL），提取温度 60℃，pH 2. 0 的最适条件下，与传统方法相比，最佳时间从 1. 5h 缩短到 50min，提取率从 11. 45%提高到 13. 64%。在提高果胶提取效率和产量的同时，对其结构没有影响。有研究发现，以柚子皮为原料，在相同工艺的情况下，超声辅助法果胶提取的得率较之于其他传统果胶法提取的得率提高 43%，具有快速、高效和节能的特点，具有推广意义。

高等植物中含有种类丰富的皂苷，皂苷类物质具有抗菌活性或解热、镇静、抗癌等生物活性。以肉桂中总皂苷含量为考察指标，根据正交试验设计结果，肉桂中总皂苷的最佳提取条件为：超声温度 60℃，超声功率 70%，超声时间 40min，肉桂总皂苷含量为 4. 393%，但按常用溶剂法计算，总皂苷含量仅为 3. 407%。因此，超声辅助溶剂法的提取效果更有效，提取时间也较短。从白芸豆提前的最佳提取条件为：乙醇体积分数 70%，超声时间 40min，超声功率 75W，料液比 1∶20（g/mL），在此条件下白芸豆皂苷得率为 6. 764%。

（二）超声强化提取蛋白质和肽类物质

蛋白质是生命的物质基础，是人体重要的营养物质，因而也是食品中重要的营养指标。提取测定食品中蛋白质的含量，对于评价食品的营养价值，合理开发利用食品资源、提高产品质量、优化食品配方及生产过程控制均具有极其重要的意义。蛋白质的提取方法有多种，其中超声提取就是一种较有效的方法。

如超声辅助提取鮸皮中胶原蛋白最佳工艺条件为：超声功率 201W，超声时间 26min，液固比 21mL/g，在此条件下，鮸皮胶原蛋白的得率为 37. 36%，接近模型的预测值

(37.76%)，显著高于未用超声处理鲩皮胶原蛋白的得率（17.56%）。超声辅助处理增大了鲩皮表面结构的孔隙度，有助于胶原蛋白溶出，从鲩皮中提取的胶原蛋白为Ⅰ型，超声处理使鲩皮胶原蛋白的二级结构组成发生了改变，空间网状结构、亚基组成和三螺旋结构则无明显变化。

对于多肽的提取，有研究报道，超声耦合亚临界水提取螺旋藻活性多肽的最适提取条件为温度153℃，超声功率221W，提取时间64min，压力10MPa，经验证实验得蛋白/多肽提取率为74.02%。通过反复冻融与超声均质联用法蛋白/多肽质提取率为45.76%，大大提高了螺旋藻活性多肽的提取率。

（三）超声强化提取生物碱类物质

生物碱是植物类单味药材中所含化学成分之一，广泛地分布在植物界，是天然产的一类含氮的有机化合物，具有复杂的环状结构，显碱性的有机物，能和酸成盐且有较强的生理活性，多分布在高等植物双子叶植物纲的多科植物中，类型多样。因生物碱在植物体内的存在形式不同。其结构各异，显示的性质也不同，所以提取方法各有不同。在诺丽果生物碱的研究中发现，该生物碱最佳提取条件为提取时间38min、液料比35∶1（mL/g）、超声功率450W。在此条件下对试验结果进行验证，诺丽果生物碱得率为6.932g/kg，基本与响应面模型的理论预测值相符。苦参碱是苦豆草生物碱的一种。以苦豆草的根为原料，对超声时间、浓度、料液比、超声频率等因素对苦参碱提取率的影响进行了研究，并通过正交试验确定了苦参碱提取最优工艺条件为pH3、超声频率500kHz、液料比24∶1（mL/g）、超声提取时间45min。在此条件下苦参碱的提取率达到80%，高于传统工艺苦参碱的提取率，超声提取方法高效省时。

（四）超声强化提取油脂

油脂是油和脂肪的总称，在常温下含不饱和脂肪酸的甘油酯呈液体状态，称为油，又称脂肪油；含饱和脂肪酸的甘油酯呈固体状态，称为脂肪。油脂是人类生活的必需物质，也是动植物中所具有的物质之一，同样广泛地存在于生物界。目前油脂工业中的提取方法普遍采用压榨法、浸出法或先压榨后浸出相结合的方法，但都存在提油速度慢、出油率低、耗时长、溶剂耗重大等缺点。而用超声强化油脂浸出提取过程，则可以改善油脂品质、缩短提油时间、减少提取溶剂的用量。

研究发现以米糠为原料，采用超声辅助乙醇法提取米糠油，结果表明，采用超声辅助乙醇法提取米糠油，在40kHz下超声处理20min，提油率可达14.2%，为正己烷萃取的91.6%。对米糠油的理化性质分析发现，超声处理显著增加了米糠油中蜡含量、过氧化值和硫代巴比妥酸数，因此超声处理时间不宜过长。另外，超声辅助乙醇提取对提高米糠油的β-胡萝卜素和γ-谷维素含量，以及改善抗氧化活性均具有一定的积极作用。总体而言，利用超声辅助乙醇提取米糠油可以获得较好的提油率，并且提高β-胡萝卜素和γ-谷维素等活性成分的含量，是一种高效可行的提取米糠油的方式。

（五）超声强化提取色素类物质

食用色素是以给食品着色为目的的添加剂，又称着色剂。按来源可分为天然食用色素和人工合成食用色素，也有微生物色素和动物色素。

在我国天然食用色素动、植物资源尤为丰富。由于天然食用色素缺乏具有商业利用价值的色素资源，以及本身的稳定性不好和提取技术手段落后等原因而导致低提取率、价格昂贵，在很大程度上限制其在应用上的普及。超声提取技术为天然食用色素节约资源、提高提取率提供了一种新方法。

研究人员以在我国广泛生长的菊科植物红花为试验材料，以去离子水为提取溶剂，以超声处理为辅助提取手段提取红花黄色素，结果表明红花黄色素的提取率在水浴时间34min、水浴温度 90℃、超声功率 350W 时达到最大值。验证试验结果表明，模拟值（6.84%）与实际值（6.33%）相近，回归方程与实际情况拟合良好，结果准确可靠。超声处理后，红花黄色素提取液中酮类、羧基和羟基等官能团含量明显增加，红花提取液数均相对分子质量由原来的 311u 减小为 220u，说明超声处理过程中产生的机械作用和空化作用能有效将大分子物质转化为小分子物质，促进红花黄色素析出。可见，超声辅助热水抽提的方法是绿色高效提取红花黄色素的有效途径。

（六）超声强化提取酸类物质

酸味物质的阴离子对食品的风味有影响。多数有机酸具有爽快的酸味，而多数无机酸却具有苦涩味会使食品变劣，且其酸味不适口。食醋是最重要的酸味剂，其次是柠檬酸、乳酸、葡萄糖酸、苹果酸、草酸、酒石酸、丙酮酸、α-酮戊二酸、乙酸、富马酸和琥珀酸等。有机酸常用蒸储法、高速离心法、超滤法、微波萃取法、硅藻土法、有机溶剂提取法、水或碱水直接提取法、离子交换法、乳状液膜分离法等提取。这些方法存在提取费用高等问题。因此一直以来人们在不停地寻找新的有效的简单易行的方法。超声波辅助提取法就是在此基础上应运而生的。

有研究者利用超声波技术提取青梅中的有机酸，超声波辅助提取最佳条件为：超声温度 70℃，超声时间 20min，料液比 1∶15（g/mL），超声功率 320W，在此条件下青梅果肉（干重）总有机酸得率为 35.07%；采用高效液相色谱测定提取液中 8 种主要有机酸含量，与乙醇回流法相比，苹果酸、柠檬酸、酒石酸、乳酸和乙酸显著提高；对提取液的香气成分进行气相色谱-质谱分析表明，青梅有机酸提取液特征香气成分为酸类物质，与乙醇回流相比，超声波提取青梅特征香气成分的提取率和保留率显著提高。

（七）超声强化提取黄酮类物质

黄酮类（flavones）广泛存在于植物界，包括各种衍生物，已发现有数千种。在自然界以单体黄酮存在极少见，大致可分为黄酮类、异黄酮类、双氢黄酮醇、黄酮醇类等，大都存在于不同科、目、属、种的植物不同器官如皮、根、花中。黄酮类具有抗氧化、消除自由基、抗脂质过氧化活性、预防心血管疾病以及抗菌、抗病毒、抗过敏等功效，是当今国内外从天然物中提取功能性添加剂和配料的研发热点。

研究人员以芦笋老茎为原料，利用超声提取，结果得出最优提取条件为提取温度 50℃，料液比 1∶5，用功率为 150W 超声提取 45min，总黄酮得率高达 4.23%。与热水浸提比较，总黄酮得率明显高于热水浸提法（热水浸提法总黄酮得率最高可达 2.8%）。

（八）超声强化提取多酚类物质

酚类化合物是一类非常重要的植物次级代谢产物，它们中的大部分是通过莽草酸代谢途径生物合成。酚类的结构是羟基与苯环直接相连，它们在植物中主要以糖苷的形式存在。酚类化合物主要包括结构简单的小分子酚类和结构复杂的大分子聚合物多元酚类及其衍生物。小分子酚类化合物（分子质量常在 100～300u）分为单芳环和双芳环两种类型，如肉桂酸、绿原酸、原儿茶酸、水杨酸、花色苷、黄酮、黄酮醇和异黄酮等。多元酚类常被称作单宁或糅质，包括所有结构复杂、分子质量大的多个酚羟基和多个芳环的酚类物质。下面就超声在提取食品酚类物质方面的应用做一简述。

研究人员利用超声从草莓中提取酚类化合物，结果表明超声提取效率明显优于传统浸提法和搅拌法，相比传统浸提法（提取时间 2～20h），超声提取仅需要 90s。采用连续和脉冲超声辅助提取技术，研究人员对石榴渣干皮中抗氧化剂的提取率、活性和提取动力学进行了研究，并与在（25±2）℃温度下的常规提取结果进行了比较。连续超声辅助提取和脉冲超声辅助提取石榴皮中酚类化合物的研究结果相似，超声提取石榴皮中酚类化合物的提取时间缩短了 90%，并且其抗氧化活性提高了 24%。但超声提取也需要对温度与时间进行控制，提取时间过长时，处理时间对石榴皮中抗氧化剂的抗氧化活性会有负面影响。对于其他提取物来讲，例如温度高于 25℃的超声条件下，草莓中酚类化合物也会发生一定程度的降解。

四、超声波技术提取对营养活性组分的影响

适当的超声处理能增强细胞内容物通过细胞膜的穿透力和传输能力。研究表明，大豆磨浆前后利用超声波处理两次，其豆浆中蛋白质含量提高了 68.98%，可溶性固形物含量提高了 67.94%。这可能与超声波在大豆浸泡过程中对大豆种皮及大豆细胞膜结构的破坏作用

有关。随着超声波处理的时间、温度、pH 和振幅各因素的适度增加，豆浆中的蛋白质含量也随之增加。但另一方面，强度过大的超声波有引起蛋白质变性的作用，会导致蛋白质的溶解性随之下降。因此，超声处理各因素控制在一个比较温和的范围内才能提高豆浆的营养价值。

超声波用于油脂提取中能改善油脂的营养价值。采用频率 25kHz、功率 300W 的超声波强化提取核桃仁油，研究结果表明，在提油率基本相同的条件下，超声强化提取可以降低提取温度、缩短提取时间、节约溶剂用量，而且可以改善油脂的品质。与传统方法相比，用超声波提取葵花籽油，可在较低温度下进行，有利于保护油脂中的不饱和脂肪酸。但也有研究表明，经超声波辐射后，葵花籽油发生一定氧化，有腐臭气味发出，导致油脂品质变差。

第四节 超声波辅助功能活性肽的制备

一、超声波辅助蛋白质水解的原理

蛋白质水解是指蛋白质分子中的肽键逐步断裂而产生较小的肽段或游离氨基酸的过程。根据水解程度，蛋白质水解可以分为完全水解（或称彻底水解）和部分水解（或称不完全水解）。完全水解得到的水解产物是各种氨基酸的混合物，部分水解得到的产物是各种大小不等的肽段和氨基酸混合物。小分子肽与大分子蛋白质相比，具有活性强、抗原性小、易被人体吸收等优点。

超声波影响蛋白质水解主要是通过改变蛋白质的结构以及影响蛋白酶活性来实现的。蛋白质在水解前做一定程度超声处理，能够使蛋白质空间结构变得松散，使得内部特殊的酶解作用位点暴露。超声波对酶的作用很复杂，超声处理的条件和强度不同，会激活或者钝化酶的催化作用。

（一）超声波影响蛋白质结构的原理

食品中的蛋白质是复杂的大分子，一般具有四级结构：一级结构是由多肽链中的氨基酸顺序决定的；二级结构是由肽链内和肽链间的氢键等维持；三级结构的作用力主要是范德瓦耳斯力、氢键、静电相互作用和疏水相互作用；四级结构是蛋白质亚基非共价结合的结构。

研究表明超声场会改变蛋白质的三级和四级结构，目前也有研究发现在超声波的作用下，蛋白质的二级结构也可能发生变化。氢键是影响蛋白质二级结构稳定性的一个重要因素，α-螺旋结构依靠肽链中羰基和氨基之间的氢键来维持。大部分蛋白基团隐藏于螺旋结构中，酶解反应时要考虑采用有效手段将其展开，改变 α-螺旋结构，使更多酶切位点暴露出来。研究者研究了小米醇溶蛋白的结构特征，并用超声波对其进行处理，然后通过酶法制备了具有抗氧化活性的小米醇溶蛋白肽。

超声波能够改变蛋白质的结构主要是由超声波的空化作用引起的。超声波产生的压力波作用于媒质中分子的平均距离是随着分子的振动而变化的，当对蛋白溶液施加足够的负压时，分子间距离超过保持液体作用的临界分子间距时就会形成空化现象。气泡迅速破裂时产生了强烈的剪切力，对大分子蛋白质产生机械性断键作用，破坏蛋白质结构的完整性，使蛋白质结构变得松散，暴露出更多的反应位点。

（二）超声波影响蛋白酶活性的原理

酶是生物大分子，具有较为稳定的构象，酶分子生物活性的表现取决于其合理构象的存在。当超声波作用于分散在介质中的蛋白酶分子时，超声波所释放的能量就会促使酶分子的构象发生改变，而酶分子构象一旦发生改变，就意味着其生物学功能的改变。这种改变有两方面的效果：适宜强度的超声波使蛋白酶分子的构象更合理，可以增加酶的催化活力，提高蛋白质水解速度；当超声强度过大时，会破坏蛋白酶分子的结构，使酶分子的构象趋向不合理，降低酶的活力甚至使酶失活，从而抑制了蛋白质水解。

目前利用超声技术对酶进行处理的方式主要有两种：一种是超声波预处理，即首先在超声波介质中对酶进行超声波处理，酶干燥后再在反应介质中催化酶促反应；其次是直接对反应介质中的酶进行超声处理，超声处理与酶促反应同时进行。无论采取何种方式，适宜的超声波均可提高酶促反应速度。

在较低强度的超声波作用下，超声波可以提高蛋白质水解速度，其原理可能有以下四个方面：①超声波处理改变酶分子的三级结构，使蛋白酶分子构象更合理，提高酶活；②超声波对反应底物有均质作用，增加了酶与底物的接触面积，从而有利于反应的进行；③超声波的热效应可以适当提高反应体系的温度，缩短水解时间；④超声波振动能产生并传递强大的能量，引起媒质质点以极高的速度进入振动状态，增加了酶与底物的接触机会，提高了蛋白质水解速度。

在高强度的超声作用下，酶活力会降低甚至失活，从而能够抑制蛋白质水解反应的进行，其原理可能有以下两个方面：①高强度的超声会产生瞬态空化作用，伴有强大的冲击波或射流，使酶分子构象趋向不合理；②超声空化过程中产生的自由基与酶分子发生化学作用导致酶失活，从而抑制了蛋白质水解。

（三）影响超声波处理在蛋白质水解中的因素

影响超声波辅助蛋白质水解的因素可以分为两大类：一类是样品的因素，另一类是超声波参数。前者包括底物浓度、酶种类等，后者包括超声波的功率、频率、超声时间等。

有学者研究了超声波技术辅助酶解制备大豆抗氧化肽，发现超声功率和超声时间对制备抗氧化肽影响显著。随着超声功率的逐渐增大，大豆抗氧化肽的 DPPH 自由基清除率出现先增加后下降的趋势；当超声功率由 0 增加到 400W 时，大豆抗氧化肽的 DPPH 自由基清除率显著升高，当超声功率由 400W 增加到 500W 时，大豆抗氧化肽的 DPPH 自由基清除率显著降低。随着超声时间的逐渐增大，大豆抗氧化肽的 DPPH 自由基清除率也同样出现先增加后下降的趋势。超声强度会影响超声的空化效应：强度不够，超声作用不完全，不能有效地利用超声技术；反之，强度过高，会产生其他一些不良影响。

二、超声波辅助功能活性肽制备的优势

适当的超声波可增加底物比表面积，增加酶与底物接触机会，从而加快反应速率，加速发酵食品风味成熟。超声波的声化学作用可使蛋白质分子疏水基团暴露、蛋白质二级结构重新分布（α-螺旋结构含量降低，β-折叠和无规卷曲结构含量提高）、蛋白质微观结构改变（分子粒径减小），加快酶解反应的进行。

大量实验数据表明，超声辅助酶解比单独酶解的效果好。酶解反应中，若增强分子运动性，可提升酶和底物接触概率，提高酶促反应速率，超声技术显著增强分子运动能力，可提高酶促反应的速率；另一方面，空化作用所产空泡的比表面积大，使酶的活性中心更易接触底物分子，也可加速酶促反应。

传统的酶解蛋白存在一些缺陷，对于组成和结构较特殊的蛋白，如玉米醇溶蛋白，其含有大量的疏水基团，溶解性较差，在酶解过程中，蛋白酶不易接近酶切位点，使得酶解效率大大降低。超声波作为一种新兴的非热加工技术，能够较好保持食品原有的色香味品质和营养成分。利用超声波处理蛋白，能改变蛋白质分子间聚集方式和微观结构，并增加酶活力，提高酶解效率。

超声波辅助蛋白质水解具有高效、无污染、操作简单、技术易推广运用等特点，能够提高蛋白转化率、提高产物活性、缩短蛋白质的酶解时间，超声波技术在蛋白质水解领域有较好的应用前景。

三、超声波技术在功能活性肽制备中的应用

将超声波应用到蛋白质水解中，可以得到含有期望功能性质的产品，如获得具有抗氧化活性、降血糖活性及降血压活性等不同生理功能的肽，即制备生物活性肽。

（一）在生物活性肽中的应用

生物活性肽是一类由多种氨基酸以不同的排列顺序聚合而成的，在机体内能发挥多种

生物学活性的肽段，它广泛分布于自然界中，是构成生物体必不可少的一种活性物质。生物活性肽在调节新陈代谢过程中发挥有益作用，并在治疗和预防疾病方面具有重要用途。因此利用超声波技术辅助蛋白质水解来制备生物活性肽具有非常广阔的市场前景。

1. 制备降糖肽

作为一种代谢病，糖尿病的发病率有逐年升高的趋势，并且有明显的低龄化倾向，目前仅次于肿瘤和心血管疾病，成为威胁人类健康的第三大疾病。目前的治疗药物大多具有一定的副作用，因此研究天然产物来源的安全药物治疗糖尿病具有重要研究意义。有研究利用超声波预处理辅助酶解大豆分离蛋白制备降糖肽，并对该方法制备的大豆降血糖肽的安全性和稳定性进行了检验。结果表明，对比超声波预处理后酶解与未超声波预处理酶解大豆分离蛋白，发现超声波预处理后酶解产物的 α-葡萄糖苷酶抑制率由 45.2%提升到 51.6%，说明超声波预处理能提高大豆分离蛋白酶解产物的 α-葡萄糖苷酶抑制活性，抑制小肠部位的 α-葡萄糖苷酶，使碳水化合物分解为葡萄糖的速度减缓，从而减慢葡萄糖的吸收，降低餐后高血糖症状，能够有效治疗糖尿病。

2. 制备抗氧化肽

活性氧自由基造成的氧化损伤被看作是造成机体衰老、细胞及组织损伤和细胞发生癌变的一个重要起因。另外，某些自由基（如超氧自由基）自身就是一种毒性物质，且通过生化反应而形成的产物自由基（如羟自由基）同样会给细胞或组织带来氧化损伤。故探索并发现能够有效清除自由基的天然无害的抗氧化剂在保障机体健康、缓衰老等方面具有重大价值。有研究者研究了超声辅助米渣酶解制备抗氧化肽的影响，发现在最优超声处理条件下，与未经超声预处理比较，抗氧化肽得率提高了 39.86%；超声处理可以显著提高抗氧化肽的活性，其中 DPPH 自由基清除率、羟自由基清除率分别增加了 54.06%和 64.87%。以上结果表明超声波辅助米渣酶解制备抗氧化肽可以有效提高蛋白转化率、水解度以及多肽的抗氧化活性。

3. 制备降血压肽

高血压病是最常见的心血管疾病，常引起心、脑、肾等脏器的并发症，严重危害着人类的健康。化学合成的血管紧张素转化酶抑制剂（ACEI）类降血压药能够快速降低血压，但是存在咳嗽、首剂低血压效应、皮疹等副作用，所以人们把眼光更多地转向了安全性更高的食源性 ACEI 活性肽。研究者以玉米黄粉为原料，通过超声辅助蛋白酶水解的方法制备出天然的 ACEI 活性肽。研究结果表明，与未超声的对照组相比，经最佳超声预处理后酶解产物的抑制活性提高了 74.08%，生产效率提高了 55.11%，蛋白转化率提高了 55.06%，这表明超声辅助酶解法是一种高效制备玉米黄粉 ACEI 肽的方法。同时通过动物试验考察了体内降血压效果，结果表明玉米黄粉水解物对高血压大鼠具有明显的降血压作用，对血压正常大鼠无降血压作用。

（二）在酱油酿造中的应用

酱油起源于中国，生产历史悠久且具有民族特色，酱油不仅能够改善菜肴的味道和色泽，而且在发酵过程中形成的小分子糖类、可溶性蛋白和氨基酸都具有很高的营养价值。酱油的主要成分包括游离氨基酸、多肽、有机酸和挥发性风味物质，其中游离氨基酸影响酱油的口感和风味，是影响酱油品质的关键物质，因此蛋白质水解在形成酱油独特风味物质的众多生化途径中非常重要。研究者将超声波技术运用到酱油发酵中，研究超声波对发酵过程中游离氨基酸含量的影响。结果表明，在整个 7d 的发酵期内，经过超声处理的酱醪中谷氨酸和天冬氨酸含量始终显著高于未经处理的样品中的含量。这是因为超声空化效应可以使酶更接近反应位点，从而破坏肽键，加速肽的裂解反应，产生更多的游离氨基酸，因此将超声波技术运用到酱油生产中不仅能够增加酱油的风味，也能够提高其营养价值，并能有效缩短酱油的发酵周期。

（三）在辅助酶水解蛋白方面

超声波可以辅助复合蛋白酶水解豌豆蛋白，得到了较高水解度，乳化性、起泡性、抗氧化性较好的水解物和专用功能蛋白。豌豆种子植物蛋白质资源丰富，价格低廉。可以广泛应用于改善对人体的营养和开发健康的功能性植物和食品。然而，由于低溶解度和其他抗氧化因子的大量存在，使得生物消化率和利用率大大降低。蛋白酶通过对豌豆等植物蛋白的各种限制性水解能显著地提高植物蛋白质的活性和溶解度，增强了蛋白质的乳化性，并具有良好的起泡性，超声波预处理可以使蛋白成为一种松散无序的肽链结合状态。由于球蛋白分子中原有的关键部分分子结构松散，不易与其他酶解产物相互作用，从而大大增加了酶的作用范围和作用部位，提高了酶解产物的相互作用速度和程度。且如上所说，在低强度超声作用下，超声强度与酶活性呈正相关。随着强度的增加，酶逐渐被激活。

研究人员对超声波辅助木瓜蛋白酶法提取虾头蛋白进行了研究，其最佳提取条件为：按料液比 1∶10（g∶mL），酶添加量 8000U/g，粒径 0.2～0.3mm 的虾头中添加木瓜蛋白酶，调节 pH 至 7.5 在超声功率 120W 条件下处理 20min 后，60℃下酶解时间 3h，此条件下虾头蛋白的水解率可达 65.25%（以虾头蛋白质量计）。说明超声波辅助木瓜蛋白酶是提取虾头蛋白的一种有效途径。

研究表明超声波对马铃薯蛋白进行预处理可以提高马铃薯蛋白的酶解效率，且超声预处理提高了马铃薯蛋白水解物最终消化产物中多肽含量、游离氨基酸的含量以及消化产物的自由基清除能力和亚铁离子螯合能力，提高了马铃薯蛋白水解物在肠消化后的游离氨基酸总量以及可以促进马铃薯蛋白水解物的消化。马铃薯蛋白营养价值较高，如今对其回收工艺一般是热处理，但热处理会破坏其营养价值，使其功能性质变差，十分不利于马铃薯蛋白在食品工业中的应用。酶法水解虽然可以在一定程度上改善这种现象，但是由于酶解时间长，蛋白转化效率低，所以对马铃薯蛋白进行超声预处理，可以提高马铃薯蛋白的酶解效率。通过单因素优化实验得到提高水解度和蛋白转化率的最佳超声预处理参数为超声波频率 20/40kHz、超声时间 10min 和超声功率密度为 250W/L。与传统酶解相比，经超声预处理后，水解度增加 18.1%，蛋白转化率提高 8.6%。超声波预处理使马铃薯蛋白二级结构发生变化，暴露出更多的疏水基团，蛋白结构发生展开，使酶作用的位点增加。

通过研究低功率密度超声不同频率模式对玉米蛋白粉酶解效果和结构性质的影响，发现连续和同时双频模式的超声预处理显著提高了相对酶解效率。有研究就显示，玉米蛋白粉在 20/40kHz 的连续双频条件下，酶解效率和蛋白质溶解率的最大值可以达到 15.99%和 61.69%。表面疏水性、二级结构和微观结构的变化揭示了超声诱导下玉米蛋白粉构象的变化。此外，玉米蛋白粉水解产物的相对分子质量分布主要分布在超声波处理后的 200～500 范围内。超声预处理后，玉米蛋白粉水解产物的氨基酸组成显示疏水性氨基酸含量占总氨基酸含量的比例从 38.56%增加到 40.17%。由于结构和酶解特性的改变，低频超声提高了玉米蛋白粉的酶解效率。总的来说，低频超声在增强传统酶水解反应和提高酶水解效率方面发挥了显著的重要作用。目前的研究结果有助于更好地了解超声波频率模式对蛋白质酶水解的影响。超声处理能有效地提高玉米蛋白粉对碱性蛋白酶的敏感性。因此，在预处理靶蛋白中使用各种低功率密度超声频率模式可能被认为是改善蛋白酶反应（蛋白水解）的一种实用方法。

四、超声波技术对活性肽品质的影响

超声波水解蛋白可以制备各种功能性多肽，且食物中的一些蛋白经超声处理后会出现氨基酸含量上升的现象，超声波处理能较好地保持食品固有营养成分，或起到增加其营养成分的作用。另外，食品经超声波处理，其中的蛋白质、酶等的结构和性质会发生改变，这种改变是造成食品质地发生变化的决定性因素。目前，已有一些关于应用超声技术改变酶和蛋白质的性质并对食品质地产生一定影响的研究。超声波的空化作用、磁致伸缩作用和机械振荡作用能改变酶分子构象，促进细胞代谢过程中底物与酶接触，促进产物的释放，从而增加酶的生物活性，应用超声技术提高水溶液中酶活力、促进酶催化反应已有一些研究报道。但也有一些研究表明，用高强度的超声波处理水溶液中的酶，会导致某些酶的活性降低甚至失活。超声波辅助酶水解蛋白可以增加蛋白的提取量，实现对蛋白的高效率回收利用，满足现代人们对高营养、低热量、低致敏性蛋白质食物的强烈综合利用需求。

第五节 相关技术发展趋势

人们对于健康的追求及食品工业的快速发展期待着更安全、品质更好的产品和更高效的加工技术，传统的食品加工技术正面临着挑战。鉴于上述原因，近年来，挖掘出一些崭新的物理场技术替代传统的加工工艺。其中超声波技术，在食品工业中具有越来越广泛的应用。超声技术是一种多学科交叉的科学技术，在食品方面，利用超声技术可节约原料、改进食品生产过程、提高效率、改善食品质量、提高产量。从食品原料、食品加工过程、食品品质分析检测以及贮藏与保鲜、食品工厂废水处理等整个食品产业链都有超声波技术的应用。超声波有效地促进了肉类的嫩化和腌制、水果和蔬菜的质地保持、面团的更好混合、微生物的灭活、均质化、灭菌、巴氏杀菌和乳化。超声波是一种生态友好的绿色技术，它有效地提高了食品工业的各种工艺。食品超声技术在国内外已经引起了广泛关注，也是近年来研究的热点之一。

在食品营养领域，超声波的应用除了上述所介绍的活性物质提取和活性肽制备外，还可应用于活性营养物的包埋。随着营养与健康的理念日渐被消费者关注，大量的功能活性物质被用于食品体系之中。经研究发现，超声波技术是一种提高活性物质包埋率与解决其递送问题的有效手段。此外，超声作用于食品也能引起食品中的一些化学成分的变化，从而影响到食品的营养价值，这个过程是复杂的。

目前超声应用大多数集中在超声辅助提取工艺优化方面，超声技术在食品加工中的应用还仍处于起步阶段，但超声技术所具有的高效率、低能耗、低排放等特性，符合食品行业转型升级需求。具备进一步研发推广的价值，随着食品工业的发展，超声技术的应用前景将更为广阔。

综述：超声处理的机制以及超声在食品中的应用

思考题

1. 超声波技术在食品加工中有哪些应用实例？
2. 超声波技术在提升食品营养特性方面有哪些优势？
3. 从营养功能型食品创制角度看，超声波技术未来发展方向是什么？

拓展阅读

2020年9月11日，习近平总书记在科学家座谈会上提出“坚持面向世界科技前沿、面向经济主战场、面向国家重大需求、面向人民生命健康。”为我国“十四五”时期以及更长一个时期推动创新驱动发展、加快科技创新步伐指明了方向，激励着广大科学家和科技工作者肩负起历史责任，不断向科学技术广度和深度进军。超声波技术优势紧扣“四个面向”和高质量发展的重要论述，仅以超声提取为例，传统提取方式耗费时间长、产生废水废料多、提取物质纯度不够高及提取不彻底造成资源浪费、经济浪费等问题。与传统提取技术相比，使用超声波技术，耗时短、操作简单、简化后处理工序。在我们的日常生活中从植物果实、种子或果皮等部位提取油类、酚类、蛋白质、多糖等物质时，均可采用超声波技术。例如在提取沙棘油时，利用超声波技术可以最大效率地保留沙棘籽油的生物活性成分，提高了沙棘油的营养价值；在提取西瓜籽蛋白时大大缩短了提取时间，减少了溶剂使用量，在节能、绿色、高效上有重要作用。因此超声波技术具有广阔的应用前景与应用市场，超声波技术的兴起为食品行业提供了新的机遇。基于超声技术的诸多优点，其被认为是食品领域极有应用潜力和发展前途的一种新技术。

第七章

食品营养与超临界流体技术

学习目标

1. 理解什么是超临界流体。
2. 理解超临界 CO_2 技术萃取、杀菌过程的机制。
3. 了解超临界 CO_2 技术在食品加工中的应用范围。

第一节 超临界流体技术概述

当物质气体状态温度不超过某一特定温度时，进行加压处理可使其液化，而当气体状态温度高于该温度时，无论采用多大压力都不能使其液化，此温度即为该物质的临界温度。在临界温度下，将物质由气体状态转变成液体状态所需的最低压力则称为该物质的临界压力。从纯物质的典型压力-温度图（图 7-1）中可以看出，当物质的温度和压力均高于其临界值时（区域Ⅰ），该物质处于超临界流体状态。而物质的亚临界流体状态则包括 3 种情况：当物质的温度高于沸点（T_b）而低于临界温度，压力高于饱和蒸气压（P_b）而低于临界压力时（区域Ⅱ）；当物质的温度高于临界温度而压力低于临界压力时（区域Ⅲ）；当压力高于临界压力而温度低于临界温度时（区域Ⅳ）。

超临界流体（supercritical fluid，SCF）是指温度和压力均在其临界点之上的流体。早在 100 多年前，J. B. Hannay 就发现无机物在高压乙醇或乙醚中溶解度异常增加的现象。1869 年，Andrew 测定出 CO_2 的临界参数，临界压力 $P_c = 7.2MPa$ 和临界温度 $T_c = 304.065K$，和目前公认值 7.3773MPa 和 304.13 K 十分接近。1882 年，Cagniard de la Tour 将液体封于炮筒中加热，发现敲击音响有不连续性，之后他在玻璃管中直接观察，首次在世界上作了有关超临界的报道。20 世纪 40 年代已有学者专门从事超临界流体的学术研究，研究发现处于临界压力和临界温度以上的流体增加有机化合物溶解度的能力是非常惊人的，一般能增加几个数量级，在适当条件下甚至可达到按蒸气压计算所得浓度的 10^{10} 倍。1988 年在法国尼斯召开了第一届国际超临界流体技术会议，之后，国际上每三年举行一次国际超临界流体会议，以促进超临界流体技术的发展。近五十年，由于热加工会导致活性物质失活，超临界流体技术等非热加工技术得到了发展，在萃取、化学反应、清洗等方面均有应用。世界上最早把超临界流体萃取技术大规模应用于工业化生产的是德国，1978 年德国建立工厂用于咖啡豆中咖啡因的脱除。各国投入大量人力、物力和财力，对超临界流体基础理论、应用技术、实验装置展开了广泛研究，研究范围涉及食品、香料、医药、化学反应、新材料制备以及环境保护等多个领域，并取得了一系列的成果。

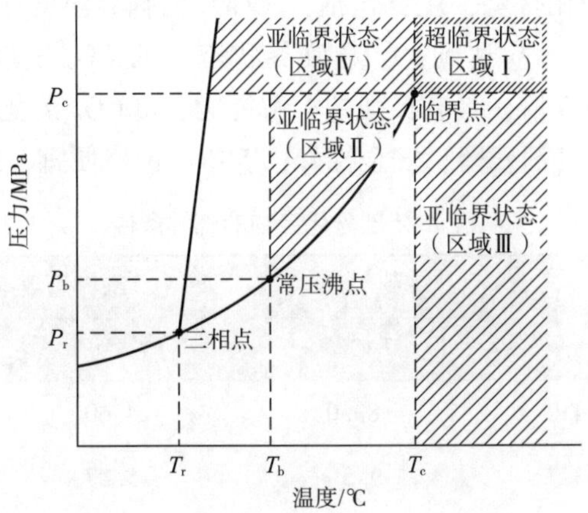

图 7-1　纯物质的典型压力-温度图

物质的气液平衡线并不随温度和压力的增加而无限延伸，当系统处于高于临界压力和临界温度的状态时，气相和液相的界面消失，这时称为超临界状态。超临界流体是指处于超过物质本身的临界温度和临界压力状态的流体，相图中高于临界压力和临界温度的区域称为超临界流体区。从表 7-1 数据可知，超临界流体具有密度大、黏度小、扩散系数居中的特点。

表 7-1　气体、液体和超临界流体的物理性质

物态	密度/（g/mL）	黏度/［g/（cm·s）］	扩散系数/（cm^2/s）
气体（101.325 kPa，15~30℃）	（0.6~2）$\times10^{-3}$	（1~3）$\times10^{-4}$	0.1~0.4
超临界流体（T_c，P_c）	0.2~0.5	（1~3）$\times10^{-4}$	7×10^{-4}
液体（15~30℃）	0.6~1.6	（0.2~3）$\times10^{-2}$	（0.2~3）$\times10^{-5}$

超临界流体既具有液体对溶质有较大溶解度的特点，又具有气体易于扩散和运动的特点，传质速率大大高于液相过程，也就是说兼具气体和液体的性质。重要的是在临界点附近，压力和温度微小的变化都可以引起流体密度很大的变化，并相应地表现为溶解度的变化。通常，流体在超临界状态下具有诸多优点，包括高扩散系数，低黏度，表面张力缺失，迅速渗透入混合材料，以及仅由温度和压强控制，直接影响流体的溶解度。超临界流体技术是通过改变压力和温度等条件，使物质具有超临界流体性质，达到萃取、清洗或干燥等目的的一类绿色技术。

虽然超临界流体的溶剂效应普遍存在，但实际应用中还要考虑溶解度、选择性、临界点数据及化学反应等诸多因素，因此超临界流体的溶剂选取至关重要，目前在科学研究和生产应用中研究较多的超临界流体溶剂包括：甲烷、乙烯、CO_2、乙烷、水、NH_3、甲醇、乙醇、氙、戊烷等。部分化合物的临界条件如表 7-2 所示，其中 CO_2 和水应用最为广泛。

超临界 CO_2 有许多应用优势，主要包括：①CO_2 的临界温度（304.13 K，31℃），临界压力（7.3773MPa），比较容易达到；②超临界状态下的 CO_2 密度接近液体，黏度接近气体，扩散系数为液体的 100 倍，具有极强的溶解能力；③CO_2 的化学性质不活泼，不易燃；④CO_2 无色无味无毒，无溶剂残留，安全性好；⑤CO_2 价格便宜，纯度高，容易获得。

表 7-2 部分化合物的临界条件

化合物	沸点/℃	临界点数据		
		T_c/℃	P_c/MPa	P_c/（g/mL）
甲烷	-164.0	-83.0	4.60	0.160
乙烯	-103.7	9.5	5.07	0.200
CO_2	-78.5	31.6	7.39	0.488
乙烷	-88.0	32.4	4.89	0.203
水	100.0	374.2	22.00	0.344

第二节 超临界 CO_2 技术的原理和优势

一、超临界 CO_2 萃取技术

（一）三元体系超临界相图

在超临界流体技术中，三元物相图较为常见。一个三元的单相体系应具有 4 个自由度，

所以三元相图通常用等温下的三棱柱来表示，三棱柱的高表示压力轴，三角形的顶点分别表示 3 个纯组分。在等温、等压条件下，则可用平面三角形来表示。选用一种有机物（S）的水溶液与乙烯所组成的液-液-气体三元体系作代表，等温相图如图 7-2 所示。

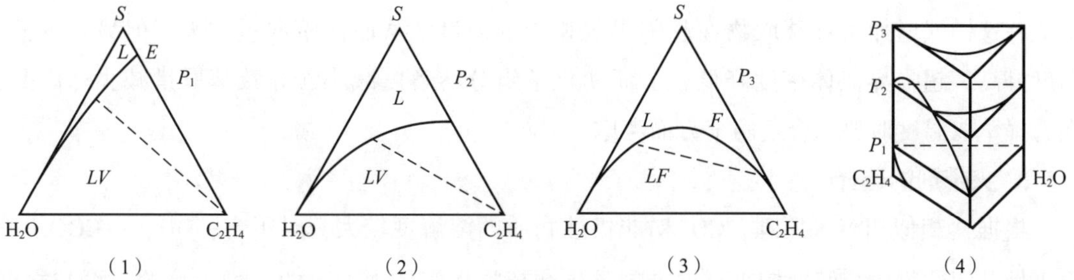

图 7-2　三元体系的超临界相图

设有机物 S 与水可以任意比例互溶，而乙烯与水可认为完全不互溶。当压力 P_1 很低时（如在常压下），等温等压的相图如图 7-2（1）所示，纯水端和纯有机物端以及点 E 所围成的区域为单相区（液相区，L 区）。点 E 表示乙烯在液态有机物中的溶解度，而纯水端和纯乙烯端及点 E 所围成的区域为两相区（液气共存区，LV 区），图 7-2（1）中所画虚线是连接互呈平衡的气相和液相的结线，结线的气相一端是纯乙烯，表示有机物 S 和水都不溶于气相中。当压力升高到比图中乙烯的临界压力略低的 P_2 时，乙烯在液态有机物中的溶解度明显增大［图 7-2（2）］。当压力增大到比乙烯和有机物的双元混合物的临界压力还高的 P_3 时，乙烯与有机物互溶，双节点曲线不再与乙烯-有机物边有交点，然而水在乙烯中的溶解度仍非常小，因此呈现出图 7-2（3）的相图，图 7-2（3）中的 LF 区为液体-超临界流体共存区，表示物系点落于此区域时系统处于液体-超临界流体共存状态，其中用虚线所表示的结线说明了呈相平衡时，虚线右端点表示的富含乙烯的流体相中的有机物/水比值较结线另一端点的液相中的有机物/水比值要大得多，超临界流体萃取就是利用这种性质来分离有机物的。

（二）超临界 CO_2 的溶解性能

超临界 CO_2 溶解性能受多种因素的影响，包括被萃取物质的性质和超临界 CO_2 所处的状态等。被萃取物的极性、物理形态、粒度等会影响其在萃取过程中的表现，而萃取系统中超临界 CO_2 所处的状态对萃取过程也有很大影响。CO_2 压力在 8~200MPa 范围内，溶质在 CO_2 中的溶解度与 CO_2 的密度成一定比例关系，而密度又与温度、压力有关。

1. 萃取压力的影响

压力是超临界 CO_2 萃取过程最重要的参数之一。萃取温度一定时，压力增加，液体的密度增大。临界压力附近，压力的微小变化会引起密度的急剧改变，而密度的增加将引起溶解度的提高，通过调节压力和温度可控制超临界流体的溶解能力，这是超临界流体萃取具有的独特优点。

2. 萃取温度的影响

温度对超临界流体溶解能力影响比较复杂，在一定压力下，升高温度被萃取物挥发性增加，这样就增加了被萃取物在超临界气相中的浓度，从而使萃取量增大；但另一方面，温度升高，超临界流体密度降低，从而使化学组分溶解度减小，导致萃取量减少。因此，在选择萃取温度时要综合这两个方面考虑。

3. 夹带剂的选择

根据“相似相溶”原理，CO_2 对非极性物质的溶解度较大，对于含—OH，—COOH 等强极性基团的物质溶解度较小。夹带剂是指纯超临界气体中加入的一种少量的、可与之混溶的、挥发性介于被分离物质与超临界组分之间的物质，有时也称为改性剂或共溶剂或提携剂。夹带剂按极性不同，可分为极性夹带剂和非极性夹带剂。对于极性较强的待分离物质，在超临界 CO_2 中加入一定量的极性夹带剂可显著改变超临界体系的极性，改善分离效果。研究者利用超临界 CO_2 从番茄中萃取胡萝卜素和番茄红素，当夹带剂乙醇的质量分数为5%时，提取量最高。通过计算，在用超临界 CO_2 提取稠环芳香族化合物如蒽、菲等时，加入适量水可有效提高其在超临界体系中的溶解度，并得到实验证实。但使用夹带剂除了上述优势外，也带来了萃取物中夹带剂的分离与回收问题。

4. 物理形态的影响

被萃取原料可能是固体、液体或气体。气体原料一般要用固体吸附剂吸附后再进行萃取。少数液体原料能直接进行超临界 CO_2 萃取，大多数仍需首先用固体吸附剂吸附。

5. 粒度的影响

粒度大小可影响提取回收率，减小样品粒度，可增加固体与溶剂的接触面积，从而使萃取速度提高。一般来讲，原料颗粒越小，溶质从原料向超临界流体传输的路径越短，与超临界流体的接触表面积越大，萃取进行得越快越完全。但粒度也不宜太小，过细的粉碎容易造成萃取器出口的过滤网堵塞，产生巨大的压差而破坏设备。

6. 溶剂与物料的流量比和溶剂流速

适当增大流速和超临界流体溶剂与原料比会提高传质速率，但流速过快会使萃取溶剂停留时间过短，造成与被萃取物的接触时间减少。

（三）超临界 CO_2 萃取过程

超临界 CO_2 萃取的一般过程为：在萃取阶段，调节温度、压力使超临界 CO_2 对原料中的待萃取物（溶质）有高溶解度，在超临界 CO_2 通过原料时将其迅速地溶解；而在分离阶段，对溶解有溶质的流体进行节流减压，然后在热交换器中调节温度使之变为气体，令其对待萃取物的溶解度大大降低，达到过饱和状态，溶质析出，当析出的溶质和气体一同进入分离釜后，溶质就与气体分离而沉降于分离釜底部。一般地，不含溶质的超临界 CO_2 可循环使用，犹如传送带一般不断从萃取釜里“装货”(溶解溶质)，在分离釜里“卸货”(析出溶质)，直至萃取完毕。图 7-3 所示为超临界 CO_2 萃取原理示意图。

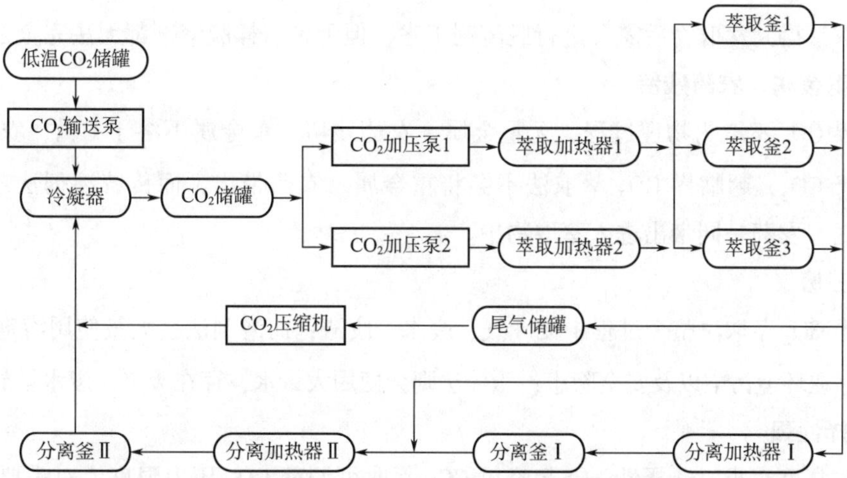

图 7-3　超临界 CO_2 萃取原理示意图

低温 CO_2 储罐中的 CO_2 经 CO_2 输送泵抽入冷凝器，流入 CO_2 储罐中储存。液态的 CO_2 经过 CO_2 加压泵加压到一定的压力（按生产工艺要求执行），进入萃取加热器将液态的 CO_2 加热至 50℃左右（按生产工艺要求执行），处于超临界状态的 CO_2 进入已装好物料的萃取釜中，当超临界状态的 CO_2 在萃取釜内对物料进行萃取，达到设定的工艺参数后携带萃取物的 CO_2 进入分离釜进行分离，分离出需要的产品。气体 CO_2 进入循环管路，进行循环萃取。整个过程实现自动化控制，极大提高了设备的安全性。图 7-4 所示为中试规模的超临界 CO_2 萃取设备。

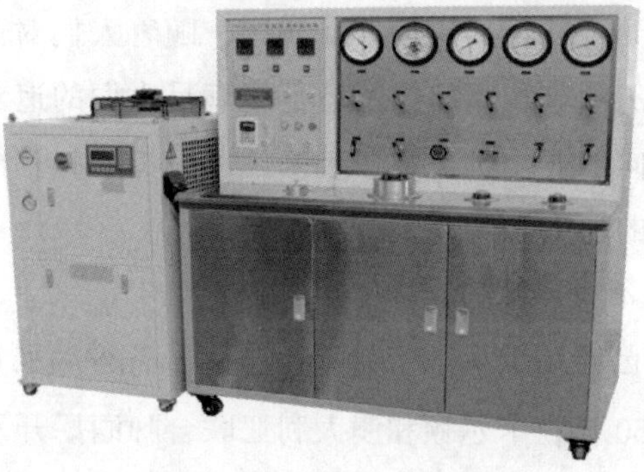

图 7-4　超临界 CO_2 萃取设备

（四）超临界 CO_2 萃取优势

1. 无溶剂残留

超临界 CO_2 萃取技术不使用有机溶剂，无溶剂残留；传统的溶剂法是使用大量有害溶剂进行萃取，得到萃取物后需要进行脱溶剂工序，但无论怎样脱溶剂都无法完全去除。

2. 无重金属、农药残留

超临界 CO_2 萃取为物理过程，无重金属、农药残留；重金属不溶于 CO_2，农药为水溶性，不溶于 CO_2，超临界 CO_2 萃取法不会将重金属、农药带出，而传统溶剂法或压榨法，会将重金属、农药一同带出进入萃取物中。

3. 无三废

超临界 CO_2 萃取法整个过程中无废气、废水、废渣；而溶剂法会大量使用溶剂，溶剂易燃有毒，存在环境污染以及安全隐患；压榨法则会使用大量水，存在废渣、废水排放等问题。

4. 选择性强

提取物高度富集，选择性强；超临界 CO_2 萃取可调整 CO_2 压力温度，对需要的物质针对性提取，而溶剂法无选择性，整个过程会带出很多不需要的物质，后期精炼工序复杂。

5. 保留待分离物质的活性

超临界 CO_2 萃取技术避免了传统分离技术过程中对挥发性物质、热敏性物质、天然色素和天然活性物质的高温破坏作用，保留目标物的营养价值，降低损失率。而传统方法因高温会对目标物进行一定的损伤。

（五）超临界 CO_2 萃取应用

虽然超临界 CO_2 萃取技术在食品工业中的应用仅有 20~30 年的历史，但其发展十分迅速。在日本，通过超临界 CO_2 萃取技术加工特种油脂已实现工业化生产。在欧美国家，该项技术在食品工业中也得到了广泛的应用。在我国，随着人们对高营养、方便性、绿色纯天然食品的高要求，传统的萃取和蒸馏技术已不能满足人们的追求，因而超临界流体萃取技术逐渐从实验室研发走向工业化生产。在未来，进一步限制有机溶剂的使用和开发新的应用是可持续生产过程中的加工方向。

1. 风味物质的提取或不良风味的脱除

超临界 CO_2 萃取技术已经用于从水中分离乙醇，从各种酒精饮料中分离香气，从柑橘油中分离成分等方面。1980 年，卡尔顿和澳大利亚联合啤酒厂开发了一种使用液体 CO_2 提取酒花香味的工艺。许多植物含有芳香成分，但在提取过程中受热或 O_2 的影响而造成品质下降或提取率低。采用超临界 CO_2，不仅提取充分，而且操作温度接近常温，排除了 O_2 的干扰，保证了产品的天然芳香。另外超临界 CO_2 用于生产油树脂的香料提取，国内许多单位开展了超临界 CO_2 制备植物精油的研究，超临界 CO_2 萃取得到的红花籽油的品质优于传统方法得到的红花籽油。并且，超临界 CO_2 萃取被认为是获得优质丁香油的最优工艺。日本富士香料公司、长谷川香料公司等于 1985 年后，先后安装了超临界 CO_2 设备生产天然香料数千种。同理，超临界 CO_2 也可用于羊肉脱膻、豆乳脱腥等，以消除食品的不良气味。

2. 油脂的提取

一般来说，用 CO_2 提取的油比用己烷生产的油抗氧化性差，因为它不能提取大部分磷脂。然而，由于它们不含极性脂质，而且颜色比使用有机溶剂生产的油更淡，因此在提炼过程中损失减少，需要的苛性钠也更少。超临界 CO_2 对非极性的脂质具有优异的溶解力，常应用于植物种子中油脂的提取，如葵花籽油、番茄籽油、葡萄籽油、大蒜油、米糠油、茶籽油、玉米胚芽油、小麦胚芽油、红花籽油、杏仁油、枸杞油等功能性植物油，其理化指标均优于浸提法且提取率高。研究者选用宁夏枸杞（粗脂含量 16.0%～17.5%）为原料，采用超临界 CO_2 萃取枸杞油，得率高，且 β-胡萝卜素同时被提取出来（比用石油醚萃取高 365 倍以上），这样就赋予枸杞油一个不同于其他植物油的特色，即含 β-胡萝卜素的功能性保健油；以枸杞籽与枸杞色素粉（3.5∶1）为提取原料，获得了 51.5%提取率及 45%含量的萃取物。超临界 CO_2 萃取后仍旧保持了原料中的成分，可以供后续使用，且提取率高，与压榨法相比节省了很多原料，提取油脂纯度较高，大大简化了油脂精炼的过程，降低了油脂精炼过程中可能带来的危害，保持了食品风味，提高了营养性和安全性。植物中的亚油酸、亚麻酸、维生素 E 以及 8 种人体必需氨基酸均可以通过超临界 CO_2 萃取技术提取出来。

在动物性油脂的提取中，超临界 CO_2 萃取技术可用于蛋黄中卵黄油的提取，但是相比于植物中的应用较少。卵黄油含有丰富的卵黄磷脂、中性脂质、胆固醇和优质的蛋白质等生理有效成分，超临界 CO_2 萃取能选择性地溶解卵黄中的中性脂质和胆固醇，却不能溶解磷脂和蛋白质。因此，用超临界 CO_2 萃取可将蛋黄中卵黄油提取出来。且采用超临界 CO_2 萃取蛋黄油比传统的有机溶剂萃取得到的卵黄油品质好，卵黄蛋白的功能特性不受影响。

3. 动植物中某些生理活性成分的提取

动植物中某些成分具有独特的生理活性，其中很多是功能食品开发所需要的基料。采用超临界 CO_2 技术，可从鱼油中萃取 ω-3 脂肪酸 EPA 和 DHA，从植物中萃取胡萝卜素、番茄红素、叶黄素、紫杉醇、青蒿素、银杏内酯等。α-胡萝卜素和 β-胡萝卜素除了富含前维生素 A 活性物质外，在抗癌和降低心脏病危险性方面也有非常显著的效果。此外，胡萝卜素还是商业食品着色剂。目前，从藻类物质中提取胡萝卜素多采用有机溶剂（乙烷）提取，这不仅增加了溶剂的费用，而且需除去潜在的有毒残留溶剂。超临界 CO_2 可对胡萝卜压饼后进行萃取，用 10%乙醇作为夹带剂获得了 99.5%的胡萝卜素最大提取率。研究表明，温度和乙醇浓度是影响萃取率最重要的因素，从实际结果推出一个相应水平模型：β-胡萝

卜素 $= 8.4558 + 0.8816T - 10.7650E + 0.1843T \times E + 1.9019E^2 - 0.0261E^2 \times T$，其中，$T$ 是温度（℃），E 是乙醇浓度（%）。近年来，超临界 CO_2 萃取技术在中草药有效成分提取、纯化应用上，推进很快，效果显著。

4. 某些不良成分的脱除

超临界 CO_2 萃取技术由于可以选择性地去除食品中某些特定物质，因此可用于食品中有害物质的去除。咖啡豆中含咖啡因，烟草中含尼古丁，乳脂、鸡蛋中含胆固醇。基于健康理念，往往需要去掉这些物质。过去采用二氯甲烷浸提咖啡因，这不仅影响咖啡的香气和品质，且难免残留溶剂。在无咖啡因咖啡的加工中，超临界 CO_2 萃取技术可以有效降低咖啡因含量。1978 年，德国的 Hag A. G 首次进行了商业超临界流体萃取，用于脱咖啡因，使原料中咖啡因的含量降到 0.1%以下。另外，日本用超临界 CO_2（40℃，15MPa）从奶油中提取胆固醇，胆固醇脱除率为 85%。研究者对牛乳、肉类、鱼类和鸡蛋进行的实验表明，超临界 CO_2 萃取是降低这些食品中胆固醇和其他脂类含量的有效方法。国内研究者以喷雾干燥的蛋黄粉为原料，采用循环式超临界 CO_2 萃取设备，研究了萃取压力及萃取时间对蛋黄粉中胆固醇脱除效果的影响，探讨了压力对蛋黄粉成分的选择性和在不同压力下蛋黄粉成分在萃取过程中的动态变化。结论为：最佳萃取压力 30MPa，此时萃取的选择性最好，胆固醇脱除率最高，且在产品中保留了较多的磷脂成分；蛋白质电泳分析结果表明，超临界 CO_2 萃取处理没有使蛋黄粉中的蛋白质组分减少，而是随着脂类成分的萃取，蛋白含量相对增加了；从蛋黄成分在萃取过程中的动态变化来看，萃取时间不改变萃取压力对胆固醇的选择性脱除，但随着萃取时间的延长，胆固醇的脱除率会大大增加。

5. 食品添加剂中色素的提取

在常见的食品添加剂中，天然色素占据十分重要的位置，在糖果、饮料、糕点等食品生产中均有应用。因此，诸多科研人员致力于采用更先进的分离手段提高天然色素的品质，这使得在萃取方面有突出优势的超临界 CO_2 萃取技术成为研究热点。超临界 CO_2 萃取技术主要体现在对于食品中各种天然色素尤其番茄红素和 β-胡萝卜素的提取与分离方面。此技术不仅在提取蔬菜和水果香气方面有突出优势，在天然色素生产中的应用也越来越多。

二、超临界 CO_2 杀菌技术

（一）常压 CO_2 的杀菌作用

CO_2 是一种天然抗微生物剂，单独作用能抑制微生物生长，对细菌的迟滞期、指数生长期和稳定生长期都有影响，但不能杀死微生物，与压力结合则能达到有效杀菌的目的。在新鲜果蔬与粮食气调贮藏中，通过调节贮藏库中 CO_2 与 O_2 比例，降低果蔬呼吸强度，能

抑制微生物生长，同时结合其他处理方法以达到保鲜目的。在鲜肉与海产品保鲜中将 CO_2 充入包装袋内，形成缺氧状态抑制微生物生长；在饮料生产中，高纯度 CO_2（99.9%）作为碳酸饮料配料，碳酸化后饮料 pH 降低，从而抑制微生物生长繁殖、延长产品保质期。

（二）高压 CO_2 的杀菌作用

研究表明，高压 CO_2 对微生物具有很强杀灭作用，主要采用静态方式进行杀菌处理。目前研究集中在对食品中常见微生物杀灭效果及其机制研究，建立一些相关杀菌模型。关于高压 CO_2 对食品中内源酶钝化作用研究相对较少，但已发现高压 CO_2 技术处理能有效降低多种酶活性，并认为酶活性降低与酶二级结构中 α-螺旋结构变化有关。高压 CO_2 处理对大部分细菌和霉菌杀灭效果可达到降低 4~7 个对数值。研究者对食品中常见致病菌，如李斯特菌、沙门菌、大肠杆菌等进行高压 CO_2 处理，达到较好的灭菌效果。其中生理盐水中李斯特菌在高压 CO_2（6.05MPa，35℃）条件下处理 75min 后，菌数下降约 7 个数量级；生理盐水中沙门菌和大肠杆菌菌数也明显下降。对于能产生芽孢的微生物，高压 CO_2 技术也表现出较好杀灭作用，由于孢子对热的耐受力很强，在一定温度下结合高压 CO_2 能达到比单独的热杀菌更好的杀灭效果。

相关研究资料提出一些高压 CO_2 杀菌机制，如细胞内氧排除作用、细胞内容物抽取效应和酸化作用理论等。细胞内氧排除作用认为，在 CO_2 存在时，会排除细胞中的氧，有氧呼吸微生物不能生存；但 CO_2 也可作用于厌氧微生物，这一理论存在矛盾。细胞内容物抽取效应认为，高压 CO_2 能透过细胞膜，溶解在细胞液中，当压力释放时，抽取细胞内容物，从而抑制其生长；且随着压力增加，从细胞中抽取出物质越多，对比缓慢和瞬间释放压力，发现急速减压时细胞内有较多蛋白质被抽出，但微生物抑制作用不受减压速度影响，并认为抑制作用发生在加压阶段。

酸化作用认为，CO_2 和水反应生成碳酸，降低微生物细胞 pH，且在细胞外和细胞内都产生，这一理论在 CO_2 处理干燥细胞和湿细胞中得到证实，但有研究证明，CO_2 可抑制非酸敏感性微生物，而不是酸敏感性微生物，如大肠杆菌；一些研究资料还表明，不仅是 pH 降低对抑制微生物有影响，酸的类型也有影响。许多研究者认为，细胞失活是多种机制共同作用结果，故需要更深入研究以确定高压 CO_2 杀菌机制。

高压 CO_2（包括超临界 CO_2）技术已经成为一种新型非热力杀菌技术。研究表明，在一定压力下（3~70MPa），CO_2 对食品中微生物具有杀灭效果，同时使酶部分失活。高压 CO_2 技术主要优点是，不破坏食品营养成分，能保留食品原有品质等，因此对此进行深入研究很有实际意义。

（三）超临界 CO_2 的杀菌作用

由于超临界、亚临界 CO_2 具有较高的压力，因此可作为高压 CO_2 达到灭菌目的。研究表明，对多种细菌、酵母、霉菌、芽孢进行一定强度的超临界 CO_2 处理，发现大部分微生物杀灭效果可降低 4~8 个数量级。超临界状态的 CO_2 用于杀菌，可缩短灭菌时间和降低灭菌温度。图 7-5 为典型的超临界 CO_2 杀菌设备示意图。

超临界 CO_2 的杀菌机制被广泛讨论，细胞外和细胞内 CO_2 浓度的增加可能触发几种与细胞活力相关的不同机制，如表 7-3 所示。研究者认为，超临界 CO_2 是相当好的溶剂，尤其对于非极性组分具有很高溶解性，其可能溶解细胞膜组成成分。而酸化导致的增溶被认为是主要的机制。细胞质和细胞外介质的酸化，是将 CO_2 溶解在含有微生物的水介质中并转化为碳酸形式，而碳酸形式又进一步电离为碳酸氢根、碳酸盐和氢离子，降低了胞外 pH，破坏了细胞膜结构，导致细胞膜通透性增加，从而促进了 CO_2 的进一步渗透。微生物细胞内某些酶由于浸透在 CO_2 中而失活；溶解于微生物细胞内的 CO_2 急速减压时，体积膨胀而使细胞破裂。

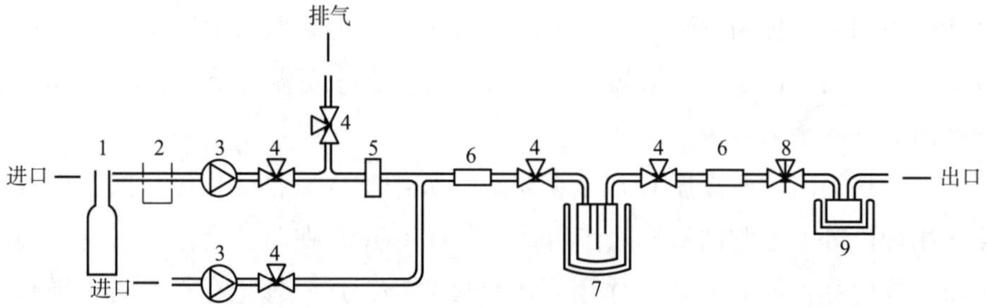

图 7-5　典型的超临界 CO_2 杀菌设备示意图

1—二氧化碳瓶　2—冷水机组　3—注射泵　4—阀　5—质量流量计　6—热交换器
7—有搅拌器和制冷回路的压力容器，周围有加热电阻　8—带加热电阻的背压调节器　9—带有加热电阻的收集杯

表 7-3　超临界 CO_2 的杀菌机制

因素	机制
增溶	CO_2 在水溶液中形成碳酸（H_2CO_3），碳酸分解成碳氢酸盐（HCO_3^-）、碳酸盐（CO_3^{2-}）和氢离子（H^+），从而降低细菌细胞间质的 pH，有利于 CO_2 向细胞内渗透，胞内 CO_2 急速减压导致细胞体积膨胀从而破裂
细胞膜的结构变化	CO_2 和质膜高亲和力使 CO_2 在内亲脂层内堆积，影响其通透性，对微生物造成结构和功能障碍
细胞内的 pH 下降	膜的通透性增加，允许加压的 CO_2 穿过细菌细胞膜，在微生物细胞内积累
酶失活	由于酶的催化活性对 pH 的变化特别敏感，细胞内 pH 的降低会导致调节机体代谢过程的必要酶被抑制和/或失活。其直接后果是失去生物控制，破坏中间代谢和细胞功能

续表

因素	机制
CO_2 和 HCO_3^- 的直接抑制作用	碳酸和碳酸盐离子的浓度似乎对调节酶活性至关重要，反映在微生物代谢中，这是由不同的羧化和脱羧化反应的变化引起
细胞内电解质平衡的混乱	对微生物细胞的生物系统的致命损害可以发生在压力和细胞质中额外的 CO_2 积累情况下。这可以将 HCO_3^- 转化为 CO_2，CO_2 可以在细胞内从细胞和细胞膜上沉淀无极电解质
移除重要的部分和细胞	CO_2 在微生物细胞内的积累可以从微生物细胞膜上“提取”磷脂和疏水化合物等重要成分，改变结构和营养平衡

超临界 CO_2 杀菌的多种机制绕过了细菌的特异性，可应用于植物和休眠形式的革兰阳性和革兰阴性细菌，以及真菌和病毒。不同的微生物对超临界处理的敏感度不同，但是受处理系统、处理培养液和其他处理条件的差异影响，很难将超临界处理对微生物的杀灭效果作绝对的比较。一般来说，革兰阴性菌比革兰阳性菌对 CO_2 更敏感。与革兰阴性菌相比，营养体形式的革兰阳性菌具有更厚的细胞壁和不同的细胞壁组成，从而有更高的机械阻力和更低的 CO_2 膜透性。因此，灭活革兰阳性菌通常需要更强烈的操作条件才能进行超临界 CO_2 杀菌，但这两个菌群都容易达到高水平的杀菌。

通常使用温和的操作压力（8.5～15MPa）和温度（38～50℃），以及适度的处理时间（<1h）对真菌进行处理。一般情况下，通过超临界 CO_2 杀菌可以使酵母完全失活，并且能与细菌杀菌同时进行。

病毒的灭活取决于它们的结构，这种结构决定了它们对所使用的杀菌技术的抗性。特别是，非包膜病毒对传统的杀菌技术（如辐照和化学物杀菌）更有抵抗力，而完全灭活所需的操作条件（如温度和化学物浓度）可能对目标基质有害。为了克服这些缺点，超临界 CO_2 杀菌可以作为一种替代技术，用于灭活几种病毒。杀菌效果表明，该技术可以单独或与其他杀菌技术联合应用于病毒灭活。

总的来说，超临界 CO_2 处理可以对各种微生物达到一定的杀菌效果，并适用于几种环境和应用中的终端杀菌或消毒。

（四）影响超临界 CO_2 杀菌效果的因素

目前研究表明，超临界 CO_2 灭菌效果主要取决于四个方面：CO_2 浓度，处理条件（压力、温度、处理时间等），对象微生物（种类、生长阶段及水分含量），以及食品或培养液性质。

CO_2 和温度共同作用能明显减少原料乳中微生物生长；增加 CO_2 浓度和降低温度同时

处理比单独处理可更好地抑制微生物生长。一般来说，CO_2 抑菌效果随浓度增加而增强。研究发现，添加 CO_2 的浓度达到 1.5mg/L 时，能降低乳中假单胞菌热抵抗能力，被溶解的 CO_2 有助于提高巴氏杀菌过程中微生物死亡率。对于不同原料，CO_2 杀菌效果受浓度、温度、压力影响各不相同，目前关于 CO_2 浓度、温度、压力对原料乳及乳制品杀菌效果方面研究较多，其他原因影响情况还需具体研究。在实际生产中，需要合理设定温度，压力、浓度，以达到较好的杀菌效果。

相对于气体和液体状态（包括亚临界状态），超临界 CO_2 因其兼有气体和液体性质，其相对密度大，有很好的溶解性和扩散性，因此杀菌效果更好。CO_2 很容易穿透细胞壁和芽孢，从而降低细胞 pH 或将微生物内容物抽取，抑制微生物生长。研究者对 CO_2 存在状态对大肠杆菌细胞活性影响进行研究，发现气态和液态 CO_2 对细胞钝化作用没有差别，但当 CO_2 处于超临界状态时，其钝化作用加强。

（五）超临界 CO_2 杀菌优势

超临界 CO_2 杀菌技术是一种新型的非热杀菌技术，主要具有以下优点：①能在常温下有效杀死食品中的微生物；②不破坏食品营养成分，能较好地保持食品固有的营养品质；③CO_2 临界条件易于达到；④CO_2 化学性质不活泼，无色无味无毒，安全性好；⑤CO_2 纯度高，容易获得。此外，与超高压非热杀菌相比，超临界 CO_2 杀菌技术具有压力低、成本低、节约能源、无噪声的特点。

（六）超临界 CO_2 杀菌应用

超临界 CO_2 已被发现是一种很有前途的杀菌技术，以灭活各种酶和亲脂微生物。该技术在相对较低的物理化学温度（≤60℃）和中等压力（8~40MPa）下使酶和微生物失活，不产生残余废物。研究表明，超临界 CO_2 不仅可以很好地杀灭病菌，还可较好保持食品原有的营养品质。超临界 CO_2 杀菌技术在食品中的研究主要集中于食品中常见微生物（如大肠杆菌、枯草芽孢杆菌、乳酸杆菌、沙门菌、黑曲霉等）的杀灭效果及机制方面，主要应用于液态食品，尤其是牛乳、果蔬汁饮料等。

高压 CO_2 对液蛋理化品质、界面特性、流变性质的影响

1. 牛乳杀菌

目前牛乳的杀菌方式主要为热杀菌，易对牛乳中热敏性营养物质产生不利的影响，如蛋白质的变性、维生素的破坏等。而超临界 CO_2 技术是一种新颖的牛乳和乳制品处理技术，具有改善乳制品配方的潜力，在提供最终产品的安全性的同时，对营养价值产生积极的影响。有研究者研究了超临界 CO_2 对牛乳中细菌的杀菌效果，通过单因素实验和正交试验确定最适宜的杀菌条件，并对杀菌后牛乳的部分营养成分进行了分析。结果表明，当压力

35MPa、温度为45℃，杀菌时间140min时，对牛乳中细菌的杀菌率为99.8%，且牛乳的营养成分损失较小。少量 CO_2 的存在还可以延长牛乳的保存期。另外，美国康奈尔大学与Praxair公司合作，研究超临界 CO_2 技术对牛乳的影响，发现在40℃下超临界 CO_2 能钝化脂肪酶，同时改变牛乳酪蛋白的结构。由于超临界对牛乳中的脂肪团有均质作用，处理后牛乳在贮藏期内脂肪容易分解，同时pH降低产生的乳酸和矿物质有利于干酪的沉淀。此外，还需要进一步研究致病和腐败微生物的失活机制，以及监测加工乳制品的商业保质期。

2. 果蔬汁杀菌

超临界 CO_2 技术普遍应用于果蔬汁杀菌。研究者采用间歇式超临界设备在7~34MPa，36~60℃以及15~180min处理条件下对新鲜橙汁进行处理，维生素C的含量为原来的71%~98%，浊度提高到原来的1.27~4.01倍。感官评定的结果表明处理后的样品和新鲜的橙汁的风味没有区别。处理后的橙汁的浊度在4℃、66d的保质期内保持恒定。另有研究者研究了超临界 CO_2 技术［14MPa、16MPa和18MPa、(35±2)℃、10min］对乳清葡萄汁饮料特性的影响，并对其理化性质（pH、可滴定酸度、总可溶性固形物）、生物活性（酚类化合物、花青素、DPPH和ACE活性）和挥发性化合物进行了表征。结果显示以 CO_2 作为高压巴氏杀菌剂的超临界流体处理乳清葡萄汁饮料，与传统热处理技术相比，没有改变饮料的理化性质。在38MPa、室温、10min处理橙汁，发现样品的浊度提高，亮度和红度（*L*值和*a*值）有小幅升高，pH、Brix值和感官特性没有变化。采用连续式超临界设备处理柑（13.8~41.4MPa、25~45℃、7~9min），发现处理能提高其浊度、增加亮度和黄度、降低其红度，但是pH、Brix值没有变化。使用连续式超临界设备，在34MPa、25℃、7~9min、CO_2 与汁液比例为13%（质量分数）条件下对椰子汁饮料进行杀菌，得到的产品能维持与新鲜产品相同的口感，在4℃下的保质期达到9周。应用超临界 CO_2 对哈密瓜汁中的大肠杆菌进行处理，一定时间后，大肠杆菌细胞出现明显的缺陷，部分细胞壁消失。

3. 啤酒杀菌

超临界 CO_2 杀菌技术还可用于啤酒杀菌中。采用连续式超临界设备对啤酒进行杀菌，发现处理后的啤酒的起泡能力和稳定性与热处理的样品相比降低，但是没有低于产品的质量标准，同时啤酒中的浑浊度也发生降低。

4. 其他应用

研究者探究了超临界 CO_2 对肉馅中细菌的杀菌效果并对超临界条件的影响进行了分析。结果表明，随着处理压力的增加和处理时间的延长，超临界 CO_2 对细菌的杀灭效果增强。在其实验的最小压力10MPa下，温度50℃，处理时间80min，菌落杀灭在95%以上，如果压力增大，在更短的时间，即可接近完全灭菌的效果。

三、超临界 CO_2 干燥技术

（一）超临界 CO_2 干燥技术原理

超临界流体干燥技术是利用超临界流体的特性而开发的一种新型干燥方法。现阶段较为常用的干燥技术有烘烤干燥、空气干燥、常温干燥等，这些干燥方法在使用过程中往往容易致使物料团聚，进而使被干燥材料的基础粒子变粗、材料整体比表面积下降、孔隙率降低。超临界流体干燥技术是一种在干燥介质处于临界温度和临界压力状态时完成材料干燥的技术。首先，干燥介质在超临界状态下进入被干燥物内部与溶剂分子发生温和、快速的交换，将溶剂替换出来；然后，通过改变操作参数将流体从超临界态变为气体，从被干燥原料中释放出来，达到干燥的效果。使用超临界流体干燥技术进行干燥的物质不会发生收缩、碎裂，能够在很大程度上保持被干燥物的结构与状态，有效防止物料的团聚、凝固。近年来，作为一种新型的干燥技术，超临界流体干燥技术发展较快，如今已在食品干燥、气凝胶干燥、饱水文物干燥、医用材料制备、催化剂制备、超细材料制备、低阶煤干燥、木材干燥、液相色谱填料基质多孔硅球制备等诸多领域得到应用。

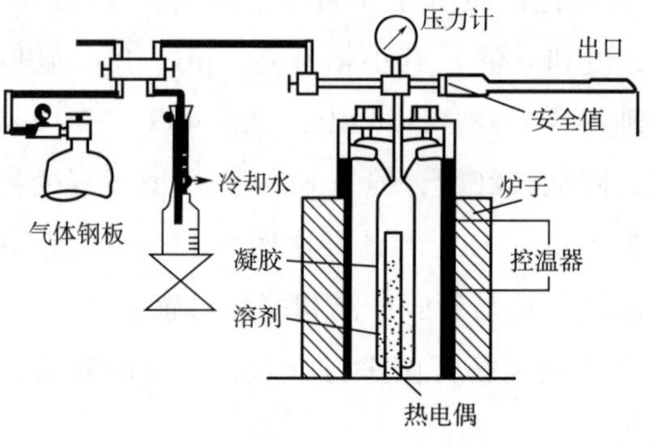

图 7-6　超临界流体干燥装置

（二）超临界 CO_2 干燥技术装置

由溶胶-凝胶过程得到的醇凝胶固态骨架周围存在着大量溶剂（包括醇类、少量水和催化剂），超临界流体干燥工艺是目前获得气凝胶的最好方法。典型的超临界流体干燥装置如图 7-6 所示，该装置的关键部分是温度的控制和压力的控制。温度控制通过电炉和控温器来达到，气体钢瓶通过减压法调节输入干燥容器的压力，根据干燥介质的特定临界参数，调节超临界流体干燥装置中所需要控制的温度和压力。温度控制通过电炉和控温器来达到，气体钢瓶通过减压法调节输入干燥容器的压力，根据干燥介质的特定临界参数，调节超临

界流体干燥装置中所需要控制的温度和压力。目前最常用干燥介质是甲醇、乙醇和 CO_2 三种，由于甲醇、乙醇易燃、易爆，故大规模制备时仍采用 CO_2。图 7-7 所示为 5L 超临界 CO_2 干燥设备。

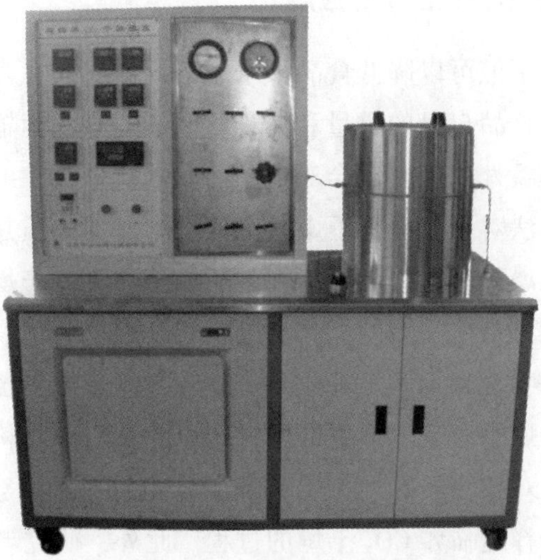

图 7-7　5L 超临界 CO_2 干燥设备

（三）超临界 CO_2 干燥技术注意事项

超临界 CO_2 干燥技术在应用时有许多注意事项，主要包括：

（1）用干燥介质（液态 CO_2）替换溶剂的速度必须足够缓慢，以保证溶剂被液态 CO_2 完全取代，溶剂替换过程一般约需 8~48h。

（2）干燥样品中的液体达到临界状态需要一个稳定过程，以使各部分都达到临界条件，因此必须在临界状态下保持一定时间。

（3）在保持临界温度不变的条件下缓慢地释放出流体，使体系点沿着临界等温线变化，以防止临界流体逆转为液体。

（4）在保持临界温度不变的条件下缓慢地释放出流体，使体系点沿着临界等温线变化，以防止临界流体逆转为液体。

（四）超临界 CO_2 干燥技术优势

（1）当被干燥物放在超临界流体环境中时，被干燥物的气/液相界面会迅速地消失，而且没有液相物体的表面张力，所以其干燥的过程温和，更大的程度上避免了被干燥物干燥时受到应力作用破坏物体结构。

（2）由于超临界流体具有高扩散系数特性，其干燥的速度更快。

（3）超临界流体干燥过程是在高压力条件下进行的，脱溶剂时还具有杀菌效果。

（4）超临界流体干燥技术对于相对分子质量大、沸点高的难挥发性物质具有很高的溶解度。

（五）超临界 CO_2 干燥技术在食品中的应用

通过对食品进行干燥不但可以降低食品中水分的活度，防止食品发生腐败变质，延长食品保质期，还能够降低食品自身的重量和体积，便于贮藏和运输；食品干燥的方法有很多，但食品干燥带来上述益处的同时也会对食品的营养价值、贮藏稳定性等造成影响。采用低价、耗时短的干燥方法对食品进行干燥并保证其有益的品质是现阶段食品干燥领域研究的重点，超临界流体干燥技术作为一种新型干燥方法在食品干燥领域已有应用，且超临界 CO_2 干燥对食品的营养成分和微观结构具有很好的保护作用。

采用超临界 CO_2 干燥方法对胡萝卜片进行干燥，发现超临界流体干燥与热风干燥的胡萝卜片中，超临界流体干燥的胡萝卜片更好地保持原有的组织结构，使胡萝卜片具有多孔性以及快速复水的能力。对超临界 CO_2 干燥胡萝卜片的过程进行数值模拟和预测，发现质量守恒模型可以较好地解释超临界 CO_2 干燥的过程。此外，研究者分别采用超临界 CO_2 干燥、热风干燥和冷冻干燥对琼脂凝胶（含有不同浓度蔗糖）进行了研究，结果表明，超临界 CO_2 干燥的样品表现出较好的质构特性。采用超临界流体干燥技术对罗非鱼片进行干燥，发现其与真空冷冻干燥具有相近的干燥效果。

四、其他超临界 CO_2 技术

（一）超临界 CO_2 反应技术

超临界 CO_2 作为反应物主要分为三种类型。①加氢反应：在催化剂的作用下，CO_2 可与 H_2 反应合成甲醇、甲酸、甲烷等多种 C_1 化合物。但这些工艺均存在催化剂易堵塞、气相反应物扩散慢及液相反应物溶解度低等问题，限制了生产效率。为了改善这种状况，该过程可在超临界 CO_2 条件下进行；②Kolbe-Schmitt 反应：又称酚酸合成反应，是指有机酚类化合物与 CO_2 发生亲电取代在芳环上引入羧基的反应，是工业合成有机酚酸的重要方法。传统的 Kolbe-Schmitt 反应法主要分为气固相法和溶剂法，然而气固相法能耗大、反应周期长；溶剂法则存在成本高、溶剂回收难、易产生污染等不足。超临界 CO_2 中的 Kolbe-Schmitt 反应处于均相体系，传质阻力小，反应速率快，反应温度较低。同传统工艺相比，超临界 CO_2 作为反应物参与 Kolbe-Schmitt 反应不仅可以提高反应速率和选择性，还可以减少溶剂污染，是一种新型绿色环保工艺；③碳酸化反应：指 CO_2 与某些有机化合物作用的过程，其中研究较多的是 CO_2 与甲醇碳酸化合成碳酸二甲酯（Dimethyl Carbonate，DMC）。

目前合成 DMC 的方法主要有光气法、尿素醇解法、甲醇氧化羰基化法、酯交换法和直接合成法。

由于超临界 CO_2 对许多固体和液体均具有很强的溶解能力，故当超临界 CO_2 作为反应介质时，反应处于均相体系，比常规溶剂更具优势。超临界 CO_2 作为反应介质主要分为三种类型：①催化加氢反应：常对烯烃、含苯环化合物、不饱和醛等物质进行催化加氢；②酶催化反应：传统的酶催化反应一般在水环境中进行，但由于很多反应（如酯化反应）在水介质中不能进行，酶在水中也不稳定，故其应用受到了很大的限制。1985 年，Hammond 等研究者首次提出超临界流体可以作为酶催化的反应介质。此后，不少研究证实多种酶在超临界 CO_2 介质中可以发挥作用，且其催化活性能够保持稳定，如胰蛋白酶、脂肪酶、纤维素酶、淀粉酶、果胶酶等。其中，脂肪酶因其在食品加工和油脂化工中的广泛应用而成为当前超临界 CO_2 中酶催化反应的研究热点；③羰基化反应：羰基化反应是指有 CO 参与下，在有机化合物分子内引入羰基基团的一类反应，根据产物的不同，可分为氢甲酰化反应、氢羧化反应和氢酯化反应等。

"绿色"化学反应的核心科学问题之一是探索新反应条件和环境无害的介质。超临界 CO_2 中的反应符合这两方面的要求。它的高溶解能力及与压力的密切关系，既可使反应呈均相，又可控制反应呈非均相。它的高扩散系数可以显著提高一些受扩散制约反应的反应速率。

利用超临界流体技术进行食品改性的化学反应也已进入人们的研究领域。大豆磷脂类保健品是一种功能性的健康食品。目前大豆磷脂产品存在有异味、易氧化、不稳定等缺点，需要对其进行改性后才适合使用。氢化是大豆磷脂改性的途径之一，是用 H_2 对磷脂中脂肪酸的不饱和双键加成使之饱和，从而提高产品的抗氧化稳定性，改善其化学性质。在超临界 CO_2 条件下以 Pd/C 催化剂对大豆磷脂粉末进行氢化反应，压力 10.5 MPa、温度 70℃、反应时间 60min，发现在短时间内，氢化的催化效率有很大的提高，所得产品的氧化稳定性明显提高，产品的保质期明显延长。

（二）超临界 CO_2 色谱技术

超临界 CO_2 色谱是以超临界 CO_2 为流动相，以吸附剂（如硅胶）吸附或键合到载体（如毛细管壁）上的高聚物为固定相的一种高效色谱技术。CO_2 因其优良性能，成为超临界流体色谱中最常用的流动相。由于 CO_2 极性较小，所以在分析大极性化合物时，需要在流动相添加甲醇等改性剂。超临界流体色谱的分离机制与其他吸附、分配色谱相同，即基于化合物在流动相和固定相上的吸附或分配系数不同而使混合物分离。超临界 CO_2 色谱根据应用目的不同分为分析型和制备型。其中分析型超临界 CO_2 色谱以分析为目的，而制备型超临界 CO_2 色谱是以分离、富集和纯化为目的的。

超临界 CO_2 色谱作为超临界流体技术发展的重要分支，兼有气相色谱和液相色谱的特点，既可以分析气相色谱无法适应的高沸点、低挥发性样品，又较高效液相色谱具有更快的分析速度。然而，超临界 CO_2 作为最常用的流动相，不能洗脱极性化合物，同时对结构或分子质量相似的物质的分离能力不足，虽然添加改良剂或添加剂能够改善上述情况，但流动相中加入有机溶剂后不能采用氢焰离子化检测器，限制了其使用，因此需要积极开发新的更加全面的流动相。

超临界 CO_2 色谱技术可用于功能性食品的制备。功能糖、脂肪酸及氨基酸都具有热敏性，传统的制备方法一般需要在较高的温度条件下进行，容易降低功能活性，超临界 CO_2 色谱技术可以在较温和的环境下制备功能性食品，能有效保持产品的能活性。

超临界 CO_2 色谱技术不仅能分离出功能性食品中的有用组分并能对其进行质量控制。研究人员采用超临界流体色谱-四极杆飞行时间质谱（SFC-Q-TOF-MS）联用技术快速分离及识别牛乳与羊乳中复杂甘油酯成分，共分离并识别了 55 种甘油三酯和 16 种甘油二酯。不仅如此，超临界 CO_2 色谱技术还应用于食品安全性检测，多环芳烃是食品中的主要致癌物质，由于咖啡饮料和黑啤酒在烘焙过程中会产生多环芳烃物质，研究者采用超临界流体色谱/大气压化学电离质谱（SFC/APCI-MS）对咖啡饮料和黑啤酒中 16 种多环芳烃进行快速高灵敏度的分析，检测芳烃是否超标。超临界 CO_2 色谱技术在食品分析中的应用较多，主要是对脂质、类胡萝卜素、脂溶性维生素、三萜类化合物等食品组分的分析。

（三）超临界 CO_2 微粉体制备技术

超临界 CO_2 技术在微粉体制备中有重要应用，主要包括超临界溶液快速膨胀（rapid expansion of supercritical solution，RESS）和超临界抗溶剂（supercritical anti-solvent，SAS）两种方法。

超临界溶液快速膨胀技术是指利用溶质的溶解度随超临界流体密度变化而变化的特点来制备微粉体，最初以固体物质溶解在超临界 CO_2 中形成溶液，喷嘴在极短的时间内快速膨胀至常压（或者真空），因此溶剂会因过饱和而析出。超临界溶液快速膨胀技术具有超临界条件、多相变化、高速湍流和喷嘴微细结构等特点，常用于药物微粉体、高效催化剂、无机粉体等的制备。

超临界抗溶剂技术是指在超临界 CO_2 中，改变操作条件，导致过饱和度的产生，达到高的过饱和速率，使固体溶质从超临界溶液中结晶出来。超临界抗溶剂技术具有条件温和，质量传递性优良的优点，常用于生产热敏性，或者粒径均匀且分布窄的超细药物微粒。

近些年，研究者提出将超临界抗溶剂技术应用于蛋白质分离纯化中的思想。Winters 发现，在不同 CO_2 压力下，溶剂二甲基亚砜（dimethyl Sulphoxide，DMSO）中的各种蛋白质（胰岛素、溶菌酶、核糖核酸酶、胰蛋白酶、碱性磷酸酯酶等）溶解度不同，这一实验证实了超临界抗溶剂技术在蛋白质分离纯化中的应用潜力，但目前尚未成熟，报道较少。

（四）超临界 CO_2 挤压技术

超临界流体挤压（supercritical fluid extrusion，SCFX）技术是一种安全的新型食品加工技术，常用流体为 CO_2。超临界 CO_2 挤压技术的工作原理见图 7-8。

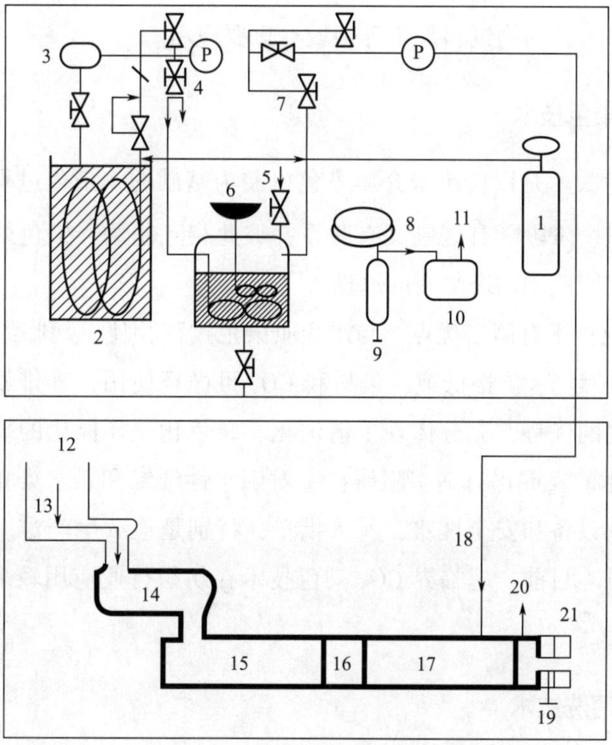

图 7-8　超临界 CO_2 挤压技术原理及装置

1—CO_2 罐　2—冷却器　3—泵　4—排气阀　5—料口　6—混合罐　7—混合阀　8—加热器　9—分离釜　10—干燥器　11—CO_2　12—粉料进口　13—粉料　14—调质、均质器　15—挤压熟化区　16—通风口　17—冷却区　18—超临界 CO_2 与热敏组分混合料　19—限流阀　20—调节口　21—挤压膜板

如图 7-8 所示，上方为超临界 CO_2 装置，气态 CO_2 先经冷却器冷却为液态 CO_2，再经高压泵、换热器加压、升温转为超临界状态。超临界 CO_2 经萃取槽，使超临界 CO_2 萃取、溶解、液化脂溶性及水溶性维生素、酶制剂、着色剂等各类热敏组分。超临界 CO_2 萃取后的流体、加到下方的挤压膨化冷却腔的物料内，使挤压膨化物料与超临界 CO_2 萃取的热敏组分混合，并迅速从膜孔挤出。当物料从膜孔挤出后压力剧降，CO_2 由超临界状态转为正常气态，体积瞬间膨胀，使物料膨化。经调质、均质后的物料进入挤压膨化腔前部高温及较高压力区后，使淀粉糊化、蛋白变性、有害因子灭活。挤压膨化腔后部冷却低温在 100℃以下及较高压力区，是超临界 CO_2 及热敏组分的加入点。热敏组分在此处加入，在几秒钟

内与淀粉、蛋白等组分混合均匀后，并即刻被挤出膜孔。在短时、低温下进行挤压膨化，热敏组分损失极低，是较理想热敏组分添加工艺。

超临界 CO_2 挤压技术具有以下优点：①生产成本低，热敏组分损失小；②易于控制，调节更为准确、方便、快捷；③热敏组分与物料混合均匀；④出膜后可以继续实施膨化；⑤膨化率高，易于控制；⑥无需干燥工序，节约投资，成本低。超临界 CO_2 挤压技术在膨化食品加工、面团加工、动物饲料加工等领域有重要应用。

（五）超临界 CO_2 染色技术

超临界 CO_2 染色技术是以传统水介质染色机制为基础的，染色过程分为吸附、扩散和固着三个阶段，这三个阶段既有区别又有联系并彼此相互制约。染色就是在固体染料、染色介质和被染织物之间建立动态平衡的过程。

超临界 CO_2 染色技术有诸多优点，与水介质染色过程相比，超临界 CO_2 染色全过程无水，CO_2 无毒、不易燃烧、价格低廉，染料和 CO_2 可循环使用，零排放无污染，并具有上染速度快、上染率高的优势，充分体现了清洁化、绿色化、环保化的现代加工理念。但是超临界 CO_2 染色技术的发展仍有诸多阻碍：①对亲水性纤维和亲水染化料适应性难；②高温和高压染色难；③设备和安全性难；④大批量，特别是连续生产难。未来染色技术研究者仍需克服这些困难。目前，超临界 CO_2 染色技术在纺织行业应用较多，而在食品行业应用较少。

（六）超临界 CO_2 清洗技术

超临界 CO_2 清洗技术是一种环保、高效的新型清洗技术。由于 CO_2 为非极性溶剂，偶极矩为零，因此对非极性有机化合物有极强的溶解能力，可以有效清除弱极性有机污染物，包括硅酮、碳氢化合物、氟化物、酯、油脂和手指痕迹等。此外，CO_2 对离子型材料的溶解能力很弱，因此对于一些难以去除的金属污染，可以通过添加螯合剂的方法加以去除。

超临界 CO_2 清洗技术的创新点在于可以解决现有清洗方法中的两个弊端，即清洗过程中可能产生的损伤和污染环境的问题，因此超临界 CO_2 清洗技术有良好的应用前景。

（七）超临界 CO_2 喷涂技术

超临界 CO_2 喷涂技术是利用超临界流体一般为小分子，更容易穿透高聚物等固体物质，使其有效的溶胀，使涂料基体有效稀释的特性而在工业中应用。用超临界 CO_2 替代涂料中的挥发性有机溶剂，以减少对环境的污染，此技术不仅可以有效降低黏度、减少有机溶剂的用量、消除对环境的污染，而且还可提高产品的质量和外观效果，是十分有前途的一种新兴方法。未来，超临界 CO_2 喷涂技术的发展将为涂料工业提供更多可能。

第三节　超临界 CO_2 技术对食品营养成分的影响

水、蛋白质、碳水化合物、脂类、维生素、矿物质、膳食纤维是人体七大营养素，是人体为了维持正常的生理、生化、免疫功能及生长发育、代谢、修补等生命活动而需要从食物中摄取的成分。

超临界 CO_2 技术作为一种新型的食品加工技术，可以对食品成分进行萃取、对有害微生物进行杀菌、对食品进行干燥等等，并且相比于传统的食品加工技术，可以更大程度保持食品的风味以及营养活性。本节对超临界 CO_2 技术对食品营养成分的影响进行介绍。

一、蛋白质及氨基酸

在利用超临界 CO_2 技术制备微粉体的介绍中，提到了超临界抗溶剂技术应用于蛋白质分离纯化的可能性。研究者据此进行实验，发现在适当的压力下可以实现预期的分离，并对蛋白质的结构和活性进行考察。结果发现，随温度和压力的增加，超临界抗溶剂过程会诱导 α-螺旋结构含量的降低以及 β-转角和分子间 β-折叠含量的升高。在所考察的蛋白质（胰岛素、溶菌酶、核糖核酸酶、胰蛋白酶、碱性磷酸酯酶等）中，大多数经处理后，再将其溶于水，结构可以得到不同程度的恢复，而相对分子质量较大的碱性磷酸酯酶发生了不可逆变性，因此，蛋白质结构和活性的恢复程度和相对分子质量有关。

就已有的关于超临界 CO_2 处理对蛋白质活性的影响的研究来看，大多数结果认为蛋白质活性保持不变或者降低，这类文章大多是基于在超临界 CO_2 介质中进行酶催化反应或者灭菌处理，此类实验一般选用较高的处理压力、较长的处理时间和相对较高的处理温度，并伴有反复加压降压过程。酶活降低的大多为一些水解酶类，且大多与水的存在有关。关于酶活降低的机制，则很少有人探讨。有研究者考察压力对蛋白质活性影响时发现，50MPa 及以下压力对蛋白质结构和活性基本不产生影响。因此，在操作条件适当的情况下，酶类一般能保持稳定性。

此外，研究者利用超临界 CO_2 处理猪胰腺脂肪酶粗品时，发现酶活增高了几倍，冷冻保存六个月后仍能保持处理后的高活性。此过程中未发现活性基团与处理前后蛋白质成分和含量的变化，色氨酸荧光光谱的结果表明，蛋白质的结构也没有发生大的变化。这个结果表明，特定酶种在特定体系下处理后，活性可能会升高。

对果汁来说，通常澄清或浑浊主要是影响了果胶甲基酯酶（PME，EC 3.1.1.11）的酶活性。浑浊颗粒周围的果胶被果胶甲基酯酶攻击，产生酸性低甲氧基果胶，形成不溶的果胶酸沉淀与聚阳离子。然而在这些研究中，研究者指出超临界 CO_2 杀菌以非酶的方式影响果汁浊度。超临界 CO_2 杀菌诱导的酸蛋白凝固与超临界 CO_2 杀菌诱导的均质化之间的相互作用机制增加或维持果汁浊度。Zeta 电位为凝胶的电泳迁移率，被用来表征表面电荷，评估胶体系统的稳定性，是一个表示胶体静电斥力大小非常好的指标。一方面，pH 下降而果汁经超临界 CO_2 杀菌处理后的 Zeta 电位的绝对值引起蛋白质的凝固和粒子电荷的减少，加速沉淀的形成，导致果汁浊度流失。另一方面，超临界 CO_2 杀菌的减压使果汁均质化，使果汁胶体颗粒变小，从而增加果胶甲基酯酶对浊度和稳定性的影响。实际上果汁浊度是通过超临界 CO_2 杀菌诱导的酸蛋白凝固和超临界 CO_2 杀菌诱导的均质化之间的平衡来维持的。如果超临界 CO_2 杀菌诱导的均质化强度小于超临界 CO_2 杀菌诱导的酸蛋白凝固，则会加速果汁中的沉淀，使果汁浊度降低或消失。如果超临界 CO_2 杀菌诱导的均质性比超临界 CO_2 杀菌诱导的酸性蛋白凝固更强，则超临界 CO_2 杀菌增强或保留了果汁浊度。研究者在经超临界 CO_2 杀菌处理的橙汁和桃汁中也发现了类似的结果，与果汁浊度的变化类似，果汁粒径的增大或减小也与超临界 CO_2 杀菌诱导的酸蛋白凝固和超临界 CO_2 杀菌诱导的均质化有关，这可能是因为处理时间越长、压力越高，均质化越强。

对于乳制品，超临界 CO_2 杀菌会使乳制品中的蛋白质变性而改变其颗粒分布、使乳制品中的酪蛋白沉淀，还会影响干酪成熟过程中的蛋白质分解速率。观察超临界 CO_2 杀菌后乳制品的质构变化，与未处理对照相比，超临界 CO_2 杀菌改变了生乳、全脂乳和脱脂乳的颗粒分布。乳制品中颗粒大小分布的变化是由超临界 CO_2 杀菌诱导蛋白质变性引起的。而蛋白质变性是通过 pH 和 Zeta 电位绝对值的下降而诱导的，导致蛋白质聚集或沉淀，以及溶解度的降低。超临界 CO_2 杀菌可用于沉淀酪蛋白，而不是有机酸。在 3.5 MPa 和 50℃的条件下，无论是否在操作压力下保持时间，超临界 CO_2 杀菌都能够沉淀脱脂牛乳中 99%的酪蛋白，而低温处理可以抑制沉淀。在 2.8~5.5 MPa 的压力下，获得了与保持时间无关的超临界 CO_2 杀菌后的酪蛋白产量，结果表明，影响酪蛋白生产的关键变量是超临界 CO_2 杀菌的处理温度，而不是保温时间。使用较长时间的超临界 CO_2 杀菌分批处理系统，一旦达到等电点，所有敏感的酪蛋白都会被沉淀。在干酪成熟过程中，超临界 CO_2 杀菌可影响酶和底物抑制牛乳和脱脂牛乳的蛋白水解速率，乳制品中的蛋白质水解也可以产生理想的风味和质地，但不受控制的蛋白质水解会改变牛乳的凝乳酶的凝固特性，导致凝乳形成不良苦味风味、黏度的增加和加热牛乳的凝胶化。

对于肉制品，超临界 CO_2 杀菌在肉制品加工过程中会诱导组织结构变化。超临界 CO_2 杀菌后，猪背最长肌中肌浆的溶解度（从 80.73mg/g 降至 70.26mg/g）和总蛋白的溶解度（从 215.8mg/g 降至 202.4mg/g）降低，主要变性蛋白为磷酸化酶、肌酸激酶和磷酸三糖异构酶。当超临界 CO_2 杀菌作用于肉类时，压力和温度都会影响分子间的相互作用和蛋白质的构象，导致蛋白质变性。超临界 CO_2 杀菌不能改变其持水能力和保水性，但在 0~4℃温度下，高气压对储水能力的影响更大。pH 下降的速度和程度、蛋白质水解甚至蛋白质氧化是影响肉保持水分能力的关键，然而有研究发现超临界 CO_2 杀菌对冰鲜猪肉的肌原纤维破碎指数值没有显著影响。

二、碳水化合物

超临界 CO_2 萃取技术会对淀粉的结构和性质产生影响。超临界 CO_2 萃取技术处理后的淀粉结晶度有所增加，吸附性能约为原淀粉的三倍，且该法能有效脱除淀粉中的粗脂肪，制备出高纯度和高安全性的淀粉产品。在超临界 CO_2 条件下对淀粉进行酶处理，发现淀粉颗粒直径变小，糊化温度降低，结晶度略有降低，热稳定性有所提高。此外，超临界 CO_2 技术在淀粉改性方面也有应用，采用不同压力的超临界 CO_2 对淀粉进行处理，淀粉的凝胶化程度随超临界压力的升高而降低，这种现象是超临界 CO_2 在中低压下的塑化作用下引起的。研究者利用超临界 CO_2 处理生姜和姜黄淀粉，发现淀粉颗粒形貌没有发生改变，但淀粉分子双螺旋结构发生重排，结晶区结构发生了变化。从以往研究来看，超临界 CO_2 处理对淀粉结晶性有所影响，但具体机制尚未报道，并且这些研究大多以淀粉颗粒性质为主体，对处理后淀粉糊的特性研究较少。

在此基础上，有学者采用超临界 CO_2 萃取技术在不同条件下对木薯淀粉进行处理，发现淀粉颗粒形貌无明显变化，膨胀度和透明度有所降低，淀粉糊的凝抗性比原淀粉显著升高，且随压力增大和含水量升高而减小，但冻融稳定性较原淀粉有所降低。X 射线衍射分析结果显示，淀粉结晶度显著增大，Brabender 黏度分析仪显示，淀粉糊化温度小幅度升高，糊峰值黏度降低，热稳定性变化不明显。并且研究者发现，木薯淀粉经超临界 CO_2 处理后，支链淀粉外链部分降解，生成更多短小淀粉分子，直链淀粉含量增多，这一结果间接说明淀粉相对分子质量有所减小。

此外，研究者认为食物中的甜度主要来自可溶性总固体以及果糖、葡萄糖和蔗糖，不受超临界 CO_2 杀菌技术的影响。在超临界 CO_2 杀菌处理后获得的总可溶性固体和糖不会发生显著变化，这一结果有利于食品加工，因为这些质量特征与消费者的感知和喜爱度密切相关。

三、脂类及脂肪酸

超临界 CO_2 萃取技术常应用于油脂提取中。脂类物质作为一类人体营养素，主要为人类提供热量和必需脂肪酸。油脂类食物容易发生氧化，产生刺激性气味，加速油脂酸败，影响油脂的品质及营养价值，甚至会对人体健康带来危害。

与传统的蒸煮法、碱水解法、酶解法相比，超临界 CO_2 萃取得到的鱼油提取率最高，且无酸败味，水分含量、酸价、碘值、过氧化值均符合国家一级标准。而经蒸煮法和碱水解法提取的鱼油只有酸价和过氧化值达到二级标准，酶解法制得的鱼油碘值达到一级标准，其他指标仅能达到二级标准。并且，这三种传统方法提取出的鱼油均有明显鱼腥味和酸败味。人体所需的必需脂肪酸不能由机体合成，必须从食物中摄取，包括亚油酸、α-亚麻酸、花生四烯酸，均为多不饱和脂肪酸，除此之外，并对人体健康有益的多不饱和脂肪酸，如二十碳五烯酸（EPA）及二十二碳六烯酸（DHA）均为在鱼油内含量丰富。超临界 CO_2 技术提取的鱼油比传统方法制得的鱼油有更低的饱和脂肪酸比例和更高的不饱和脂肪酸比例，尤其是 EPA 及 DHA 含量明显更高。这些结果表明，无论从酸价、碘值、过氧化值等油脂品质评价指标，还是从脂肪酸种类及含量来看，超临界 CO_2 萃取技术比传统的油脂提取方法能更大程度保持油脂的风味、品质及营养活性，避免油脂氧化对人体健康可能带来的危害。

在植物性油脂研究中，对小麦胚芽油进行超临界 CO_2 萃取，结果发现脂肪酸各个组分受工艺参数变化影响不大，而超临界 CO_2 技术优于其他提取方法。然而，采用超临界 CO_2 技术对浙江红花山茶油进行榨油处理，结果发现其脂肪酸组成与其他传统方法无明显差异。因此，超临界 CO_2 技术提取油脂的脂肪酸含量是否一定高于其他传统方法，还需要进一步研究。

此外，食物的香气一般来自挥发性风味化合物。正常情况下，超临界 CO_2 杀菌会降低食物中挥发性化合物的浓度。在超临界 CO_2 杀菌处理后，新鲜苹果汁中挥发性化合物的浓度减少了 35%，一些酯类（特别是乙酸己酯、乙酸戊酯、乙酸异戊酯、乙酸异丁酯和乙酸丁酯）和醛类［己醛和(E)-2-己烯醛］的差异最大，它们的阈值较低，导致了经过处理后果汁的气味和风味的变化。同时，超临界 CO_2 杀菌技术显著降低了橙汁中丁酸乙酯、反式-2-己烯醇、α-蒎烯、水芹烯和柠檬烯的浓度（约 50%～83%）。在经超临界 CO_2 杀菌处理的啤酒当中己酸乙酯平均减少了 49%。然而，更多的研究表明超临界 CO_2 杀菌技术对挥发性化合物的影响较小，尤其是与热处理相比。将哈密瓜汁在 35 MPa 和 55℃条件下用超临界 CO_2 杀菌处理 60min 之后，在 4℃下存储 4 周观察，酯类成分（乙酸乙酯、丙酸乙酯、丁酸乙酯、乙酸丁酯和 2-甲基丁酸乙酯）无变化，醇和醛类略有变化，如（Z）-壬醛-3-醇、（E,Z）-2,6-壬醛、（Z）-壬醛-6-醇、壬醛、己醛、（Z）-6-壬烯醛、壬烯醛、2-壬烯醛。同时除己酸乙酯外，超临界 CO_2 杀菌处理后的啤酒中主要挥发性化合物（庚酸乙酯、辛酸乙酯、苯乙酸乙酯、十二烯醛和月桂酸）的差异可以忽略不计。虽然超临界 CO_2 杀菌处理后的橙汁中丁酸乙酯和反式-2-己烯醇的浓度有所降低，但却高于热处理后的橙汁。

有研究发现食物中的生物化学反应是由固有酶引起的，食品中固有的酶由于其残留活性，在贮藏过程中催化底物并产生超临界 CO_2 处理食品的异味。脂氧合酶和过氧化氢裂解酶催化多不饱和脂肪酸的氧化，在一定程度上导致了酸味的产生。在超临界 CO_2 杀菌处理的红甘蓝中残留的芥子苷酶催化硫代葡萄糖苷生成异硫氰酸酯等有气味的产物。脂氧合酶活性影响哈密瓜汁的挥发性风味，尤其是储存了 4 周之后。所有经超临界 CO_2 杀菌处理的牛乳中的游离脂肪酸均显著高于对照组，脂解速率的增加是由于超临界 CO_2 杀菌均质效应，导致脂肪球表面积增加，使脂蛋白脂肪酶更多地接触其底物。

四、维生素

超临界流体技术对维生素影响的报道较少，有研究者探究了超临界 CO_2 萃取过程中维生素 E 的变化。维生素 E 具有抗氧化作用，是亲脂性化合物，在植物油中广泛存在，超临界 CO_2 由于其非极性特性是提取亲脂性天然产物的较好溶剂。采用超临界 CO_2 萃取技术对小麦胚芽油中的维生素 E 进行萃取，结果发现不同工艺参数对维生素 E 萃取量的影响为：萃取温度>分离温度>分离压力>萃取压力。采用超临界 CO_2 技术萃取的石榴籽油对 DPPH 和 ABTS 自由基的清除能力具有显著影响，且清除能力与石榴籽油中的生育酚含量显著相关。用多种工艺对亚麻籽油中生育酚进行萃取，结果发现超临界 CO_2 技术提取的 α-生育酚、γ-生育酚以及总生育酚含量均低于微波辅助冷榨法及溶剂萃取法提取的生育酚含量，与普通冷榨法和亚临界流体萃取得到的结果近似。采用连续逆流式超临界双塔对维生素 K_1 进行浓缩提纯，质量分数可达到 97.24%，这些实验均证实了超临界流体技术在维生素提取方面的应用可能性。

另外，超临界 CO_2 技术在维生素原的萃取中也有应用，用多种工艺提取亚麻籽油中类胡萝卜素时，发现超临界 CO_2 技术提取率显著低于微波辅助冷榨法、溶剂萃取法、普通冷榨法以及亚临界流体萃取。采用超临界 CO_2 技术对红甜椒中维生素 A 原进行萃取，提取率为 74.91%，与其他研究者从蔬菜提取维生素副产品结果相似。超临界 CO_2 技术对维生素的萃取效果、对具体维生素类型的影响以及维生素营养活性的保持尚需进一步研究。

五、矿物质

超临界 CO_2 技术对矿物质影响的报道很少。油脂加工中，痕量的金属离子可能会进入油脂中，降低油脂的氧化稳定性，即使在低浓度下也会发挥较强的促氧化作用。采用不同工艺对亚麻籽油中 Fe、Cu 元素进行测定，相比于冷榨法、微波辅助冷榨法、加速溶剂萃取法、亚临界 CO_2 萃取这四种方法，采用超临界 CO_2 萃取亚麻籽油中的 Fe 含量显著高于其他方法，但 Cu 含量几种技术无显著差异。采用超临界 CO_2 技术、热榨法、冷榨法对浙江红花山茶油进行榨油处理，热榨产物中 Ca、Mg、Na、K、Fe、Mn 元素含量高于其他两种方法，然而超临界提取工艺所得产物中 Cu、Zn 元素含量高于其他两种方法，这一结果表明超临界 CO_2 技术有利于 Cu、Zn 元素的保留。矿物质是不可忽视的一类营养素，未来，经超临界

CO_2 技术处理后的食品中矿物质损失率等指标，应该更多被研究和报道。

六、膳食纤维

膳食纤维被称为“第七营养素”，虽然它不能为人体提供能量，也不能被胃肠道消化吸收，但膳食纤维可促进肠蠕动、减少食物在肠道中停留时间，在保持消化系统健康上扮演着重要的角色，并且在一定程度上可以预防心血管疾病、癌症、糖尿病以及其他疾病。

将经传统酸碱法和超临界 CO_2 萃取后的膳食纤维扫描电镜图进行对比，经超临界 CO_2 萃取技术改良后制得的膳食纤维成品具有更加明显的空间网状结构，纤维网络之间的间隙更大，表面更加光洁，而且结构更加蓬松，纤维颗粒内部中空，具有更大的比表面积和更优的吸附膨润型以及更高的纤维纯度。

超临界 CO_2 技术对膳食纤维影响的报道很少，但在其他领域有一定研究。微晶纤维素的主要成分是纤维素，纸浆的主要成分是纤维素和半纤维素，秸秆的主要成分是纤维素、半纤维素和木质素。用超临界 CO_2 对微晶纤维素、纸浆、秸秆这三种底物进行预处理后，扫描电镜结果显示三种底物的表面变得更加粗糙，出现了大量的凹坑和褶皱，这表明超临界 CO_2 使其内部结构松散，结晶度降低。通过 X 射线衍射分析、红外拟合和底物可及性等测试表明，超临界 CO_2 使底物结晶度，氢键和羟基含量降低，对三种底物进行酶解后发现酶的可及度和酶解还原糖量升高。这一结果说明超临界 CO_2 技术对纤维素的结构以及结晶性有一定影响，为该技术对膳食纤维营养素的影响具有参考意义。未来，研究者应对经超临界 CO_2 技术处理的食品中膳食纤维的变化多加关注。

七、植物多酚

植物多酚在植物中的含量仅次于纤维素、半纤维素和木质素。油脂的活性成分受加工工艺影响较大，但油脂伴随物的相关报道较少。比较了不同加工方式对葡萄籽油多酚含量的影响，发现相比于亚临界流体萃取法、溶剂法、冷榨法和热榨法，超临界 CO_2 结合乙醇萃取制得葡萄籽油的总酚含量最高，且超临界 CO_2 结合乙醇萃取制得的多酚中没食子酸含量最多。DPPH 和 ABTS 自由基清除、ORAC、FRAP、总还原反应和抑制 β-胡萝卜素漂白等 6 种抗氧化实验表明，超临界 CO_2 结合乙醇萃取制得的多酚抗氧化活性最强。相比于冷榨法、微波辅助冷榨法、加速溶剂萃取法、亚临界 CO_2 萃取这四种方法，采用超临界 CO_2 萃取亚麻籽油中的总酚含量最高，相比于其他工艺增加了 7.77%~68.53%。

超临界 CO_2 技术也可直接用于多酚物质的提取。采用超临界 CO_2 萃取茶多酚时，茶多酚的百分含量随萃取压力的增加而增加，随萃取塔温度的增加而先降低再增加，随原料进料量的增加而降低，茶多酚的纯度随 CO_2 流量的增加而先增加后降低。这些结论证明了超

临界 CO_2 技术直接萃取茶多酚的可能性，并为工艺参数的确定提供了参考。

此外，学者认为植物性食品和饮料中的多酚是导致口感发涩的原因。经超临界 CO_2 杀菌技术处理的苹果汁、西瓜汁和红葡萄柚汁的多酚类物质没有显著变化。但有研究表明超临界 CO_2 杀菌技术导致桃汁血清中总多酚的显著减少，这可能是因为蛋白质和多酚类化合物可以结合形成可溶性络合物，或者超临界 CO_2 杀菌处理后的变性的蛋白质可以吸附多酚类化合物。

其次，超临界 CO_2 杀菌还会导致色素降解、抗坏血酸和多酚氧化等化学反应，更长的加工时间和更高的压力也导致了更大的叶片变色，其原因可能是 CO_2 溶解到叶片组织中，使叶片酸化，降解叶绿素。超临界 CO_2 杀菌过程中会形成高浓度的氢离子，叶绿素基团中心的镁离子迅速被氢离子取代，形成脱镁叶绿素。然而经超临界 CO_2 杀菌处理的胡萝卜汁中的类胡萝卜素保持稳定。抗坏血酸和多酚的氧化也会导致颜色的变化，超临界 CO_2 杀菌处理食品的颜色变化与多酚氧化酶、过氧化物酶等酶活性密切相关。食品中的多酚氧化酶和过氧化物酶并没有被超临界 CO_2 杀菌完全灭活，其催化含二羟基的酚类化合物氧化为相应的邻醌，图 7-9 为酶促褐变途径。研究发现经超临界 CO_2 杀菌处理的苹果汁和甜瓜汁的抗坏血酸和多酚含量没有显著差异，红葡萄柚汁的总多酚在超临界 CO_2 杀菌后和贮藏过程中没有变化。在通常情况下，因为溶解氧从液体基质中被置换 CO_2，超临界 CO_2 杀菌处理的食品可能有利于这些抗氧化成分的保留。此外，超临界 CO_2 可用于萃取红辣椒中的类胡萝卜素、生育酚和辣椒素。研究者发现超临界 CO_2 在 28 MPa 和 80℃ 条件下可以从成熟番茄中提取出约 65% 的番茄红素和 35% 的 β-胡萝卜素。

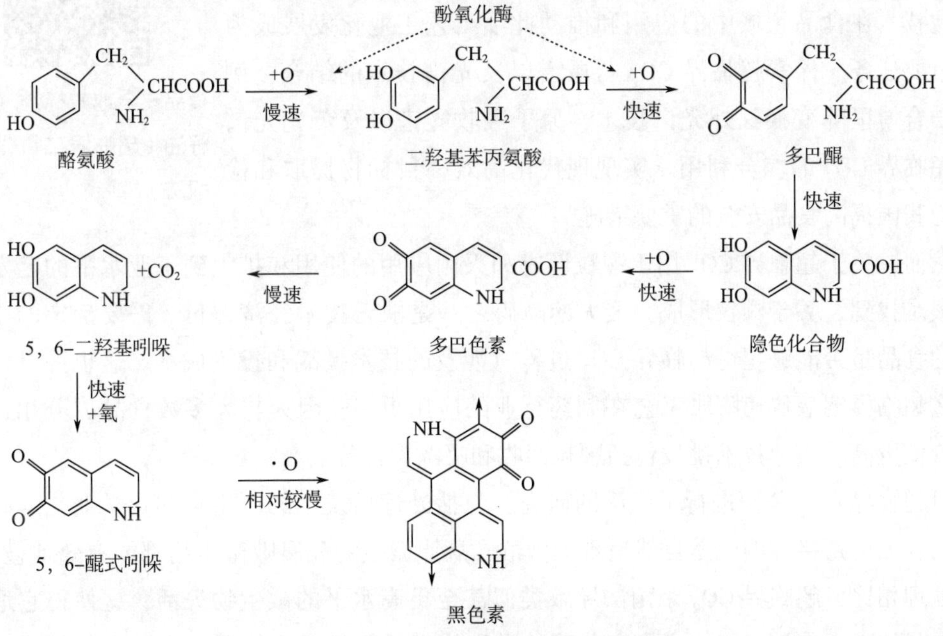

图 7-9　多酚氧化酶酶促褐变的途径

第四节 相关技术发展趋势

由于人们越来越意识到环境保护的重要性，以及消费者对天然高价值食品的需求，在食品加工领域发展绿色和可持续技术是全球趋势。为了满足这些特殊的要求，超临界 CO_2 技术已经成为一种具有创新和前景的食品原料和产品加工技术。

超临界 CO_2 技术种类繁多，包括萃取、杀菌、干燥等，在食品、医药、化工等行业均有应用。在过去的20年里，超临界 CO_2 技术在实验室和工业水平上取得了很大的进展。这些进展包括从各种食品基质中提取目标生物活性化合物，微胶囊化或挤压生产细颗粒，以及用于食品保存的致病性和腐败微生物和内源性酶的灭活。为了满足全球对绿色食品加工和天然营养食品的需求，超临界 CO_2 技术受到越来越多的关注。超临界 CO_2 的独特性质使其在提取、颗粒形成、挤压、保存和干燥等方面的应用成为可能，并已在专利和文章中得到报道。

萃取是超临界 CO_2 最成熟的应用，已从实验室扩大到试验厂示范和许多商业应用，包括咖啡和茶的脱咖啡因。此外，超临界 CO_2 技术可用于从农产品副产品中提取有价值的化合物。超临界 CO_2 萃取技术在现代具有广阔的发展前景，许多传统分离方法与其相比都存在诸多缺点。深入化、多向化、创新化研究此技术在食品领域中的应用和推动此项工艺工业化发展成为目前重要任务。探索超临界 CO_2 与质谱以及光谱技术的结合，例如，结合傅里叶变换红外光谱技术，原子吸收光谱以及荧光光谱等与超临界 CO_2 的综合利用。实现现代化高效率目标物提取和检测成为我国提高食品安全的重要措施。

食品安全地方标准 枸杞籽油（超临界二氧化碳萃取法）

然而，关于超临界 CO_2 用于颗粒形成和灭菌应用的使用和扩大到工业水平的已发表的文献很难找到。关于颗粒形成，最大的障碍之一是缺乏技术经济评价。需要确定的是，高质量的食品是否能够超过超临界 CO_2 过程所涉及的技术挑战和投资成本。这也许可以解释为什么超临界溶液快速膨胀工艺在制药行业的应用更多，因为与大多数食品成分相比，药物的价值更高。其他技术挑战包括颗粒回收和喷嘴设计等。

对超临界 CO_2 杀菌进行了广泛的研究，包括处理后发生的微生物和化学变化。研究结果表明，无论是接种的还是自然呈现的菌群，病原微生物和腐败微生物都能有效地被灭活。与热处理相比，超临界 CO_2 杀菌法导致类似甚至更高水平的微生物失活，这使得它适合在一些食品加工中使用。固体水果和蔬菜的微生物失活率已经取得了很有前景的结果，但食品的固有特性及其相关的致病性和腐败菌群还不能对固体食品的微生物质量做出普遍的结论。尽管超临界 CO_2 可以灭活细菌、芽孢和酶，但处理时间太长，无法在商业上可行。此外，对贮藏过程中的杀菌机制和质量评价的研究也不完善。

对超临界 CO_2 干燥食品中的微生物变化进行了有限的研究，表明这种处理不会使最终产品的微生物安全性低于市场上其他干燥产品。通过应用超临界 CO_2 处理技术开发新型食品可能会导致食品成分和营养价值的意外变化。因此，必须对这些变化进行评估，而且必须确定一些有毒化合物是否会因新型处理而形成。当评估在超临界 CO_2 杀菌或超临界 CO_2 干燥后固体食品中发生的成分变化时，由于研究数据不足，研究者们无法得出共同的结论。为了有效和安全地实施这些新处理方法，需要对经过处理的食品中的化学变化进行进一步研究，重点关注毒性风险。

多种超临界 CO_2 技术应用仍尚未普及，要发挥此技术的优势，还需研究者们不断努力。此外，相比于其他食品加工技术，超临界 CO_2 技术可适用于热敏性食品，原材料易得，成本低，对环境友好，能最大程度保持食品内大部分营养素的活性，但是其具体的机制，以及对各类营养素的影响，目前的报道很少，并且可循规律性很低。未来，超临界 CO_2 技术在食品行业中会有重要应用，研究者们应多加关注该技术对各类营养素的结构及活性的影响等，为该技术在食品行业的广泛应用奠定基础。

思考题

1. 超临界 CO_2 技术萃取、杀菌的原理是什么？
2. 超临界 CO_2 在食品中应用面临哪些挑战？
3. 超临界 CO_2 技术对食品营养功能特性有哪些影响？

拓展阅读

有效保持成分活性是天然产物萃取领域中至关重要的一环。其中，超临界流体凭借其独特的流体性质可作为具有广阔应用前景的萃取溶剂。超临界流体是指超过临界点时，流体既具有液体对溶质有较大溶解度的特点，又具有气体易于扩散和运动的特点。在众多超临界流体中，CO_2 的临界温度为 31.6℃，临界压力为 7.39 MPa，临界条件容易达到，溶解能力强，化学性质不活泼，无毒无味，安全性好，因此成为最广泛应用的超临界流体。2016 年，中国科学院海洋研究所在一处深海热液区发现超临界 CO_2，这是全球首次在自然界发现超临界 CO_2。该研究在 *Science* 期刊以封面文章刊发，为生命起源研究及食品等领域应用提供了新启示。虽然超临界 CO_2 萃取技术在食品工业中的应用仅有 20~30 年的历史，但其发展十分迅速。随着人们对高营养、方便性、绿色纯天然食品的要求越来越高，超临界 CO_2 萃取技术逐渐从实验室研发走向工业化生产。未来，食品领域绿色技术的应用是可持续生产过程中的重中之重。

第八章

食品营养与冷冻干燥技术

学习目标

1. 掌握冷冻干燥技术的原理。
2. 理解冷冻干燥技术能够保持食品营养功能品质的机制。
3. 了解冷冻干燥技术相比于其他干燥技术的优缺点。

第一节 冷冻干燥技术概述

冷冻干燥（freeze drying）又称升华干燥或真空冷冻干燥，简称为“冻干”，是将含水量较高的物料首先冷却到该物料的玻璃化转变温度或者是共晶点以下，使得物料内的大多数水冻结成冰晶，剩下的水分和其余物料会形成非晶态（玻璃态），在真空下，对已冻结的物料进行低温加热，使物料中的冰晶升华，即一次干燥；其后在真空下对物料升温以除去物料中的吸附水，达到对物料解析干燥，即二次干燥。在室温或4℃的条件下，冻干物料密封后可长期储存。

一、冷冻干燥的基本过程

冷冻干燥主要由以下几个过程构成。

（一）物料预处理或制备

在食品冷冻干燥之前必须进行一些物理化学处理。物理处理主要有清洗、分级、切片、浓缩等简单步骤。由于物料性质的不同，物料的预处理也存在差异。在对食品进行冷冻干燥时，一般不加添加剂。

与食品的冷冻干燥不同，在对药品和生物体进行冷冻干燥就需要加入添加剂以保证药品、细胞的存活和冻干物料的良好效果，也能避免很多因素（如化学成分、冻结速率、玻璃化转变温度）对物料活性成分稳定性的不良影响。大量研究表明，只存在少量的物料可以直接对其进行真空冷冻干燥，如食品、牛乳、血浆等，大多数的物料冷冻干燥时均需要添加适宜的添加剂。按照功能的不同，这些添加剂大致可以分为如下几类：保护剂（lyoprotectant）、填充剂（bulking agent）、乳化剂（emulsifier）、抗氧化剂（antioxidant）和酸碱调整剂（buffer agent）等。此外，像蔗糖、海藻糖等的糖类本身就是良好的冻干保护剂。

（二）物料的冷却固化过程

物料的冷却固化过程的实质是充分冷却物料，物料中的自由水和其他成分完全固化，形成一种固态的非冰晶状态，即为玻璃态。物料的冷却固化是一个关键过程，物料冷却固化后的温度为完全固化温度（complete solidification temperature，T_{cs}），它应低于共晶温度（eutectic temperature，T_e），或玻璃化转化温度（glass transition temperature，T_g）。

冷冻固化的过程中，物料的冷却速率是关键性的因素。通常，冷却速度快，物料在冻结中不会脱水过多，也可实现物料部分玻璃化，但冷却速度过快，也会出现物料断裂和细胞损伤等不良现象。

（三）升华干燥（一次干燥）过程

物料中的水分一般有自由水和结合水两种。一般情况下，自由水在低温下会被冻结成冰晶，而结合水被吸附在多孔结构或疏水基团中，不能冻结成冰晶。含水量高的物料中，自由水的含量高达90%以上。

升华干燥（一次干燥），是在真空低温下对物料加热，使物料中的冰晶直接升华成水蒸气。在升华干燥过程，物料温度 T_{w1} 必须低于物料的玻璃化转变温度 T_g 或共晶温度 T_e。否则，物料会出现软化或塌陷等情况。

在一次干燥过程中，物料所需要的热量就是物料中的冰晶升华时所需要的能量。加热的方式有多种，如辐射加热、搁板导热等。物料升华干燥的正常顺利进行的基本条件是升华干燥过程要提供给物料充足的能量来维持升华过程的正常进行和升华的水蒸气可以不断地从物料的表面移走，方便后期水蒸气的释放。如果这两个基本的条件都没有办法满足的话，物料表面就会出现软化、熔化、塌陷、隆起等不良现象。因此，升华干燥过程是物料传热和传质同时进行的过程。只有冷冻干燥辐射或导热到物料的冰晶升华界面的热量和冰晶从物料升华界面升华吸收的热量相匹配时，物料的冷冻干燥过程才得以正常地进行下去。

但是，因为物料中的传热和传质的过程会受到多种因素的限制，所以升华干燥是一个非常费时的过程。

（四）解析干燥（二次干燥）过程

由于物料含有自由水和结合水这两种水分。在第一阶段的升华干燥后，虽然多数冻结成冰的自由水已经从升华界面升华成为水蒸气，但是在物料中的结合水会吸附在物料的多孔状结构和极性基团中，未能完全冻结，致使结合水的吸附能量很大，因此需要冷冻干燥机给物料提供更高的温度以满足足够需要，物料中吸附结合水才得以解析。但温度又不能超过物料所能承受的最高温度，否则会造成物料的一些成分因为过热而发生变形或变性。

解析干燥，又称为二次干燥，是通过辐射或是传热达到较高的温度，解析出物料中被极性基团和多孔结构吸附的结合水，成为“自由”液态水，再经吸热蒸发使其成为水蒸气。在物料解析干燥中，物料温度 T_{w2}，必须低于解析干燥温度，这是由物料的自身性质所决定的，如对于一些蛋白质的物料，最高温度就要低于物料中蛋白质的变性温度（40℃左右）。

在解析干燥过程中，物料所需要的热量是部分未冻结结合水的解析热与“自由”液态水的蒸发热总和。解析干燥后，物料中的水分含量和最终产品保持一致，应该满足最终要求。冻干后的物料水分含量要适宜，不易过高或过低。过高不利于物料的长期贮藏，过低会抑制物料的生物活性。所以，一般情况下，在经过解析干燥后的冷冻干燥物料中水分含量要低于5%。

（五）封装和储存

经过解析干燥后的物料，要进行封装和储存。冷冻干燥后的物料如不密封，由于冻干物料的多孔状结构极易吸潮，导致无法长期保存。对冻干物料进行封装处理能极大解决这一问题，等到需要使用冻干后的物料时，就可以将物料进行复水使用。

封装必须在真空的条件下进行，或是填充一些惰性气体（氮气）。对于瓶装的物料，应该在干燥室中，直接将橡胶瓶塞压下以保证密封，对安瓿装等较大块的物料，可直接经过真空通道引出，再送入真空室中，或充入惰性气体，用机械手封装。

冻干物料一般储存在室温下。对于药品，需要在4℃下储存，个别储存温度较为严格，需要在-18℃保存。冻干物料的储存条件一般是比较容易满足的。

二、冷冻干燥系统的主要组成

冷冻干燥系统是在对物料进行冷冻干燥生产过程中的主要组成设备，物料中的水就是由冷冻干燥系统来去除的。冷冻干燥系统可以根据所要冷冻干燥的物料的性质、要求和用途等的不同来选择。

根据冷冻干燥物料的不同，可以按照冻干物料来对冷冻干燥设备进行划分，如冻干药品、食品、生物制品设备；根据运行方式的不同，冷冻干燥可以分为间歇、连续式冻干机；根据冻干容积不同，可以分为工业、实验用冻干机。虽然冷冻干燥系统有多种多样的冻干结构，但是冷冻干燥系统具有相似的主要组成部分。冷冻干燥系统主要是由冻干箱（干燥箱）、冷阱、制冷系统、真空系统、加热系统和控制系统等部分组成的。

（一）冻干箱（干燥箱）

冻干箱是对物料进行冷冻干燥的场所。冻干箱的上下搁板均可以放置物料，但是在加热方式上有所不同，上搁板辐射加热，下搁板导热加热。

（二）冷阱

冷阱是冷冻干燥系统中的关键组成部分。冷阱可以处在干燥室内外，提供给物料低温的环境，这个低温环境要低于物料的玻璃化转变温度或是共晶点，比冰晶升华的温度低很多。只有这样，冷阱表面才能比物料升华界面饱和水蒸气的压力低，两者之间形成蒸气压差，这种压差可作为传质驱动力，驱使物料中升华的水蒸气溢出。另一方面，冷阱表面的低温会使物料溢出的水蒸气凝结，从而被排出系统。因此，对于冷冻干燥系统来讲，冷阱就是水蒸气的“冷凝器”。

对于一般的升华干燥，物料的升华温度通常在-40～-10℃，冷阱的温度根据经验需设置在-70～-30℃。物料的升华和冷阱温度之间的差值和冰晶升华的传质驱动力呈现正相关，两者温差越大，传质的驱动力就越大。但这也并不是相差越大越好，相差过大反而会失去意义。例如，物料的升华温度为-40℃的时候，相对应此温度的水的饱和蒸气压是12.9 Pa；冷阱温度为-60℃和-70℃所相对的水蒸气的饱和蒸气压分别是1.11 Pa和0.26 Pa，相差的水蒸气的饱和蒸气压很小，那么在两种情况下的传质驱动力就相差无几，物料中冰晶升华的速度也没有什么区别，反而增加了能耗。

（三）制冷系统

制冷系统是冻干系统中最为重要的组成部位。制冷系统的作用是在冷阱形成低温，有的还在干燥箱中起到制冷的作用。制冷系统的形式也多种多样，有蒸气压缩式制冷、热电制冷和液氮制冷等。冷冻干燥系统的制冷系统要求比较高。需要具有以下几个特点：

（1）温度范围要广，搁板温度要降到-50℃以下，冷凝温度要降到-70～-50℃。

（2）能够适应激烈的负荷变动。

① 搁板应该进行预冷，某些特殊的物料预冷时，需要进行反复的升温再冷却。

② 对冷冻干燥机进行预冷后，制冷压缩机应该立即切换到冷凝器上，对其快速冷却。

③ 产品的不同和装量差异等因素，会使冷冻干燥过程中的负荷也随之发生变化。

（3）物料进行解析干燥过程，物料中的水分已经相对较少。在这个时候，冷凝器的工作负荷会下降，压缩机将会处在无负荷的运行。

冷冻干燥系统的关键是制冷系统，而压缩机就是制冷系统的核心。目前，制冷系统最常用的压缩机有两种：螺杆式压缩机和活塞式压缩机。螺杆式压缩机和活塞式压缩机的主要区别如表 8-1 所示。

表 8-1　螺杆式和活塞式压缩机的区别

项目	螺杆式压缩机	活塞式压缩机
压缩方式	回转式	往复运动式
容积效率	压缩比增大，余隙容积降低，效率降低	压缩比增大，余隙容积膨胀，效率降低
绝热效率	内部和运行压缩比不一致时，效率呈渐进状态；一致时，效率是最高的。	效率曲线整体平坦，但高低两个极端压缩比下，效率处于渐进状态
排气温度	注入油可冷却压缩热，以此控制排气的温度，保持在 70~100℃运转	随着压缩比增大，压缩热和排气温度会不断增高，可达 130~150℃
制冷剂回液	回液不过量就不是问题，螺杆式可容许量是活塞式的 5~10 倍	少量的液滴都很容易引起活塞阀门的损伤
振动	回转部分完全取得平衡，所以振动非常小	振动大，动荷重是静荷重的 2~3 倍
噪声	相同能力的压缩机，其噪声最低	本身的噪声大，但频率低的情况下不是大问题
保养	检修周期长，无须进行特别的监视，一般可以工作在 20000 h 以上	一般情况下，压缩机运行需要监视，维修周期短
耐久性	在其他几乎不接触的情况下，起初的性能可以长期的维持	活塞环、阀门等易损耗，性能会随时间不断降低
制冷量	在超低温的情况（-60℃），螺旋式比活塞式大得多	制冷量相对较低

为了使得冷凝器获得所需的低温，需配备双级高效的压缩机，以此来增加整个冷冻干燥系统的稳定和可靠性。一般情况下，并联使用两台压缩机就可以达到这种效果。每套压缩机都有自己独立的制冷系统可以更好地使得物料进行冻干并增加系统的稳定和高效。

（四）真空系统

在真空状态下，物料中的水分冻结成冰晶后，可直接升华，从而达到快速干燥的目的。真空系统的主要功能是抽走“非凝性”气体。在冷冻干燥的条件下，空气就属于“非凝性”气体，主要是外界环境中、物料孔隙或其他存在的“非凝性”气体。真空系统主要由冻干箱、冷凝管、真空阀门、真空泵、真空测量元件和真空管路等部分组成。

真空泵是冷冻干燥系统关键性的组成部分，对真空度和抽气速率有着严格的要求，还要求其可以运用到水蒸气中，并形成较强的抽吸能力以便冻干箱和冷凝器形成真空的条件，一方面可以促使物料中的冰晶在真空下升华，另一方面使得冻干箱和冷凝器间形成压力差，称为真空度梯度，升华后的水蒸气可以被冷凝器捕获。

真空系统的真空度不应该过高，也不应该过低，应该与物料的升华温度和冷凝器之间相互匹配。将冷冻干燥系统中的真空度控制在设定的真空范围之中，会让物料冻干的周期缩短，同时对真空系统中的真空泵也起一定的保护作用。保证真空系统极限真空度达到设定值的前提是真空泵本身要有一定的功效能力。

真空系统可以采用旋片式机械真空泵，或者将罗茨泵添加到旋片式的真空泵的低压侧。罗茨泵的极限真空度取决于两个因素：一是罗茨泵本身的结构和精度，二是前级泵的极限真空度。使用罗茨泵的优点：

（1）较宽的压强范围内有较大的抽速。

（2）转子不需要润滑，泵腔内无油。

（3）被抽出来的气体中含有灰尘和水蒸气不敏感。

（4）驱动功率小，机械摩擦的损失小。

（5）振动小，泵之间的转子动平衡摩擦较好，不存在排气阀。

（6）结构比较紧凑，占地面积小。

（7）运转维护的费用低。

（五）加热系统

加热系统主要是给冻干箱中的物料进行加热，物料加热的操作主要是在加热搁板上完成的。上下加热搁板的加热方式不同，分别是辐射和导热方式。搁板的升温主要利用电加热器和载热器。加热搁板的温度可以通过温控系统控制。

（六）控制系统

对于冷冻干燥系统来说，一般需要操作人员按照一定的要求来启动制冷剂、真空泵或是开关各种控制阀门，也可以使得冷冻干燥系统的压力按照一定的设定值来自动运行，这就是冷冻干燥系统的自动控制系统。

冷冻干燥系统的控制系统掌握着整个冻干的过程。控制系统对冷冻干燥系统的控制主要包括有对制冷剂、真空泵等其他系统的开启和关闭，加热系统加热速率的掌握，搁板温度和真空度及干燥时间的测试和控制，系统自动保护和报警等。根据冷冻干燥系统自动化程度不同，控制系统的要求也不同，可分为手动、半自动、全自动和微机控制等。

冷冻干燥过程中对控制系统的具体要求：

（1）能将冷冻干燥曲线的相关数据可以存储到磁盘中，并在计算机中能进行实时显示数据和历史数据查看和保存。这些曲线主要是反映物料和冷冻干燥系统的某一特性在冷冻干燥中的变化，主要包括有物料、搁板和冷凝器三个方面的温度变化曲线和真空度波动记录等。

（2）根据不同的控制程序，冷冻干燥系统可以对产品的冻干工艺曲线进行设定或是修改，在冷冻干燥的过程中根据理论的冻干曲线来控制实际的冻干曲线。

（3）通过控制压缩机来设定冷凝器的温度。

（4）以对箱体中的真空度进行设定，并可以通过调节阀来控制所要求的真空度。

（5）故障报警与处理。在操作中出现异常的现象或者是不能满足操作运行的时候，系统要发出警报声，同时要出现警示点，以方便操作点排除故障。如当真空泵启动压力后，一旦冷冻干燥过程中真空度超过设定值，控制系统就要采取断水断电的警报并显示有关数据，以便操作者采取对应的措施。

（6）物料的自动密封加塞。物料冻干结束，要对物料自动密封等，避免接触空气、水蒸气及杂质等，影响冻干物料的状态和清洁，提高物料品质。

（7）使用前后要进行清洗和灭菌以防止交叉污染。

第二节 冷冻干燥技术的原理和特性

一、冰的升华对冷冻干燥系统的技术要求

水的三相点是指水的固液气三相平衡共存时的温度（0.01℃，610.62 Pa）。冰的饱和蒸气压随着温度的降低而降低，如表 8-2 所示。

表 8-2 不同温度下冰的饱和蒸气压

温度/℃	-70	-60	-50	-40	-30	-20	-10	0.01
压力/Pa	0.262	1.11	3.94	12.9	38.0	103.0	259.9	610.62

水的平衡状态图，如图 8-1 所示，要使得处于三相温度以下的冰可以升华，就可以通过采取加热升温和抽空降压这两种方式来实验。实现在冰的升华过程中，并不是单独的使用某种途径来实现，而是两种方法同时应用的。

例如，如果物料中的冰晶需要在-40℃的低温下升华，那么在真空干燥室中的压力就要达到相对低的状态，一般要低于 12.9Pa 才能达到要求。而冰晶在-40℃的低温下的升华热为 2838.6kJ/kg，为了有足够的能量维持冰晶的升华，就必须对物料进行加热以提供给物料

足够的升华热。

二、冷冻干燥的原理

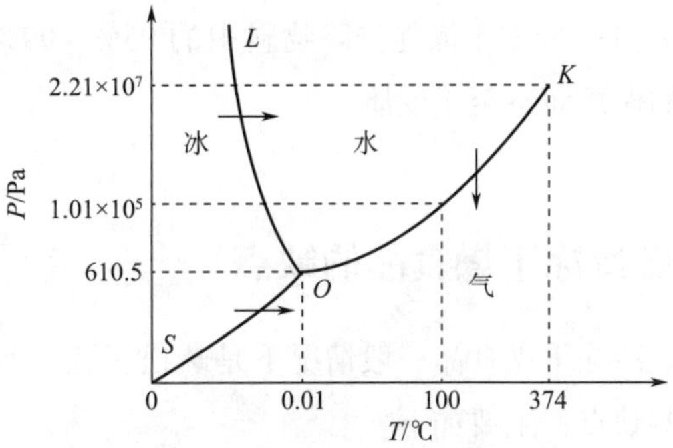

图8-1　水的平衡状态

干燥是保持物质的物理化学性质，不至于引起变质的方法之一。干燥的方法是多样的，如晒干、烘干和喷雾干燥等。这些干燥方法都是在0℃左右或更高的温度下进行，并且通过这样的方式干燥所得产品几乎不能维持物料原本的状态，出现体积缩小、质地变硬等不良现象，甚至物料在干燥过程中发生氧化，易挥发成分挥发。有些热敏性的物质如蛋白质和维生素也会发生变性。微生物在这种高温的干燥过程中会失去生物活力，干燥后的物质不易在水中溶解等。因此干燥后的产品与干燥前相比在性状上有很大的差别。而冷冻干燥法不同于以上的干燥方法，产品的干燥基本上在0℃以下的温度进行，即在产品冻结的状态下进行，直到后期，为了进一步降低产品的残余水分含量，才让产品升至0℃以上的温度，但一般不超过40℃。冷冻干燥就是把含有大量水分的物质，预先进行降温冻结成固体，在真空低温下使冰晶直接从物料本身原位升华出来，其他的物质保持不变，因此真空冷冻干燥后的物料体积不变。冰晶升华还要吸附一定的热量，为了加快物料升华速度，缩短冷冻干燥时间，就必须要对物料进行适当加热，但是整个真空冷冻干燥都是在低温下进行的。

三、冷冻干燥技术的特性

冷冻干燥技术相比于其他的干燥手段具有自己独特的优势，主要有以下几方面：

（1）冷冻干燥技术主要是在低温下对物料进行干燥的，对热敏性物料（蛋白质、微生物）的干燥十分的友好，在物料干燥过程中不易变性失活。

（2）低温下进行冷冻干燥，物料的挥发性成分不易损失，可对一些对物料干燥后的气味要求严格的物料（化学、药品、食品）进行干燥。

（3）在冷冻干燥过程中，酶的作用和微生物的繁殖得到了很大程度上的抑制，因此冷冻干燥后的酶和微生物能保持原来的性状不变。

（4）由于在冻结的状态下进行干燥，因此体积几乎不变，保持了原来的结构，不会发生浓缩现象。

（5）干燥后的物料疏松多孔，呈海绵状，水溶性极好，恢复到原来性状后几乎无异。

（6）冷冻干燥过程中的干燥箱在抽真空后，仅含有极少量的 O_2。因此，物料中的易氧化成分得到了很好的保护。

（7）冷冻干燥能排除物料中的95%～99%的水分，所得物料中的水分含量低，得以长期的保藏而不至于变质。

四、冷冻干燥食品的缺点

冷冻干燥食品一般情况下是疏松多孔、水分含量低及营养物质丰富，但这样也会产生一些缺点，主要如下：

（1）冻干的食品暴露在空气中，由于多孔疏松结构，就特别容易吸潮、潮解，物料中的脂肪营养物质极易产生脂肪氧化酸败。因此，冷冻干燥的成品一般采用真空或是充氮包装，并且对包装材料也有严格的要求，要能很好地将水分隔离，这就增加了包装的成本。

（2）虽然冷冻干燥后的物料呈现多孔状，增加了产品的优势，但是冻干物料在运输和销售过程中极易出现物料破碎和粉末化的现象，影响产品的形状。

（3）冷冻干燥食品生产加工过程耗时较长，能耗也较大，导致了冷冻干燥食品的生产成本增高。

（4）在对食品进行真空冷冻干燥过程中，需要配制专门的真空和制冷设备等，导致了投资的费用较大。

（5）针对不同类型的食品，由于物料的特性不同，要有针对性的研究不同的加工工艺，工艺要求较高。

第三节 新型冷冻干燥技术

目前还有一些新型的冷冻干燥技术。利用微波代替传统加热搁板的微波真空冷冻干燥技术，微波真空冷冻干燥技术是用微波干燥介质对物料进行整体加热，不再需要其他的传热介质，可以提高冷冻干燥的效率、缩短冻干冷冻时间以及降低能耗。喷雾冷冻干燥是一种新型联合了喷雾技术和冷冻干燥技术，由低温的喷雾装置和冷冻干燥装置一起组成的固体分散干燥技术。红外辐射属于电磁辐射，有近红外、中红外和远红外三种。用红外辐射代替普通真空冷冻干燥中的搁板加热的红外辅助冷冻干燥技术。超声波喷雾冷冻干燥技术是在喷雾冷冻干燥的基础上选择运用超声波来进行雾化的一种技术。

一、微波冷冻干燥技术

微波冷冻干燥技术一定程度上弥补了传统冷冻干燥技术中存在的一些缺陷，传统冷冻干燥技术的干燥成本高、冻干周期长，微波冷冻干燥在这两者上有了一定程度的改善。此外，微波加热具有升温速度快，加热均匀和整体加热的优点，冷冻干燥技术结合这一特性，克服了自己原来存在的一些缺点，实现了技术的不断优化，进而更好地服务于生产中。

冷冻干燥技术极大程度上保持了干燥物料的生物活性、原有性状和营养成分。常规的搁板传热的效率低、干燥时间长以及能耗较大等因素导致冷冻干燥的推广得到限制。微波加热克服了搁板传热的弊端，使冰晶在真空低温下实现升华，微波提供该物料所需要的升华潜热，进而除去物料中的水分。

微波电磁场中通过微波产生的能量提供给物料热量，且物料的传热方向和蒸气移动的方向达到一致，故微波加热干燥的效率是要比常规的加热干燥的效率大。微波也可以影响食品中各成分间粒子的相互作用，物料的内部和表面同时受热，这样物料中的传质作用就不再受到局限，不需要高温的热源就可以达到加热的目的，克服了传统加热方式中可能出现的传质受限的问题。因此，利用微波作为冷冻干燥设备中的热源可提高物料的干燥速率，减少能耗。微波冷冻干燥的工作原理，如图 8-2 所示。

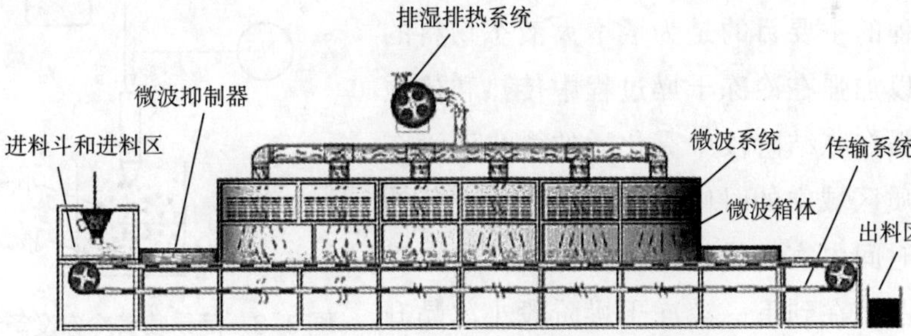

图 8-2 微波冷冻干燥的工作原理图

微波冷冻干燥技术的以微波作为热源的放热方式与搁板加热方式相比较，具有加热效率高、能耗低、干燥时间短、易于控制及改善物料品质等优点，这些优点可以改善物料冷冻干燥过程中的其他因素，如可以提高干燥效率、降低物料表面温度、减少设备的占用空间和避免物料表面形成干硬膜等。

微波冷冻干燥最为突出的特点是在微波场中物料受到微波作用下使得微粒之间产生相互的摩擦进而产生热量，从而实现物料从内到外温度的整体升高，并较为均匀。同时微波干燥不但减少了物料与物料之间，物料内部之间的传热阻力，使得物料中水分的移动方向和温度的梯度方向相同，减少了传质阻力，提升干燥效率，避免了物料在干燥过程中可能出现的皱缩，来提高物料的复水性。

虽然微波冷冻干燥技术已经基本解决了传统冷冻干燥技术中存在的传热效率低的问题，但是微波冷冻干燥的设备成本高，良品率较低，并且在真空的状态下微波发射器可能会出现放电的现象，这是微波冷冻干燥工业推广的局限。另外，采用微波冷冻干燥技术生产过程中的部分产品（如双孢菇干制品）未能达到冷冻干燥生产产品的质量要求，因而需要对微波冷冻干燥的产品进行综合性的品质控制，进一步增加了微波冷冻干燥利用的难题。

二、喷雾冷冻干燥技术

喷雾冷冻干燥技术结合了喷雾和冷冻两者的优势，是一种新型的干燥技术。功能较齐全的喷雾冷冻干燥设备不仅冻干出的物料质量高，还可以用于研究不同物料的干燥工艺。但是目前喷雾冷冻干燥的应用主要还是停留在实验室，能够在工业生产中应用的中型和大型设备都发展比较缓慢。雾化的方式也是多种多样的，如压力、离心、静电、超声波等。起初喷雾真空冷冻干燥技术多应用于制药行业，直到近些年在食品上的应用也日益广泛起来。

喷雾冷冻干燥技术主要分为物料雾化阶段、雾化物料冻结阶段和冷冻干燥阶段这三个阶段。物料在雾化阶段就是液态物料通过雾化器将物料雾化成为微小的液滴，这一过程的主要目的是为了增大液态物料的表面积，进而可以加强在冷冻干燥过程中传热和传质的效率；雾化物料在冻结阶段中雾化后的微小液滴在经过较低的冷介质区域中的时候就会和冷介质充分的接触，然后在短时间内实现物料迅速降温至共晶点以下并形成细小冰晶；在到下一冷冻干燥阶段小冰晶升华而达到干燥的效果。喷雾冷冻干燥的简易示意图如图 8-3 所示。

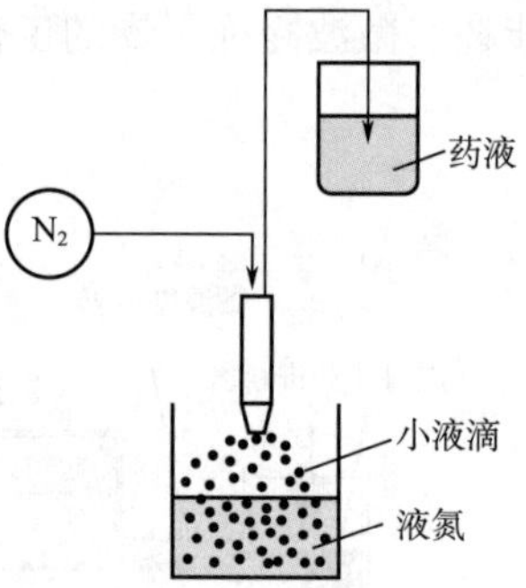

图 8-3　简易喷雾冷冻设备示意图

喷雾冷冻干燥是真空冷冻干燥和喷雾干燥技术两者的结合，具有真空冷冻干燥技术生产的产品生物活性高和营养物质保存完整等优点。相比较于真空冷冻干燥技术，喷雾冷冻干燥技术干燥出来的物料的粉状产品的粒径更小、冻结时间和干燥时间都更短，冻干物料成品具有多孔性、生物活性更高和产品质量更好等优点。喷雾真空冷冻干燥技术的突出优点是在对一些热敏性物质的制备上，其在低温的过程中弥补了传统冷冻干燥对热敏性产品中有效成分的破坏、冻干后颗粒直径大、形状不规则的缺陷，物料可以制成大小尺寸在需求范围内的颗粒。

喷雾冷冻干燥技术的应用比较局限，仅液态的物料在喷雾时会快速形成纳米级的小颗粒，并且冻结起来的小颗粒不是特别的均匀一致。近几年来，喷雾冷冻干燥技术虽然在各个领域的研究都不断地增加，但是目前条件下喷雾冷冻干燥设备还是处在实验研究阶段，缺乏针对单一或者是多种产品的中大型仪器设备，这成为了阻碍喷雾冷冻干燥技术在工业上大规模应用的主要因素。

三、红外辅助冷冻干燥技术

红外辅助冷冻干燥技术的发展潜力巨大，目前关于红外辅助冷冻干燥的研究还处在初级阶段。

红外线可以直接将能量辐射到物料的内部，物料将这些能量吸收后，会引起物料中的分子和原子的振动，发生电热能转化，物料的温度上升。物料表面的水分蒸发导致表面温度降低，热扩散的方向从里到外，这同物料内部湿扩散的方向是一致的，将会加快物料干燥的速度。红外辅助冷冻干燥将红外线辐射加热物料的优势和冷冻干燥技术中的保留物料营养物质和色香味的优势结合在了一起。红外辅助冷冻干燥的实验装置如图 8-4 所示。

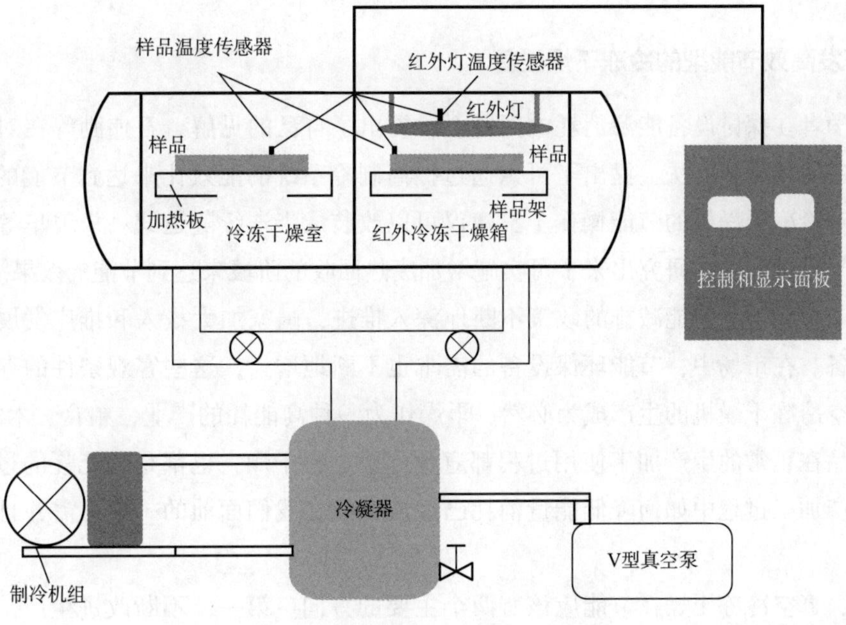

图 8-4　红外辅助冷冻干燥的实验装置

红外辅助冷冻干燥技术结合冷冻干燥和红外加热的优点，和传统的冷冻干燥相比较下，使用红外加热物料的效率更高，并且干燥的速度会随着红外发射器的电源功率的增大而增加。和普通搁板加热相比，红外加热器的加热方式更加的均匀，可以更好地改善干燥后物料的质量。近些年来，红外干燥在各类的农产品和肉类产品中得到了广泛的应用，主要是因为红外加热不需要和物料之间接触就可以直接辐射到物料的表面并具有较强的穿透力，在低温和真空的条件下，原来对物料的组织结构破坏导致物料中活性物质发生变性和分解的现象会得到明显的抑制。这种用红外辐射代替搁板传热的红外辅助冷冻干燥技术具有一定的优势，红外辅助冷冻干燥技术的运用可以缩短物料的干燥时间，提高能源的效率，保证在加热过程中受热温度的均匀，在某种程度上可以杀灭微生物和抑制酶的反应。

虽然红外辅助冷冻干燥技术有着一定的优势，但是没有大规模的投入使用。目前，红外辐射冷冻干燥机对物料干燥的研究才仅仅限于实验室和一些高价值食品的小范围使用。

四、新型冷冻干燥技术的发展趋势

冷冻干燥技术的不断发展在推动着相配套的冷冻干燥设备的不断创新。同时，企业的需求、能源的限制、资源的薄弱和市场的需要在冷冻干燥技术发展过程中都是按需发展下去的。目前，无论是国产还是进口的冻干设备，都有着共同的缺点，就是价格贵、投资回收慢和能耗高。所以，降低冷冻干燥机的成本，减少其能耗是目前和今后要主攻的方向，主要可以分为以下几点。

（一）开发高效节能型的冷冻干燥设备

多位学者在探讨设备能源消耗的问题上，提出了自己的见解。石伟勤等在对设备的能耗可以改进的领域和方法上提出了可以通过提高制冷系统的能效比来达到节能的目的；沈尚明等在对冷冻干燥机的节能操作上，建议可以改装成半连续隧道式；朱卫华等在研究不同物料的干燥过程中，研究出来了可实施增加废热回收的阶段来达到节能的效果。

在当前背景下，节能减排的政策不断地深入推进，国家加大投入和推广发展先进的节能干燥设备。在市场中，节能环保设备的需求也不断地增大，这些客观条件的存在使节能高效的真空冷冻干燥机的生产成为必然。干燥作为一种高能耗的产业，粮食、木材、药品、煤炭和食品在正常的生产加工使用过程都避免不了进行干燥，也都是高能耗的过程，所以在这些生产加工过程中如何降低能量消耗已经成为摆在我们面前的一个急需并且紧迫解决的问题。

那么，真空冷冻干燥在节能应该有两个主要的方向。第一，不断改进生产，制造出来一个高性能低能耗的真空冷冻干燥机，使其有更快的制冷速度，可以使得物料在搁板上对升温和降温过程中进行双向的控制，从而适应不同物料的温度控制和工艺要求，搁板之间的温度差异要小，不会出现受热差异过大的现象，这样可以保证同一冻干出来的物料在品质上的一致，它还要能够快速地达到较高的真空度，并且这个真空度可以调节，以此来加快物料中冰晶的升华速率。其次，高性能的冷冻干燥机还需要有强大捕捉水蒸气的能力，较强的捕捉水蒸气的能力也有助于加快整个冻干过程，可以将冻干的过程缩短几个小时，实际上就是在节约能源。第二，要设计出来一个良好有序的冻干工艺。良好的冻干工艺就是在冻干操作的各个阶段来尽可能地缩短所需要的时间。冻干工艺一般包括物料预处理、冷却固化过程、一次干燥过程、二次干燥过程和封装贮藏五个阶段。在物料冻结完以后，物料的冻干工艺在很大程度上和升华干燥以及解析干燥这两个阶段的冻干时间有关，应尽可能地通过设计冻干工艺来缩短这两个阶段的时间，达到在较短时间内冻干，进而节约耗能。

（二）冷冻干燥设备趋向服务化

研究冷冻干燥设备需要保证设备的质量和可靠性，还要提高冷冻干燥机的性能和自动化的水平。在冷冻干燥机使用前后要严格检查，在使用过程中要针对物料的性质对冷冻干燥机加强调试。在冷冻干燥设备厂家安装并调试好冷冻干燥机后，要积极地做好售后服务。目前，冷冻干燥设备整体笨重，操作不便。为了方便操作，应该开发全自动的冷冻干燥机，更好地服务于生产。此外，为了减少因为损耗带来的不便，还应提高冷冻干燥系统的各个原单件的质量和寿命。

真空冷冻干燥设备的服务化水平的提高是企业发展的方向。冷冻干燥设备生产厂家应该将单一的标准设备逐步向针对不同的物料生产厂家的需要前进。了解不同生产厂家的需求，为其提供个性化的设计、符合生产需要的整体化解决方案、物料生产质量的控制、对冷冻干燥机进行远程的监控、运行管理、设备故障的预警、迅速提供备件和及时上门维修等一系列的一体化服务转变。这将会推进冷冻干燥设备在不同的领域内推广。

（三）开发连续式的真空冷冻干燥设备

对于一些生产量大的生产企业来说，连续式的真空冷冻干燥设备会省去间歇式冷冻干燥设备中需要停机装卸物料的时间，节省大量的物力人力。在间歇式操作过程中的操作间隙时物料会出现融冰、破空等不良现象，冷冻干燥系统也还需要再次经过冷却、制冷、抽真空等环节。连续式操作就刚好避免了这个问题，所以，生产效率较高。连续式冷冻干燥机一般在两端设有隔离仓和多个加热温度带，同时还具有自动称重的系统，实时准确判断物料的干燥程度，大大提高了物料冻干的效率。根据统计，连续式冷冻干燥机和具有同样生产能力的间歇式冷冻干燥机相较下，装机功率降低 21%~30%，配套制冷量降低 40%，单位产量下能耗降低 25%左右。

（四）开发多功能的冷冻干燥设备

随着计算机的不断进步，真空冷冻干燥设备的控制系统和显示功能不断地增加。人们对仪器操作的简便性和自动性也在不断地追求。例如，目前已经研制出来了具有模拟屏和自动控制、终点判断、物料运行状况查看、冻干曲线设计、保存和打印等功能。

此外，还有一些功能更多的设备，具有机械手，在冷冻干燥过程中可以随时进行取样化验，还有些可以在真空冷冻干燥后对物料直接进行粉碎和造粒。实验室的小型实验用冻干机可以直接测量能耗和冻干物料的水分含量。

针对不同的要求，我们可以人性化地添加更多的功能，将真空冷冻干燥设备丰富起来，来满足现在对冷冻干燥设备的多元化功能的需求，减少冷冻干燥设备在冻干物料过程的烦琐，并将各个功能既能连续起来，又可以拆分出来，这样来丰富冷冻干燥设备的功能，提高科研和生产的效率。

（五）开发新型的真空冷冻干燥设备

目前已经存在着微波真空冷冻干燥设备、喷雾真空冷冻干燥设备和红外辅助真空冷冻干燥设备等。其中微波真空冷冻干燥设备和红外辅助真空冷冻干燥设备是从热源着手，将普通的搁板加热取代下来，用微波和红外作为热源来加热，通过这样的加热方式使得物料的表面均匀受热，热量也可以穿透物料表面进入内部，降低了物料加热部分的时间来节约冷冻干燥的总时间，从而降低能耗。而喷雾真空冷冻干燥设备是达到了喷雾冻结后的物料冻结成纳米级的小颗粒，增加了物料的受热表面积，进而来提高干燥的效率和产量。但是多数都还停留在实验室研究和高端产品的使用上，所以，我们还要不断地提高技术水平，将更好更多的新型真空冷冻干燥设备运用到大规模的工业化生产上。

为了更加直接地观察到在冷冻干燥过程中生物细胞的变化，将低温显微镜和真空冷冻干燥系统联系在一起，为实验提供便利。以及为了更加适应科研单位和学校的需要，目前已经开始着重研发一些体积小、重量轻，但是功能丰富、基本可以满足各种不同物料冻干的小型冻干机。

研制新型的真空冷冻干燥设备就要不断探索科研和生产的需要，通过需求目的、从冻干过程中缩短真空冷冻干燥的时间以减少能耗、提高效率和产品质量等方面入手。

第四节　冷冻干燥技术对食品营养品质的影响

果蔬、水产品、肉禽、饮料、调味料、保健食品和方便食品等方面都运用到了冷冻干燥技术来进一步地加工。我国是种养殖的大国。近些年来，动植物产品无论是在数量，还是在品种上都显著增加，但是由于动植物产品本身的水分含量和气候环境因素的影响，每年都有大批的产品由于储运不当，而引起腐败变质的问题，导致动植物产品被丢弃而严重浪费。

冷冻干燥技术是对食品干燥处理的高新技术，慢慢推广到食品生产中，大大减少了由于储运对食品在生产、流通及销售等过程中的限制，逐渐得到了越来越广泛的应用。由于冷冻干燥食品是一种高附加值的产品，在当前市场中，冷冻干燥食品的价值一般是普通脱水产品价格的4倍及以上。通过冷冻干燥加工出来的食品，常作为进出口的蔬菜及水果、优质食品、休闲食品和方便食品或用于探险、旅游、航海航空的食品。冷冻干燥食品具有自己独特的优势，在全球冷冻干燥食品所占有的比例已经达到了相当高的水平。伴着冷冻干燥技术和相关设备的不断提高完善，冷冻干燥的生产成本和产品的价格也在不断地降低。目前，冷冻干燥的食品在市面上已经出现并不断占领市场。

食品质量的优劣通常通过食品的营养价值来衡量，对于一些具有功能物质的食品常需要注意这些营养物质的保留。真空冷冻干燥在真空低温的条件下将冻结物料中的冰晶直接升华成为水蒸气，达到食品脱水的目的，这样在高温下易氧化分解的物料就得以保存。真空冷冻干燥技术作为高新脱水干燥技术，适合于生产一些高品质食品，可以保持食品中原来的营养成分。

针对农产品的加工程度不同，可将其分为初级农产品加工和加工食品两类。为此，我们将从初级农产品和加工食品两个方面来分别说明冷冻干燥技术在这两种加工程度上的应用及其营养品质的变化。

一、冷冻干燥对初级农产品营养品质的影响

（一）冷冻干燥技术对蔬菜营养品质的影响

1. 冷冻干燥技术在蔬菜中的应用

蔬菜的营养价值较高，其最大的缺点就是易变质，具有地域性和季节性，不易运储。真空冷冻干燥可以将蔬菜中的水分去除，将其变成脱水蔬菜或者是冻干蔬菜，蔬菜中的叶绿素、维生素等营养成分会得到更大程度上的保留，当再次食用这些蔬菜的时候，浸泡在水中几乎可以复原，极大保留蔬菜原有的色香味。这主要是因为在低温和真空的状态下蔬菜中的一些热敏性物质不容易被氧化，所以，色泽和风味得到了很好的保存。目前，已经有数十种的蔬菜采用真空冷冻干燥技术来加工，其中包括香草、香葱、胡萝卜、番茄、玉米、甘薯、辣椒、西蓝花等。这些冻干后的蔬菜味道鲜美可口，携带和食用方便，对于生病和营养不良的人们非常适合。冻干蔬菜的恢复也是极其简单的，一般在冷水中放几分钟就可以恢复到原来的状态，其基本原理是蔬菜冻结后形状固定，内部冰晶细小并在物料中央，在冷冻干燥中冰晶从原位上直接升华，而不破坏原有蔬菜的结构。此外，冷冻干燥后得到的蔬菜由于其含有的水分较少，一般只有5%左右，冻干后不需要进行冷藏，只需要在常温下进行密封保存，很大程度上降低了此类产品的运输、贮藏和销售过程中的二次能量消耗。

周新丽等以胡萝卜作为研究对象，采用超声辅助冷冻干燥技术、漂烫预处理结合冷冻干燥和漂烫处理结合热风干燥三种方式对其进行干燥，结果表明，胡萝卜样品经过冷冻干燥处理的品质明显高于热风干燥。汤梦情等将微波真空和真空冷冻结合在一起对芦笋进行处理，发现对芦笋先进行微波处理后，再进行真空冷冻干燥，这样得到的干制芦笋的脱水性较好，能够大幅度地降低冷冻干燥过程中产生的能耗，其在脱水时间上可以缩短40%，在脱水率上可以达到95.4%。袁利鹏等将冷冻干燥技术运用到佛手瓜上，其复水性良好，基本保留了佛手瓜原有的风味和色泽，并且得到的佛手瓜具有重量轻、贮藏期长和便于运输等优势。张杰等分别将微波干燥、冷冻干燥和热风干燥这三种干燥方法应用在大蒜上，对这三种干燥方法下的大蒜的色值、脱水率、能耗以及复水率等指标进行比较分析后发现，虽然冷冻干燥、微波干燥和热风干燥在对大蒜进行干燥的时候各有优缺点，但是最理想的大蒜干燥技术还是冷冻干燥技术，其脱水率、复水率均是最高的。问小龙等以堇叶碎米霁作为原料，在经过采收、清洗、晾干水分和杀青等预处理以后，采用自然晒干、热风干燥和真空冷冻干燥技术将预处理好的堇叶碎米霁干燥之后制成蔬菜粉，对这三种不同干燥处理的堇叶碎米荠的营养成分和物理性质进行研究分析，结果发现了相比于其他两种干燥制成的蔬菜粉，经真空冷冻干燥后的堇叶碎米荠的蔬菜粉色泽浓绿、颗粒细小且分散性好、并能够在水中快速地溶解。

2. 冷冻干燥技术对蔬菜营养品质的影响

果蔬是人们在日常生活中普遍的食物来源，人们可以依靠它来获取我们身体中所需要的基本营养物质。随着对果蔬中营养成分的深入研究，发现了在果蔬中还有许多对人体健康有益的功能性成分。果蔬中含有多种的功能性成分物质，如多糖、花青素以及类胡萝卜素等，都具有极大的开发和利用价值。多数的果蔬个体中都是含水量较大的，不利于进行深加工和存储。对这些果蔬进行干燥不仅可以防止果蔬的腐败变质，并且还有利于对果蔬进行进一步的深加工。同时真空冷冻干燥后的果蔬的物化性质和生物状态基本保持不变，这是目前存在的一种比较先进的脱水干燥方法，果蔬中的挥发性成分和受热变性造成的营养成分损失很小。总体来说，冷冻干燥技术能够较好地保留果蔬中的热敏性物质，对果蔬干燥而言，是一个适宜的干燥技术。

张明等以西蓝花老茎作为实验材料，采用冷冻干燥、喷雾干燥、变温压差膨化干燥和微波真空干燥四种干燥技术来将实验原料制备成粉，结果表明，真空冷冻干燥技术获得的西蓝花老茎粉体中的还原糖含量是最高的，喷雾干燥获得的西蓝花老茎粉体的总糖含量是最高的，通过热风干燥得到的西蓝花粉体中的还原糖含量和总糖含量都是最低的；西蓝花老茎粉体中的维生素C在真空冷冻干燥中保持较好，微波真空干燥最差。结果表明真空冷冻干燥技术的营养成分保留得较好，适合作为功能性成分来添加到其他食品中。李勋兰等以桑果作为实验原料，来研究真空冷冻干燥技术和热风干燥技术对不同的果桑品种的差异。结果表明，真空冷冻干燥技术在保持果实的原有品质上还是占有一定的优势。

许丽宾等以新鲜莲子作为实验对象，来用微波干燥、冷冻干燥、热风干燥和热风-微波干燥这四种比较常用的干燥方式对新鲜莲子进行干燥处理，再对不同的干燥方式下莲子的营养品质、感官参数和复水性的区别进行分析，以此可以对相关研究的开展提供一定的参考价值。在经过上述研究后发现，在莲子的营养品质方面，四种不同的干燥方式之间没有显著性的差异，但是对其他的品质有较大的影响。其中冷冻干燥后得到的脱水莲子的色泽、外形以及复水性较佳。如果对莲子的复水性要求较高或者是想要制作出比较高端的莲子产品时，可以选择使用真空冷冻干燥的方法进行脱水干燥。

大量的实验表明了冷冻干燥技术对果蔬中的功能性因子、抗氧化成分和营养物质都有着很好的保留效果。这种研究已经可以很明确的表明冷冻干燥技术在果蔬中的物质保留上有着不可替代性。所以，在今后的研究中，可以从冷冻干燥在对这些功能性物质，营养物质的保留程度上开始逐渐向探究冷冻干燥技术对营养物质及功能性物质的保留的原理上转变。

（二）冷冻干燥技术对水果营养品质的影响

1. 冷冻干燥技术在水果中的应用

我国是水果生产大国，多种水果产量居世界前列，但人均占有量却赶不上发达国家，且主要是以鲜食为主。这主要是国内水果果品的加工量低下造成的，发达国家的水果果品加工率处在较高的水平。随着水果加工的快速发展，其中水果干燥这一重要环节就引起了广泛的关注。相比于一些常规的常压高温干燥，微波干燥、热风干燥和自然干燥这些干燥技术，真空冷冻干燥技术已经普遍运用到水果干燥的过程中，进而制得相对应的产品。水果和蔬菜一样易变质，并且具有地域季节性，不易运储的缺点。将真空冷冻干燥技术运用到水果中，能改善水果的贮藏时间，也能最大限度地保留水果的品质、色泽等，并且干制后的水果可以在常温下密封保存一段时间，且不易腐败变质。

冷冻干燥水果

雷炎等用猕猴桃作为实验对象，在前期的去皮、切片、护色、脱涩、糖渍和糖煮等前处理后，再运用热风、真空冷冻和远红外这三种干燥方式对果脯进行干燥后，包装贮藏，对制成的猕猴桃果脯干进行水分含量及构成、复水性、质地、风味和滋味等指标进行测定分析，发现真空冷冻干燥技术综合指数最高，热风和近红外这两种干燥技术制备的猕猴桃果脯干的品质是相近的。田甜等将冷冻干燥技术运用到沙棘果中并对其冷冻干燥的过程建立准稳态模型，在对沙棘果进行多次实验后，对真空冷冻干燥技术中的干燥时间进行理论上的计算，将其结果与实验中的实际结果验证多次后得出了沙棘果的加热板温度，物料干燥时的厚度，真空度和干燥时间等指标的最佳参数。王姝玚以树莓作为研究对象，在树莓干燥环节分别采用自然干燥、热泵干燥、变温差膨化干燥、热风干燥和真空冷冻干燥等不同干燥处理手段，研究这五种不同的干燥方式对干燥树莓的物理性状、营养成分和抗氧化等方面进行研究，综合这三种性质对干燥后的树莓品质进行评价，发现还是冷冻干燥技术对树莓干燥期间的效率最高。江昊首先把微波功率的冷冻干燥技术运用到不同成熟度的香蕉样品中来探究不同的微波功率对微波冻干的干燥效果，发现随着微波功率的提高和物料即切割香蕉片中的淀粉含量的降低，切割香蕉片的干燥时间随之缩短，并且在高微波功率下得到的干燥香蕉片在脆度、复水效率和复水性都是较高的，但是也伴随有负面影响，即干燥后的切割香蕉皮容易膨化，导致香蕉脆皮形变并产生局部的烧焦，实验结果表明在 2W/g 微波功率下进行冷冻干燥的切割香蕉皮的外观特征最佳。

近些年来，在水果加工过程的干燥环节常常采用真空冷冻干燥技术对水果制成的各类产品进行干制后主攻对水果品质的研究，并且这种常常发现，干制后制成的成品品质得到了一定的提升，所以，在现在工业生产中常常采用真空冷冻干燥技术对水果制品进行干燥。

2. 冷冻干燥技术对水果营养品质的影响

王前菊等以金枕榴莲为试验材料，采用一体化冻干（IFD）、传统冻干（CFD）和热风干燥（AD）三种干燥方法，研究三种干燥过程中榴莲果肉主要挥发性风味物质、非挥发性风味物质构成及变化规律，分析榴莲干品可溶性蛋白、维生素 C 和粗脂肪等营养品质。此项结果表明优化榴莲挥发性风味物质顶空固相微萃取（HS-SPME）条件，确定固相微萃取时间为 30min，温度为 60℃。通过顶空固相微萃取-气质联用技术（HS-SPME-GCMS）检测出新鲜及三种干燥方法中榴莲的挥发性风味物质共有 56 种物质，主要包括酯类、醇类、醛类、含硫类和烷烃类。三种干燥方法对榴莲的挥发性风味物质有不同的影响。随着 IFD 和 CFD 的进行，酯类、醇类、醛类物质含量逐渐减少，含硫类物质含量在干燥前期（FD4h）表现为增加，在干燥中后期（FD8h 和 FD12h）逐渐降低，且显著低于新鲜样品（$p<0.05$）；而烷烃类物质种类和含量在冷冻干燥过程中逐渐增加。随着 AD 的进行，酯类、醇类、烷烃类物质含量逐渐减小，醛类、含硫类物质种类及物质含量增加，新生成了乙基甲基二硫醚、乙基乙烯硫醚等呈臭味的硫化物。三种干制品的酯类、醇类和烷烃类物质含量从高到低依次是 IFD>CFD>AD，而醛类、含硫类物质含量从高到低依次是 AD>CFD>IFD。同时测定分析了三种干燥方法获得的榴莲干制品主要营养成分、感官指标及微观结构。IFD 和 CFD 在可溶性糖、维生素 C 和粗脂肪等营养成分保留方面显著优于 AD（$p<0.05$），且 IFD 较 CFD 更有利于维生素 C 的保留。AD 样品为棕褐色，颜色暗淡，表现色泽不及两种 FD 制品鲜亮。AD 样品组织微观结构破坏严重，干制品表面明显皱缩，质地过于坚硬，脆性度显著低于 FD 干制品。从感官评价得出，FD 干制品没有新鲜榴莲、AD 干制品所有的强烈的刺鼻的气味，且口感酥脆，鲜甜度与新鲜的没有明显差异。该实验说明了冷冻干燥技术有助于金枕榴莲风味和营养物质的保留。

冷冻干燥技术对水果中营养物质的影响和蔬菜中的几乎一样，均是偏向于研究功能性因子、抗氧化成分和营养物质上。

（三）冷冻干燥技术对肉禽营养品质的影响

1. 冷冻干燥技术在肉禽中的应用

我国的肉类产品是十分丰富的，其中猪肉的消耗量非常大，其次是各种鸡鸭常作为猪肉的替代品，采用冷冻干燥技术对肉禽进行加工可以得到具有独特风味的冻干产品。传统的肉禽类食物常在低温下贮藏，不仅需要低温的贮藏环境，还会造成一定的能耗，在口感风味上也会出现一些肉汁流失的现象，从而影响肉禽类食品的品质。

吴满刚等以鸡肉丁作为实验对象，将鸡肉在4℃的温度下解冻处理，取出掉多余的鸡皮、骨头和脂肪，并将其切成1.5cm正方体大小的鸡肉丁，烧开水后将鸡肉丁放在锅中煮上3min，然后将处理好的样品再进行干燥处理：热风干燥、微波热风干燥和真空冷冻干燥，然后对不同干燥方法的样品进行干燥曲线的绘制、干燥后样品水分活度的测定、色泽、微观结构、复水比和复水时间、复水后样品的质构以及感官评定这些指标进行处理分析，结果表明虽然热风干燥、微波热风干燥和真空冷冻干燥这三种干燥方式均降低了鸡肉中的水分活度，延长了保存的期限，但是在耗时上存在着显著的差异，微波热风干燥的耗时最短，真空冷冻干燥不占优势，其耗时最长。虽然真空泵冷冻干燥在干燥时间上耗时时间较长，但是在对这三种不同的干燥方式干燥出来的鸡肉的色泽、复水性以及组织结构对比分析的时候发现热风和微波热风干燥技术得到的鸡肉的色泽等品质方面不如真空冷冻干燥技术对鸡肉原有色泽的保持，组织结构疏松和复水后与原物料接近等。因此，真空冷冻干燥技术生产出的产品品质较好，鸡肉的组织结构保留较好，复水性良好。虽然冷冻干燥技术比其他的干燥方式耗时时间长，但是从冻干鸡肉丁的外观和品质上，真空冷冻干燥鸡肉丁不失为一种较佳的干燥方式。

赵娟红等将冷冻干燥和恒温干燥的牦牛肉的风味物质进行比较研究，通过对牦牛肉分为两批，一批在-18℃的条件下进行冻结，然后冷冻干燥48h，取出后在4℃的干燥条件下以备用，另外一批经过处理后在60℃的恒温干燥箱中进行烘干至和真空冷冻干燥得到的产品具有相同的水分含量，同样将样品取出后在4℃的干燥环境中进行存放以备使用。接着，对不同干燥方式下的牦牛肉参照国标进行取样，取样后将样品置于4℃真空状态下放置备用，得到的样品及时进行分析，保证样品的贮藏时间在7d以内。紧接着对牦牛肉中的挥发性风味物质进行提取，对这些风味物质进行鉴定、然后是对风味物质的MS分析。结果在牦牛肉经过真空冷冻干燥和恒温干燥后得到的牦牛肉干经过GC-MS分析，真空冷冻干燥的样品中检测处理138种的风味物质，恒温干燥得到的样品中检测到了157种风味物质，虽然相比于冷冻干燥技术，水煮后的牦牛肉的风味物质更加丰富，但是冷冻干燥后得到的牦牛肉有着更耐贮藏的优势，且在该实验中真空冷冻干燥技术和水煮后恒温干燥的牦牛肉的前处理阶段不是很一致，对风味有一定的影响。

2. 冷冻干燥技术对肉禽中营养品质的影响

中国是全球最大的肉禽类生产国家，年产量在 7000 万 t 以上，其中猪肉占 2/3。肉禽类食物凭借自身的高蛋白、低脂肪、风味良好以及肉质香嫩的特点，深受人们的喜爱。通常上，加工后的脂肪酸组成和脂肪含量决定了肉禽食品的营养价值和风味。因此，肉禽的营养价值在营养学上常常用多不饱和脂肪酸和饱和脂肪酸的比值来评价。一般情况下，二者之间的比值越高就代表着肉禽类的营养价值越高。对于肉禽类食物，影响其变质的主要原因之一是脂质的氧化。在肉禽类的贮藏加工过程中，肉禽中含有的大量脂质会氧化生成醛、醇、酮等极易挥发的有机化合物。这些氧化生产的小分子化合物不仅会改变肉禽中的营养成分组成及含量，进而影响肉禽的营养价值，而且这些小分子化合物的气味和味道也令人很难接受。由于脂肪酸的组成及含量之间的关系会影响肉禽类食物的营养价值，同时脂肪又是重要的前提风味物质，因此大多数的加工方式都会影响到肉禽类食品的营养价值和风味。采用常规的干燥方式，如热风干燥、晾晒干燥等会使得肉禽类食物的干制品脱水后质地变得紧密，色泽加深，不容易复水和营养成分的损失量大。而真空冷冻干燥几乎是弥补了常规干燥方式中的一系列不足，除了能耗高，肉禽食物中的水分冻结成冰晶，再在低温真空下升华除去水分，这样脱水后的肉禽类食物的物理、化学以及生物性质基本不变，同样对肉禽类食物中的挥发性成分和受热影响成分的改变最小。

侯召华等以猪里脊肉作为实验材料，并对其进行冷鲜和真空冷冻干燥处理，对不同处理方法下的猪肉脂肪酸采用猪肉脂肪酸气相–质谱进行分析比较差异，结果确定了冷鲜猪肉样品中的脂肪酸有 11 种，其中以油酸的含量最高，其他类型的脂肪酸按含量从高到低依次是硬脂酸、棕榈酸、反亚油酸、棕榈油酸、肉豆蔻酸、顺–11–二十碳烯酸，花生四烯酸、顺–11,14–二十碳二烯酸、花生酸和葵酸；真空冷冻干燥处理后的猪肉样品中脂肪酸确定为 8 种，在真空冷冻干燥的猪肉粉末中没有检出葵酸、顺–11,14–二十碳二烯酸和花生四烯酸。虽然在不同处理方式下检测出来的脂肪酸的种类有着一定的差别，但是冷鲜处理下的脂肪酸成分和相对含量和经过真空冷冻干燥处理的样品之间是没有显著性差异的。该实验证明了真空冷冻干燥是一种有效可行的对肉禽类食物的干燥处理方法，可以有效保护猪肉中的脂肪酸成分及结构。

李伟以滩羊肉作为实验对象，针对其保质期短、不便于运输和对外出口等难题，将真空冷冻干燥技术引用到对滩羊肉的加工处理中，并利用顶空固相微萃取的方法提取滩羊肉中的挥发性风味物质，气质连用结合气相色谱–嗅闻技术分离鉴定滩羊肉中的特征香气化合物，得到滩羊肉的特征香气化合物为：已醛、庚醛、乙酸乙酯、壬醛、1–壬醛和肉豆蔻酸。经过真空冷冻干燥处理的滩羊肉在特征性香气化合物上是没有显著差别，这说明真空冷冻干燥技术处理的滩羊肉基本上保留了其特征性香气化合物，可作为一种有效可行的方式来对滩羊肉进行处理，延长其保质期，便于运输。

肉禽类食品的水分含量也比较大，在普通的脱水后会出现肉质过硬、营养流失的弊端。

通过真空冷冻干燥技术对肉禽类食品进行干燥处理后，在很大程度上可以缓解这种现象的出现，也可以极大程度预防营养的散失。对于肉禽类食品进行干燥加工处理时，单从干燥加工方式对营养品质的保留上，真空冷冻干燥技术的确是一个不错的选择。

（四）冷冻干燥技术对水产品营养品质的影响

1. 冷冻干燥技术在水产品中的应用

随着生活水平的不断提高，水产品已经成为了在我们的日常生活中当时一类十分重要的食物来源，对提高人们当前情况下的生活制品意义非凡。但是，水产品的生产加工具有地域季节性，且水产品生鲜品高水分高营养，极易变质。因此，必须采用一些加工技术对生鲜水产品进行处理后才方便水产品的保存和保持原料的品质。

当前情况下，水产品可通过干燥加工和冷加工对其保存。总体来说，冷加工后水产品在以后的各个环节中都无法离开冷冻供应链，投资成本高、生产成本高、能耗高。所以，水产品的冷加工就存在着一定的弊端，便开始转向干燥加工这一方面。脱水干燥始终都是水产品加工与贮藏过程中的一个重要的方法。通过干燥的方式将水产品中的水分进行去除，可以有效降低水产品中的水分含量，进而达到防止水产品在加工的各个环节中出现腐败变质的现象，以此来延长水产品的保质期。通过干燥方式得到的水产品还具有质量轻、保存期长、体积小和便于运输的优点。综上，水产品的干燥技术已经被认为是水产品加工过程中一类至关重要的技术手段。所以，对水产品的不同干燥方式的探究也成为了研究的重点。

沈嘉森等以水产品为实验原料，将自然晾晒技术、微波真空干燥技术、热风干燥技术、冷冻干燥技术、冰温真空干燥技术等不同的干燥方式运用到原料干燥上，从水分、蛋白质和脂质这三个主要成分，对水产品干燥后制成的干制品品质进行影响，在通过对挥发性气味、非挥发的滋味以及质构和色泽等方面来评价干燥后的水产品的品质来评估这些不同的干燥方式对水产品品质的影响。牛改改等用牡蛎作为实验材料，采用鼓风干燥、真空冷冻干燥和真空干燥三种方法对牡蛎进行干燥，分析牡蛎干制品的营养成分、复水率、质构、生长周期、色泽、能耗以及感官评定等指标，然后利用变异系数权重法对三种方式下的牡蛎干制品进行综合评分，确定最佳的干燥方法。结果表明在这三种干燥方法中还是真空冷冻干燥方法得到牡蛎干制品可以较好程度上地保留产品的各种营养成分、色差最小、复水率和质构特性会比鼓风干燥和真空干燥显著性的好，但还是存在着不足之处，就是通过真空冷冻干燥技术得到牡蛎的生产周期长，能耗高。

2. 冷冻干燥技术对水产品营养品质的影响

我国水产品产量相对较高，种类也较丰富。水产品中富含蛋白质、脂质、维生素、脂肪酸等各种营养物质。水产品在常温下贮藏易变质，主要是因为多种不饱和脂肪酸氧化和内源性蛋白酶水解，这对水产品的品质会造成极大影响。目前，真空冷冻干燥技术主要是在鱼、虾、贝、蟹和藻类的加工和贮藏中得以运用。研究表明，利用干燥技术对水产品进行加工后可以有效地抑制水产品在死后的自溶和解僵等品质变化以及抑制微生物的生长。其中，影响微生物繁殖速度的关键因素是水分活度，而干燥的加工方式又是降低水分活度的有效方式。但是水产品中的营养物质，如蛋白质、脂质，特别是水溶性微生物会随干燥过程中水分的不断流失而损失。不同的干燥方式下，营养物质的损耗率也有所不同。在多种干燥方式相互比较下，真空冷冻干燥技术相比于其他的干燥方式来说是对水产品中的营养物质的保留率最高。

牛改改等以新鲜牡蛎作为实验材料，比较真空干燥、鼓风干燥和真空冷冻干燥三种方法对牡蛎进行干燥处理的影响，并测定牡蛎干的营养成分、色泽、复水率、质构、能耗以及感官评分等指标，利用变异系数权重法对不同干燥方式下得到的牡蛎干进行综合评分，以此来确定最佳的干燥方法。最终实验结果表明，真空冷冻干燥对牡蛎干产品的各种营养成分有着较好的保留，色差的影响最小，质构特性和复水性显著优于其他的干燥方式，但是其生产周期最长，需要的能耗也最高。总体上，真空冷冻干燥制得的牡蛎干的体型更完整，更有光泽，质地较适中，鲜味更浓厚，感官评分也较高。各组综合评分结果从高到低依次是真空冷冻干燥技术、真空干燥，鼓风干燥；真空冷冻干燥制得的牡蛎干品质最佳。

李帆以鲜活的栉孔扇贝作为实验原料，采用自然晾干、真空冷冻干燥和热风干燥三种不同的干燥方式对栉孔扇贝进行干燥处理，通过对不同干燥方式干制成的栉孔扇贝进行水分含量、低场核磁、组织构造、质构参数、感官评价和干燥能耗等因素测定并进行结构分析，结果表明从水分含量的变化上看，热风干燥可以大大缩短干燥的时间，提高干燥的效率；从低场核磁共振加权成像上看，冷冻干燥技术是较为温和地去除方式，对栉孔扇贝内部结构的影响较小；同样在组织结构上，由于在真空冷冻干燥技术下扇贝中的水分是均匀溢出的，组织结构几乎没有受到破坏，保持较为完整，也有利于水分的重新进入；在栉孔扇贝干制品的感官评分上，由于真空冷冻干燥是在封闭可控的条件下隔断了外界环境的干扰，并且真空冷冻干燥技术的温度较低，干燥条件温和，其内部的营养成分基本没有变化和发生干缩现象，扇贝干制品的口感、色泽和风味得到了很好的保留，因此真空冷冻干燥技术的感官评分更好一些。综上，针对栉孔扇贝的营养品质方面还是通过真空冷冻干燥方式制得的栉孔扇贝干制品更佳。

张高静以南美对虾作为实验材料，采用日光晾晒干燥、热风干燥、太阳能干燥和真空冷冻干燥这四种干燥方式对南美对虾进行干燥处理，然后研究这些不同的干燥方式对南美白虾干制品的营养成分的影响，主要是对南美白虾的基本营养成分、氨基酸和脂肪酸含量的比较。结果表明，这些方式中以真空冷冻干燥所得到的南美白虾干制品的水分含量较低，其他营养成分的保存率显著高于其他干燥方式。总体上，以真空冷冻干燥技术得到的南美白虾干制品中的营养成分损失最小。

水产品中富含有蛋白质和氨基酸等，具有易于消化吸收的优点，近些年来，全球水产的产量、销售都呈现升高的趋势。对于水产品大量的贮藏、销售，就必须采取相对应的保鲜措施和开展加工处理。在许多的研究中发现，真空冷冻干燥技术在水产品中的应用有着广阔的发展空间。真空冷冻干燥技术在水产品中的应用，可以最大限度地确保水产品的营养、风味、色泽和香味等特征基本上保持不变，与此同时，还可以对水产品进行充分的脱水，实现水产品在常温条件下的长期储存。真空冷冻干燥技术不仅可以应用到水产品生制品的原料加工中，便于运输和贮藏，同样还可以应用到水产品熟制品的加工中以获取方便食品和即食产品等休闲食品中。总之，随着社会经济的不断发展和生活水平的改善，真空冷冻干燥技术凭借其优势在水产品的加工工业中占据重要地位。

二、冷冻干燥对加工类食品营养品质的影响

（一）冷冻干燥技术对保健食品营养品质的影响

1. 冷冻干燥技术在保健食品中的应用

保健品是一类不同于药品，针对某一特定群体具有特定保健功效或以补充维生素和矿物质为目的的食品。多数保健品的原料或加工成品都运用到干燥技术，其中的功能性活性成分易氧化而失去活性，为了保证保健食品中的营养物质随温度等的变化而不受到破坏，常常会采用真空冷冻干燥技术来对保健食品中的营养物质进行保留。

俞静芳等将蝇蛆粉作为原料，采用真空冷冻干燥的方法对其加工，记录在冷冻干燥过程中的搁板温度、冷阱温度、物料温度和干燥室的真空度等参数的变化，并根据这些绘制物料的冻干曲线，进而得出了最佳的干燥时间是 20 h。在对加工成品的蝇蛆粉得率、蛋白质含量、感官评分和水分含量等指标来比较冷冻干燥和热风干燥两种干燥方式的产品品质。结果表明，冷冻干燥的蝇蛆粉的得率、蛋白质含量和感官评分都比用热风干燥高，并且水分含量也是比较低的。郭树国将人参作为研究对象，研究真空冷冻干燥过程中的一些工艺参数对干燥特性的影响，先利用 FLUENT 软件来模拟干燥室加热板和物料的上表面之间的空间场的分布，一般是物料和加热搁板的距离越近，物料所获得的热能就会越多，相对应的冷冻干燥的所需要的时间就会相应的减少。物料边缘的温度和中心部位的温度的分布也是不均匀的，通常边缘的温度要比中心部位的大，根据获得的热能越多，则干燥过程中干燥的时间就会越少，所以，物料的边缘较物料的中心点就会更容易干燥。然后通过 ANSYS 软件对人参切片的预冻过程中对温度变化的模拟，结果表明了温度场模拟的数据和实验实际数据是基本相互符合的，这也为预冻结束时间的正确判断提供了参考。

从近些年来的研究发现，冷冻干燥技术在保健食品中应用最多的是关注对保健食品中的营养成分和功能性成分的影响研究上。

2. 冷冻干燥技术对保健食品营养品质的影响

乌新平等用杜仲叶作为实验材料，通过无菌操作将嗜热乳杆菌接种到含有杜仲提取液的培养液中，经过培养后，采用喷雾干燥和真空冷冻干燥的方式进行处理，在设定所得产品的水分、乳酸菌、京尼平苷、绿原酸、总黄酮、京尼平苷酸、甘露聚糖肽、乳化钙、桃叶珊瑚苷和松脂醇二葡萄糖苷等的指标，再对产品的性状进行鉴别和检查，最终得出结论为真空冷冻干燥是能抑制热敏性物质发生生物、物理以及化学等的一系列变化，保留产品原有的色泽及活性物质最为有效的干燥方式。这是因为真空冷冻干燥对材料进行干燥时，是在低温真空下进行，几乎隔绝了空气，低温还使热敏性物质发生物理、化学及生物的变化得到了抑制，得到的产品具有较好的品质，很好地保存了原有产品的色香味及活性物质。

任雪等以中国传统中药材丹参作为实验原料，在处理后的干燥阶段分别采用真空冷冻干燥、真空干燥、热风干燥和热风真空干燥这四种方法对丹参进行干燥处理，设置温度梯度为 40、45、50 和 55℃四种干燥温度。结果表明，真空冷冻干燥方法制得的丹参中的丹酚酸 B 的含量保留最好，其次是 50℃真空干燥的环境。在丹参为原料加工的食品保健品中，要尽可能地控制好干燥方法来提高丹参中的丹酚酸 B 的含量，以此来更好地提升保健食品的品质。从多数的研究来看，冷冻干燥对保健食品的营养品质的影响主要是从对保健食品中的活性成分的含量和其抗氧化活性的影响入手，而冷冻干燥技术往往有利于保护保健食品中的活性成分和其抗氧化能力。

（二）冷冻干燥技术对饮料营养品质的影响

1. 冷冻干燥技术在饮料中的应用

目前，在市场上出现了各式各样的速溶性的饮品，比如速溶咖啡、茶叶以及各种天然物料制成的饮料等。这些各式的饮料不仅可以满足大家对快节奏生活的需求，同时也可以保证其风味和品质。真空冷冻干燥技术在固体饮料的加工中占有着很重要的地位，可以很好地保持食品的色香味以及形态等。

在速溶茶饮料研究中，施郁荫等对茶叶原料进行热水浸提，过滤茶渣，浓缩后对其进行冷冻干燥，得到速溶茶粉。确定速溶茶粉真空冷冻干燥的参数后，对浸提温度、浸提次数、茶水比和预冻结温度四个因素设定三个水平，以感官、制得率、pH、色差和茶多酚等指标确定速溶茶粉的加工工艺参数，速溶茶粉最佳加工工艺参数为茶叶浸提温度 85℃、浸提 2 次、茶叶和水的物料比为 1∶40 和真空冷冻干燥前预冻结温度为-40℃。在此加工工艺下，速溶茶粉具有光泽、在冷水中的溶解度较好，汤色透明清澈，几乎保留了原茶的清香风味并且滋味平和。在果蔬固体饮料上的应用，曹雪丹等以蓝莓果实作为实验原料，经过压榨破碎，低温澄清得到蓝莓原汁，对其进行调配后确定调配参数，在经过高压均质后真空冷冻干燥制得蓝莓汁的产品，营养成分花色苷的优势得到了较好的保留。在其他的固体饮料的应用上，陈三宝等将原料咖啡作为实验原料，在经过热水提取，冷冻干燥的技术工艺将咖啡粉制成冷冻干燥的咖啡片，其比速溶咖啡具有更好的风味和复水性，外观表现硬度厚度适当、溶解性好、完整均一。

2. 冷冻干燥技术对饮料营养品质的影响

目前，为了方便携带和食用，大多数会将饮料制成粉末状，在后期食用的时候，可以直接冲调。为此，市场上出现了各种各样的速溶型饮品，如速溶咖啡、茶叶等以原料制成的饮料，这可极大程度上满足人们的快节奏需求，并保证风味品质。这个将饮料制成粉末的过程就会涉及干燥过程，真空冷冻干燥技术就成了一个不错的选择。

张婷婷等以闽北地区特产的武夷岩茶的粗老叶和丹桂花作为实验原料来制备速溶花茶粉，将丹桂浸提液和岩茶浸提液调配成花茶饮料，以感官评分作为考察指标，用响应面优化确定最优的加工参数，最后通过冷冻干燥技术来制备速溶花茶粉。实验结果得出花茶饮料的最优配方是丹桂提取液和茶汤的体积比为 1∶1 复配，麦芽糊精添加量 0.5%，柠檬酸添加量 0.05%，白砂糖添加量 3.69%时风味较好。然后对速溶花茶粉进行感官评价，测定其水分、茶多酚及咖啡碱等的含量，得出真空冷冻干燥得到的茶粉成品的感官和理化指标均符合国标要求，这和喷雾干燥法相比，真空冷冻干燥对挥发性香气物质的损失较少，得到的茶粉速溶性好，其中的功能性成品也较高。

冯令通以海胆黄作为实验材料，先对海胆黄本身进行冷冻干燥的加工工艺优化，对海胆黄的预冻温度、预冻时间、加热搁板最高温度和真空度四个单因素进行单因素方差分析，然后对冷冻干燥后的海胆黄成品进行保型率、复水比、感官评分等指标的测定，研究各个加工工艺参数对海胆黄冻干产品品质的影响，最终得到该实验条件下真空冷冻干燥海胆黄的最佳加工工艺是预冻时间为 3h、预冻温度-25℃、加热搁板最高温度为 60℃和真空度为 60Pa。真空冷冻干燥技术在饮料营养成分的保留上，目前主要分为两个方面。一是在制成粉状冲剂时，冷冻干燥技术不仅可以极大程度上保存饮料本身的营养成分，还可以使得粉状冲剂的复水性增加，以此增加粉状冲剂的品质；二是针对制作固体饮料为主的天然原料中，通过冷冻干燥处理后，可以极大地保留营养物质，在后期通过复配制成各类饮料后，这种被保留住的营养物质会延展到成品中，使制得的成品饮料的营养成分比通过其他方式加工成的成品更高。总体上，真空冷冻干燥技术在饮料营养成分保留上是举足轻重的。

（三）冷冻干燥技术对调味品营养品质的影响

1. 冷冻干燥技术在调味品中的应用

除了一些传统的家用厨房调味品外，一些方便食品中的调料包、蔬菜包和汤料包等也常常运用冷冻干燥技术来生产，以便携带。

张光杰等采用生姜作为材料，对其进行清洗、去皮、切片、预冷冻等处理后，在采用真空冷冻干燥的方法对生姜粉进行真空冷冻干燥，首先通过正交试验对真空冷冻干燥的生姜进行工艺优化，得到了制得生姜粉的最佳工艺是物料厚度 2mm、生姜预冷冻温度为-36℃

以及冷冻干燥时间为36h，结果证明了真空冷冻干燥明显比其他干燥方法得到的生姜粉更加细腻，色泽均匀，姜香味浓郁。张玉斌等以牦牛骨作为实验原料，对牦牛骨先常压文火熬制，再减压真空进一步熬制，对骨汤进行浓缩处理，再进一步经过真空冷冻干燥技术将其制作成为具有特色的速溶型牛骨汤料产品，在此基础上对可能会影响浓缩牛骨汤进行冷冻干燥的主要因素进行分析，如预冻时的温度、冷冻干燥时达到的真空度、冷冻干燥进行的时间、冷冻干燥时预处理的物料厚度。对浓缩牦牛骨汤进行过冷冻干燥的产品的复水冲调特征、风味成分分析和微观表面形态等结果都表明了冷冻干燥后的浓缩牦牛骨汤产品的稳定性好，感官品质和风味佳。

2. 冷冻干燥技术对调味品营养品质的影响

栾春宁等研究以新鲜辣根为原料，从芥辣酱原料的干燥、芥辣酱的加工工艺以及芥辣酱在贮藏期间主要品质的稳定性等方面进行研究，旨在制作一款具有新型风味和较高品质的芥辣调味酱。首先，探讨了脉冲喷动红外冷冻干燥（PSIRFD）对辣根的营养品质、风味等性质的影响，并与热风干燥（HAD）、红外辅助热风干燥（IRHAD）和冷冻干燥（FD）得到的辣根样品进行比较。结果表明，四种干燥方式中，PSIRFD样品的总酚和抗坏血酸含量最高，分别为（24. 39±0. 81）mg GAE/100g和（78. 39±8. 19）mg/100g，DPPH自由基清除率和还原力也表现出相同的结果，并且PSIRFD样品的颜色更均匀，其RSD值为5. 76%。薛佳等以超声波喷雾-冷冻干燥为研究对象，对超声波喷雾-冷冻干燥装置进行搭建、工艺参数进行优化；将超声波喷雾-冷冻干燥、真空冷冻干燥和喷雾干燥三种干燥工艺进行对比，分别从微观结构、挥发性风味、滋味物质角度进行说明，以及利用超声波喷雾-冷冻干燥技术制备天然海鲜调味粉。此项实验通过对SPME萃取方式的优化，确定孵育时间40min、孵育温度50℃、萃取时间50min时萃取物的风味最佳。通过感官评价、电子鼻和GC-MS对超声波喷雾-冷冻干燥、真空冷冻干燥和喷雾干燥的粉体风味物质进行对比，并利用主成分分析。结果显示经超声波喷雾-冷冻干燥处理的样品中共检测出40种挥发性风味物质，此中醇类7种、醛类7种、酮类1种、酯类4种、杂环类8种和烷烃类13种。

（四）冷冻干燥技术对方便食品营养品质的影响

1. 冷冻干燥技术在方便食品中的应用

方便食品是指不必经过复杂的烹饪，直接注入热水或简单加热后便可食用的一种快捷食品，极容易保存。所以，这类食品在比较忙碌的时候或者是自然灾害时作为应急食品是十分方便的。目前，市场上已经在销售的方便食品的品种多种多样，但是在它们制作过程中都会不可避免的运用到冷冻干燥技术。

朱克庆等将冷冻干燥技术推广运用到了方便水饺中。结果表明了冷冻干燥后的水饺的营养价值比较均衡合理、对营养物质的保存也较完好、并且口感新鲜。郑志等将冷冻干燥技术运用到干燥的方便米饭中，冻干后的方便米饭表面微观结构致密均匀，纹路规则、裂纹微小。真空干燥的方便米饭的复水性较好，实验数据表明冻干米饭的复水时间是5min，复水率是3.4，比其他干燥方式制备得到的方便米饭的复水性及感官品质均较好。

将冷冻干燥技术运用到速食方便食品中，主要目的是为了延长食品的保存期。在此同时也要考虑到方便食品的复水性，这和食品复水后的感官品质以及口感有着直接关联。

2. 冷冻干燥技术对方便食品营养品质的影响

在目前市场上，在销方便食品种类繁多。如在面制品方面，就兴起了可以大量生产和储存的冷冻面团，以弥补传统面制品的劳动力成本高、不易储存的难题。当真空冷冻干燥技术在冷冻面团中进一步发展，更大程度上延长了保质期和食用方便的优点。

佟月英等以米饭作为实验材料，采用浸泡法，根据米饭和添加营养剂的特征对米饭进行营养处理，再采用常见的热风干燥、微波干燥、微波热风干燥和真空冷冻干燥技术对营养强化方便米饭进行干燥处理，对各种方式干燥后的米粒外部状态进行观察比较。由于真空冷冻干燥的大米粒内部为多孔状结构，热水更加容易进入，在100℃的热水中浸泡大米，1min后大米粒整体由白色变成了半透明色，此时最外围的颜色已经加深，随着时间的延长，直到3min时米粒已经沉入水底，水分逐渐进入米粒的中心部位，硬度也不断下降，浸水8min左右米粒完全复水，呈现一色，在感官上松软可口，较为黏稠，和初蒸出的米饭几乎是没有差别。因此，真空冷冻干燥是对营养强化方便米饭最佳的方法，脱水后的米饭口感好、复水快，并且其是在低温的条件下对米饭进行脱水的，适合在对米饭进行营养强化的时候添加热敏性的营养成分，如维生素C、维生素B_1等。

吴素萍采用大米进行实验材料，通过筛选、清洗、浸泡、蒸煮、常压蒸煮、干燥、包装等加工流程对原料大米进行处理，制成方便米粥，在干燥过程中采用不同的干燥方式，有热风干燥、微波-热风干燥、微波干燥、真空冷冻干燥等，测定这些不同干燥方式下方面米饭的水分含量、复水性和复水时间等，结果得出了热风干燥的方便米粥色泽较好，但是复水性较差，米粒坚硬，表面出现了龟裂；微波干燥的方便米粥复水性较好，但是方便米粥的水分含量低，干燥时间较短，出现了米粒颜色上的差异变化；微波-热风干燥的方便米粥的综合品质较前两者上更好，复水率高达2.47，感官指标良好，但是整体上不如真空冷冻干燥制得的方便米粥，真空冷冻干燥的方便米粥颜色粉白不透明，外观光滑饱满无龟裂，复水时间最短，为8min，其中营养物质的保持更为完整，在不考虑生产成本的前提下，是制作方便米粥的最佳方法。

真空冷冻干燥技术对方便食品的结构、挥发性风味和黏度等品质有着一定的影响。经过真空冷冻干燥方式处理后的方便食品，几乎可以保持食品本身的营养成分和色香味等，易挥发的热敏成分也不易损失，并且真空冷冻干燥处理后的方便食品结构疏松多孔，利于水分的浸入，达到了复水时间短和复水率高的效果。

第五节 相关技术发展趋势

目前，冷冻干燥技术已经在各个领域中得到了应用，其在低温环境下将物料中的水分脱去是其重要特征之一。这种低温下的工作方式，使得物料中的营养物质不易流失，得到极大程度的保存。同时，物料在冷冻干燥后具有较好的蜂窝状结构、较高的复水性、较佳的品质。

当前冷冻干燥技术的改进主要有以下两个方面：①随着全球化能源的紧张，各国都开始了工业化装置的节能降耗工作。这种趋势下，冷冻干燥技术的缺点也暴露出来。冷冻干燥是一个高耗能的单元操作。那么，采用可持续或可再生能源降耗的冷冻干燥技术的研究势在必行；②在追求简便易操作和品质严格控制的现状下，研究冷冻干燥过程的自动化控制也是一个重要突破方向，特别是在线检测冷冻干燥产品性质的自动化控制技术和方法的研究。针对这两个方面，主要有以下角度需要去思考：①如何去实现“绿色”冷冻干燥工程；②冷冻干燥所需能源是否是可持续利用或是可再生的；③冷冻干燥过程中的节能降耗技术的继续研究和开发；④冷冻干燥技术的自动化进一步研究与完善。

思考题

1. 冷冻干燥技术的主要原理是什么？
2. 目前冷冻干燥技术主要应用于哪些类型的食品加工？
3. 冷冻干燥技术需要进一步推广应用，目前面临哪些挑战？

拓展阅读

从古至今，人们尝试用多种方式来对食物进行保鲜。随着人们对膳食营养品质的追求，尽量减少加工、保鲜过程带来的营养损失越发重要。冻干果蔬是指将新鲜水果、蔬菜快速冷冻后，再送入真空容器中脱水而成的食品。冻干果蔬的优点在于其在保证产品新鲜、卫生、延长保质期的同时，能够保留较多的营养成分，因此逐渐成为广大消费者的“新宠”，市场规模持续扩大，据预测，到2025年我国冻干果蔬市场规模将在20亿元左右。社会在高速发展，科技日新月异，冷冻干燥技术也由原来的相互模仿向科技型、创新型和多样化过度。多家国内科研单位通过不断对冷冻干燥技术的研究，推进科技到达新的台阶。西安工业大学将物料经雾化器雾化后与冷介质接触快速冻结成冰粒，然后将冰粒在低压环境脱水干燥的技术，该技术兼有冷冻干燥与喷雾干燥的优点，在制备纳米材料、粉状食品与药品等行业应用广泛。同时，我国企业也发挥自身优势，建立了高技术、高水平的研究平台，共同促进冻干技术的发展，通过多种干燥方式组合的形式让加工食品的质量得到保证，同时有效降低食品加工企业的生产成本，保证食品企业的经济效益。在国家政策的支持下，充分发挥科技人才在科学创新方面的推动作用，将技术创新和社会动向紧密结合，促进产学研的无缝对接，将使科研成果的社会效益和经济效益最大化，显著提高人民生活品质和幸福感。

第九章

食品营养与冷等离子体技术

学习目标

1. 掌握冷等离子体技术的概念与基本原理。
2. 掌握冷等离子体技术对食品营养品质的影响规律。
3. 了解冷等离子体技术在食品体系中应用的优点与缺点。

第一节 概述

一、等离子体的概念

（一）等离子体概述

等离子体（plasma）是一种宏观呈电中性的电离气体，主要由电子、正负离子、自由基、基态或激发态分子和电磁辐射量子（光子）等组成。由于其正负电荷总量相等，所以称为“等离子体”。等离子体被认为是继固态、液态和气态之后世界上物质存在的第四种状态，其特性与上述三种物质形态截然不同（图 9-1）。随着物质能量水平的增加，固体物质的粒子平均动能超过晶格的结合能，固体将变成液体；随着能量的继续升高，粒子的动能会超过粒子之间的结合能，液体将变成气体；如果进一步加热，气体分子则会部分电离或完全电离，即原子的外层电子会摆脱原子核的束缚而成为自由电子，而失去外层电子的原子则变成带电离子，当带电离子的比例超过一定程度时，电离气体呈现出明显的电磁性质且其中正离子和负离子的数量相等，即等离子体态。电离的方式主要包括热电离、光电离和碰撞电离等。热电离：在高温下，气体质点的热运动速度很大，具有很大的动能，相互之间的碰撞会使原子中的电子获得足够大能量，一旦超过电离能就会产生电离；光电离：当气体受到光的照射时，原子也会吸收光子的能量，如果光子能量足够大，就会引起光电离，地球外围空间的电离层就是由太阳的紫外辐射光将高空中稀薄气体电离而形成的；碰撞电离：气体中的带电粒子在电场中加速获得能量，这些能量较高的带电粒子与气体原子碰撞进行能量交换，从而使气体电离，碰撞电离中主要是电子的贡献。

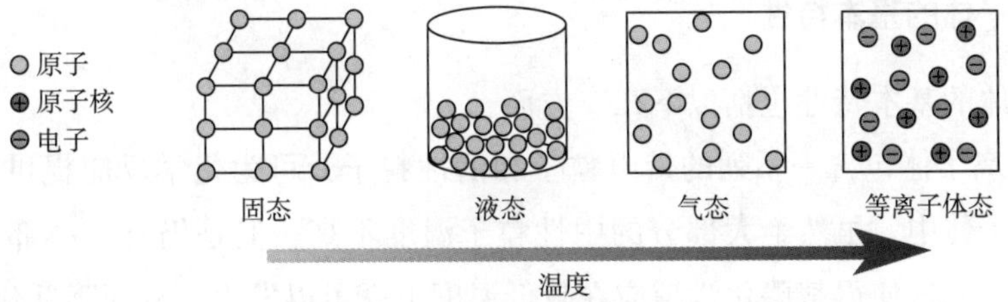

图 9-1　物质的四种状态

从质量和体积两方面来看，等离子体是宇宙中可见物质的主要存在形式。据估计，宇宙中 99.9%的物质处于等离子体状态，广泛存在于星际空间、恒星内部、地球电离层等自然环境中，如恒星星系、星云、闪电、极光、日光灯、霓虹灯、火焰等均属于等离子体。

等离子体的英文是 plasma，来源于古希腊语 $\pi\lambda\acute{\alpha}\sigma\mu\alpha$，意思是“可塑性的物质或浆状物质”，其本意是指血浆或原生质。1879 年，英国化学家兼物理学家威廉·克鲁克斯（William Crookes）在研究阴极射线管时首次发现等离子体。1928 年，美国物理学家欧文·朗缪尔（Irving Langmuir）和勒维·汤克斯（Lewi Tonks）第一次将等离子体的概念引入物理学领域，并将其用来描述气体放电管里的物质形态。此后，等离子体的概念逐渐被物理界学者认同，成为描述气体放电管里物质形态的术语。其最早传到我国时被译为“电浆”，后来才改为“等离子体”。

奇妙的物质第四态

（二）等离子体的分类

等离子有多种分类方法。按其存在方式的不同，可分为天然等离子体（如恒星星系、星云、地球附近的闪电、极光、电离层等）和人工等离子体（如日光灯和霓虹灯中的等离子体、微波放电产生的等离子体、受控核聚变时产生的高温等离子体等）；根据带电粒子、电子等温度的不同，可分为高温等离子体和低温等离子体两大类，高温等离子体又称为热力学平衡等离子体，体系中电子与粒子（离子、中性分子和原子）处于局部平衡状态，且电子温度（T_e）和离子温度（T_i）以及气体温度（T_g）几乎完全相同（$10^6 \sim 10^8$ K），如太阳、受控热核聚变等离子体和激光聚变等离子体等；依据热力学平衡状态的不同，低温等离子体又可分为热等离子体和冷等离子体。热等离子体又称为局部热力学平衡等离子体，其电子温度、离子温度和气体温度局部达到热力学一致性，即 $T_e = T_g = 2\times10^3 \sim 3\times10^4$K 时，如高频等离子体、电弧等离子体等。冷等离子体又称为非热力学平衡等离子体，其电子温度、离子温度和气体温度处于非热力学平衡状态，即$T_e \gg T_i \approx T_g = T_p = 300 \sim 1000$K，气体温度低，如辉光放电等离子体、电晕放电等离子体、介质阻挡放电等离子体等。

奇异多彩的等离子体现象

（三）冷等离子体的基本特性

冷等离子体的基本特性包括以下几个方面。

（1）冷等离子体包含一系列的带电粒子和活性粒子，可为化学反应提供能量。在非平衡态的冷等离子体中，虽然绝大部分的中性粒子温度不高，但是仍有一小部分的电子具有相对超高的能量，这使得某些化学反应在较低温度下就可以发生，从而降低化学反应门槛。

（2）冷等离子体具有各向异性的能量分布。等离子体是由大量带电粒子汇集而成，电子和重离子的质量相差很大，可以通过外加电场对其施加影响，控制等离子体的能流方向。等离子体注入、刻蚀技术等就是利用这一特性的典型例子。

（3）冷等离子体可以具有较高的能流密度。电磁场可以把等离子体约束在局部区域，从而产生较大的能流密度，并且不会对器壁产生损害。

二、冷等离子体产生方式

冷等离子体一般在大气压（常压）条件下产生。冷等离子体电子温度远低于其他粒子的温度，从而处于一种非热力学平衡状态，因此冷等离子体的整体温度可以保持在相对较低的水平，目前在农业、食品、生物医学和环境科学等领域均有重要应用。产生冷等离子体的方法很多，如紫外辐射、X 射线、电磁场、加热等。目前，通常采用气体放电形式产生冷等离子体，即气体在强电磁场作用下被加速，当得到的能量比自身电离电势能高时，原子与质量较小的电子之间发生非弹性碰撞，从而产生离子和电子；电子与周围的原子或分子继续发生碰撞，产生活性更高的激发态原子、离子以及自由电子。当气体的电离率足够高时，整个体系中的带电粒子占主导作用，进而产生冷等离子体。在采用气体放电形式产生冷等离子体时，气体的电离程度与电场强度的大小以及高压电源的功率等因素有关。较为成熟的气体放电类型包括电晕放电（corona discharge，CD）、介质阻挡放电（dielectric barrier discharge，DBD）、微波放电（microwave discharge，MD）、大气压辉光放电（atmospheric pressure glow discharge，APGD）、电晕放电等离子体射流（corona discharge plasma jet，CDPJ）、薄层介质阻挡放电（flexible thin - layer dielectric barrier discharge，FTDBD）、滑动弧放电（gliding arc discharge，GAD）、射频大气压等离子体放电（radio -

frequency atmospheric pressure plasma discharge，RFAPPD）和大气压等离子体射流（atmospheric-pressure plasma jet，APPJ）等。

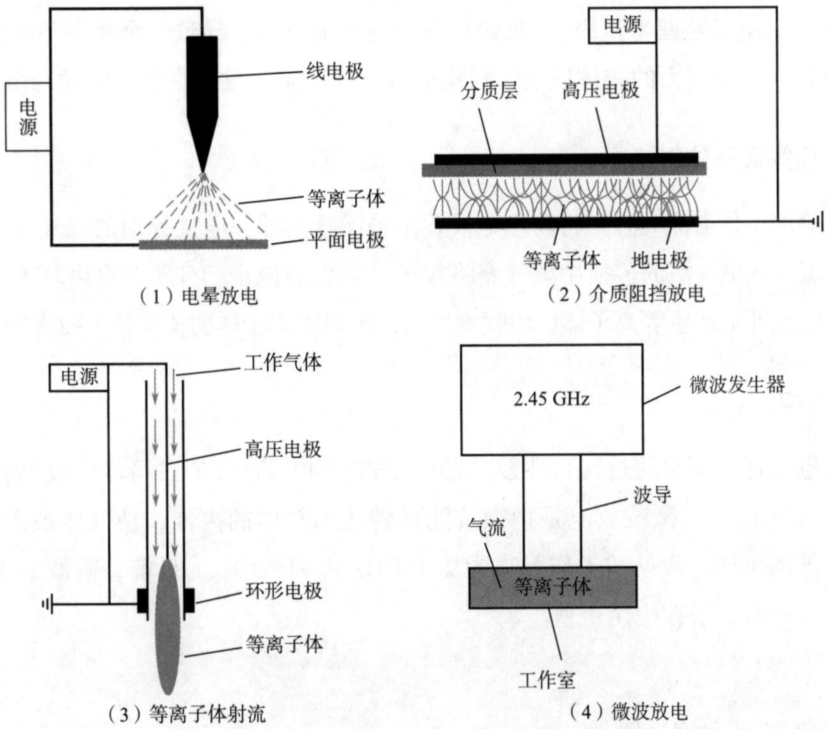

图9-2 冷等离子体产生方式示意图

（一）电晕放电

电晕放电通常是在直流高压或脉冲高压作用下于常温常压下发生低电流放电，是将电压直接加载到一个曲率半径极小的电极上，当放电电压升高到一定程度时，电极附近的水和空气就会在强电场的作用下被迅速电离而形成冷等离子体，电极结构通常采用针-板式、针-针式、线-板式、线-筒式等。电晕是一种自持放电，放电电流一般在微安数量级。在具有强电场的电极表面附近有强烈的激发和电离，并伴有明显的亮光。目前，电晕放电成功已应用于微生物杀灭和材料表面处理等领域，但也存在作用区域范围较小等缺点［图9-2（1）］。

（二）介质阻挡放电

介质阻挡放电（DBD）是一种常见的气体放电形式，是在两个平行电极间插入固体绝缘介质材料（如玻璃、塑料、石英和陶瓷等）的一种非平衡态气体放电。当两个电极间施加交流电压时，电极间的气体被击穿而放电，即形成介质阻挡放电等离子体［图9-2（2）］。反应器构型主要有平板式和线筒式两种。目前，DBD等离子体技术已经成功应用于肉制品、果蔬、谷物等研究领域中。DBD 等离子体反应器参数（放电间距、放电长度等）、操作参数（电压、功率、气体种类及流速等）及待处理样品性质均影响其应用效果。但是由于在大气压下，气体的击穿电压很高（例如空气为 30kV/cm），导致介质阻挡放电的间隙通常较窄（毫米至厘米量级）。如果持续提高外加电压会导致安全隐患。因此，对于几何形状不规则、尺寸较大的物体以及大规模处理，介质阻挡放电存在一定的局限性。

（三）大气压等离子体射流

大气压等离子体射流装置是将高压电极置于绝缘管内部，通过流动的载气气流吹动形成放电活性区域，在电离波的传播中该气流将粒子（激发态原子、分子和自由基等）导出放电区域至电极区域外部产生等离子体，由喷嘴喷出而形成等离子体射流［图 9-2（3）］。

（四）微波放电

微波放电是通过频率超过几百兆赫兹的电磁波产生，通常是在箱体中放电并产生微波共振［图 9-2（4）］。微波放电是把微波能量转化为气体的内能，使气体被激发和电离，最终产生冷等离子体，常见的工作频率为 2.45GHz 和 915 MHz。目前，微波放电冷等离子体在食品工业中具有潜在应用价值。

三、冷等离子体的组成

冷等离子体在放电过程中发生 500 多种物理和化学反应，进而产生大量活性化学组分（活性氧和活性氮等）、带电粒子（电子、正负离子等）和电场、紫外线、激发态和亚稳态离子等。这些活性组分蕴含很高的足以破坏化学键的能量，可以引发一系列的物理化学反应。

（一）活性化学组分

气体放电过程中产生大量的活性化学组分，主要包括过氧化氢（H_2O_2）、臭氧（O_3）、超氧自由基（$\cdot O_2^-$）、单线态氧（$^1O_2$）、羟自由基（$\cdot OH$）等活性氧（reactive oxygen species，ROS）及一氧化氮自由基（$\cdot NO$）、二氧化氮自由基（$\cdot NO_2$）、过氧亚硝基（$ONOO^-$）和过氧亚硝酸（ONOOH）等活性氮（reactive nitrogen species，RNS）（图 9-3）。上述活性化学组分的半衰期普遍比较短（μs ~ ms），但是以空气或 O_2 为载气产生冷等离子体时，产生的 O_3 和 H_2O_2 的存在寿命相对较长，可以存在数分钟到数天不等。冷等离子体中活性物质的种类和含量受发生装置类型、放电参数、放电气体类型等因素的影响。例如，放电气体含有 O_2 时，则会形成大量的活性氧，如 $\cdot O_2^-$、$^1O_2$、H_2O_2 和 O_3 等；若含有 N_2，则会形成大量的活性氮，如 NO、HNO_2、HNO_3 和 N_2^+等。因此，可以通过调节放电气体组成来改变冷等离子体的活性化学组分。

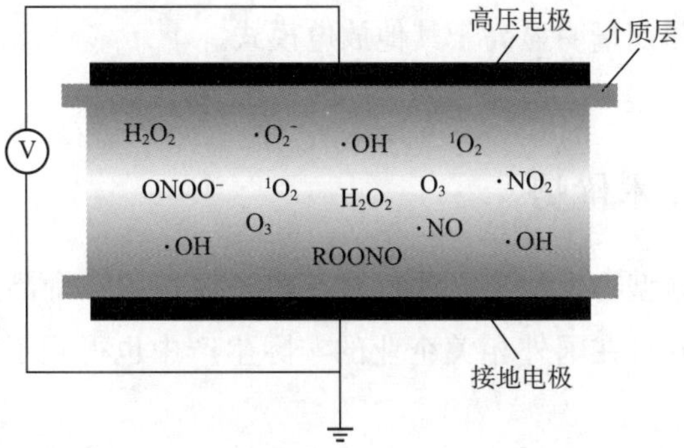

图 9-3　冷等离子体中活性组分的产生

（二）带电粒子和电场

冷等离子体是一种以自由电子和带电离子为主要成分的物质形态。冷等离子体中带电粒子的运动能引起正电荷或负电荷局部聚集，从而产生电场。高密度的电子通过气态介质在电场中被加速后与气体中的原子及分子发生碰撞，这些碰撞会改变电子的方向和能量，但是一些较大质量的粒子在碰撞过程中几乎没有动量传递，使得它们能保持接近外界环境的温度。当电子与原子或分子碰撞时，会发生一系列反应，主要包括：

电离：$e+M \rightarrow M^{+}+2e$，$e+AB \rightarrow A^{+}+B+2e$

激发：$e+M \rightarrow M^{*}+e$

离解：$e+AB \rightarrow A+B$

电子附着：$e+M \rightarrow M^{-}$，$e+AB \rightarrow A^{-}+B$

式中，AB 为分子；M、A 和 B 为原子。

对于以空气为载气所产生的冷等离子，空气中的 O_2 和 N_2 经过电离、激发等反应生成基态或激发态的粒子，它们与单分子之间的碰撞相比具有更低的活化能，与电子发生二次碰撞，进一步生成大量的活性氧、活性氮物质。研究表明，等离子体携带的电子、正离子、负离子在对微生物产生作用的过程中发挥着重要的作用。这些带电粒子可积累在细胞膜表面，导致电荷间的静电力大于其自身抗张强度，从而使细胞膜受到破坏，最终造成微生物失活。

（三）紫外线

冷等离子体发生过程中伴随着光辐射，包括紫外线与可见光。冷等离子体激发过程所产生紫外线的功率密度较低，一般低于 50μW/cm²。冷等离子体激发所产生紫外线的波长受到多种因素的影响，如激发气体类型以及等离子体放电方式等。当以氮气进行冷等离子体放电时，所产生的紫外线多集中在近紫外区，在 337nm、357nm 和 380nm 波长处出现三个强吸收峰；当载气为 N_2 和 O_2 混合气体或 Ar 时，微波放电所产生等离子体中 200~300nm 波长范围内的紫外线辐照剂量明显高于其他放电模式。

四、冷等离子体的技术优势

近年来，作为一种新型物理加工方法，冷等离子体技术在食品工业领域生产中有着巨大的优势和应用潜力，并且在国外相关企业的实际生产中也得到了较好的运用。冷等离子体技术的主要优势：

（1）冷等离子体能够在常压下通过气体放电的方式产生，在技术上容易控制和实现，适合大规模工业应用；

（2）在冷等离子体体系中，离子及分子的温度接近室温，所以整个体系一般为常温状态。因此，冷等离子体技术适用于热敏性食品的杀菌保鲜等加工处理；

（3）与化学灭菌方法相比，冷等离子体技术不会造成有毒物质残留，不会对人体和环境产生危害，因此冷等离子体灭菌技术克服了现有消毒方法中的不足，是新一代绿色灭菌技术的发展方向；

（4）冷等离子体中的激发态离子及高能电子均具有非常高的活性，因此，该项技术具有杀菌效率高的特点，大量研究结果表明，冷等离子体能在非常短的时间（几秒到几分钟）有效杀灭细菌、真菌和病毒等微生物。

第二节 冷等离子体技术在食品领域的应用

作为一种新型非热加工技术，冷等离子体具有快速、安全、简便、无残留等诸多优点，冷等离子体在农业食品领域的应用主要包括杀菌保鲜、杀虫、降解农药残留和真菌毒素、失活食品内源酶等。

一、冷等离子体的杀菌作用及应用

（一）冷等离子体在食品杀菌保鲜中的应用

1968 年，冷等离子体首次应用于杀灭玻璃瓶表面的细菌，该技术具有无毒、高效、快速、无污染等优点。近年来，随着冷等离子体基础研究和装备开发等方面的突破，冷等离子体在肉类、禽蛋类、乳类、果蔬和谷物等食品杀菌保鲜领域的应用受到广泛关注。

1. 冷等离子体在肉与肉制品杀菌中的应用

综述：等离子体活化水在食品安全领域的应用现状与发展趋势

肉类是人类必需的动物性食品，能为机体提供优质蛋白质和脂肪等营养组分，但肉品在生产、加工和贮藏等环节极易被微生物污染，导致腐败变质甚至引发食源性疾病，造成巨大的经济损失和健康危害。传统热杀菌技术在有效杀灭食品中腐败微生物和病原菌的同时，也对食品热敏性营养成分和感官品质造成不良影响。近年来冷等离子被证实能够有效杀灭肉与肉制品在加工、运输和储存等过程中污染的食品腐败菌和食源性致病菌，从而达到食品长期储存和保鲜的目的（表 9-1）。例如，经 DBD 等离子体处理 2min 和 5min 后，接种于牛肉表面的大肠杆菌 O157：H7（*E. coli* O157：H7）分别减少了 0. 9 和 1. 82lg CFU/cm^2。

表 9-1　冷等离子体在动物源食品杀菌中的应用

研究对象	微生物种类	冷等离子体类型及处理参数	实验结果	参考文献
猪肉	*E. coli*O157：H7 和 *L. monocytogenes*	CDPJ 等离子体，20kV，50Hz	初始浓度为 7～8lg CFU/g，经冷等离子体处理 2min 后，*E. coli* O157：H7 和 *L. monocytogenes* 分别减少 1. 5lg CFU/g 和 1. 0lg CFU/g	Choi 等（2016）
牛肉	*E. coli*O157：H7	DBD 等离子体，6 kV，20Hz，99. 5% He+0. 5%O_2	处理 2min 和 5min 后，*E. coli* O157：H7 分别减少了 0. 9 和 1. 82lg CFU/cm^2	Stratakos 等（2018）
牛肉干	*E. coli*O157：H7、*L. monocytogenes*、S. Typhimurium 和 *A. flavus*	DBD 等离子体，15kHz，空气	样品表面 *E. coli* O157：H7、*L. monocytogenes*、*S. Typhimurium* 和 *A. flavus* 初始量为 5. 93、6. 04、5. 62 和 5. 24lg CFU/g，经 DBD 等离子体处理 10min，其数量分别降低至 3. 28、3. 68、2. 59 和 2. 06lg CFU/g	Yong 等（2017）
鸡蛋	S. *enterica*	DBD 等离子体，85 kV，60Hz，空气	经 DBD 等离子体处理 10min 后，鸡蛋表面 *S. enterica* 在非选择培养基上减少 5. 53lg，在选择培养基上减少 6. 37lg	Wan 等（2017）
全脂牛乳	*E. coli*	CD 等离子体，10kV，2. 45GHz，空气	经冷等离子体处理 20min 后，样品中 *E. coli* 数量由初始的 7. 78lg CFU/mL 降低至 3. 63lg CFU/mL。此外，4℃贮藏 1 周后，全脂牛乳中无活菌检出	Nathalia 等（2018）

2. 冷等离子体在果蔬杀菌中的应用

果蔬富含多种维生素、多酚类、黄酮类等活性组分，可以提高机体免疫力，对维护人体健康具有重要的促进作用，但微生物污染已逐渐成为果蔬保鲜的难题。微生物污染发生在果蔬采摘、加工、运输、贮藏等环节，不仅降低了果蔬的营养价值与感官品质，而且极易引起食源性疾病，危害人体健康。污染果蔬的微生物主要包括霉菌（青霉属、黑曲霉、葡枝根霉等）、酵母（鲁氏接合酵母、酿酒酵母等）和细菌（大肠杆菌、金黄色葡萄球菌、单核细胞增生李斯特菌等）。研究表明，冷等离子体可灭活存在于果蔬及果蔬制品中的多种微生物，从而有效延长产品保质期（表 9-2）。例如，经 CD 等离子体处理 6min 后，接种于鲜切苹果片表面大肠杆菌和鼠伤寒沙门菌（*Salmonella* Typhimurium）分别降低了 5. 3lg 和 5. 5lg CFU/cm^2。

表 9-2　冷等离子体在果蔬杀菌中的应用

研究对象	微生物种类	冷等离子体类型及处理参数	实验结果	参考文献
草莓和菠菜	*E. coli* 和 *L. innocua*	DBD 等离子体，100kV，900W，空气，2. 5min	处理 2. 5min 后，草莓和菠菜表面 *E. coli* 分别减少 2. 0 和 2. 2lg CFU/cm^2，*L. innocua* 分别减少 1. 3 和 1. 7lg CFU/cm^2	Ziuzina 等（2020）
鲜切苹果片	*E. coli* 和 *S.* Typhimurium	CD 等离子体，200W，50Hz，空气（17L/min），30s~6min	处理 6min 后，*E. coli* 和 *S. Typhimurium* 分别减少 5. 3lg CFU/cm^2 和 5. 5lg CFU/cm^2	Kilonzo-Nthenge 等（2018）
红菊苣	*E. coli*O157：H7 和 *L. monocytogenes*	DBD 等离子体，15kV，91kHz，空气，15 或 30min	处理 15min 后，*E. coli* 减少了 1. 35lg CFU/cm^2；处理 30min，*L. monocytogenes* 降低了 2. 2lg CFU/cm^2	Pasquali 等（2016）
樱桃番茄	*S. Anatum*、*S. Stanley* 和 *S. Enteritidis*	DBD 等离子体，35kV，1. 4kHz，空气，1~10min	处理 3min 后，*Salmonella* 减少 0. 9lg。增加翻滚工艺后，相同时间内，*Salmonella* 的减少量增加至 3. 3lg CFU/cm^2	Min 等（2018）
新鲜椰汁	*S. enterica*	DBD 等离子体，120kV，60Hz，空气，30~120s	处理 120s 后，*Salmonella* 减少 1. 3lg CFU/mL。添加磷酸盐和 Mg^{2+} 对杀菌效果无显著影响；而添加柠檬酸（2000mg/L）显著增强了 DBD 等离子体的杀菌效果，可使 *Salmonella* 在 30s 内降低 5lg CFU/cm^2	Mahnot 等（2019）
巴氏杀菌樱桃汁饮料、苹果汁、橙汁和番茄汁	*E. coli*	等离子体射流，25kHz，650W，空气（3000L/h），30~120s	处理 120s 后，接种于苹果汁、樱桃汁饮料、橙汁和番茄汁样品中的 *E. coli* 分别降低了 4. 02、3. 34、1. 59 和 1. 43lg CFU/mL	Dasan 等（2018）

研究学者在研究冷等离子体对食品杀菌作用的同时也对食品的理化特性进行了分析，结果表明，冷等离子体能够较好地保持食品和食品原料的感官品质。例如，经 DBD 等离子体处理 5min 后，接种于草莓表面的大肠杆菌（*E. coli*）和英诺克李斯特菌（*L. innocua*）分别减少了 2.0 和 1.3lg CFU/cm^2，而接种于菠菜表面的 *E. coli* 和 *L. innocua* 分别减少了 2.2 和 1.7lg CFU/cm^2；DBD 等离子体处理未对草莓和菠菜的色泽、硬度、pH、可溶性固形物含量等造成不良影响。

（二）冷等离子体杀菌作用机制

冷等离子体在产生过程中会发生几百种化学反应，产生 N_xO_y、O_3、$^1O_2$、·OH 等多种活性化学组分，同时伴随高能紫外线、带电粒子、交变电场、可见光和红外光谱范围内的辐射等。由于等离子体产生过程和微生物结构的双重复杂性，目前关于冷等离子体杀菌的具体机制尚不明确，一般认为其作用机制包括以下三个方面：

1. 活性化学组分

通常，冷等离子体中生成的活性化学组分被认为在杀菌过程中起到了重要作用。研究证实，冷等离子体中 ROS、RNS 等活性组分能够损伤细胞内 DNA、蛋白质和酶等重要的细胞生物大分子。ROS 可能通过与脂质的相互作用改变生物膜功能，导致蛋白质氨基酸残基发生氧化和不饱和脂肪酸过氧化物的形成，进而影响微生物的正常生理代谢活动。研究发现，冷等离子体产生的·OH、O_3 和 H_2O_2 等活性氧能够攻击金黄色葡萄球菌（*S. aureus*）细胞壁中的肽聚糖，造成肽聚糖中的 C—O、C—N 和 C—C 等化学键断裂，导致细胞壁破损，从而最终杀灭微生物。此外，冷等离子体中的活性化学组分可诱导细胞膜脂质发生氧化，改变细胞膜的结构和功能，同时活性物质还可扩散到细胞内，进一步氧化蛋白质和核酸等大分子物质，造成微生物发生氧化应激损伤，最终导致微生物失活。

2. 带电粒子

冷等离子体中带电粒子或其他有组织的运动能够引起正电荷或负电荷局部聚集，从而产生电场。在强电场的作用下，冷等离子体内部产生的带电粒子形成的静电力作用可能导致微生物细胞膜破裂。通过电物理场模型发现，冷等离子体产生的带电粒子可积累在微生物细胞膜表面，导致电荷间的静电力大于其自身抗张强度，造成细胞膜受到破坏，进而造成微生物失活。此外，不同种类的微生物对冷等离子体产生的静电作用具有不同的敏感性。例如，相对于革兰阴性菌，革兰阳性菌对冷等离子体所产生的带电粒子和静电场具有更强的适应性。

3. 紫外线

目前紫外线对微生物的杀灭作用及相关机制已被广泛研究，但对于由冷等离子体中产生的紫外线是否起主要杀菌作用却一直没有定论。一方面，冷等离子体在放电过程中可产生紫外线，大量研究表明紫外线可通过干扰 DNA 中胸腺嘧啶的形成和破坏蛋白质的结构功能等途径失活微生物；另一方面，冷等离子体激发产生的紫外线多集中在近紫外区（300~400nm），此区域的紫外线杀菌活性相对较弱，而在 220~280nm 波长范围内的紫外线具有较强的杀菌活性。研究发现，以空气为载气，DBD 放电没有大量产生波长低于 285nm 的紫外光，这可能是由于紫外线在常压空气和水中很容易被介质吸收，因此推测紫外线并未在冷等离子体杀菌过程中起到重要作用。

我国学者发现低温等离子体杀灭细菌机制

合肥研究院在低温等离子体消杀灭菌技术及机理研究方面取得进展

二、冷等离子体在食品有毒物质降解中的应用

（一）冷等离子体对食品中农药残留和真菌毒素的降解作用

1. 农药残留

农药残留是指在农业生产中使用农药后，残留于生物体、农副产品和环境中的微量农药及其有毒代谢物的总量。中国是农药生产和使用大国，常用农药品种 160 多种，年用量在 25 万吨左右，仅次于美国，居世界第 2 位。随着农药品种和施用量的不断增加，农药残留问题日益突出。农药残留不仅污染环境，同时具有潜在致癌性、致畸性和致突变性，严重危害人体健康。因此，控制食品中农药残留对于保证食品安全和消费者身体健康具有重要意义。目前食品中农药残留控制方法主要包括物理方法（清洗、吸附等）、化学方法（添加洗涤剂、化学氧化剂等）和生物方法（微生物降解、酶降解）等。传统物理方法降解能力较低，而化学方法和生物方法可能会导致二次污染。冷等离子体因在降解农药残留方面具有高效、快速和无污染等优点而受到广泛关注。研究证实，冷等离子体能够有效降解番茄汁、玉米、芒果等残留的农药（表 9-3）。例如，经滑动弧放电冷等离子体处理 5min 后，芒果表面毒死蜱和氯氰菊酯含量分别降低了 74.0% 和 62.9%；经 DBD 等离子体处理 10min 后，鲜切苹果表面二嗪农和毒死蜱含量分别下降了 87.38% 和 86.96%，鲜切黄瓜表面二嗪农和毒死蜱含量分别减少了 82.24% 和 33.74%。

表 9-3 冷等离子体在食品农药残留降解方面的应用研究

研究对象	农药残留种类	冷等离子体类型及处理参数	实验结果	参考文献
番茄汁	敌菌灵	DBD 等离子体，输入电压为 45V，10kHz，4 或 5min	经 DBD 等离子体处理 4min 和 5min 后，番茄汁中敌菌灵的残留量分别降低了 47% 和 65%	Ali 等（2021）

续表

研究对象	农药残留种类	冷等离子体类型 及处理参数	实验结果	参考文献
芒果	毒死蜱和氯氰菊酯	GAD 等离子体，600W，Ar（5L/min），5min	经 GAD 等离子体处理 5min 后，芒果表面毒死蜱和氯氰菊酯含量分别降低了 74.0%和 62.9%	Phan 等（2017）
生菜	马拉硫磷和毒死蜱	DBD 等离子体，60kV、70kV 和 80kV，30~180s	经 DBD 等离子体在 80kV 条件下处理 180s 后，生菜表面马拉硫磷和毒死蜱的残留量分别降低了 59.0%和 57.9%	Cong 等（2021）
鲜切苹果和鲜切黄瓜	二嗪农和毒死蜱	DBD 等离子体，13 kV，13kHz；空气，10min；	经冷等离子体处理后，鲜切苹果表面二嗪农和毒死蜱含量分别下降了 87.38%和 86.96%；鲜切黄瓜表面二嗪农和毒死蜱含量分别减少了 82.24%和 33.74%	MousavI 等（2017）
玉米籽粒	毒死蜱和甲萘威	DBD 等离子体，25 W，Ar（1.5L/min），1.2kHz，60s	经 DBD 等离子体处理 60s 后，玉米籽粒表面毒死蜱和甲萘威含量分别下降了 91.5%和 73.1%	Feng 等（2019）

国内外学者在研究冷等离子体对食品中农药残留降解作用的同时，也系统评价了冷等离子体处理对食品营养及感官品质等指标的影响。研究结果表明，冷等离子体处理可能对食品的某些品质指标造成影响。例如，DBD 等离子体处理对番茄汁总色差、抗氧化能力、总黄酮和总酚含量均无显著影响，但会造成其 pH 略有降低、总可溶性固形物含量和褐变指数显著升高。同样地，滑动弧放电等离子体处理对芒果总可溶性固形物含量和色泽参数均无显著影响，但可造成可滴定酸度和总酚含量显著降低，类胡萝卜素含量显著升高。此外，DBD 等离子体处理在有效降解玉米籽粒表面毒死蜱的同时，也能降低玉米籽粒水分含量，但未对维生素 B_2 等营养成分造成显著影响。

此外，为了克服冷等离子体处理不均匀等问题，一些学者将水作为介质，用冷等离子体制备得到一种活性溶液-等离子体活化水（plasma-activated water，PAW）。研究发现，PAW 清洗能够显著降低葡萄表面辛硫磷含量，降解效果随 PAW 制备时间的延长而显著增强。经无菌水浸泡 10min 后，葡萄表面的辛硫磷含量无显著变化，而经制备 30min 所得到的 PAW 浸泡 10min 后，葡萄表面的辛硫磷含量降低了 73.6%，并且 PAW 处理未对葡萄的色泽、硬度、可溶性固形物含量及维生素 C 含量等指标造成不良影响。同样地，PAW 能够有效降低番茄表面毒死蜱含量，最高清除率可达 51.97%，且对番茄的色泽和硬度均无显著影响。

2. 真菌毒素

真菌毒素又称为霉菌毒素，是真菌在适宜温湿度条件下产生的次级代谢产物，具有强致癌性、致畸性和致突变性等毒性，严重威胁消费者健康。污染食品的真菌毒素主要包括黄曲霉毒素（aflatoxin）、伏马菌毒素 B_1（fumonisins B_1，FB_1）、赭曲霉毒素 A（ochratoxin A，OTA）、脱氧雪腐镰刀菌烯醇（deoxynivalenol，DON）、玉米赤霉烯酮（zearalenone，ZEN）和恩镰孢菌素 B（enniatin B，ENB）等。研究发现，冷等离子体处理能够有效降解食品中的真菌毒素。

黄曲霉毒素是由黄曲霉（*Aspergillus flavus*）、寄生曲霉（*Aspergillus parasiticus*）等真菌产生的一类次级代谢物，均为二氢呋喃香豆素的衍生物。黄曲霉毒素极易污染花生、玉米、稻米、大豆、小麦等粮油产品，是严重危害人类健康的一类真菌毒素。研究发现，辉光放电等离子体处理对花生表面黄曲霉毒素具有良好的降解作用。经放电功率为 60W 的辉光放电等离子体处理 12min 后，花生样品表面黄曲霉毒素 B_1（aflatoxin B_1，AFB_1）和黄曲霉毒素 G_1（aflatoxin G_1，AFG_1）含量分别降低了约 94%和 83%。格链孢酚（alternariol，AOH）和交链孢酚单甲醚（alternariol monomethyl ether，AME）是由交链孢菌（*Alternaria* spp.）产生的真菌毒素，被证实具有致突变性和致癌性，与某些地区食管癌高发密切相关。据报道，DBD 等离子体能够有效降解 AOH 和 AME。经 DBD 等离子体分别处理 3min 和 5min 后，水溶液中的 AOH 和 AME 几乎完全被降解。此外，冷等离子体对食品和饲料所污染的 FB_1、OTA、DON、ZEN 和 ENB 等真菌毒素也具有较好的降解效果（表 9-4）。

表 9-4　冷等离子体在食品中真菌毒素降解方面的应用研究

研究对象	真菌毒素种类	冷等离子体类型及处理参数	实验结果	参考文献
花生米	AFB_1 和 AFG_1	GD 等离子体，40W 或 60W，0~30min	经 GD 等离子体在 60W 功率下处理 12min 后，样品表面 AFB_1 和 AFG_1 含量分别降低了约 94%和 83%	Devi 等（2017）
玉米	AFB_1、FB_1、ZEN、OTA、DON 和 ENB	DBD 等离子体，6 kV，20kHz，5~60min，He	经 DBD 等离子体处理 20min 后，样品表面 FB_1、ZEN 和 OTA 几乎完全降解，ENB 降低了约 90%；处理 40min 后，样品表面 AFB_1 含量降低了约 90%；处理 60min 后，样品表面 DON 含量降低了 50%	Wielogorska 等（2019）
燕麦粉	T-2 毒素和 HT-2 毒素	DBD 等离子体，2.5 kV，10~30min，N_2、O_2、空气和 Ar	在 N_2、O_2、空气和 Ar 条件下，经 DBD 等离子体处理 30min 后，燕麦粉中 T-2 毒素降解率分别为 43.3%、30.5%、25.9%和 15.9%，HT-2 毒素降解率分别为 38.9%、20.7%、24.0%和 12.5%	Kis 等（2020）

续表

研究对象	真菌毒素种类	冷等离子体类型及处理参数	实验结果	参考文献
玉米粒	AFB_1	空气表面阻挡放电（SBD）等离子体，0.18W/cm 或 0.31W/cm，30~480s	经 SBD 等离子体在 0.31W /cm 条件下处理 240s 后，AFB_1 几乎完全被降解	Hojnik 等（2020）

有学者在研究冷等离子体处理对玉米中 AFB_1 的降解作用的同时还系统评价了冷等离子体处理对玉米表面形态和内部结构的影响。扫描电镜和原子力显微镜分析发现，经冷等离子体处理后，玉米籽粒表观形态和内部结构均无显著变化。此外，研究发现 DBD 等离子体处理未对小麦籽粒中的蛋白质、淀粉含量及色泽造成显著影响。

（二）冷等离子体作用机制

目前普遍认为，冷等离子体对农药残留和真菌毒素的降解作用与其在放电过程中产生的活性物质有关。等离子体放电过程中会产生大量的活性氧（reactive oxygen species，ROS）和活性氮（reactive nitrogen species，RNS），如 H_2O_2、O_3、·OH、·NO、·NO_2 等；上述活性物质能够与农药残留和真菌毒素发生反应并使其化学键断裂，从而发挥降解作用。

1. 冷等离子体对农药残留的降解机制

冷等离子体放电过程中产生的自由基、高能电子等活性物质能够与农药发生反应，导致其化学键断裂，从而形成低相对分子质量的降解产物。研究发现，DBD 等离子体降解毒死蜱的机制可能是由于羟自由基（·OH）等活性物质造成其 P ═S 等化学键断裂，从而使其分解成小分子化合物。此外，DBD 等离子体放电过程中产生的·OH 在乐果降解过程中起关键作用。首先，·OH 攻击乐果的 P ═S 键，形成 P ═O 键，生成氧化乐果；随后，氧化乐果的 P—S 键和 S—C 键发生断裂，转化成 *N*-甲基乙酰胺等中间产物，而这些中间产物进一步反应生成 PO_4^{3-}、H_2O 和 CO_2 等降解产物。

2. 冷等离子体对真菌毒素的降解机制

研究发现冷等离子体对 AFB_1 的降解途径如图 9-4 所示。首先冷等离子体放电过程中所产生的羟自由基（·OH）、氢自由基（·H）和醛基自由基（·CHO）等与 AFB_1 发生加成反应。一方面，·OH 和·H 与 AFB_1 呋喃环上的 C_8 ═C_9 双键发生加成反应，形成降解产物 2（$C_{17}H_{15}O_7$），而 AFB_1 中的甲氧基（—OCH_3）被裂解形成中间产物 1（$C_{16}H_{13}O_6$），中间产物 1（$C_{16}H_{13}O_6$）中的羰基进一步发生加氢反应，形成降解产物 $C_{16}H_{17}O_6$。另一方面，AFB_1 与·CHO 发生反应形成中间产物 $C_{19}H_{15}O_8$，随后这些中间产物的内酯环和环戊酮中的羰基被氢化，形成降解产物 6（$C_{19}H_{19}O_8$）。第二种降解途径主要包括 AFB_1 的环氧化反应和

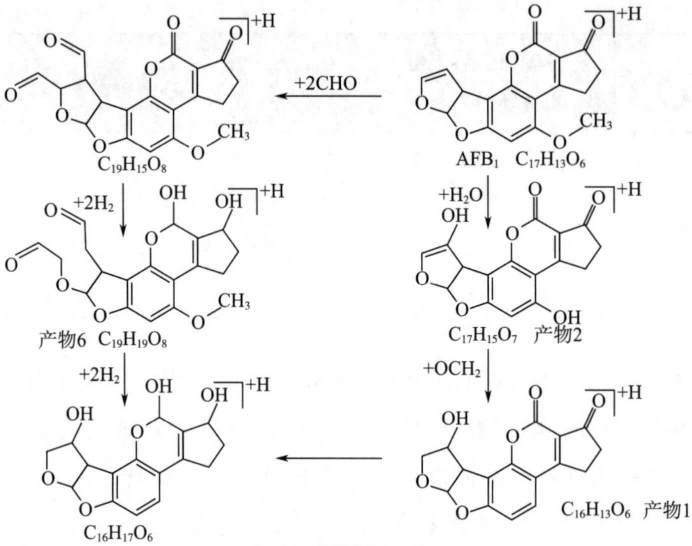

（1）可能降解途径之一

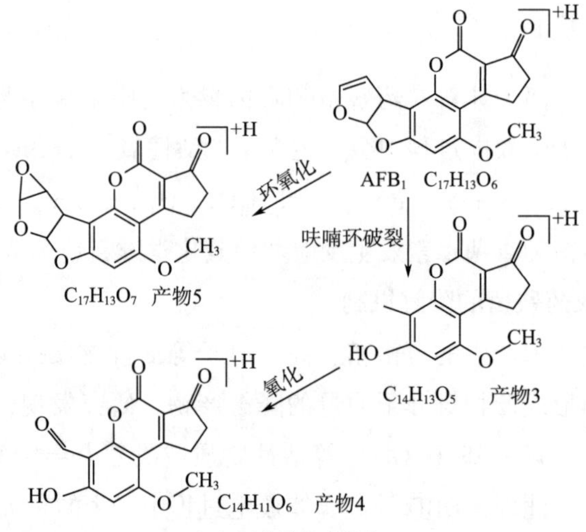

（2）可能降解途径之二

图 9-4 冷等离子体降解 AFB_1 的可能途径

氧化反应。一方面，冷等离子体放电过程中所产生的氢过氧自由基（$HO_2\cdot$）能够与 AFB_1 末端双键发生环氧化反应，形成降解产物 5（$C_{17}H_{13}O_7$）；另一方面，在冷等离子体所产生的活性物质的作用下，AFB_1 的呋喃环发生裂解，形成降解产物 3（$C_{14}H_{11}O_5$），该物质能够进一步发生氧化形成新的降解产物 4（$C_{14}H_{11}O_6$）。

三、冷等离子体在食品钝酶中的应用

（一）冷等离子体对食品内源酶的影响

内源酶广泛存在于植物源食品中，如多酚氧化酶（polyphenol oxidase，PPO）、过氧化物酶（peroxidase，POD）、果胶甲基酯酶（pectin methylesterase，PME）、脂肪酶（Lipase）、聚半乳糖醛酸酶（polygalacturonase，PG）和抗坏血酸氧化酶（ascorbate oxidase，AO）等。在加工或储存过程中，一些内源性酶可能会对食品的营养、风味、质地和色泽等造成不良影响。例如，POD 和 PPO 会导致果蔬发生酶促褐变、营养成分降低和抗氧化活性降低。脂氧合酶（lipoxygenase，LOX）是一种广泛存在于小麦、大豆、绿豆和豌豆等植物性食品原料中的含铁氧化还原酶，可以催化多不饱和脂肪酸发生脂质氧化，导致植物源食品的色泽、气味、风味等发生劣变。因此，在食品加工贮藏过程中失活内源酶对于有效保持食品营养价值及感官品质具有重要意义。研究发现，将鲜切苹果在冷等离子体处理的空气中暴露 10min 后，其 PPO 和 POD 活性分别降低约 62%和 65%。同样地，经 DBD 等离子体在 24 kV 处理 5min 后，小麦胚芽中脂氧合酶的残留活性降低到 49.98%。此外，经 DBD 等离子体处理 2min 后，鲜榨橙汁中果胶甲酯酶活力显著降低，同时未对可溶性固形物含量、色泽等造成显著影响（表 9-5）。

表 9-5　冷等离子体对食品内源酶活力的影响

研究对象	冷等离子体类型及处理参数	试验结果
PPO（鲜切苹果）	DBD 等离子体，15 kV，12.5kHz，双面处理，10~30min，空气	经 DBD 等离子体处理 10min、20min 和 30min 后，POD 活力分别降低 12%、32%和 58%，褐变面积降低
PME（鲜榨橙汁）	DBD 等离子体，90kV，30~120s，空气或混合气体（65% O_2+30% N_2+5% CO_2）	使用空气或混合气体，经 DBD 等离子体处理 120s 后，鲜榨橙汁中 PME 活力分别降低 74%和 82%
脂肪酶和 LOX（麦胚）	DBD 等离子体，上电极：10kV，6kHz，下电极：24 kV，50Hz，空气	经 20kV 和 24 kV 的 DBD 等离子体处理 5min 后，麦胚中脂肪酶活力分别降低 39.97%和 36.45%；经 20kV 和 24 kV DBD 等离子体处理 5min 后，麦胚中 LOX 活力分别降低 55.18%和 49.98%
PPO 和 POD（鲜切苹果和马铃薯）	微波等离子体，1.2kW，频率 2.45GHz，空气，2~10min	处理 10min 后，鲜切苹果中 PPO 和 POD 活力分别降低 62%和 65%；鲜切马铃薯中 PPO 和 POD 活力分别降低 77%和 89%

（二）冷等离子体作用机制

目前普遍认为冷等离子体对内源酶的失活机制主要与其造成的内源酶内部氨基酸残基修饰、构象变化和氧化损伤等有关。研究发现，经 DBD 等离子体处理后，分离自蘑菇的 PPO 中 α-螺旋含量降低而 β-折叠含量升高，表明其二级结构发生变化；同时内源荧光强度下降，表明其三级结构发生改变；通过十二烷基磺酸钠-聚丙烯酰胺凝胶电泳（SDS-PAGE）分析发现，经 DBD 等离子体处理后，PPO 的蛋白条带逐渐减弱，表明其发生了氧化降解；蛋白印迹结果表明DBD等离子体造成PPO中羰基化水平明显升高。冷等离子体放电过程中在气相产生的活性物质（如O_3、NO、NO_2、·O_2^-、·OH、$^1O_2$等）可以通过气-液界面进入到溶液介质中，并在溶液中产生大量的次级活性物质，如过氧化氢（H_2O_2）、亚硝酸根（NO_2^-）、硝酸盐（NO_3^-）、过氧亚硝基（$ONOO^-$）、过氧亚硝酸（ONOOH）等，上述活性物质也可能在冷等离子体失活食品内源酶过程中发挥重要作用。

四、冷等离子体在食品接触材料消毒中的应用

食品接触材料通常指的是用于进行食品包装的材料、容器，以及食品生产及经营中所涉及的部分工具、设备等，常见的食品接触材料包括塑料、陶瓷、纸、金属和橡胶等。与食品直接接触时，食品接触材料中的致病菌可能会进入食品中，引发食品安全问题。目前对食品接触材料的杀菌方法主要包括热力学灭菌、化学灭菌和辐照灭菌等，一些热敏感材料致使热力学灭菌的使用受到限制，化学残留、辐照残留等也不同程度地限制了化学灭菌和辐照灭菌的使用，而冷等离子体技术在上述方面表现出明显优势。研究发现，冷离子体处理可显著灭活食品接触材料表面的微生物。辉光放电冷等离子体处理5min可完全杀灭接种于不锈钢、瓷碗和塑料饭盒表面的大肠杆菌、金黄色葡萄球菌、宋内氏志贺氏菌（*Shigella sonnei*）和肠炎沙门菌。此外，研究发现，经等离子体活化水（冷等离子体处理时间为5min）浸泡30min后，不锈钢表面的酿酒酵母、蜂房哈夫尼菌（*Hafnia alvei*）、肠膜明串珠菌（*Leuconostoc mesenteroides*）和表皮葡萄球菌（*Staphylococcus epidermidis*）分别降低3.07、5.36、4.69和6.09lg。

五、冷等离子体其他应用

（一）冷等离子体杀虫作用

在谷物贮藏过程中，虫害始终是一个严重的威胁。据统计，全世界贮藏的粮食每年约10%损失于虫害。赤拟谷盗虫（*Tribolium castaneum*）、杂拟谷盗虫（*Tribolium confusum*）和印度粉蛾（*Plodia interpuntella*）是主要的世界性储粮害虫，除直接对储粮造成危害外，其成虫身上的臭腺则会分泌含有苯醌等致癌物质的臭液，使被侵染的储粮产生腥霉臭气，从而严重降低储粮的食用加工品质，并对消费者造成潜在健康危害。为了解决该问题，目前常采用甲基溴和磷化氢等化学药剂对储粮进行熏蒸，但上述方法普遍存在化学残留、环境污染和害虫产生抗性等问题。研究发现，冷等离子体可以有效杀灭赤拟谷盗虫，随着处理时间的延长（20~90s），其杀灭效果显著增强。冷等离子体（100W）处理60和90s对赤拟谷盗虫的致死率分别达到70.6%和100%。此外，经冷等离子体（60W）处理30min并于室

温贮藏 90 天过程中，未处理组小麦粉中的赤拟谷盗虫、杂拟谷盗虫和印度粉蛾分别于贮藏 45、30 和 15 天开始生长，而经冷等离子体处理后的小麦粉贮藏 90 天后均未见上述害虫的生长。

（二）冷等离子体对种子萌发的影响

研究发现，适当的冷等离子体处理可以打破种子休眠，提高种子萌发率，同时诱导种子中抗旱、抗病、抗低温等相关基因的表达，增强作物对环境胁迫的适应性。与未经处理种子相比，冷等离子体处理后的绿豆种子发芽率提高了 15.3%，油菜籽种子发芽率提高了 7.7%。较短时间的冷等离子体处理（5min）可以显著提高黄豆的发芽率，同时显著提高黄豆芽下胚轴和胚根的长度，但过长时间冷等离子处理会对黄豆种子萌发和生长造成不良影响。综上所述，适当的冷等离子体处理能够打破种子休眠并促进其萌发。

第三节　冷等离子技术对食品功能成分的影响

一、冷等离子体对蛋白质的影响

蛋白质是构成一切生命体的物质基础，对于维持生命体的正常活动必不可少。蛋白质在食品加工贮藏过程中发生物理化学性质的变化直接影响食品的营养品质。研究发现，冷等离子体处理对蛋白质的结构、营养特性及功能特性等均会产生不同程度的影响。

（一）冷等离子体对蛋白质营养特性的影响

蛋白质营养价值受氨基酸组成和蛋白质组分消化吸收率的影响。冷等离子体处理会造成蛋白质中氨基酸残基发生氧化。研究发现，在高氧化水平下，蛋白聚合物的形成以及特殊氨基酸侧链的氧化都会改变蛋白水解酶的识别位点，从而降低了蛋白质的消化率。综上所述，冷等离子体中的活性成分会引起蛋白质氧化，造成氨基酸残基和侧链的修饰，蛋白质多肽链的断裂，使蛋白质发生展开、交联、断裂和构象变化，从而影响其营养特性。

（二）冷等离子体对蛋白质功能特性的影响

蛋白质功能特性（溶解性、乳化性、起泡性和凝胶特性等）的不同取决于氨基酸组成、序列及其空间构象的不同；因此冷等离子体能够通过诱导蛋白质发生氧化、硝化、脱酰胺、羟基化等，进而改变蛋白质的功能特性。

1. 溶解性

溶解性是蛋白质其他功能特性的基础，对蛋白质起泡性、乳化性、风味等多种功能特性有重要影响。研究发现，冷等离子体处理能够有效提高蛋白的溶解性。例如，经冷等离子体处理 4min 后，鹰嘴豆分离蛋白溶解性提高至 92.90%，显著高于未处理组（75.60%）。造成鹰嘴豆分离蛋白溶解性升高的原因可能是经冷等离子体处理后，蛋白粒径减小，蛋白分子在冷等离子体放电过程中解聚展开，蛋白胶束表面的活性位点得以充分暴露，从而增强了其与水分子间的相互作用；同时，鹰嘴豆蛋白电导率增加，蛋白表面极性发生改变，静电排斥和水化作用会促进蛋白质的溶解。此外，冷等离子体作用产生的活性物质在蛋白表面形成新的含氧及含氮基团也会影响蛋白溶解性。同样地，经不同放电电压 DBD 等离子体处理 2min 后，玉米醇溶蛋白的溶解度均有所提高；进一步研究发现其 α-螺旋含量的变化趋势与溶解度相同。推测造成上述结果的原因是冷等离子体破坏了玉米醇溶蛋白的二级和三级结构，从而改变疏水性氨基酸侧链暴露程度，最终影响了玉米醇溶蛋白的溶解度。

2. 乳化性

蛋白质乳化特性指的是蛋白质促进乳状液中油滴形成和稳定的功能特性。蛋白质可以在均质化过程中吸附在油-水界面，降低界面张力，并提供足够的排斥力阻止油滴之间的聚合，从而形成稳定的乳状液。蛋白质乳化性受表面电荷、亲水-亲油平衡性和构象柔韧性的影响。蛋白质解折叠会导致疏水氨基酸残基暴露和构象柔韧性增加，从而增强油-水界面活性和蛋白质的吸附能力。

研究发现，冷等离子体处理能够有效改善蛋白质的乳化性。虾肌原纤维蛋白经冷等离子体处理 10min 后，乳化活性及乳化稳定性都得到了明显的改善，但随着处理时间延长到 20min，乳化性能下降，表明短时间的处理可以改善蛋白的功能性质。DBD 等离子体［35V、(2±0.2)A］处理可以提高花生分离蛋白的乳化特性，且乳液稳定性较好。贮藏 7h 后，DBD 等离子体处理组花生分离蛋白的稳定性指数（TSI）均在 10.00 以下，显著低于未处理组（25.00），表明经冷等离子体处理后的乳液稳定性较高。进一步研究发现，经 DBD 等离子体处理 1~3min 后，花生分离蛋白质的 α-螺旋和游离巯基含量下降，β-折叠含量增加，平均粒径从 1112.7nm 减小到 1062.3nm。一般认为蛋白质的粒径越小，越容易快速地移动并扩散到油-水界面进行吸附，提高乳化特性。综上所述，冷等离子体可以改变蛋白质的二级结构，减小乳液中液滴粒径并增加界面蛋白吸附量与表面疏水性，从而提高蛋白质的乳化特性。

3. 起泡性

蛋白质的起泡性质与蛋白类型、浓度、水合能力、厚度及蛋白质膜的流变性等相关，良好的蛋白质起泡特性可赋予食品良好的口感和松软的结构。空气在蛋白溶液搅打过程中可以进入溶液形成泡沫，蛋白质能够快速地吸附到气-水界面，形成黏弹性界面膜从而维持泡沫的稳定状态。研究发现，经冷等离子体处理 15min 后，乳清蛋白的起泡性得到了改善。

冷等离子处理可能导致氨基酸氧化和蛋白质构象变化，造成蛋白质结构展开，从而使其能够更好地在空气-水界面排列。然而，经冷等离子体处理 30~60min 后，乳清蛋白的起泡性和泡沫稳定性反而显著下降，这可能是由于冷等离子体长时间处理会导致蛋白质之间发生聚集而造成的。此外，冷等离子体处理能够改善大豆蛋白的发泡能力，推测其原因可能是冷离子体导致蛋白质和氨基酸发生氧化，进而造成蛋白质碎片化，蛋白结构交联和展开，使得蛋白质分子发生结构修饰或重排以获得最低的自由能构象。

4. 凝胶特性

蛋白质凝胶是液体蛋白质分子规律交联后所形成的占据原来液体空间的三维空间网络结构。凝胶性是食品蛋白质的主要功能特性之一。冷等离子体处理可以使蛋白质在凝胶化过程中产生更多的共价键，使形成的凝胶具有更加致密的网络结构。研究发现，经冷等离子体处理 0~120s 后，鱿鱼（*Argentinus ilex*）分离蛋白的凝胶硬度显著增强，其硬度从 0.29N 增加到 0.81N；然而，当处理时间延长至 300s 时，鱿鱼分离蛋白凝胶的硬度小幅度下降，其黏附性和内聚性也有类似的变化趋势。冷等离子体处理造成了蛋白质分子间的交联和聚集，从而形成更为致密的网状结构。另有学者研究发现，短时间 DBD 等离子体处理可以有效改善亚洲鲈鱼（*Asian Seabass*）肌原纤维蛋白凝胶特性，经 DBD 等离子体处理 5min 后，亚洲鲈鱼肌原纤维蛋白中的凝胶破裂力（即凝胶强度）和形变显著提高，凝胶性能得到明显改善；然而，当处理时间延长至 15min 时，凝胶破裂力和形变均显著降低，凝胶性能变差。肌原纤维蛋白凝胶形成特性与蛋白质疏水相互作用和巯基含量等因素有关。凝胶破裂力和形变的增加可能与冷等离子体造成的表面疏水性增强有关。DBD 等离子体短时间处理可使亚洲鲈鱼肌原纤维蛋白的羰基与氨基形成共价键，促进凝胶的形成，从而增强蛋白质相互作用。相反，当 DBD 等离子体处理时间过长时，亚洲鲈鱼肌原纤维蛋白的凝胶破裂力和形变较低，可能与 DBD 冷等离子体造成的表面疏水性、总巯基含量较低有关，从而影响亚洲鲈鱼肌原纤维蛋白的凝胶性能。

（三）冷等离子体对高蛋白食品品质的影响

冷等离子体处理会造成蛋白氧化和氨基酸残基修饰，从而改变蛋白质的结构并影响其功能特性。对于一些高蛋白食品，蛋白质的结构与功能特性的变化也会对其品质造成不同影响。研究发现，DBD 等离子体可以影响肉肌原纤维蛋白的功能，改善肉制品的风味，这可能是由于其加速了蛋白质的降解，从而提高了游离氨基酸的浓度。冷等离子体产生的活性组分会氧化半胱氨酸和甲硫氨酸中的硫醇基团，使其形成二硫键，分别转化为胱氨酸和甲硫氨酸亚砜；而精氨酸、组氨酸、赖氨酸、脯氨酸、苏氨酸和色氨酸在冷等离子体活性组分的攻击下会发生羰基化反应，蛋白羰基化可能对食品品质造成不良影响。研究发现，在蛋白羰基化过程中，一些必需氨基酸（如赖氨酸、精氨酸等）会发生不可逆的氧化修饰，导致肉蛋白中必需氨基酸损失。此外，冷等离子体中的活性物质可以将肉品中的脱氧肌红蛋白和氧合肌红蛋白氧化成高铁肌红蛋白，从而对肉品的颜色造成不良影响。

综上所述，冷等离子体处理会对食品中蛋白质的结构和功能特性等造成多方面影响。因此，在冷等离子体实际应用过程中应针对不同食品的特点，优化处理工艺参数，避免其对蛋白质的结构和功能特性等造成不良影响。

二、冷等离子体对糖类物质的影响

糖类一般指多羟基醛、多羟基酮或水解后产生上述物质的有机化合物，可分为单糖、二糖、低聚糖和多糖等。糖类物质是机体维持生命活动所需能量的主要来源，同时也影响食品的质构、风味、稳定性等理化性质。谷类、薯类和豆类等植物性食物是膳食中糖类物质的主要来源。研究发现，经冷等离子体处理后，糖类物质的结构和理化性质会发生一定程度的改变，从而影响食品的营养和品质。

（一）冷等离子体对单糖的影响

单糖是一类结构最简单的糖，是不能再被水解的糖单位，主要包括丙糖、丁糖、戊糖、己糖、庚糖等。研究表明，冷等离子体处理能够通过影响农产品生理代谢进而影响单糖的消耗。例如，经冷等离子体（60kV）处理5min并于15℃贮藏48h后，鲜切火龙果中果糖和葡萄糖含量分别降低了26.7%和27.4%，而未处理组仅分别降低20.1%和21.6%。以上结果表明，冷等离子体处理促进了鲜切火龙果中葡萄糖和果糖的消耗。推测造成上述结果的原因是冷等离子体处理通过增强初级代谢中糖类物质的利用和转化，从而为鲜切火龙果中的酚类物质合成积累提供必要的前体物质和能量。

（二）冷等离子体对低聚糖的影响

低聚糖又称寡糖，是由3~10个单糖分子以糖苷键结合而构成的低度聚合糖类的总称，广泛存在于果蔬、谷物等食物中，具有防龋齿、防便秘、降低血清胆固醇、增强机体免疫力等生理功能。研究发现，冷等离子体在杀菌、保鲜以及其他加工处理过程中能够对食品中低聚糖造成一定的影响。经冷等离子体（230V、50Hz）处理后，益生元橙汁中聚合度较高的低聚糖随着处理时间的延长而显著减少，而聚合度较低的低聚糖含量则明显升高。通过高效液相色谱法分析，经冷等离子处理60s后，益生元橙汁中聚合度较低的低聚糖——潘糖（Panose）含量升高到3.09g/L，显著高于未处理组（2.50g/L）。造成上述结果的可能原因是冷等离子体放电过程中产生的臭氧等活性物质造成聚合度较高的低聚糖结构中糖苷键的断裂，进而产生潘糖等相对分子质量更小的低聚糖。

（三）冷等离子体对淀粉的影响

淀粉是由通过糖苷键连接的由大量葡萄糖单元组成的高分子聚合物。天然淀粉存在可加工性差、黏度范围窄、贮藏性能不稳定等问题，制约了其在食品工业领域的实际应用。针对上述问题，目前主要采用物理、化学或酶法等在淀粉分子上引入新的官能团或改变其分子大小和颗粒性质，从而改善淀粉的性能并扩大其应用范围。但上述方法存在过程复杂、反应速率低等问题。冷等离子体作为一种新型物理加工方法，近年来被广泛应用于淀粉改性研究。研究发现，经冷等离子体处理后，玉米淀粉和马铃薯淀粉的重均相对分子质量明显降低，马铃薯淀粉的重均相对分子质量由 10^7g/mol 降低到 10^6g/mol，玉米淀粉的重均相对分子质量由 10^7g/mol 降低到 10^5g/mol，这可能与冷等离子体造成淀粉分子链断裂有关。同时，相对分子质量的降低也导致淀粉的溶解性能发生变化。经冷等离子处理后，马铃薯淀粉的常温溶解度由 1.4%提高至 64.1%，玉米淀粉的常温溶解度由 0.8%提高至 40.6%。淀粉糊流变性研究结果表明，经冷等离子处理后，玉米淀粉糊和马铃薯淀粉糊虽仍为假塑性非牛顿流体，但其稠度系数和表观黏度均大幅度降低，流动系数增大，剪切稀化作用减缓，触变性降低，并向牛顿流体趋近。此外，扫描电镜和激光共聚焦显微镜结果表明，冷等离子体处理虽然对淀粉颗粒表面造成一定程度的破坏，但未对其整体颗粒形貌、结晶形态和层状结构厚度造成显著影响。综上所述，经冷等离子处理获得了具有较高常温溶解度和高浓低黏的改性淀粉，这可能是由于冷等离子体中的高能粒子通过撞击、辐射、能量传递和聚集、应力集中等多种效应改变了淀粉的多尺度结构，进而影响了淀粉的理化性质。

（四）冷等离子体对壳聚糖的影响

壳聚糖是一种从虾、蟹等动物外壳中提取得到的天然高分子多糖，具有抑菌、降血脂等多种活性功能。但是天然壳聚糖存在相对分子质量大、不易溶于水等缺点，限制了其实际应用。与之相比，低相对分子质量壳聚糖具有更好的溶解性、生物相容性、生物活性、降解性等优点。因此，有必要通过一系列物理和化学方法等制备低相对分子质量壳聚糖以扩大其应用范围。

研究发现，冷等离子体对壳聚糖具有很好的降解作用。辉光放电冷等离子体处理对壳聚糖结构的影响见图 9-5。冷等离子体处理时，溶液中形成了大量的羟自由基等活性物质，羟自由基等会攻击壳聚糖分子的 C—O 键，使糖苷键断开，从而形成低相对分子质量壳聚糖；此外，在 · OH 等活性物质作用下，壳聚糖结构中的吡喃糖环断裂开环，形成羰基等，同时使壳聚糖的构象发生改变（$\beta \rightarrow \alpha$）。冷等离子体中 · OH 等活性物质会攻击壳聚糖（相对分子质量为 5×10^5）结构中 C—O 键，造成 β-1，4 糖苷键发生断裂，进而形成可溶性的相对分子质量小于 1×10^4 的降解产物；同样的，经脉冲放电冷等离子体处理 160min 后，壳聚糖黏均相对分子质量降低至 3.1×10^5，其降解率可达 72.63%；质谱分析结果表明，通过脉冲放电冷等离子体处理制备的壳聚糖降解产物主要由氨基葡萄糖（glucosamine，GlcN）低聚糖分子组成，表明其主要通过破坏 GLcN-GLcN 糖苷键实现壳聚糖降解；相对于壳聚糖原料，所制备壳聚糖降解产物对 DPPH 自由基的清除能力、ABTS 自由基清除能力、还原能力和脂质抗氧化能力均显著提高，同时对大肠杆菌、金黄葡萄球菌和枯草芽孢杆菌的抑制作用也显著增强。

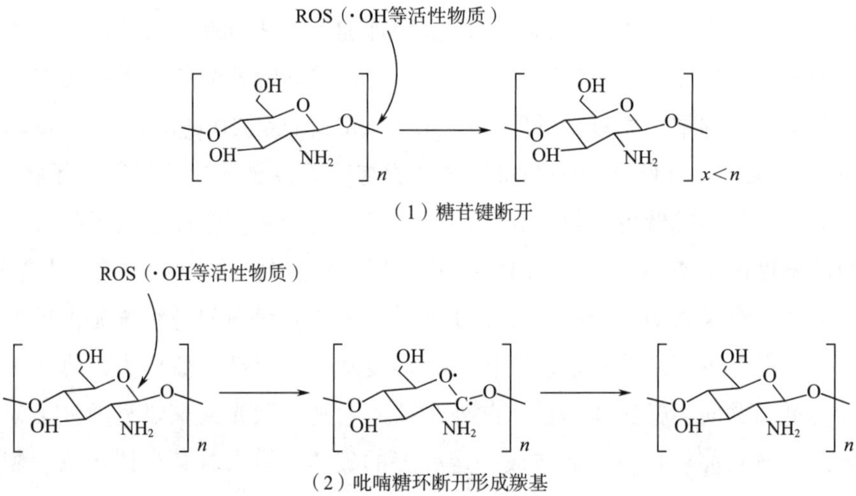

图 9-5 辉光放电冷等离子体处理壳聚糖时可能发生的化学过程

三、冷等离子体对脂质的影响

脂质是食品的重要组成成分，主要包括甘油酯、类固醇、磷脂、糖脂等，其主要生理功能包括提供能量、构成细胞膜等。食品中的脂类极易发生氧化，主要包括自动氧化、光敏氧化和酶促氧化 3 种类型。研究发现，冷等离子体处理不仅会造成油脂氧化，也会造成花生、燕麦片、乳制品、肉及肉制品等脂质含量较高的食品发生氧化（表 9-6），产生丙二醛（malondialdehyde，MDA）等不饱和醛酮类物质，对食品的感官和营养品质产生不利影响。

表 9-6 冷等离子体对食品脂类的影响

样品种类	冷等离子体类型及处理数	实验结果	参考文献
猪肉和牛肉	DBD 等离子体，空气，2W，0~10min	随 DBD 等离子体处理时间的延长，猪肉和牛肉样品的 TBARS 含量升高。由于脂肪含量和脂肪酸组成的差异，牛肉样品的 TBARS 值高于猪肉	Dinesh 等（2015）

续表

样品种类	冷等离子体类型及处理数	实验结果	参考文献
鸡胸肉	DBD 等离子体，空气，2W，15kHz，0~10min	经 DBD 等离子体处理 10min 后，鸡胸肉的 TBARS 含量为 0.34mg/kg，高于未处理组（0.27mg/kg）	Lee 等（2016）
牛乳	DBD 等离子体，空气，5W，10min	经 DBD 等离子体处理 10min 后，样品的 TBARS 含量从 0.027mg/kg 上升到 0.029mg/kg，变化不显著	Hyun 等（2015）
鳕鱼丝	电晕放电等离子体，1.5A，1~3min	随冷等离子体处理时间的延长，鳕鱼丝的 TBARS 含量显著升高	Choi 等（2016）
秋刀鱼	电晕放电等离子体，20kV，58kHz，空气，1~10min	经 10min 处理后，样品中 TBARS 含量从初始的 57.09mg/kg 上升至 117.30mg/kg	Pradeep 等（2017）
小麦粉	冷等离子体，9kHz，15V 和 20V（输入电压），0~120s	随处理时间的延长和输入电压的升高，小麦粉的 TBARS 含量和过氧化值显著升高	Niloufar 等（2016）

（一）冷等离子体对食品脂质的影响

1. 冷等离子体对肉和肉制品中脂质的影响

大量研究表明，冷等离子体处理能够造成肉和肉制品发生脂质的氧化。随着 DBD 等离子体处理时间的延长，猪肉和牛肉的硫代巴比妥酸值（thiobarbituric acid reactive substances，TBARS）显著升高；经相同时间的 DBD 等离子体处理后，牛肉样品的 TBARS 值略高于猪肉，这可能与其脂肪含量和脂肪酸组成存在差异等因素有关。此外，载气类型也影响冷等离子体诱导的脂质氧化。经以 He 为载气的冷等离子体处理 60s 和 90s 并于 10℃贮藏 7d 后，与未处理组培根样品相比，冷等离子体处理组样品的 TBARS 含量显著升高；而当载气为 He 和 O_2 时，冷等离子体处理组样品 TBARS 含量未发生显著变化。造成上述差异的原因可能是不同条件下所产生的冷等离子体中活性物质的种类和含量不同。综上所述，冷等离子体造成的脂质氧化程度可能与样品类型及冷等离子体工艺参数（如处理功率、处理时间以及载气类型等）有关。

2. 冷等离子体对乳制品中脂质的影响

乳制品营养丰富，是人体蛋白质、脂类等营养素的重要来源。研究发现，DBD 等离子体处理 5min 和 10min 能够有效灭活干酪切片表面的大肠杆菌、单核细胞增生李斯特菌和沙门菌等食源性致病菌，但同时也造成脂质氧化水平升高。经 DBD 等离子体处理 5min，干酪切片的 TBARS 含量升高至 0.18mg/kg，显著高于未处理组样品（0.13mg/kg）。

3. 冷等离子体对谷物中脂质的影响

一般来说，谷物的脂类含量低，冷等离子体处理对其脂类的影响较小。然而，冷等离子体处理可造成一些富含脂质的谷物发生脂质氧化。研究表明，经冷等离子体（250W）处理 20min 后，白米（去掉麸皮和胚芽）和糙米（全谷物）均发生了脂质氧化。随着冷等离子体处理时间的延长，两种样品的 TBARS 含量均有所升高，白米的 TBARS 含量从初始的 0.04 增加到 0.25mg/kg，而糙米的 TBARS 含量从初始的 0.49mg/kg 增加到 0.59mg/kg；其次，冷等离子体处理糙米的 TBARS 含量（0.59mg/kg）显著高于白米（0.25mg/kg），表明冷等离子体对脂质含量高的食物影响较大。

4. 冷等离子体对水产品中脂质的影响

冷等离子体处理可造成水产品中脂类氧化水平升高。如经电晕放电冷等离子体射流处理后，秋刀鱼中的 TBARS 含量随时间的延长呈线性增长，处理 10min 后 TBARS 含量从初始的 57.09mg/kg 上升至 117.30mg/kg。以上结果表明，冷等离子处理可能对水产品品质造成不良影响。

（二）冷等离子体对食品脂质的影响机制

目前普遍认为，冷等离子体诱导的食品脂质氧化与其产生的自由基组成及含量、放电参数及食品本身性质等因素密切相关。冷等离子体中含有羟自由基、过氧化氢和超氧自由基等大量活性物质，这些活性组分能够引发食物中的脂类物质发生氧化，从而对食品营养和感官品质造成不良影响。冷等离子体产生的 ROS 等活性物质能够与食品中脂类物质（R—H）发生自由基链式反应，其主要过程包括（图 9-6）：

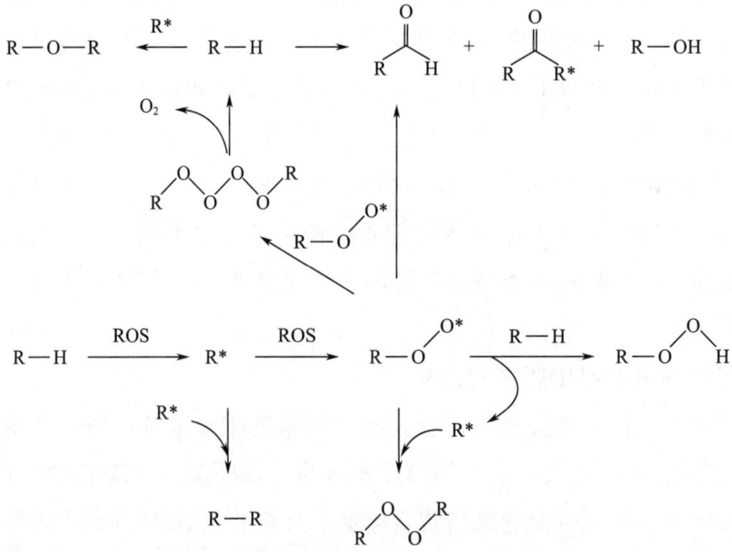

图 9-6　冷等离子体诱导脂质氧化的机制

（1）在 ROS 等活性物质的作用下，脂类（R—H）失去氢离子（H^+）而生成烷基自由基（R^*）；

（2）R^* 与 ROS 继续反应并形成过氧化脂质自由基（ROO·），ROO·十分活泼，能够从 R—H 夺取 H^+，生成新的 R·和脂质氢过氧化物（ROOH）；

（3）ROOH 极不稳定，能够分解形成 R·和 ROO·，ROO·继续反应形成相应的醛、醇、酮等小分子物质。

四、冷等离子体对维生素的影响

维生素是人体所必需的营养物质，广泛存在于水果和蔬菜等植物性食品中。目前，冷等离子体对食品中维生素的研究多集中于维生素 C（表 9-7）。

表 9-7　冷等离子体处理对不同种类食品中维生素 C 含量的影响

样品种类	冷等离子体类型及处理数	实验结果	参考文献
橙汁饮料	DBD 等离子体，65% O_2+30% CO_2+5% N_2，90kV，30~120s	经 DBD 等离子体处理 120s 后，橙汁中维生素 C 含量降低了 22%	Xu 等（2017）
蓝莓	DBD 等离子体，80kV，50Hz，0、2 和 5min，空气	经 DBD 等离子体在 80kV 处理 1min 后，维生素 C 含量显著增加，处理 5min 后显著降低	Sarangapani 等（2017）
生菜	微波等离子体，400W 和 900W，10min，载气：N_2、He 和 N_2+O_2	冷等离子体处理未对生菜中维生素 C 含量造成显著影响	Song 等（2015）
鲜切黄瓜 鲜切胡萝卜 和鲜切梨	等离子体微射流，500V，30mA，空气（5SLM），0~240s	经等离子体处理后，鲜切黄瓜、胡萝卜和鲜切梨中维生素 C 含量分别降低了 3.6%、3.2%和 2.8%	Wang 等（2012）

注：SLM，标准升/分钟（Standard liter perminute，L/min）。

研究发现，经 DBD 等离子体（80kV）处理 1min 后，蓝莓中维生素 C 含量升高至 14.01mg/100g，显著高于未处理组样品（8.91mg/100g）；但当 DBD 等离子体处理时间延长到 5min 时，蓝莓中维生素 C 含量反而下降。此外，经冷等离子体处理后，鲜切黄瓜、鲜切胡萝卜和鲜切梨样品中维生素 C 含量分别降低了 3.6%、3.2%和 2.8%。然而，也有研究发现冷等离子体处理对食品中的维生素 C 含量未造成显著影响。例如，经微波放电等离子体（900W）处理 10min 后，生菜中维生素 C 含量未发生显著变化；经贮藏 12d 后，冷等离子体处理组生菜维生素 C 含量也未发生显著变化。综上所述，冷等离子体对食品中维生素 C 含量可能造成多方面影响。上述差异可能与样品类型、食品组分本身化学结构及性质、冷等离子体处理参数（气体类型、气体流速、放电电压、处理时间）等因素有关。

五、冷等离子体对植物化学物质的影响

植物化学物质是植物代谢活动中产生的一系列已知必需营养素以外的次级代谢产物的统称。按照化学结构的不同，植物化学物质可分为多酚类物质、类胡萝卜素、生物碱、黄酮类物质、萜类以及皂苷类等。植物化学物质广泛存在于水果、蔬菜、谷物和其他植物性食物中，具有抗氧化、抗炎症、抗肿瘤、增强免疫等多种生理功能。

（一）冷等离子体对多酚类和黄酮类物质的影响

冷等离子体对食品中多酚类物质的影响见表 9-8。研究发现，冷等离子体对不同食品中酚类物质组成和含量的影响不尽相同。如有研究发现，经 DBD 等离子体处理后，绿茶总酚含量明显升高；高效液相色谱检测结果表明，绿茶中没食子酸含量未发生显著变化，儿茶素含量显著升高，而表儿茶素和表没食子儿茶素没食子酸酯含量却显著降低。鲜切苹果经 DBD 等离子体处理后，其总酚及槲皮素、芦丁等含量均呈降低趋势。

表 9-8 冷等离子体对食品中多酚类和黄酮类物质的影响

样品种类	冷等离子体类型及处理参数	实验结果	参考文献
鲜切苹果	DBD 等离子体，150W，12.7 kHz，空气（1.5 标准 L/min），双面处理（60min + 60min）	经处理 120min 后，总酚及槲皮素、芦丁等含量呈降低趋势，但差异不显著；对 ABTS 和 DPPH 自由基等的清除能力略有下降	Ramazzina 等（2016）
绿茶	DBD 等离子体，15 W，15min，N_2（1.5L/min）	总酚含量提高 41.14%，对 DPPH 自由基清除能力提高 41.06%；没食子酸含量未发生变化，儿茶素含量显著升高，而表儿茶素和表没食子儿茶素没食子酸酯含量显著降低	Keshavarzi 等（2020）
洋葱粉	微波放电等离子体，He（1L/min），400 ~ 900W，10~40min，于 4 或 25℃贮藏 0~28d	贮藏期间，槲皮素含量和对 DPPH 自由基清除能力均未发生显著变化	Kim 等（2017）
苹果汁	DBD 等离子体，30~50W，0~40s，空气	随处理时间延长和放电功率的升高，总酚含量及对 DPPH 自由基清除能力显著降低	Liao 等（2018）
苹果汁	脉冲放电等离子体，24 kV，空气（150mL/min），1~5min	没食子酸、没食子酸和表儿茶素等 7 种酚类物质含量未发生显著变化，咖啡酸含量显著性升高，绿原酸含量显著降低	夏秋霞等（2017）

续表

样品种类	冷等离子体类型及处理参数	实验结果	参考文献
苹果汁、橙汁、番茄汁和酸樱桃汁饮料	等离子体射流，650W，空气（3000L/h），30~120s	经处理 120s 后，4 种样品中总酚含量均显著升高	Dasa 和 Boyaci（2017）
白葡萄汁	DBD 等离子体，80kV，空气，1~4min	总酚和总黄酮含量显著降低，而总黄酮醇含量显著升高；对 DPPH 自由基清除能力和总抗氧化能力均随处理时间延长而显著降低	Pankaj（2017）

（二）冷等离子体对花色苷的影响

花色苷（Anthocyanins）是花青素与糖通过糖苷键形成的类黄酮类化合物，是2-苯并芘或黄烊盐离子的多羟基以及甲氧基衍生物，广泛存在于植物细胞的液泡中。花色苷具有抗氧化、抗衰老、抗癌、保护心血管等多种活性功能。研究发现，冷等离子体对不同食品中花色苷含量的影响不尽相同。研究发现，经冷等离子体射流（549 W、47kHz）处理 15~120s 后，蓝莓中花色苷含量随处理时间的延长而显著降低。因其结构中含有活泼的酚羟基，花色素苷稳定性较差，对外界环境如温度、光照、金属离子、氧、pH 等较为敏感。温度能够影响相关酶活来影响花色苷的稳定性，例如矢车菊素半乳糖苷等极易在高温条件下发生降解。在上述冷等离子体处理 30s 后，样品温度即超过 38℃。因此，冷等离子体造成的温度升高可能是造成花色苷降解的重要原因之一。此外，冷等离子体放电过程中产生的臭氧、自由基等也可能通过诱导化学键断裂而造成花色苷发生降解。但也有研究发现，经冷等离子体射流处理后，鲜榨石榴汁中总花色苷含量升高了 21%~35%。其可能原因是冷等离子体处理破坏了植物组织的细胞结构，从而促进了花色苷等物质从液泡中的释放。

综上所述，冷等离子体可能对食品中的植物化学物质造成不同影响。上述差异可能与使用的冷等离子体放电条件参数（放电类型、放电气体种类及流速）、待处理样品类型、植物化学物质本身化学结构及性质等因素有关。

第四节 冷等离子体技术对食品过敏原和抗营养成分的影响

一、冷等离子体对食物过敏原的影响

食物过敏是食物诱发机体产生的一种异常免疫反应。据统计，全球范围内约2%~4%的成年人和5%~8%的儿童对食物过敏。食物过敏反应的临床表现主要包括皮肤和黏膜病变、消化系统病变和呼吸系统病变，严重者也可以出现全身过敏症状及休克等危及生命的症状。近年来，食物过敏的发病率一直呈逐年上升趋势，成为全球关注的重大公共卫生问题和食品安全问题，日益受到人们的关注。通过食品加工控制食物过敏原并为食物过敏患者提供安全的食品是食品工业的重要任务之一。

（一）过敏原蛋白

食物中过敏原是指包含在食物中引发或激起过敏反应并引起过敏现象的食物成分。食物中多种成分都有可能导致食物过敏，但其中的蛋白质是最主要的致敏成分。目前，已确定的过敏性食物有180多种，其中牛乳、鸡蛋、花生、小麦、大豆、坚果类、鱼、甲壳类水产品等是主要的过敏原来源。例如，花生过敏原包括多种高度糖基化的蛋白质组分，目前发现的花生过敏原蛋白有11种，其中Ara h1、Ara h2、Ara h3/4和Ara h6含量高且致敏性强，是花生的主要过敏原，能够被90%以上的花生过敏患者血清IgE所识别。过敏原蛋白是食物过敏反应的主要诱因，而过敏原表位是过敏反应的物质基础。过敏原表位又称为抗原决定簇，是指抗原分子与抗体反应或被抗原受体识别并引发机体免疫应答的特殊化学基团。按受体的不同，过敏原表位可以分为B细胞表位和T细胞表位。按照结构的不同，过敏原表位可分为线性表位和构象表位。线性表位也称顺序表位或连续表位，是由5~7个氨基酸线性排列组成的表位。构象表位也称不连续表位，是由一条肽链或多条肽链上不连续的氨基酸残基在空间相互靠近时形成的能被免疫活性物质识别的特定三维结构。线性表位存在于B细胞表位和T细胞表位，而构象性表位只见于B细胞表位。

（二）冷等离子体对食物过敏原的影响

在天然状态下，有90%以上的过敏原表位是构象表位。过敏原蛋白空间结构不稳定，易随外界环境的变化而发生空间分布的改变。食品加工可以影响食物过敏原结构及其致敏性表位，尤其是其构象表位易受影响。因此，通过各种加工技术可能控制食物过敏原的致敏性，从而为构建食物过敏原脱敏制备技术提供理论可行性。相关研究表明，冷等离子体能够显著降低大豆、对虾、花生等食物过敏原的致敏性（表 9-9）。经 DBD 等离子体处理 60min 后，脱脂花生粉和花生全粉溶液中 Ara h1 的抗原性分别降低 43%和 9.3%。

表 9-9　冷等离子体对食品过敏原的影响

过敏原种类	样品	冷等离子体类型	实验结果	参考文献
大豆球蛋白	大豆分离蛋白溶液（5mg/mL）	微波放电等离子体，2.45GHz，12kW，空气（18SLM），15～90min	经处理 30min 后，样品免疫原性降低 89%	Meinlschm 等（2016）
原肌球蛋白（Tropomyosin）	南美白对虾提取物溶液	等离子体射流，7kV，10 A，98% Ar+ 2%O_2（20SLM），3～15min	经处理 15min 后，样品对 IgE 和 IgG 的结合能力分别降低 17.6%和 26.87%	Ekezie 等（2019）
花生过敏原 Ara h1	脱脂花生粉和花生全粉溶液	DBD 等离子体，80kV，52kHz，空气，15～60min	经处理 60min 后，脱脂花生粉和花生全粉中 Ara h1 的抗原性分别降低 43%和 9.3%	Venkataratnam 等（2019）
β-乳球蛋白	β-乳球蛋白溶液（2mg/mL）	DBD 等离子体，40kV，12kHz，空气，1～4min	经处理 4min 后，β-乳球蛋白溶液的 IgG 结合能力降低了 58.21%	Liu 等（2021a）
酪蛋白和 α-乳球蛋白	酪蛋白和 α-乳球蛋白溶液	火花放电等离子体，8 kV，25kHz，空气，10～30min	经处理 4min 后，酪蛋白和 α-乳球蛋白的抗原性分别降低 49.9%和 49.5%	Ng 等（2021）
酪蛋白和 α-乳球蛋白	酪蛋白和 α-乳球蛋白溶液	辉光放电等离子体，5 kV，25kHz，空气，10～30min	经处理 4min 后，酪蛋白和 α-乳球蛋白的抗原性分别降低了 91.1%和 45.5%	Ng 等（2021）

注：SLM，标准升/分钟（standard liter per minute，L/min）。

（三）冷等离子体破坏食物过敏原的作用机制

冷等离子体降低食品过敏原致敏性的机制尚未得到完全阐明，但目前普遍认为这与冷等离子体诱导的蛋白过敏原结构和理化性质变化有关。冷等离子体含有的 ROS、RNS 等活性组分能够造成蛋白质中肽键的断裂、氨基酸残基的修饰（如硝基化修饰、羟基化修饰等）及蛋白质的交联等。研究发现，经冷等离子体处理后，酪蛋白、乳清蛋白和原肌球蛋白中总氨基酸含量随处理时间的延长而显著降低，且氨基酸组成也发生显著变化。冷等离子体造成的氨基酸残基修饰和肽链断裂、交联等会进一步破坏过敏原的线性表位及其与抗体或受体的结合能力，从而造成其致敏性的降低。

此外，冷等离子体处理也会造成蛋白过敏原结构和构象发生变化，特别是蛋白质的二级结构和三级结构。圆二色光谱分析结果表明，经 DBD 等离子体处理后，南美白对虾原肌球蛋白中 α-螺旋含量降低，而β-折叠、β-转角和无规则卷曲含量升高；且样品的总巯基含量和内源荧光强度显著降低，表明原肌球蛋白的三级结构发生显著变化。上述结构和构象变化可能影响食品中蛋白过敏原的构象表位，进而造成其致敏性的降低。

二、冷等离子体对食品抗营养成分的影响

抗营养因子也称为抗营养素，通常是指植物中对机体代谢途径尤其是消化途径有抑制或阻断作用的物质。常见的抗营养因子主要包括蛋白酶抑制剂、淀粉酶抑制剂、植物凝集素、脂肪氧合酶、脲酶、生氰糖苷、草酸盐、硫代葡萄糖苷等。抗营养因子广泛存在于植物性食品原料中，如豆类（大豆、蚕豆等）、谷物等。抗营养因子能够影响机体的消化吸收功能，降低对蛋白质、维生素、矿物质等营养素的吸收和利用，最终妨碍了食物中营养素的最大利用和降低了食物的营养价值。

目前，通常采用一些物理方法（热处理、烘烤处理、膨化处理、微波处理等）、化学方法（pH 处理、乙醇处理、亚硫酸钠处理等）和生物学方法（酶制剂处理法、微生物发酵法、发芽处理法等）等降低或消除食品中的抗营养因子。热处理等物理失活法操作简单，但处理过程会破坏氨基酸、维生素等食品营养成分；化学方法虽然操作便利并对不同抗营养因子均有一定的效果，但容易造成化学物质残留且成本太高，其实际应用十分有限；酶解法具有高效性和专一性，但使用环境较为苛刻。作为一种新兴的物理加工技术，冷等离子体具有无污染、无残留、冷加工等优点，在消除食品抗营养因子领域的应用受到广泛关注。

（一）冷等离子体对胰蛋白酶抑制剂的失活作用

胰蛋白酶抑制剂是一类对胰蛋白酶具有抑制作用的抗营养因子，广泛存在于豆类种子中（大豆、绿豆、蚕豆、红小豆、黑豆、豌豆、菜豆和鹰嘴豆等）。根据相对分子质量、反应位点数以及半胱氨酸含量的差异，胰蛋白酶抑制剂可分为多种类型，其主要存在类型为 Bowman-Birk 型和 Kunitz 型。胰蛋白酶抑制剂属于丝氨酸蛋白酶抑制剂，能够特异性地与胰蛋白酶结合生成无活性的复合物，从而降低了胰蛋白酶的活性，进而降低蛋白质消化率和利用率。

研究发现，冷等离子能够显著失活胰蛋白酶抑制剂。经 DBD 等离子体处理后，纯品 Kunitz 型胰蛋白酶抑制剂的活性随处理时间的延长和放电功率的升高而显著降低。经放电功率为 51.4W 的 DBD 等离子体处理 210s 后，Kunitz 型胰蛋白酶抑制剂的活性降低了

95.6%。在生豆浆中也发现了类似的实验结果，经放电功率为51.4W的DBD等离子体处理27min后，生豆浆中的胰蛋白酶抑制剂几乎完全失活。此外，冷等离子体处理也能影响豆类种子萌发过程中胰蛋白酶抑制剂的活性。将绿豆经DBD等离子体（40或60W）处理不同时间（10、15或20min）并进行萌发处理，在萌发12和24h后，处理组样品中胰蛋白酶抑制剂活性均明显低于未处理样品。

（二）冷等离子体对大豆凝集素的失活作用

植物凝集素是来源于植物的一类能与细胞表面特殊糖蛋白、糖脂的寡糖结构结合的天然蛋白。目前已发现的凝集素有1000多种，主要存在于植物的种子和组织中。大豆凝集素（soybean agglutinin）是一类常见的植物凝集素，相对分子质量约为1.2×10^5，与*N*-乙酰基-D-半乳糖胺/D-半乳糖有结合特异性。大豆凝集素具有典型豆类凝集素的四级结构，为含有4个亚基的四聚体，且每个亚基均含有一个单独的糖结合位点。大豆凝集素在大豆中的含量较高，约占大豆蛋白的5%~7%，是大豆中主要的抗营养因子。大豆凝集素本身不易被消化酶水解，能够与消化道表面的受体结合，进而影响了肠道内分泌细胞的功能，影响体内营养物质吸收利用并引发腹泻等病理变化；此外，与受体结合的凝集素进入细胞后可穿过上皮细胞进入血液循环，从而引发全身性的过敏反应，造成胰腺和肝脏增生，胸腺萎缩，增加机体内源性蛋白质、脂肪和糖的分解代谢等。研究证实，冷等离子体能够有效失活大豆凝集素。经DBD等离子体（40kV）处理4min后，纯品大豆凝集素的活性降低了93%。在生豆浆中也发现了类似的实验结果。此外，SDS-PAGE电泳结果表明，生豆浆样品中大豆凝集素对应的蛋白条带随DBD等离子体处理时间的延长而逐渐消失，表明DBD等离子体处理造成大豆凝集素发生氧化降解。

（三）冷等离子体对绿豆中植酸的影响

植酸（phytic acid）又称肌醇六磷酸，其结构是肌醇的6个羟基均被磷酸酯化生成的肌醇衍生物（图9-7）。植酸广泛存在于植物的籽粒、块根和块茎等营养器官中，是影响矿质元素吸收的主要抗营养因子。在胃肠道消化吸收过程中，植酸能够与矿物质元素（钙、锌、铁、镁等）和蛋白质等营养物质结合，形成不易被单胃动物吸收和利用的螯合物，从而降低了机体对矿质元素和蛋白质的生物利用率，导致矿质元素缺乏并影响机体正常代谢。

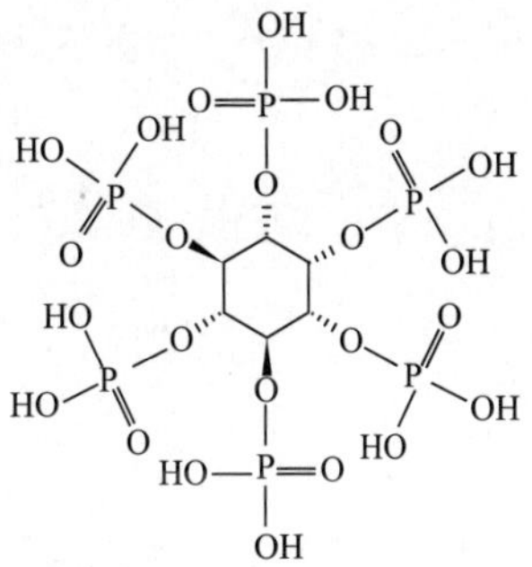

图9-7　植酸化学结构式

研究发现，冷等离子体结合萌发处理能够有效降低绿豆中的植酸含量。将绿豆经DBD等离子体（40或60W）处理不同时间（10、15或20min）并进行萌发处理，在萌发12

和 24h 后，处理组绿豆样品中植酸含量均明显低于未处理样品。

综上所述，冷等离子体具有快速、安全、简便、无残留等优点，在食品杀菌保鲜、失活食品内源酶、食品组分改性等领域具有广阔的应用前景。然而，冷等离子体处理对食品营养和感官品质的影响及作用机制仍有待深入研究；活性氧、活性氮、带电粒子等是冷等离子体发挥各组活性功能的物质基础，还应系统研究上述物质的产生规律，并构建关键活性组分的靶向调控措施，以提高冷等离子体的处理效果并控制其对食品造成的不良影响；目前，冷等离子体技术尚处在实验室研究阶段，应加强冷等离子体关键装备的研发，以推动其产业化应用。

思考题

1. 冷等离子体处理技术的原理是什么？
2. 相比其他技术而言，冷等离子体技术有哪些优势与劣势？
3. 未来食品加工中，冷等离子体技术的发展方向是什么？

拓展阅读

冷等离子体具有快速、安全、简便、无残留等诸多优点，广泛应用于食品的杀菌保鲜、杀虫、降解农药残留和真菌毒素、失活食品内源酶等领域。冷等离子体对细菌、病毒等具有良好的杀灭效果且不存在任何毒副作用。近年来，基于冷等离子体技术的食品消毒杀菌装置研究得到了极大的发展。清华大学、华中科技大学、西安交通大学、空军工程大学等多家单位均已启动了冷等离子体消毒杀菌装置的研发工作。例如，西安交通大学研发了冷链食品及其外包装冷等离子体消杀一体机，可广泛应用到冷链食品加工、物流、仓储、货物进出口等环节的消杀，切断病毒的冷链传播途径，保障冷链行业从业人员健康安全。青年学者在学习和工作中应当紧密结合国家重大需求和国民经济主战场，促进多学科的深度交叉融合，推动科技技术和成果的转化应用，为国家安全和民生需求做出应有的贡献。

冷链食品及其外包装等离子体消杀一体机项目

第十章

食品营养与3D打印技术

学习目标

1. 掌握食品3D打印技术的基本概念。
2. 理解食品3D打印技术对食品营养品质的影响。
3. 了解食品3D打印技术未来发展的趋势。

综述：3D打印食品的技术、营养价值、安全性、消费者态度、监管框架、经济及可持续性问题

第一节　食品3D打印技术概述

随着人们生活水平的提高及食品产业升级发展，精准营养产品定制成为食品加工行业的新驱动力量。3D食品打印技术可以将原料按照“逐层打印，堆叠成型”的原理进行加工，实现了美食与科技的完美结合，为食品工业界悄然带来了一场变革。

一、3D打印技术

3D打印（3D printing），也称增材制造（additive manufacturing），是20世纪80年代诞生的一项革命性技术。它是一种以计算机数字技术为基础，经过三维建模、模型切片、信息加工、逐层打印等步骤并最终形成三维实体的技术。该技术集合了数字处理技术、计算机技术、数控技术、材料技术等多种现代技术，是一个横跨多个学科领域的技术。它实现了加工制造从减材、等材到增材的巨大转变，改变了传统制造的理念和模式。与传统的通过钻孔、切割等进行的减材制造不同，增材制造无须传统刀具、夹具及多道加工工序，通过预先设计的数据模型，在一台设备上即可迅速、精确地完成任何复杂零件的一体化成型，

不仅能有效解决复杂结构零件的“制造难”问题，而且大大简化了加工工序，减少了加工废料的产生。3D 打印具有数字制造、降维制造、堆积制造、直接制造、快速制造等特征，是对传统大规模集中制造模式的颠覆和变革，未来学家 Jeremy Rifkin 称 3D 打印标志着第三次工业革命的开始。

3D 打印最早被应用于军事领域，而后逐渐显示出巨大潜力，在医疗、工业制造、建筑、航空航天、教育、服装、包装及食品等领域蓬勃发展。市场调研报告显示，2016—2022 年 3D 打印复合年增长率达 28.5%，到 2022 年 3D 打印的全球市场占有规模将达到 301.9 亿美元；另据 McKinsey 预测，到 2025 年，该技术将产生 5500 亿美元的经济影响。人们将 3D 打印称作“19 世纪的思想，20 世纪的技术，21 世纪的市场”。

二、食品 3D 打印技术

（一）食品 3D 打印概念

食品 3D 打印是一种基于数据模型，并采用可食用材料（如巧克力、面团、干酪、水凝胶、肉类等）逐层沉积的方法制造实体产品的技术。与通过将人工操作自动化来减少人的参与、基于机器人技术的食品制造不同，食品 3D 打印技术允许用户根据自己对食品的形状、颜色、味道及营养的需求来设计和制造食品，能为消费者创造一种完全不同的食物品尝理念。

食品 3D 打印的材料包含淀粉类材料、动物源材料以及水果和蔬菜等。含有不同成分的食品材料在打印性能方面差异较大，因此，打印时需优化不同材料打印性能，以实现精准化打印。根据 3D 打印食品是否需要进一步的后处理，可以将其分为即食型 3D 打印食品（如冷盘食品、果蔬凝胶、巧克力）和后处理型 3D 打印食品（如饼干、蒸煮肉类）。目前，3D 打印已被应用于军事食品、航天食品、儿童/老年食品、甜食等多个食品领域。

（二）食品 3D 打印的发展

第一个食品打印机的概念可追溯到 20 世纪 60 年代，当时的一部流行电影 *Sar Trek* 中便描绘了一种可根据要求生产食品的“复制机器”。但是，直到 2001 年，美国 Nanotek Instruments 公司的研究人员才报道了使用挤出成型技术生产复杂的生日蛋糕的案例（并未建造实体样机），3D 打印技术被首次引入食品领域。随着“分子美食”“数字制造”“机器人厨师”等诸多理念不断应用到食品 3D 打印之中，不但可用于食品 3D 打印的原材料不断拓宽，而且开发的个性化食品种类与打印设备也更加丰富。

2011 年，英国科学家通过前处理将食用昆虫变成面粉状，再与奶油、干酪、巧克力或香料提取物混合，利用 3D 打印制成更易被消费者接受的产品。同年，世界上第一台 3D 巧克力打印机在英国埃克塞特大学诞生，以巧克力浆作为“墨水”来进行打印，首次将冷却、加热装置应用到打印机中。2012 年，美国宾夕法尼亚大学研究人员以糖、蛋白质、脂肪和肌肉细胞为原料，以水凝胶为增黏剂，打印出营养、口感和外观与生肉接近的人造肉。2014 年，西班牙 Nature Machines 公司推出食品 3D 打印机“Foodini”，打印前，不同种类的浆状材料先被储存在打印机的 6 个“墨盒”中，然后按照系统设计的要求，通过配套的 6 个喷嘴打印成比萨饼、意大利面、汉堡等多种产品。2015 年，美国国家航空航天局（NASA）与一家企业合作研发出可打印比萨饼的 3D 食品打印机，以用于改善宇航员工作时的膳食质量。2018 年，江南大学研究人员以土豆泥、草莓汁凝胶为打印材料，并通过双挤出 3D 打印机打印出观赏性更高、几何形状更复杂的产品；2019 年，通过将双歧杆菌添加到食品 3D 打印体系中，经打印条件优化后得到具有高益生菌含量的 3D 打印食品；随后，又于 2020 年开发出即食型的 3D 打印马铃薯泥。

第二节　食品 3D 打印技术的原理和优势

一、食品 3D 打印技术的原理

3D 打印技术是快速成型技术的一种，该技术的核心是基于计算机控制的数字化语言，通过层层叠加的方式逐层沉积构建三维实体结构，主要分为数字建模、路径规划、实际打印三个步骤。首先，通过计算机辅助设计（computer-aided design，CAD）或逆向工程技术建立 3D 模型，并将模型转化为标准三维模型格式文件——STL（standard triangle language）文件。然后，利用切片软件（如 Slic3r、Simplify3D 等）对 STL 文件进行切片处理，将复杂的 3D 模型“切”成假定厚度的一系列片层，得到打印机能够识别的 G-代码（G-代码为一种数控语言，可为打印机提供打印区域、速度、轴等信息）。最后，利用数控系统，在模型数字语言的指导下精确控制喷头的打印路径、出料速度、打印温度等工艺参数，将食品材料逐行、逐层沉积直至打印完成。

二、食品 3D 打印的主要方法

目前，应用在食品领域的 3D 打印技术主要有四种类型：挤出成型技术、选择性激光烧结成型技术、黏结剂喷射成型技术和喷墨打印技术，图 10-1 所示为 3D 食品打印的基本流程。

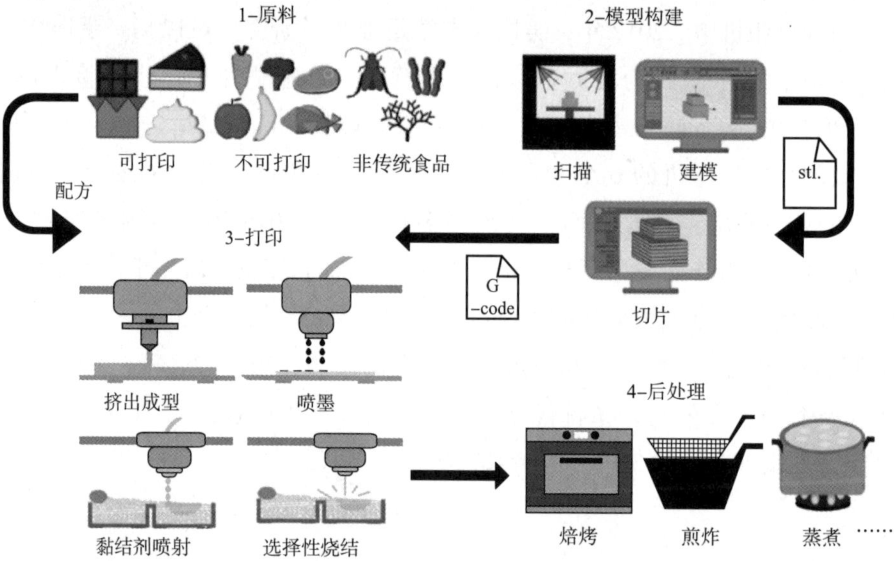

图 10-1　3D 食品打印流程

（一）挤出成型技术

挤出成型技术（extrusion-based printing），又称熔融沉积成型（fused deposition modelling，FDM），是目前食品领域应用最广泛的 3D 打印技术。挤出成型食品 3D 打印过程中，熔融材料或浆状材料从移动的喷嘴连续地挤出并粘连到之前打印的物料层上，在模型数据的指导下最终层层打印成型（图 10-2）。根据打印温度以及打印材料状态的不同，挤出成型技术可分为室温挤出成型、熔融挤出成型和凝胶挤出成型三种方式。

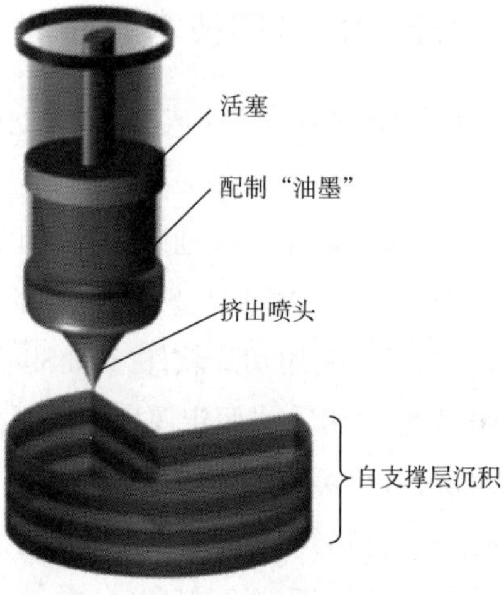

图 10-2　挤出型食品 3D 打印示意图

1. 室温挤出成型

室温挤出成型不需要温度的控制，但要求打印材料具有适当的黏弹性，允许材料通过细孔的挤出喷嘴，并支持沉积后的产品结构。通常选用的食品打印原料包括面粉、黄油、干酪、鸡蛋及牛乳等，先将各种原料混合均匀后，制备成具有良好材料性能的面团，然后通过打印机进行挤出成型制造。这种形式打印出来的产品需通过焙烤、油炸、蒸煮等形式进行熟化，产品主要包括比萨、饼干、煎饼等。室温挤出成型 3D 打印食品如图 10-3 所示。

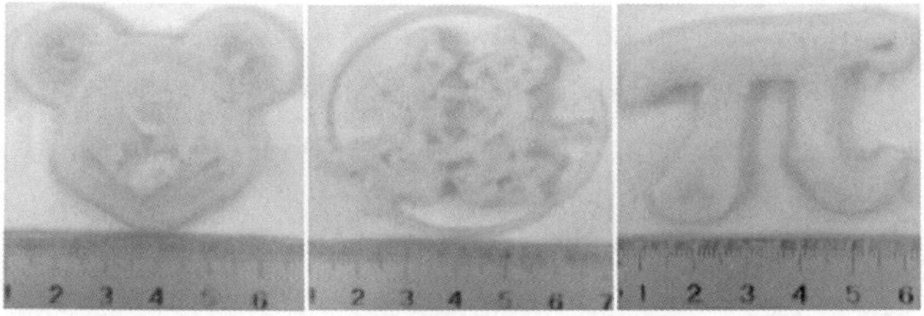

图 10-3　室温挤出成型 3D 打印食品

2. 熔融挤出成型

熔融挤出成型过程中，熔融物料从喷嘴挤出，几乎立即凝固并连接到上一层上，这使得打印产品具有较好的形状和结构稳定性（图 10-4）。打印的物体必须有支撑结构，否则在从下向上打印的过程中，上层悬空的部分就会掉落。打印出的成品一般不需要再熟化，可以直接食用。打印原料多为巧克力豆或巧克力粉，该技术已广泛应用于打印定制 3D 巧克力。由于巧克力打印凝固后形状稳定，因此可以打印出结构精细复杂的模型（如镂空模型）。熔融挤出成型 3D 打印食品如图 10-5。

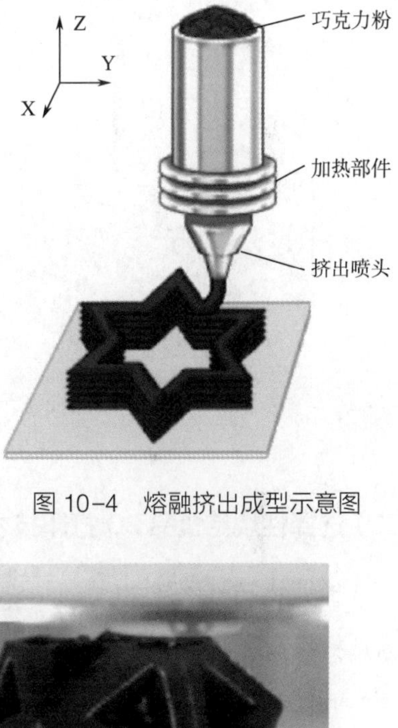

图 10-4　熔融挤出成型示意图

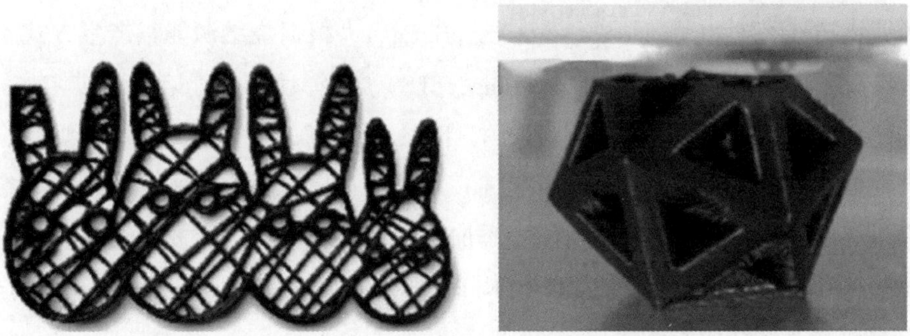

（1）　　（2）

图 10-5　熔融挤出成型 3D 打印食品

3. 凝胶挤出成型

凝胶挤出成型较前两种成型方式在食品领域的应用更为广泛，打印原料中含有物理凝胶特性的成分，可进行水凝胶、肉类、水果和蔬菜等材料的打印（图 10-6）。挤出过程主要取决于聚合物的流变学特性和凝胶形成机制，聚合物溶液应表现出一定黏弹性，在连续层沉积之前形成自支撑凝胶。为防止聚合物溶液在打印机内过早凝胶化，必须对凝胶化机制进行时间控制。食品原料打印前需要经过热处理、酶交联、离子交联等预处理形成凝胶体系，从而具有良好的打印性能。打印操作时，凝胶液滴直径一般控制在 0.2~5mm，溶液温度的控制是形成凝胶挤出成型产品稳定形状的关键。Serizawa 等通过该技术为有吞咽困难的老年人生产软性食品；而英国的 Dovetailed 公司利用该技术开发出一种水果打印机，将草莓风味与富含钠的凝胶结合打印出了类似覆盆子的产品。凝胶挤出成型 3D 打印食品如图 10-7 所示。

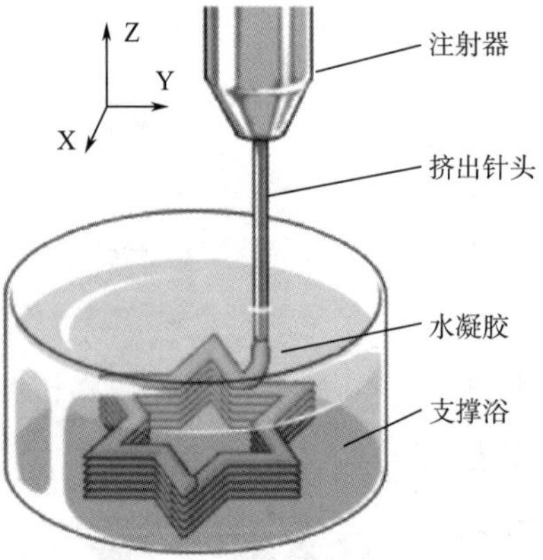

图 10-6　凝胶挤出成型示意图

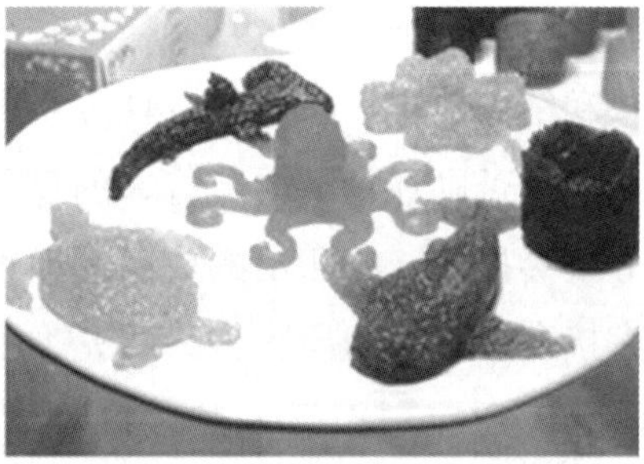

图 10-7　凝胶挤出成型 3D 打印食品

（二）选择性烧结食品 3D 打印技术

选择性烧结打印技术（selective sintering printing），根据烧结源能量产生方式不同可以分为选择性激光烧结（selective laser sintering，SLS）、选择性热空气熔融烧结（selective hot air sintering and melting，SHASAM）两种。打印时，首先确定好要打印模型的形状，并对图形逐层进行分解，通过热源（激光或热空气）对粉末床上原料进行加热凝固或黏结，完成一个截面图形之后，粉末床向下降一层，添加一层新的粉末层，重复上述流程，得到预先设计的模型，打印结束后需将未使用的粉末除去并回收。

1. 选择性激光烧结成型技术

选择性激光烧结成型技术（selective laser sintering，SLS）是一种利用激光器（热源）将粉末颗粒选择性地逐层烧结熔合在一起并最终形成三维结构的技术。打印过程中，利用刀片或滚筒在平台上均匀铺上一层粉末，然后使用激光按照规划路径塑造出轮廓。激光辐射被粉末颗粒吸收，产生局部加热，引起相邻颗粒的软化、熔化和固化。然后，平台下降一层的高度，在已烧结的层上方再进行粉末沉积，重复这个过程，直到所需的结构完成。最后，将未处理的粉末除去并回收用于下一次打印（图 10-8）。

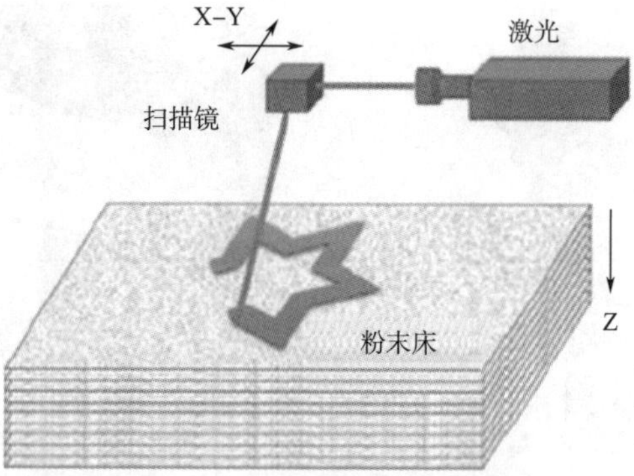

图 10-8　选择性激光烧结成型技术

目前，选择性激光烧结在金属和陶瓷工业中已得到广泛应用。该技术应用在食品领域虽然可以生产高分辨率且结构复杂的 3D 产品，极大地实现 3D 食品打印的定制化设计优势。然而，下述两个因素的存在使其在食品行业中的广泛应用受到一定的限制：一是能够发生稳定相变的食品粉末状材料本身就比较少，只有少数的几种食品材料，如巧克力、糖粉、植脂末等；二是在熔融的条件下很多食品材料会发生分解破坏。因此，该技术仅用于打印低熔点的粉状材料，如巧克力粉、以糖为基础的材料、以脂肪为基础的材料等。而由于该种形式的 3D 打印是通过逐层铺设不同的粉体完成的，每层的粉体可以不同，可完成不同原料，特别是营养素均衡搭配的食品加工。选择性激光烧结 3D 打印食品如图 10-9 所示。

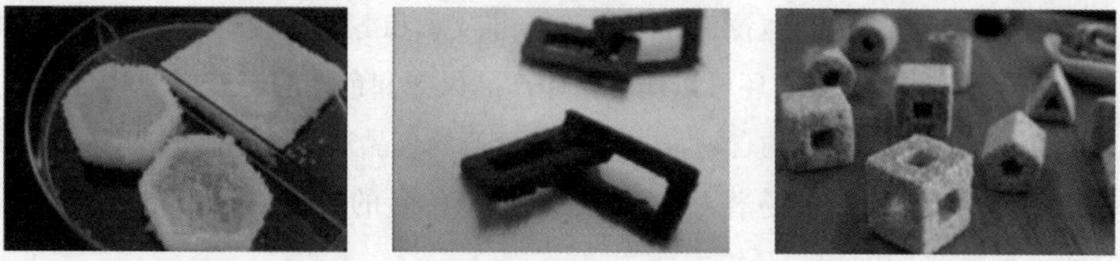

（1）　　（2）　　（3）

图 10-9　选择性激光烧结 3D 打印食品：（1）糖；（2）巧克力；（3）咖喱块

2. 选择性热空气熔融烧结

选择性热空气熔融烧结（selective hot air sintering and melting，SHASAM）食品 3D 打印（图 10-10）与选择性激光烧结食品 3D 打印相类似，只是将激光热源替换为热空气，打印食品如图 10-11 所示。Evil Mad Scientist 实验室开发了一种 CandyFab 机器，该机器可以采用选择性热空气熔融烧结技术打印糖基 3D 食品，利用窄的定向低速热空气流选择性地将糖粉烧结和熔化。打印时，糖粉层被加热到刚好低于材料的熔点，以减少热变形，并促进与前一层的融合。因此，热空气的温度和气流速度对于此类型的打印食品至关重要。

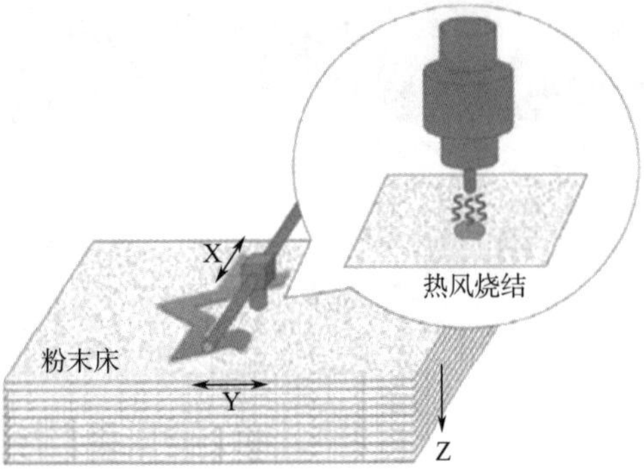

图 10-10 选择性热空气熔融烧结

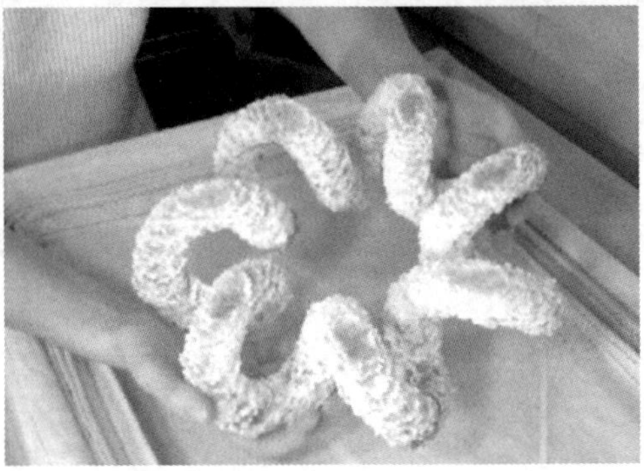

图 10-11 选择性热空气熔融烧结 3D 打印食品

（三）黏结剂喷射打印技术

黏结剂喷射打印技术（binder jetting），是将粉末材料逐层沉积，选择性地将黏结剂喷射到粉末层特定区域，使当前粉末层和之后粉末层黏合在一起，这样层层黏合并最终构建成型的一种打印技术（图 10-12）。未黏合粉末在打印过程中可以起到支撑成型构件的作用，打印结束后可以回收再利用。一般在制作之前，在粉末层喷涂一层细水雾，用来稳定粉层，防止黏结到未指定喷射的区域。黏合剂喷射技术可用于制造复杂和精致的三维结构，并有可能通过改变黏结剂组分来生产多彩的 3D 食品。黏结剂喷射技术最初在食品中应用时，完全依靠蔗糖的吸湿性来打印，所用原料为蔗糖粉末，黏结剂为水。现在食品打印中，可以用的黏结剂主要有蔗糖、阿拉伯胶、聚乙烯醇及水和醇基的混合液体。食品中的黏结剂除有助于 3D 食品的成型外，还可以作为打印产品风味和色泽的调节剂，从而丰富产品的口味和颜色。然而，由于过高的含糖量、低营养价值的食品通常与肥胖、2 型糖尿病及心脏病等有关，限制了该技术的市场潜力。因此，选取低能量的替代物作为黏结剂是食品黏结剂喷射打印需要解决的问题。纤维素作为一种天然多糖，由于不能被人体消化吸收，且具有促进减肥、降低血脂等诸多优势，可作为传统食品黏结剂的良好替代物。

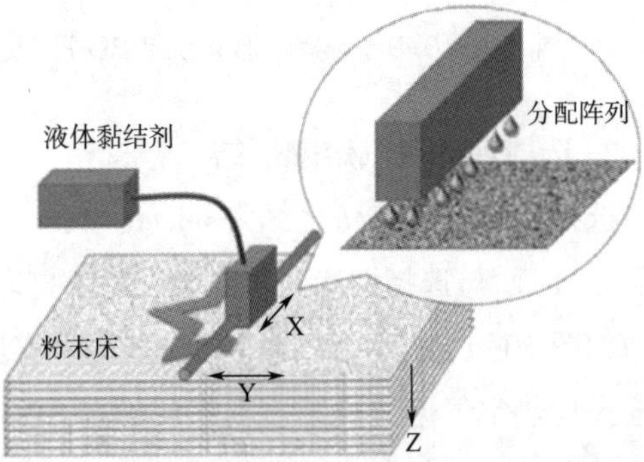

图 10-12 黏结剂喷射打印技术

黏结剂喷射技术具有打印速度快、原料成本低等优点，但机械成本较高，产品的光滑度不够，需要高温固化等处理加工，且结构材料仅限于粉末材料，可食用黏结剂的种类也比较少，这大大地限制了此项技术在食品行业的广泛应用。目前该技术主要用于糖粉和淀粉粉末的3D打印。基于黏结剂喷射技术，Sugar Lab公司使用糖与不同口味的黏结剂为婚礼及其他活动制作了复杂的雕塑蛋糕。黏结剂喷射打印技术打印3D食品如图10-13。

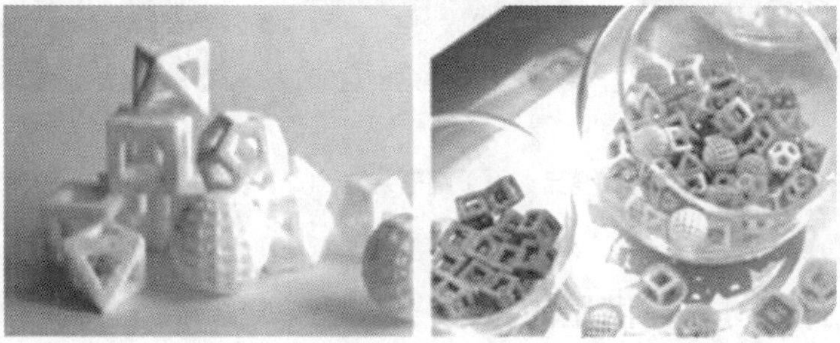

图10-13　黏结剂喷射3D打印食品

（四）喷墨打印技术

喷墨打印技术（inkjet printing，IJP），是将食材液滴在模型数据的指导下选择性地挤出到某些特定区域并最终形成表面图案的一种打印技术（图10-14）。食品喷墨打印的“油墨”通常为低黏度材料，如牛乳、意大利面等，其不具有足够的机械强度来保持3D结构。喷墨打印在食品中的固化方式主要为热固化，打印材料在喷头中被加热为液体，产生流动性，喷射到介质上后凝固成型。除此之外，原料还可与易挥发的溶剂混合，滴落后，溶剂迅速挥发，原料以固体或半固体状态留在平台上而常用于打印二维图像。与挤出成型打印不同，喷墨打印不用于逐层沉积以获得立体打印产品，在食品领域，主要是二维打印技术的延伸，常用于食物的表面填充和裱花（如饼干、蛋糕和比萨饼等）。喷墨打印有的可以自己成型，有的需要通过原有食品腔体对装饰原料进行固形，如腔体沉积和表面填充。喷墨打印能精准控制液滴流速和体积，因此精度较高。该技术在色彩丰富、图案多样的食品中有良好的应用前景。喷墨打印有连续喷墨打印和按需喷墨打印两种类型。连续喷墨打印机通过恒定频率振动的压电晶体连续地喷射“油墨”来完成图像打印。而在按需喷墨打印机中，“油墨”则通过阀门施加的压力从喷嘴喷出。一般来说，按需喷墨打印的打印速度比连续喷墨打印慢，但产生的图像的分辨率和精确度要高。喷墨3D打印食品如图10-15。

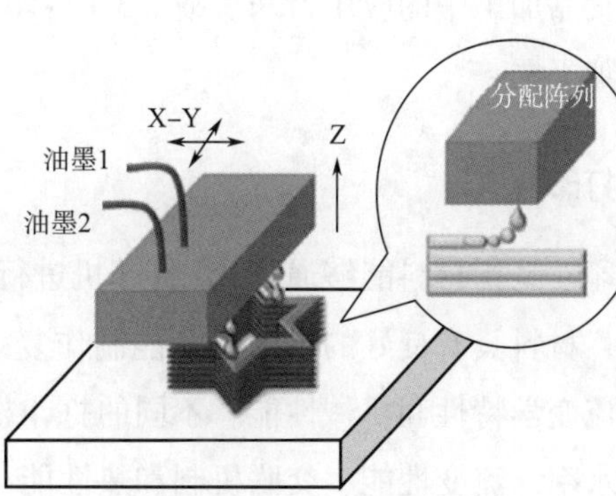

图10-14　喷墨打印技术

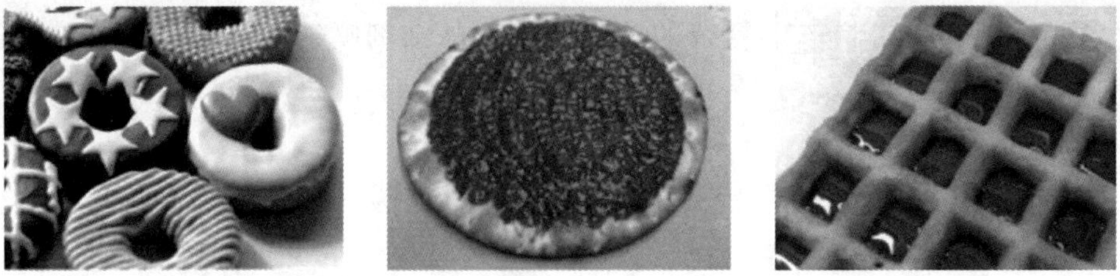

（1）　　（2）　　（3）

图 10-15　喷墨 3D 打印食品：（1）图形装饰；（2）表面填充；（3）腔体沉积

三、食品 3D 打印材料需满足的特性

食品 3D 打印材料不同于有机聚合物、金属等其他 3D 打印材料。在原料选择上要保障打印材料的可食性，加工过程要符合食品安全标准。同时，由于食品原料自身组成复杂，各成分的物理化学性质差异等问题，食品 3D 打印在材料选择上具有特殊性，也为 3D 打印技术在食品加工中的应用带来挑战。3D 打印的食品原料需要满足 3 个特性：打印性、适用性和后加工性。

（一）打印性

打印性是指材料能够通过 3D 打印机进行控制和沉积，并且在沉积后具有保持产品形状的能力。材料具有良好的打印性才能制作复杂的结构。打印用食材应具有特定的物理化学特性、流变学特性和机械性能。不同的打印技术对原料特性的要求不同，在挤出式打印中，控制含水率、流变性能、交联机制和热性能（熔点和玻璃化转变温度）等材料特性是成功打印的关键；而在选择性烧结打印中，打印性主要受粉末材料的粒度、体积密度、润湿性和流动性的影响。

根据食品原料的打印性可以将原料分为 3 类：天然可打印材料、不可打印的传统食品材料和替代性成分。天然可打印材料是指材料本身具备打印性，可以很容易地从打印喷嘴挤出，无需加入添加剂，打印沉积后稳定性高，能够维持打印形状，一般不需要进行后处理，如水凝胶、蛋糕糖霜、软质干酪、鹰嘴豆泥和巧克力等。而人们日常大量食用的大米、肉类、水果和蔬菜等传统食品，本质上是不可打印的材料，需要加入添加剂来改善材料的流变特性，使其具有打印性。例如，可通过向天然食品材料（蔬菜、水果、肉类等）中添加黄原胶、明胶等水胶体以改善食品材料的性能，得到预期的打印结构，并在沉积后保持满意的形状。此外，藻类、真菌、海藻、羽扇豆和昆虫等含有丰富蛋白质、膳食纤维和生物活性的物质，可作为替代成分应用于食品打印领域。例如，在“Insect au Grain”项目中，研究人员利用 3D 打印技术，将包裹糖衣的昆虫粉末与软质干酪混合，制造出美味的食物，表明替代成分的使用有助于健康产品的开发。

（二）适用性

适用性是指材料具有可用于满足人们特定需求的能力，包括它可用于构建复杂几何设计和结构的能力。而食品打印材料除打印性提供的成型能力外，更应该具有满足人们对食品多方面需求的能力，例如，满足人们对个性化营养的需求。原料的物性决定了其适用性，根据不同的原料特性可以有不同的打印方式。截至目前，科学家发现的比较合适的原料是薯类、谷物类、果蔬类、植物胶类和富含蛋白质的动物性原料。随着技术的进步和人们对食品打印性质的理解加深，3D 打印在食品加工中的应用范围必将扩大。而任何应用的可行性都取决于供应材料的性质和大规模定制的范围。因此，食品材料的适用性决定了 3D 打印技术在食品领域中的应用范围。

（三）后加工性

后加工性是指食品材料具有经受后加工处理的能力。经 3D 食品打印技术生产的食物，除部分可直接食用外，大多数打印食品都需要经受烘烤、油炸或煮沸等后加工处理过程才能满足人们的食用需求。食品材料特性会影响后处理品质和消费者对打印食品的接受程度。为了追求耐烹饪的结构材料，防止后加工过程中食材性能遭到破坏，选择物理化学性能、流变性能和机械性能合适的食品材料对食品 3D 打印的后期处理至关重要。

四、影响打印质量的因素

每种食品 3D 打印技术都有其自身的优势和局限性。影响 3D 打印质量的因素可以分为三类：物料特性、打印参数、后处理工艺。表 10-1 所示为不同的食品 3D 打印技术的特点。

表 10-1 不同食品 3D 打印技术的比较分析

项目	挤出成型技术	选择性烧结成型技术	黏结剂喷射成型技术	喷墨打印技术
可用的食品材料	面团、胶体、巧克力等浆状食品材料、相变性凝胶材料和相变型热熔材料	粉末状且加热熔化的食品材料，如巧克力、植脂末等	液态高黏度食品级黏合剂和粉末状食品材料，如淀粉、糖粉等	低黏度食品材料，如番茄酱、比萨酱等
优势	可用食材范围广、设备简单、成本低	可打印中空且复杂精细的食品结构	可打印复杂精细的食品结构、实现多彩打印	可用食材范围广、速度快

续表

项目	挤出成型技术	选择性烧结成型技术	黏结剂喷射成型技术	喷墨打印技术
局限性	形状打印的自由度稍差、精细食品结构的成型性较差	可用食材有限、与传统食材的兼容性差	可用食材有限、与传统食材的兼容性差	打印结构稳定性差，只能打印偏平面结构

（一）挤出成型打印质量的影响因素

在挤出型 3D 打印中，物料特性（如热力学特性、流变特性和固化交联机制）对 3D 打印质量的影响很大。打印用物料的 η（黏度）应足够低，以保证物料能从较小的喷嘴中顺利挤出，同时又要足够高以保证物料有足够的机械强度以维持打印结构的稳定性。研究发现，用于挤出型 3D 打印用物料应具有剪切稀化特性和快速恢复特性，这样在剪切力作用下物料稀化有助于物料挤出，同时，打印后随剪切力的消失，物料又能很快地恢复机械性能以维持结构稳定性；过高的 η 会导致物料难以挤出，打印困难，通过添加一些添加剂，如胶体、可溶性蛋白等可以调节物料的流变特性，使之适合于打印。此外，物料的结晶状态和玻璃化转变温度等也可能影响食品的 3D 打印效果。对于需要加热融化的巧克力的 3D 打印而言，深入理解巧克力的融化温度和晶型结构对实现其高质量的 3D 打印具有重要的意义。

打印温度、喷嘴直径、喷嘴高度、挤出速度以及喷嘴移动速度等打印参数也会影响挤出成型食品 3D 打印效果。打印原料的黏度与打印温度直接相关，因此，打印时必须调整好打印温度。温度应足够低，以确保打印材料（如巧克力）能够在基材上迅速硬化，而不至流动过多。打印材料黏度随着温度的升高而降低，在打印维吉米特黑酱和马麦酱时发现，温度为 25℃时，可通过 172kPa 压力挤出，而当温度升到 45℃时，挤出压力需降低到 103kPa，若采用 172kPa 压力挤出时，则会导致材料堆积；当温度继续升高到 65℃时，即使挤出压力降低至 34kPa 以下，材料也会因挤出速度过快而无法实现打印。喷嘴直径主要影响打印精度和产品表面的精美程度。较大的喷嘴直径可以提高打印速度，但打印精度较差；喷嘴直径越小，打印产品的细化程度越高，质量越好。然而，过小的喷嘴直径不仅增加了打印时间，也增加了进料压力，过大的压力导致打印设备过载，进而造成机器磨损。有研究者认为，在喷嘴直径的选择上可以遵循一个原则就是在保证挤出顺利的前提下尽可能降低喷嘴直径以提高打印的精度和分辨率，但这往往是以过低的打印效率为代价的。

对需要进一步后处理的 3D 打印食品（如饼干、蛋糕等），其在后处理过程中的结构稳定性也是影响最终产品质量的关键因素之一。因此，3D 打印技术与后处理加工方式（如蒸煮、焙烤、油炸等）的兼容性也是未来进行大规模应用时需要解决的重要问题。通常可以采用调整物料配方和加入食品添加剂两种方式来有效提高 3D 打印食品后处理过程中的结构稳定性。对于需要经过蒸煮处理的肉糜而言，加入适量的谷氨酰胺转氨酶能够形成新的蛋白质基质，有效保持牛肉糜打印后的结构稳定性；对于需经过焙烤处理的食品而言，有研究者发现可以通过改变饼干面团的配方来达到理想的印刷效果，并能有效提高焙烤后曲奇饼干的结构稳定性。

（二）选择性烧结打印质量的影响因素

在选择性烧结打印中，粉末材料的粒度、流动性、堆积密度和润湿性等材料特性对选择性烧结打印精度和准确性有很大影响。此外，粉末密度和可压缩性会严重影响粉末在容器内的流动性，也会对打印效果产生重要影响。优先选择的食用粉末应该为可以自由流动的粉末，不具有黏性，没有结块或者无结块、黏附于接触表面倾向。颗粒尺寸影响打印精度和分辨率。层厚越小，机械强度越强，孔隙率越低，打印时最小层厚是由粉末的最大粒径决定的。

热源类型、热源直径、功率和扫描速度等打印参数对打印质量也有显著的影响。在选择性激光烧结成型打印中，粉末材料和激光束之间的相互作用对选择性激光烧结成型打印结构的质量至关重要，由于相互作用的强度取决于激光类型，而材料的融合受激光能量密度的影响。激光扫描速度影响激光束与粉末相互作用时间，作用时间越长，能量传递速度越高，粉末能更好地熔化。相反，激光扫描速度越快，能量传递越少，打印的产品气孔增多。然而过多的能量会使粉末熔化过多，导致打印出的产品尺寸不符。激光孔径也是影响打印性能的另一个重要参数。激光直径增大可提高打印速度和打印产品机械强度，而打印精度和分辨率较差，易产生空隙；而激光直径减小，虽能提高打印精度与分辨率，但会降低打印速度与打印产品的机械强度。同样，热风烧结成型打印时，热空气温度、空气流速、相互作用时间也会影响打印效果，为了防止对打印产品的污染，热空气还需要进行消毒处理。打印完成后，选择性烧结成型打印的样品可能需要进一步的后处理，如去除表面多余的粉末材料以提高打印物的表面光滑度，或烧结打印物表面粉体以进一步提高机械强度。

（三）黏结剂喷射打印质量的影响因素

在黏结剂喷射成型技术中，粉末材料和黏结剂的物料特性对打印质量有重要影响。黏结剂应具有适当的黏度、表面张力、油墨密度以及适当的性能，以防止从喷嘴扩散，且需控制好黏结剂浓度以保障打印的精确度。粉末的流动性、润湿性、粒径分布、堆积密度以及层厚等都会影响打印效果。粉末流动性适度，辊筒作用时易于形成薄层，利于提高打印精度与准确性；相反，流动性差会引起涂层不足，进而导致打印的分辨率与准确性降低。粉体的流动特性与粉体颗粒的形状、大小、颗粒之间的相互作用、粉末密度、压缩性以及粉末与设备之间的摩擦有关。球形粉体的流动性最好，粗颗粒比细颗粒流动性好。黏结剂喷射成型打印时，应优先选择具有适当的分散和包装性能的自由流动的粉末，选用的粉末不应该有黏性、结块，没有或者基本没有黏附在接触表面的倾向。通常，粉末的休止角应比较低，如控制在30°以下。粉末的润湿性是影响打印精度的另一个因素。粉末润湿性过低会导致粉末床的重新排列，不利于后续印刷；润湿性过高以及粉末与黏结剂之间反应缓慢会降低打印精度与准确性。根据粉末材料组成，用于黏结剂喷射的食用粉末的水分含量应小于6%。此外，打印过程中也可通过润湿方法来减少制备过程中未结合的粉末迁移。由于粒径的变化会影响粉末床内的孔径分布，从而影响水基黏合剂的结合行为，粉末的粒径和分布也会影响印刷精度和准确性。打印时可选择将粗粉颗粒与细粉颗粒混合，获得具有适当的分散和包装性能的食用粉末。

喷头类型、打印速度、液滴路径、喷头直径、喷头共振频率等打印参数也会影响打印效果。通常，较大的喷嘴直径有助于提高打印速度，但会降低打印的精度与准确性，打印过程中应适当调整各种打印参数以达到较好的打印效果。采用黏结剂喷射成型技术打印的样品可能需要进一步的后处理（如烘烤、加热或表面抛光）以提高打印产品的机械强度或表面光滑度，也可利用打印产品内部分空隙，通过在表面喷洒不同口味或颜色的添加剂，以改善食品的感官品质。

（四）喷墨打印质量的影响因素

物料特性是影响喷墨打印质量的重要因素。打印“墨水”与食品基质表面的兼容性是影响喷墨打印质量好坏的关键因素之一。当墨滴喷射到表面时，基材的表面化学性质和油墨的表面化学性质会影响其间的相互作用。有时有必要在打印之前，在基材表面涂上黏合剂膜或其他增强相容性的膜，以改善基材表面的相容性。可通过在食用油墨中添加虫胶或聚1-乙烯基-2-吡咯烷酮作为黏合剂以增加油墨和基材之间的兼容性。在基材表面使用多层表面活性剂也可以显著提高其兼容性，改善打印图像的精度和分辨率。油墨滴在表面的接触角与油墨与基材的相容性和附着力密切相关，约小于50°为宜。而油墨的表面张力宜小于35mN/m。打印“墨水”的黏度和流变性对打印精度和准确性也至关重要。一般来说，“墨水”应具有合适的黏度以既能保证物料从喷嘴中顺利挤出，同时又能防止打印后在食品表面继续流动。连续喷射所需的“墨水”的黏度范围很窄，当黏度超过10MPa时，在打印过程中容易导致打印头内部泵汽蚀；而黏度在2MPa以下时，油墨是不稳定的。因此，连续喷墨打印机中“墨水”的黏度宜控制在2.8~6MPa之间。

打印温度、喷射速度等打印参数也是影响喷墨打印质量的重要因素。温度能改变打印“墨水”的流变性和表面能。例如，低温作用可使表面能降低，可有效防止“墨水”在巧克力表面的扩散。“墨水”组成成分的变化会引起达到适宜黏度时所需要的温度发生变化，实际打印时应根据实际情况进行调整。精准的喷墨打印需要适当的喷射速率和墨滴的快速干燥。过快的挤出速度会导致“墨水”来不及固化而发生凝聚，影响打印精确性和分辨率。可通过干燥气流或者添加乙醇确保墨滴快速干燥，提高打印精度与准确性。

五、食品 3D 打印技术的优势

食品 3D 打印技术不仅将艺术功能引入到美食中，还将大规模的定制功能扩展到工业烹饪领域。该技术应用于食品领域有很多潜在的优势，它为定制化的食品设计、个性化营养控制提供了解决方案，还提供了促进新食品开发的原型工具，以及一种潜在的重新配置定制食品供应链的新型机器。

（一）定制化食品设计

食品制造技术主要是为了大规模生产而发展的，而在形状、结构和口味上的创造力通常会受到影响。传统的定制食品通常是由专门的手工制作的，生产效率低，成本高。食品 3D 打印技术的应用，能提供很好的技术平台，实现食品形状、颜色、风味等方面的设计，促进食品款式、结构多样化，且能有效降低生产成本。

3D 打印食品的品质取决于打印过程而非操作人员的技能，因此，很容易与客户需求同步。3D 打印技术不仅可以打印出具有新颖外观的零食，获得儿童和青少年的喜爱；还能打印出各种酥脆、光滑、柔软的食品来满足吞咽或咀嚼困难的老年人和患者的特定需求。

（二）个性化营养定制

每个人对不同营养物质的反应是不同的，可能会或多或少地感受到特定食品成分对机体有益或不利的影响，只有通过个性化的营养才能满足人们对个人健康状况与体型方面的需求与偏好。3D 打印技术可以无缝整合营养物质，制造个性化的食品，满足不同职业、性别、年龄和生活方式消费者的需求。例如，士兵需要营养成分长期稳定的食品作为营养需求，食品 3D 打印技术可以通过打印脱水食品原料延长食品的保质期。此外，3D 打印技术可以通过改变打印原料中蛋白质、脂肪和纤维素等营养物质的含量，并引入花青素、类胡萝卜素等功能活性物质实现适于运动员、孕妇食品的个性化定制。糖尿病患者也可以将个人血糖数据上传到云服务平台，通过计算机可获得下一餐的营养平衡食谱，3D 打印机可根据接收的计算机指令生成定制的食品。这些实例说明，3D 食品打印技术将使得针对不同消费群体（如航天员、军人、运动员、老年人、儿童、孕妇、糖尿病人等）营养多样化需求的个性化定制成为可能，从而实现营养的精准调控。

（三）食品产品设计的原型工具

食品工业中，消费者在提高食品安全性、延长保质期、增强营养价值及降低浪费等多方面的需求增加了食品产品设计的难度。因此，实际生产中更倾向于对原产品的渐进式升级，而非彻底的改变，而这种显然“安全”的操作却使食品产品的失败率长期高达 75%左右。在产品开发阶段，为增强食品科学家、食品工程师、营销人员、经销商和消费者之间的沟通，食品生产商常需要探索食品成分的组合，制作新的设计样品。然而，对于小批量生产来说，总是很难找到设计简单、性能可靠的合适设备。食品3D打印机可以作为一种原型工具，能以低成本、高效率的方式进行小批量生产，有效解决这一问题。食品3D打印技术有助于在批量生产之前充分了解全面的技术要求，探索成分组合、味道和口感，短时间内筛选出成本可接受，且能满足消费者需求的候选设计。

（四）简化食品供应链

食品3D打印也可以简化传统的食品供应链。传统的加工技术包含一系列的单元操作，如原料称量、混合、切分成要求的大小和形状等，这些操作费时费力，食品3D打印能够在无须机械加工或模具条件下，以高度灵活和智能化的重复“打印”方式完成传统加工过程中的多个烦琐工序，替代传统加工生产线。3D打印的普遍应用将使得食品生产制造不再局限于食品工厂，而慢慢流向客户终端，小型作坊和个人均可自主定制食品。不仅降低能耗，还能大大降低仓储、运输、包装、分销等的成本。

（五）拓宽食品原料来源

全球人口增长导致粮食需求不断增加，粮食供应问题日益突出。食品3D打印技术可以使用全新的或人们不常用的原料进行食品打印，得到健康营养的定制化非传统食品。可利用昆虫、藻类、真菌等非传统食品材料以及农业和食品加工的副产物中获取的营养物质来拓宽现有食品原料的来源。此外，可通过各种先进技术，将这些非传统的食品材料在更大程度上细化，使打印食品具有更高的稳定性，营养物质也更容易被人体吸收。这些非传统食品材料的应用，不仅拓宽了食品3D打印原料的来源，缓解了食品供应问题，也为食品3D打印提供了新的思路。

（六）可持续发展

食品3D打印技术具有加工集成度高、材料利用率高等特点。因此，相比传统的制造技术，3D打印过程所需要的原材料、消耗的能量相对更少。数据显示，欧洲每年产生约7700万吨的垃圾，其中70%来自制造业和家庭。这不仅意味着严峻的垃圾产出问题，也体现出制造业和家庭在垃圾生产中的重要“贡献”。研究发现，植入25%的3D打印或将每年减少1900万吨的垃圾产生，并能大幅节省生产食物的时间、水及能源。因此，食品3D打印技术的大规模应用，必将极大减少传统制造技术引起的原材料和能量浪费，促进社会可持续发展。

第三节　3D 打印技术对食品营养品质的影响

一、3D 打印与营养素

（一）碳水化合物

玻璃化转变温度（glass-transition temperature，T_g），即物质的“高弹态”和“玻璃态”相互转变所对应的温度，受食物中碳水化合物组成的影响，同时影响碳水化合物 3D 打印的效果。高分子质量碳水化合物如麦芽糊精的 T_g 高于果糖（T_g 约为 31℃）等简单的糖类。控制 T_g 对于保持打印后沉积材料的结构非常重要。糖类影响食品系统中的 T_g，并作为选择 3D 打印技术的一个标准。例如在选择性烧结成型打印中，粉体中的主要组成部分就是糖类。糖类作为增塑剂起着共溶质的作用，熔点、粉体密度、可压缩性、润湿性和糖晶体的大小对打印食品的性能都有直接的影响。很多碳水化合物本身是不能打印的，需要经过预处理。通过加水与合适的胶凝剂能够改善食品的可打印性，不仅改变了打印材料的流变性，还作为黏结剂增强了液体喷雾在粉末床上的迁移与流动。

（二）脂肪

脂肪成分影响 3D 打印食品的感官及物理性能。甘油三酯的组成和结构决定了材料的熔点范围、固体脂肪指数和晶体结构等特性。脂肪晶体有助于增加食品的可塑性，防止层层打印食品原料时发生坍塌现象，造成精度低、外观差等缺点。熔融挤出成型技术依赖于打印材料的熔点。基于甘油三酯组成，可以改变沉积层的熔点及其预处理和后处理参数。就巧克力 3D 打印而言，脂肪结晶关系到打印后产品的结构稳定性。焙烤食品打印时，可通过优化脂肪含量来改变传统配方，避免在后续烘烤时打印食品的液化。肉类的质地、颜色和保质期与脂肪酸的组成密切相关。不同脂肪酸的熔点对肉类脂肪的紧密或柔软度有显著影响。肉类产品 3D 打印时，可通过调整甘油三酯的组成，改善其口味、外观，打印高品质的肉类产品，满足不同消费群体的需求。随着消费者需求的变化，研究脂肪和脂肪替代品的可打印性和打印后的稳定性显得十分必要。

（三）蛋白质

蛋白质影响打印食品的微观结构和质地特性。蛋白质作为打印材料的主要成分时，pH 和等电点成为了主导参数。液体材料的打印常会受凝胶和水凝胶形成机制控制，蛋白质的聚集有助于这一过程实现。在打印过程中，通过沉积蛋白质和多糖材料，产品的结构会发生变化。由于蛋白质变性和聚集效应，外加应力（如温度）或化合物（如酸或碱）会改变产品的组织结构。例如，将谷氨酰胺转氨酶混合到肉泥中，蛋白质与酶通过共价键紧密连接，形成能够自我支撑的结合物，从而保持了肉在打印时的流变特性。已证明明胶适合作为3D打印的“墨水”，这种蛋白质分子能够改变打印材料的黏度。随着剪切速率增加，黏度呈下降趋势。打印时，蛋白质结构被改变和破坏会使产品形成“入口即化”的质地，提供了食物独特的口感。研究人员已利用这一概念来增强干酪的柔软性和溶解性。

（四）维生素

维生素包含水溶性维生素与脂溶性维生素，水溶性维生素对热的稳定性较差，遇热易分解，结构易破坏；而脂溶性维生素对温度相对稳定，但易被氧化。因此，打印含维生素的食品时应注意温度及空气接触情况。例如，在高温、碱性、金属离子条件下，均会加速维生素C氧化。利用挤出成型技术打印淀粉原料时，将维生素C混入淀粉中，可以阻断与空气的接触，减少维生素C的损失，从而满足人体对维生素的需求。

二、 3D打印技术在食品中的应用

（一） 3D打印技术在果蔬制品中的应用

水果和蔬菜不仅含水量高，而且富含人体所需的维生素、矿物质和纤维素，将3D打印应用果蔬中，对个性化营养食品的定制将产生重要影响。然而，果蔬自身的材料特性限制了其在食品3D打印领域的应用：①原料黏度低，大部分果蔬水分含量高，破碎成浆后流动性强，不具备3D打印所要求的流变性能；②果蔬中纤维含量高，榨汁或制浆时，残留的大颗粒很容易堵塞打印喷嘴；③易发生劣化现象，果蔬原料（如苹果、香蕉）在加工过程中，容易发生褐变、微生物增长、氧化反应等，失去原有营养及感官特性，品质发生劣变。因此，要实现果蔬原料的3D打印，需要通过技术手段弥补其天然缺陷。制备3D打印用果蔬浆原料时，可通过添加抗褐变剂、捣碎或均质化以及除水增质等工序改善果蔬原料的打印性能。

褐变是果蔬加工过程中出现的普遍问题，能够直接影响产品品质。在3D打印用果蔬浆料制作中，可通过添加抗褐变剂减少原料在捣碎和均质过程中的氧化，保持原料的天然色彩。常用的抗褐变剂有抗坏血酸、柠檬酸、其他有机酸（乙酸、乳酸、酒石酸和苹果酸）。研究发现，分别通过添加一定量的柠檬酸（2.1%）和抗坏血酸（0.35%）能避免以香蕉为主要组成的可打印食品配方发生酶促褐变。捣碎或均质化是果蔬原料形成均匀糊状浆料，改善浆料流动性能的主要单元操作过程。在果蔬榨汁或制浆时，无论是原料单独捣碎，还是混合后整体捣碎，都有可能残留大颗粒，堵塞打印机喷嘴。为了避免喷嘴堵塞，需对浆料进行均质或进一步筛分，以减小浆料颗粒体积，便于材料打印。意大利福贾大学的研究人员通过均质机处理果蔬原料，并通过过滤得到了均匀的可打印的食品材料。果蔬水分含量高是限制果蔬在食品3D打印领域应用的主要原因之一。降低果蔬材料含水量，适当提高果蔬材料的质量比例可以有效改善材料的流变特性、增加黏度。向果蔬原料中添加淀粉、果胶等为材料的水胶体已成为实现材料除水增质，满足打印性能的重要手段。通过控制水胶体的添加量，可以得到理想的食品打印材料。根据水胶体不同的性质，可将其用作增稠剂和胶凝剂。

淀粉在糊化过程中发生分子间相互作用，使淀粉凝胶体系具有一定的黏度、流变性能和成型性，符合三维打印对材料的基本要求。将淀粉添加到不可打印的食品材料中，可以使其具有打印性。其中，马铃薯淀粉具有良好的保水性、透明性和抗老化性，是食品3D打印技术最有前途的增稠剂之一。研究发现，在芒果浓浆中加入马铃薯淀粉可提高芒果浓浆的流变性能，当芒果浓浆与马铃薯淀粉的质量比为86.96∶13.04时，得到的芒果浓浆凝胶体系打印成型效果及稳定性最好；添加比例15%马铃薯淀粉打印的柠檬汁凝胶样品表面最光滑，能够更好地匹配目标形状，无压缩变形现象。此外，果胶作为一类从果蔬中提取的非能量多糖，在果蔬食品3D打印中也具有重要意义。研究发现，利用低甲氧基果胶可开展定制化多孔性食品模拟物的3D打印，通过调整体系中果胶和糖浆浓度可以使基于香蕉基糊状物的打印食品获得足够的打印强度；将莴苣叶细胞封装到以果胶为基础的生物油墨中，可通过3D打印制造出类似植物组织的仿真果蔬制品。

（二）3D打印技术在肉制品中的应用

1. 3D打印技术在传统肉制品中的应用

肉类黏度较低，不能直接用于食品3D打印，需通过改变其流变特性和打印参数等来实现。具有假塑性流体性质的食品原料是挤出式3D打印的理想材料。假塑性流体具有剪切稀化行为，其黏度会随剪切速率的增加而降低，因而容易挤出。同时，在其线性黏弹性区域内，储能模量要高于损耗模量，打印后的产品能够形成具有一定强度的凝胶/类凝胶结构，即物料的黏度必须在高剪切速率下足够低，以允许流出喷嘴，又要在打印后快速恢复高黏度，以便在沉积后支撑结构。肉类原料具有剪切稀化行为，有一定的可打印性，但并不足以打印出具有高精度的产品，需要进一步对其流变特性进行优化。打印速率、分层高度、喷嘴直径、流量和填充密度等是影响打印结构几何精度的关键参数。打印速率越慢，挤出线条越能精确地沿着所设路径铺设，产品的精度就越高，但花费时间更久；速率越快，挤出线条还未到达所设路径上便被拖拽开，产品的精度就会降低。由于压力作用，肉糜从喷嘴尖端挤出后会发生膨胀，导致失去原先设置的尺寸。通过对流量和填充密度的限制，可以找到喷嘴直径与流量和填充密度间的平衡点，获得相对可接受的精度。

食盐、转谷氨酰胺酶、脂肪等物质可以有效增强肉类原料的适印性。食盐能够促进肉中盐溶性蛋白溶出，加强蛋白之间的静电斥力，促进肌球蛋白和肌动蛋白交联形成复杂的凝胶网络结构，提高肉糜的保水性和凝胶强度。在肉类 3D 打印中，食盐不仅是一种调味剂，更是一种能够提高肉糜可挤出性和后成型性的添加物。研究发现，添加一定量的食盐不仅能提高鱼糜的挤出能力，促进层与层之间的黏合，还使鱼糜凝胶呈现出更均匀、致密的微观结构，提升了凝胶的保水性，改善了后续沉积的结构强度。转谷氨酰胺酶能够催化蛋白质分子间发生交联，从而产生自我支撑结构，对肉制品的流变性、保水性、黏弹性和胶凝性等都有积极的影响。

2. 3D 打印在细胞培养肉中的应用

细胞培养肉是利用组织工程学（tissue engineering）原理，将畜禽中的干细胞经过体外细胞培养方式培养“生物肉”。这种细胞培养肉跨过了传统禽畜饲养过程，其品质与传统常规饲养获得的肉品无明显差别，随着该技术在未来食品领域发展，大众对细胞培养肉的可接受程度也会逐步提升。

细胞培养肉培养前期需要获得大量的肌肉细胞及蛋白质，随后需要人工分离种子干细胞（诱导肌源性产生），再通过生物反应器扩大培养种子细胞，如图 10-16 所示。而 3D 打印细胞培养肉主要在细胞大规模增殖、分化阶段后期，通过打印“细胞肉墨”，达到批量生产具有组织结构肉的目的。然而 3D 打印细胞培养肉能否实现商业化，主要受种子干细胞能否成功培养，能否高效组织诱导，生物反应器能否达到批量生产规模等因素约束。后期研究在调整 3D 打印参数的同时，需要从更多维度衡量 3D 打印细胞培养肉特性（如质构、微

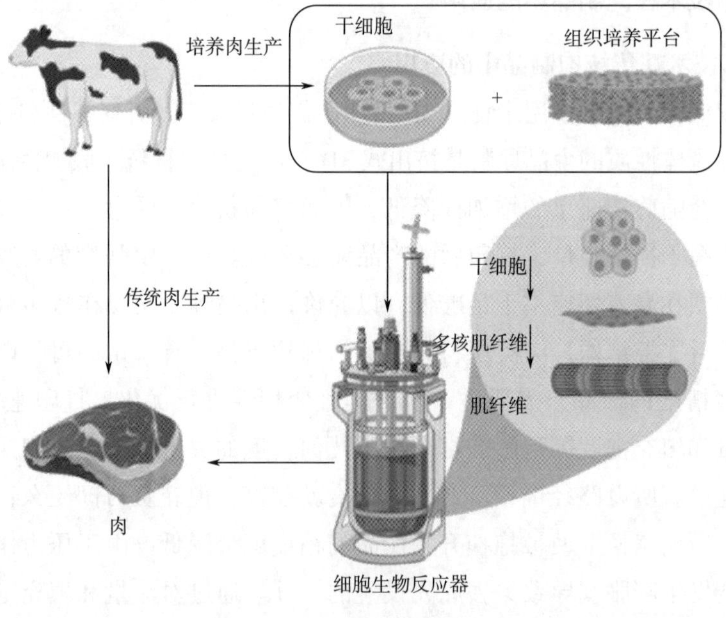

图 10-16　培养肉的生产过程

观结构、基因组信息等)，这种 3D 打印细胞培养肉应用广泛，将会在大众饮食、军队联勤保障、航空航天食品开发和大健康领域“大显身手”，如图 10-17 所示。

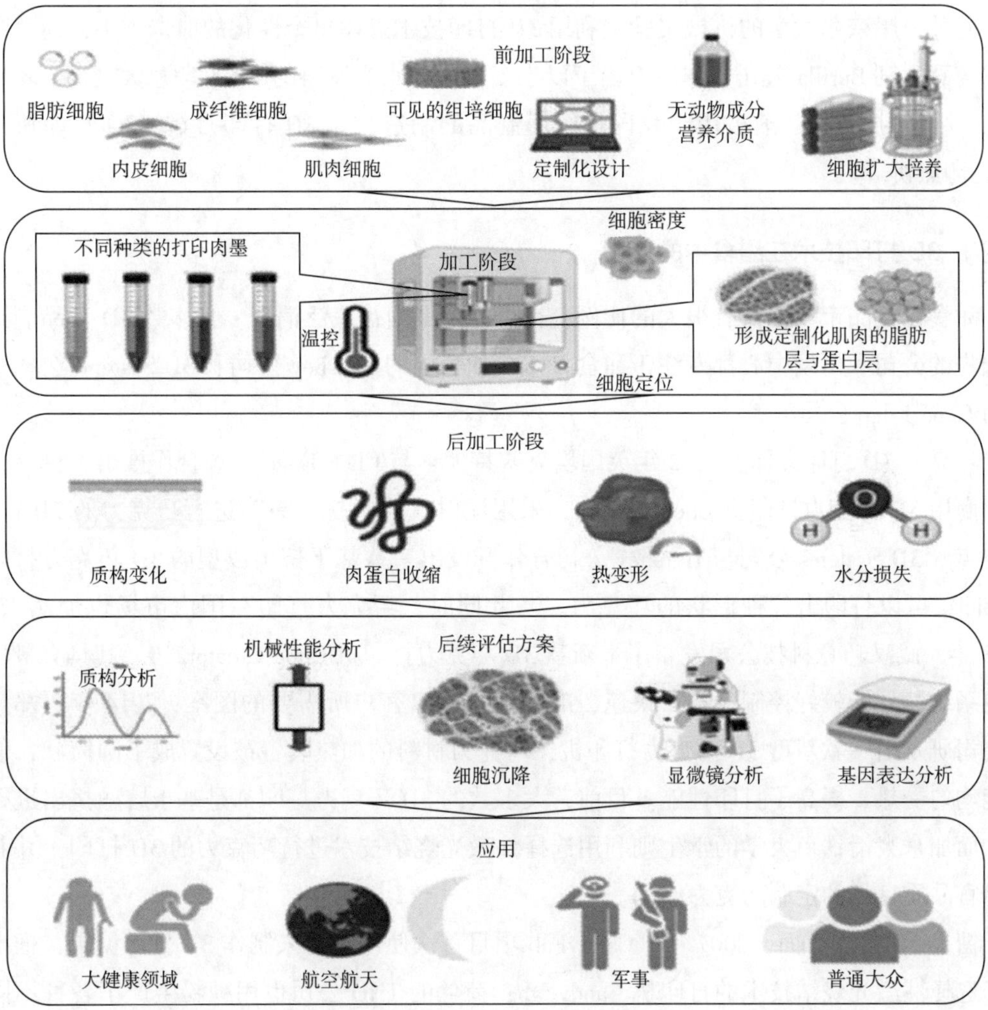

图 10-17　培养肉 3D 打印

（三） 3D 打印技术在淀粉类制品中的应用

淀粉作为天然高分子聚合物，其糊化后形成的流体属于典型的凝胶体系，具有剪切稀化和触变性，在高剪切的作用下具有较低的黏度，而在低剪切（重力）作用下则能够快速恢复到一定的结构强度（弹性模量与屈服应力），这样的流变学性质使其适宜作为打印成型性的热挤压 3D 打印材料。研究发现，添加天然未糊化淀粉能够增加糊化马铃薯泥打印体系的黏度，当马铃薯淀粉含量达到 4%时，马铃薯泥打印体系流动性变差，表现出固相性；而添加 2%时，打印体系能很容易从喷嘴挤出，并具有合适的机械强度来支撑沉积产品的形状。除马铃薯淀粉外，大米淀粉、小麦淀粉、紫薯淀粉也可作为打印材料，有研究者通过加入一定量的紫薯淀粉、马铃薯淀粉对马铃薯泥打印体系进行优化，获得了高分辨率和平滑度的马铃薯泥打印产品。

此外，康奈尔大学的机械实验室利用3D打印技术打印出个性化的曲奇饼干；荷兰TNO公司与意大利Barilla公司合作研发出了以小麦粗粉和水为原料的3D打印意大利面。不仅如此，3D打印技术也逐渐被用于我国传统面制品的制造，如3D打印月饼、3D打印饼干及3D打印煎饼等。

（四）3D打印技术在甜食中的应用

甜食在食品市场中占有很大的比例，在世界范围内被广泛消费。大多数3D食品制造方面领先的公司和研发中心都专注于甜食打印，如美国的Hershey公司和3D Systems公司、英国的Choc Edge公司等。

巧克力3D打印方面，2012年英国埃克塞特大学与Choc Edge公司合作推出了世界上第一款商用3D巧克力打印机Choc Creator，采用注射式的“打印头”进行巧克力的3D打印。2015年，3D Systems公司与Hershey公司合作开发出一款基于挤出成型的3D巧克力打印机Cocojet，可以打印出各种形状的巧克力。与此同时，巧克力打印在国内市场也悄然兴起。2013年，武汉巧意科技公司发布了最新款3D巧克力打印机Choc Creator2. 0，其具有最新的温控系统，且能较好控制流量，快速、准确地打印出客户所需要的图案；2014年，郑州乐彩公司研发出一款新型3D巧克力打印机，巧克力材料的加热装置被设置成了圆筒状，使材料能均匀受热，提高了打印性能。目前，大多数的3D巧克力打印都是基于熔融挤出进行打印，而加拿大滑铁卢大学的学生则利用选择性激光烧结技术进行巧克力的3D打印，并获得了感官品质良好的定制巧克力产品。

糖果3D打印方面，2007年，CandyFab项目首次使用糖粉来制作3D打印糖果，推出了基于选择性激光烧结技术的打印机CandyFab；荷兰的TNO公司也用糖粉生产了各种不同形态的糖果。Wacker公司设计了一款3D打印机，可以使用果汁、椰子和植物提取物制作口香糖，并能生产出多种口感和味道不同的口香糖；随后，该公司又发明了一种新方法Candy2Gum，可以把现有的糖果变成口香糖。

第四节 食品3D打印技术与特殊膳食营养

一、食品3D打印技术与群体或者个性化的营养食品

（一）膳食营养与健康

目前世界上共有4种主要的膳食模式，不同膳食模式的食品所含的热量和营养素不同，长期食用会对身体造成不同的影响。一是以动物性食物为主的膳食模式，又称为西方膳食模式，具有“三高一低”的特点——高热量、高脂肪（胆固醇）、高蛋白质和低膳食纤维，优质蛋白质在膳食结构中占的比例高，但容易造成热量过剩。二是以植物性食物为主、动物性食物为辅的膳食模式，又称东方膳食模式，我国以此种膳食模式为主，该膳食具有低热能、低蛋白、低脂肪、高碳水化合物的“三低一高”的特点，富含维生素、膳食纤维等营养素，同时优质蛋白质摄入不足，容易造成营养不良和劳动能力低下。三是动植物性食物均衡的膳食模式，动植物性食物消费量较为平衡，能量、蛋白质、脂肪的摄入量基本符合营养的要求，有利于预防营养相关疾病。四是地中海膳食模式，蔬菜、水果、鱼肉、豆类等食物较多，而红肉较少，并且烹饪时用植物油代替动物油，尤其提倡用橄榄油，富含膳食纤维等复合碳水化合物，饱和脂肪酸摄入量低。不同人群根据自身条件的不同，需要选择正确的膳食模式。例如高血压人群适宜选择地中海膳食模式，超重或肥胖人群不适合西方膳食模式，糖尿病人群适合均衡的膳食模式。合理的膳食，特别在人年轻时，是预防许多疾病的关键因素。

随着经济的发展，越来越多的人开始关注食品营养、身体健康，注重食品的私人个性化定制。在一些健康膳食中，某种食品原料由于味道比较特殊，不被食用者接收，可通过食品3D打印技术的手段，将各种不同的原料进行配置，调整食品的风味和滋味，同时利用3D打印成型的方式丰富食品的外观和色泽，增强食欲。营养健康和智能制造的大产业，为食品3D打印开拓了一个新纪元。食品3D打印技术作为一种可以数字化控制食品的原料组成以及口味变化的加工形式，越来越受到不同种人群的青睐，特别是孕乳妇、婴幼儿、老年人、肥胖人群、糖尿病人、高血脂病人等特殊人群。

（二）食品3D打印技术与膳食营养的结合方式

由于不同人群身体状况不同，对各种营养素的需求不同，所需食品各异。利用3D打印

技术制作不同人群所需的食品，可按照该人群所需的营养素配比进行原料配置，制定合理的膳食。首先根据该人群营养素比例的需要，合理地制定规划膳食食谱。将食谱中原料进行处理，使其满足3D打印的条件，进而得到打印原料的密度。然后，根据人群所需营养素的质量以及能量，计算得到打印食品的体积。最后，根据体积建立相应的三维模型，将处理好的原料放入食品3D打印机，同时将建好的三维模型输入食品3D打印机，最终得到该人群所需的营养定制食品。但是，由于打印的食品大多要通过热加工进行熟化，需要对原有的原料配方进行微调。例如，为解决老年人群的吞咽和咀嚼困难等问题，利用食品3D打印技术制作出了柔软并具有特殊纹理方便吞咽的老人专用食品，此种食品的制作过程还加入了营养需求的特殊强化，保证满足老年人群的营养需求。对于幼儿，可以通过形状各异的3D打印食品来提高其食欲，保证其营养元素的均衡，促进幼儿发育成长。随着科技的发展以及在前人的研究基础上，在不同人群的膳食营养指南以及个人基因检测结果指导下，将食品3D打印技术和精准营养相配合，在满足视觉盛宴的同时，针对不同个性化的营养和能量需求，将各种原料进行营养和能量分析并进行科学配伍，实现精准营养的3D打印制造，最大限度满足个性化营养健康的需求。

二、食品3D打印技术在特殊食品领域的应用

（一）军用和太空食品

3D打印技术应用在军用食品中有诸多优势：允许士兵在战场上按需制作餐食；可根据士兵的营养和能量需求进行个性化定制；可以以原料而非终产品形式储存以延长食品材料的保质期。美国陆军的3D食品打印研究中，利用超声波聚集技术的3D打印机被用来生产许多种类的餐食，从而为士兵提供更多的食品选择。此外，美国陆军还打算建立3D打印餐食研究中心，意在将饲用的植物原料（如树皮、浆果）转化为食物。

随着载人航天技术和空间站技术的成熟，宇航员在太空中停留的时间将会越来越长，而在长期生命保障系统的研制和应用中，食品的供应与服务在整个生命保障系统中显得尤为重要。但是，传统的烹饪方法加工的独立包装食品会随着时间的推移而降解，所含微量元素较少；制冷保存设备又会占用大量的航天器资源；且目前的太空食品系统无法满足宇航员个性化的营养和能量需求。为此，美国国家航空航天局资助SMRC公司研究3D打印在长期太空任务中生产食物的可能性和应用，希望通过使用最少的航天器资源，满足长期航天任务的食品安全性、营养稳定性和膳食可接受性的要求。为满足长期空间任务期间航天员个人营养与个性化需求，SMRC公司设计了一个食品系统：通过3D打印为航天员提供常量营养素（碳水化合物、蛋白质和脂肪）和组织结构，通过喷墨打印提供微量元素及风味。打印前，常量营养素被储存在干燥的无菌容器中，微量营养素和调味料则以溶液或分散剂

的形式被无菌包装。打印时，常量营养素会与水和油混合后加入到3D打印机中，挤出时与打印头中的微量营养素和调味料混合，最终被挤压成所需的结构和形状。该技术不仅能使航天食品的长期贮藏、营养、微营养相统一，还能满足个性化的饮食需求，提高饮食的愉悦感。综上来看，3D打印可以使宇航员拥有一个超级浓缩的厨房，有效节省太空舱空间，且能满足宇航员个性化营养需求，辅助其更好地完成长期的太空探索任务。

（二）老年食品和儿童食品

目前，许多国家都面临老龄化问题，比如日本、瑞典和加拿大等。约有15%~25%的50岁以上的老人以及高达60%的养老院居民存在咀嚼和吞咽困难，患有这种疾病的人常被提供一些“粥状食物”，这些食物没有吸引力，常会导致患者食欲不振，甚至营养不良。为解决这一问题，欧盟资助了一项命名为“PERFORMANCE”的项目，旨在通过3D打印技术设计一种自动化的加工方式，为老年人提供个性化和特殊质感的食品。参与项目的科学家们通过模拟豌豆和意大利团子等食物的味道和质地，创造出了许多模拟食物。老年人不仅喜欢吃这些食物，且柔软的质地使这些食物更容易被吞咽。此外，还可以根据个人年龄、身体状况、营养和能量需求来制作个性化的营养餐。该项目在养老院的调查显示，54%的参与者认为3D打印食品质地很好，79%的人认为打印食品相当于传统烹饪方法制作的食品，43%在吞咽困难时更倾向于选择该类打印食品。除此之外，德国一家养老院为患有咀嚼和吞咽困难的老年人提供3D打印的软食。这种由豌豆、土豆泥和西蓝花制作的3D打印美食已成功进入市场，且每天有1000家国家机构提供这种食品。充分说明，3D打印技术在老年食品中有很好的应用前景。

儿童由于挑食引起的营养失衡很容易影响其身体健康和生长发育。将食材打印成具有有趣形状和丰富色彩的食品可能更容易吸引儿童食用，以改善儿童饮食习惯和营养平衡。意大利福贾大学的研究人员利用3D打印技术将蘑菇、白豆、香蕉和牛乳打印成了具有章鱼形状的儿童营养零食，因其新颖的外观，获得了儿童的青睐。除此之外，他们还根据为儿童提供营养的相关标准对打印零食配方进行了优化，使得打印零食在拥有理想外观的基础上为儿童提供更均衡和丰富的营养。

当今，全球粮食供应日趋紧张，而消费者对食物的需求量及需求的多样性却呈现持续增加的趋势。越来越多的定制化、“精准”饮食应运而生，食品3D打印技术，作为一种重要的未来食品加工新技术越来越受到广泛关注。尽管受到原材料与设备等的限制，制约了食品3D打印技术的发展。与传统的食品加工手段相比，食品3D打印技术在节约原料、个性化营养定制等方面具有不可替代的优势。为加速食品3D打印技术的发展，应从如下几方面开展更加深入的研究：①食品3D打印原料特性的研究；②开发精准营养3D打印整个流程的智能化控制软件；③创制一批精密度高、协同性强、高效稳定的家庭用3D打印装备；④增强食品营养科学与3D打印技术的结合，针对不同人群进行特殊膳食食谱的开发，实现精准营养食品的个性化定制。在实现3D打印食品构型多元化的基础上，满足不同人群的营养需求，为推动传统食品工业的深刻变革注入新的科技驱动力。

思考题

1. 食品3D打印技术的原理是什么？
2. 食品3D打印技术对食品营养品质有什么影响？
3. 食品3D打印技术未来会有哪些更多的应用场景？

拓展阅读

3D打印为传统美食注入科技创新元素。3D打印耳蜗、3D打印掌骨、3D打印心肌组织、3D打印航空航天器部件等，我国一代代3D打印人不断“破壁”，正在通过这项“魔幻”般的技术让越来越多的家庭重获新生，也有力推动着我国航空航天事业的发展。而今，这项技术也正与传统的食品加工碰撞出别样的火花。吞咽功能障碍主要发生在老年人群体中，随着我国人口老龄化程度的加深，吞咽困难人群的比例将越来越大。3D打印通过对研磨绞碎的食物进行重新挤压塑形，不仅能还原食物的外观和味道，还可入口即化，让吞咽困难的人们获得相同的进食体验与饮食乐趣。不仅如此，这项技术还可以根据不同人的营养需求与口味偏好，精准控制食材配比和营养元素，自由调配颜色、设计外形，实现饮食上的私人定制。让创意飞起来，只要能设计出来，3D打印都能打印出来，这或许是3D打印人的追求。唯有沿着先辈的足迹，不断探索，不断创新，才能赋予传统美食满满的科技感，更快更好实现“健康中国”的目标。未来，食品3D打印机或将走进普通百姓家庭，为每个家庭成员打印出更“精准营养”的健康美食。

第十一章

食品营养与新型生物制造技术

学习目标

1. 了解新型生物制造技术的发展历程。
2. 掌握新型生物制造技术的种类与原理。
3. 理解新型生物制造技术与食品营养品质的关系。

第一节　食品营养与新型发酵技术

一、发酵技术概述

发酵作为一种食品保存技术可以追溯到数千年前（图 11-1）。人们对发酵技术的了解始于厌氧发酵，如利用酵母和乳酸菌生产酒精、酸乳和各种发酵食品。好氧发酵技术在 20 世纪发展迅速，如以乙醇为原料，采用速酿法生产醋酸，通气法大规模繁殖酵母等。经过发酵后的食品，在营养、口感、风味上有较大改善。传统的发酵概念只是对这类好氧、厌氧发酵现象的描述。

生化和生理学意义的发酵是指微生物在无氧条件下，分解各种有机物质产生能量的一种方式，严格地说，发酵是以有机物作为电子受体的氧化还原产能反应。如葡萄糖在无氧条件下被微生物利用产生酒精释放 CO_2。

工业上的发酵指大规模培养特定微生物生产产品的过程，包括微生物厌氧发酵生产乳酸、酒精等；微生物好氧发酵生产抗生素、氨基酸、酶制剂等；微生物代谢产物包括菌体细胞、酶、细菌素等。

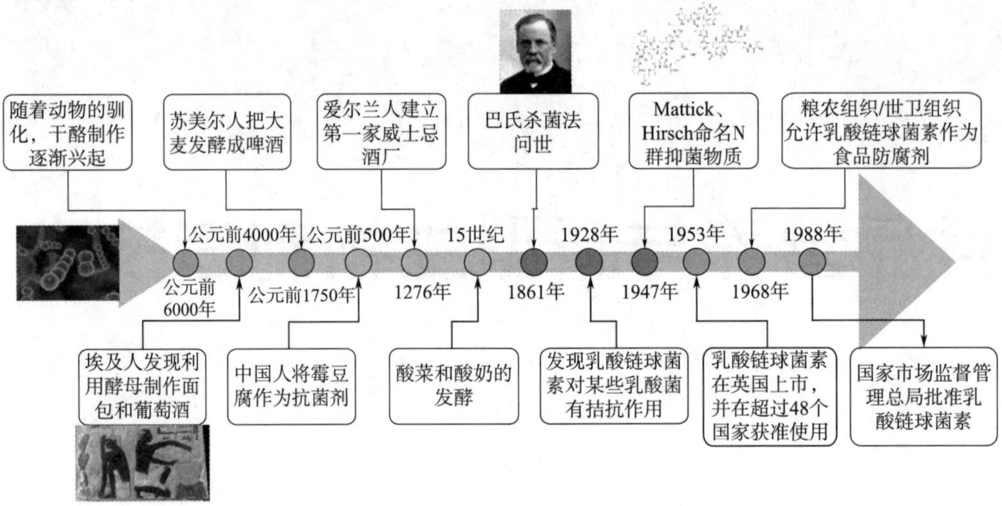

图 11-1　食品发酵和保藏领域的重大事件

（一）发酵技术发展史

发酵技术大致分为自然发酵阶段、纯种发酵阶段、深层通气发酵阶段、代谢调控发酵阶段、基因工程育种阶段。

1. 自然发酵阶段

几千年前，人们在长期日常生活中发现有些食品经过自然因素的作用，一段时间后会产生酸、香、辣等现象，经过不断积累经验，逐渐衍生出酿酒、酿造醋、发酵乳酪等产业，改善人们的生产生活。但是人们制作此类产品完全凭借经验，如果环境、气候条件等因素发生改变，产品口味随之改变，甚至出现腐败、变质的现象，造成食品浪费。

可见 19 世纪末以前的很长时间，发酵工程都处于天然发酵阶段，主要靠经验判断，发酵过程中参数难以检测，过程可控性和安全程度较低。随着科学技术的发展和人民对美好生活的追求，通过强化发酵技术创制营养品质更高的食品越发重要。

2. 纯种发酵阶段

自然发酵阶段，由于知识、技术匮乏，人们不了解发酵的本质，更不清楚微生物对于发酵的关键作用。1680 年，荷兰博物学家列文虎克发明了显微镜，从此打开了微生物世界的大门，进入了微生物学形态描述和分门别类的阶段。1857 年，法国微生物学家巴斯德在葡萄酒酿造过程中，证明了酒精是由酵母发酵产生的，随后发明了巴氏消毒法。1872 年德国微生物学家柯赫首次发明了固体培养基，建立了细菌纯培养技术，使发酵技术从天然发酵转变为纯培养发酵，是发酵工业的转折点。

列文虎克发明的显微镜

自 20 世纪 60 年代以来，许多研究人员将纯种发酵应用于蔬菜的发酵和加工。纯菌种发酵是将标准菌株人工接种到蔬菜上进行发酵的过程。人们采用纯菌接种发酵技术，建立了萝卜、黄瓜、甘蓝、豇豆等蔬菜发酵加工的最佳配比模式，获得了品质稳定的优质发酵蔬菜产品。采用纯菌接种发酵可以限制人工控制下自然发酵的诸多缺点，最大限度地提高发酵蔬菜加工的技术水平和产品质量。在接种发酵过程中，品种选择、菌种搭配、接种工艺、发酵方式等都会影响发酵蔬菜的品质。研究表明，纯菌接种恒温控制发酵的发酵速度至少比自然发酵提高 3 倍，同时产品品质也得到某种程度的提升。例如，采用乳酸菌、酵母和醋酸菌等多菌种发酵生产百合泡菜，酵母强化发酵产生的乙醇在发酵成熟期与乳酸、醋酸反应发生酯化反应生成芳香物质，对产品的特色风味有很大的帮助。因此，长期坚持不懈地研究攻克了许多关键技术难题，为技术的进一步创新发展奠定了基础。

3. 深层通气发酵阶段

1929 年，弗莱明（Fleming A.）发现了青霉菌能抑制其菌落周围细菌生长的现象，并证明了青霉素的存在。但由于当时青霉素的产量非常低，并未受到广泛重视。其后在 1940 年，钱恩（Chain E. B.）和弗洛里（Florey H.）两位博士精制出青霉素，并确认青霉素对伤口感染比当时的磺胺药剂更具疗效，加上第二次世界大战爆发，青霉素作为医治战伤感染的药物而大力推进了青霉素的工业化生产和研究，成功创立了液态深层发酵技术。1943 年，采用液态深层发酵技术，再配以离心、溶剂萃取和冷冻干燥等技术，使青霉素的生产水平有了很大提高，其中发酵水平从液体浅盘发酵的 40U/mL 效价提高到 200U/mL。随后，链霉素、金霉素等抗生素相继问世，抗生素工业迅速崛起。

深层通气发酵是指利用液体深层通气培养技术大规模发酵生产抗生素以及各种有机酸、酶制剂、微生物、激素等产品。深层通气发酵主要特点为：微生物发酵的代谢从分解代谢转变为合成代谢；真正无杂菌发酵的机械搅拌液体深层发酵罐诞生；微生物学、生物化学、生化工程三大学科形成了完整的体系。

4. 代谢调控发酵阶段

1950—1960 年，随着基础生物科学如生物化学、酶化学、微生物遗传学等学科的飞速发展，再加上新型分析方法和分离方法的发展，发酵工程领域有了两个显著进步。其一是采用微生物进行甾体化合物的转化技术，其二是以谷氨酸等发酵生产成功为代表的代谢控制发酵技术的出现。前者以美国为中心，采用微生物的生化反应，将甾体转化成副肾上腺皮质激素、性激素等技术，进行了非常广泛研究，结果几个甾体化合物系列的激素投入工业化生产。后者是 1956 年由日本的木下祝郎明确了生物素对细胞膜通透性的影响，在培养基中限量提供生物素影响了膜磷脂的合成，从而使细胞膜的通透性增加，谷氨酸得以排出细胞外并大量积累。1957 年，日本将这一技术应用到谷氨酸发酵生产中，从而首先实现了 L-谷氨酸的工业化生产。谷氨酸工业化发酵生产的成功促进了代谢调控理论的研究，采用营养缺陷型及类似物抗性突变株实现了 L-赖氨酸、L-苏氨酸等的工业化生产。

随着生物化学、酶化学、微生物遗传学等生物科学的迅速发展，再加上新型分析方法和分离方法的发展，人类开始用代谢调控技术进行微生物的育种和发酵条件的优化控制，大大加速了发酵工业的进程。利用诱变育种和代谢调控技术发酵生产氨基酸、核苷酸等多种产品。具有如下特点：发酵产品从初级代谢产物到次级代谢产物，发展了气升式发酵罐，多种膜分离介质相继问世。

5. 基因工程育种阶段

20 世纪 70 年代以后，基因重组的成功实现，人们可以按预定方案把外源目的基因克隆到容易大规模培养的微生物（如大肠杆菌、酵母）细胞中，通过微生物的大规模发酵生产，可得到原先只有动物或植物才能生产的物质，如胰岛素、干扰素、白细胞介素和多种细胞生长因子等。例如发酵法生产胰岛素，传统的胰岛素生产方法是从牛或猪的胰脏中提取，每 454kg 牛胰脏，才能得到 10g 胰岛素。这种传统的胰岛素生产方法很难满足要求。现在通过基因工程育种，人们可以把编码胰岛素的基因导入大肠杆菌细胞中，创造出能够生产胰岛素的基因工程菌。再将带有人胰岛素基因的工程菌放到大型的发酵罐中，生产出大量的人胰岛素。人们把这种大肠杆菌称为生产胰岛素的活工厂，用这种方法每 200L 发酵液就可得到 10g 胰岛素，同时还大大缩短了生产周期。这给发酵工程带来了划时代的变革，使生物技术进入了一个新的阶段——现代生物技术阶段。利用 DNA 重组技术构建的生物细胞发酵生产人们所希望的各种产品，如胰岛素、干扰素等基因工程产品。特点是：按照人们的意愿改造物种、发酵生产人们所希望的各种产品；生物反应器也不再是传统意义上的钢铁设备，昆虫躯体、动物细胞乳腺、植物细胞的根茎果实都可以看作是一种生物反应器；基因工程技术使发酵工业发生了革命性变化。

（二）发酵技术产品类型

发酵技术工业的应用范围很广，分类方法种类多，根据最终发酵产品类型分为以下四类：

1. 微生物菌体

微生物菌体即经过培养微生物并收获其细胞作为发酵产品。传统的菌体发酵工业，有用于面包制作的酵母发酵及用于人类或动物食品的微生物菌体蛋白发酵两种类型，属于食品发酵产品范围的有酵母、单细胞蛋白、螺旋藻、食用菌、活性乳酸菌和双歧杆菌等益生菌。例如，直接培养并收获酵母细胞作为动物饲料添加剂，即单细胞蛋白。菌体发酵可用来生产一些药用真菌，如香菇类、与天麻共生的蜜环菌、担子菌的灵芝等药用菌。这些药用真菌可以通过发酵培养的手段生产出与天然产品具有同等疗效的产物。涉及其他发酵产品范围的还有人畜用活菌疫苗、生物杀虫剂（杀鳞翅目和双翅目昆虫的苏云金芽孢杆菌、蜡样芽孢杆菌菌剂；防治松毛虫的白僵菌和绿僵菌剂）。其特点是：细胞的生长与产物积累成平行关系，生长速率最大时期也是产物合成速率最高阶段，生长稳定期产量最高。

2. 微生物代谢产物

微生物代谢产物即将微生物生长代谢过程中的代谢产物作为发酵产品。微生物生长过程中的代谢产物种类很多，是发酵工业中数量最多，产量最大，也是最重要的部分，包括初级代谢产物和次级代谢产物。初级代谢产物是指微生物在对数生长期通过代谢活动所产生的、自身生长和繁殖所必需的物质，如氨基酸、核苷酸、多糖、脂类、维生素等。自然界的野生菌产生的初级代谢产物仅用于自身的生长繁殖，工业上必须通过菌种改良才能大规模生产。次级代谢产物是指微生物生长到一定阶段才产生的化学结构十分复杂、对该微生物无明显生理功能，或并非微生物生长和繁殖所必需的物质，如抗生素、毒素、激素、色素等。不同种类的微生物所产生的次级代谢产物不相同，它们可能积累在细胞内，也可能排到外环境中。其中，抗生素是一类具有特异性抑菌和杀菌作用的有机化合物，种类很多，常用的抗生素有链霉素、青霉素、红霉素和四环素等。为了提高代谢产物的产量，需要对发酵微生物进行遗传特性的改造和代谢调控的研究。

3. 微生物酶制剂

微生物酶制剂即通过获取微生物的酶作为发酵产品。酶普遍存在于动物、植物和微生物中。最初，人们都是从动植物组织中提取酶，但目前工业应用的酶大多来自微生物发酵，因为微生物具有种类多、产酶的品种多、生产容易和成本低等特点。与从植物或动物中提取酶相比，利用微生物发酵法获取酶最大的优势是可以用发酵技术规模生产，还可以通过改变微生物代谢途径的方法提高酶的产量。

目前工业上微生物发酵可以生产的酶有上百种，经分离、提取、精制得到酶制剂，广泛用于医药、食品加工、活性饲料、纤维脱浆等许多行业，如用于医药生产和医疗检测的药用酶，如青霉素酰化酶、胆固醇氧化酶、葡萄糖氧化酶和氨基酰化酶等。现在已有很多酶制剂加工成固定化酶，使发酵工业和酶制剂的应用范围发生了重大变化。其特点是：需要诱导作用，或遭受阻遏、抑制等调控作用的影响，在菌种选育、培养基配制以及发酵条件等方面需给予注意。

4. 微生物转化产物

利用生物细胞中的一种或多种酶作用于某一底物的特定部位（基团），使其转化为结构类似并具有更大经济价值的化合物的生化反应。生物转化的最终产物不是生物细胞利用营养物质经过代谢而产生，而是生物细胞中的酶或酶系作用于某一底物的特定部位（基团）进行化学反应而形成。最简单的生物转化例子是微生物细胞将乙醇氧化形成乙酸，但是发酵工业中最重要的生物转化是甾体的转化。例如可的松类抗炎激素之所以有抗炎活力，主要与甾体母核 11 位上导入一个氧原子分不开，可是化学合成上最大的困难也就是在 11 位上导入氧原子。当初有位化学家塞拉塔（Savett）曾尝试这项艰难的工作，他一共用了 1270lb（1lb = 0.45kg）脱氧胆酸作原料，经历了两年的时间通过了三十余步的化学反应但最终仅合成了 938 mg 的醋酸可的松。1950 年，曼蕾和潘德生（Murray and Peterson）应用了黑根霉（*Rhizopusnigricans*）一步就在孕酮 11 位上导入了一个羟基。使从孕酮合成皮质酮只需三步，并且收率高达 90%，可的松问世，在临床上大量应用。这样专一性的羟化转化反应研究成功，引起了微生物学者、有机化学家和药物学家们的极大的兴趣，开展了大量的微生物对甾体转化的研究工作，至今已阐明微生物对甾体每个位置几乎都能进行反应，并且许多是化学难以合成，而动物体内酶也不能转化的。

二、发酵技术原理

发酵技术是通过运用微生物生态学和微生物组学原理，优化发酵工艺，对以最优配比纯种微生物复合菌剂接种并对发酵菌群进行演替定向控制的发酵过程控制技术。发酵技术实现了微生物群落各功能种群的协同生长与代谢，以较高效率生产出优质的发酵产品。

（一）食品发酵菌种

1. 细菌

（1）乳酸菌　根据国家卫生健康委发布的《可用于食品的菌种名单》公告，目前乳酸菌在食品行业应用最多的为乳杆菌属，包括干酪乳杆菌、发酵乳杆菌、鼠李糖乳杆菌、植物乳杆菌等（表 11-1）。用于婴幼儿食品的乳酸菌对安全性有更高的要求，包括嗜酸乳杆菌 NCFM、动物双歧杆菌 Bb-12、乳双歧杆菌 HN019Bi-07、鼠李糖乳杆菌 LGGHN001 等。

表 11-1　可用于食品的乳酸菌菌种

名称	拉丁学名	名称	拉丁学名
干酪乳杆菌	*Lactobacillus casei*	约氏乳杆菌	*Lactobacillus johnsonii*
发酵乳杆菌	*Lactobacillus fermentium*	清酒乳杆菌	*Lactobacillus sakei*
鼠李糖乳杆菌	*Lactobacillus rhamnosus*	瑞士乳杆菌	*Lactobacillus helveticus*
植物乳杆菌	*Lactobacillus plantarum*	卷曲乳杆菌	*Lactobacillus crispatus*
副干酪乳杆菌	*Lactobacillus paracasei*	格氏乳杆菌	*Lactobacillus gasseri*
嗜酸乳杆菌	*Lactobacillus acidophilus*	唾液乳杆菌	*Lactobacillus salivarius*
保加利亚乳杆菌	*Lactobacillus delbrueckii subsp. lactis*	保加利亚乳杆菌	*Lactobacillus delbrueckii subsp. Bulgaricus*
罗伊氏乳杆菌	*Lactobacillus reuteri*	戊糖片球菌	*Pediococcus pentosaceus*
动物双歧杆菌	*Bifidobacterium animalis*	青春双歧杆菌	*Bifidobacterium adolescentis*
长双歧杆菌	*Bifidobacterium longum*	婴儿双歧杆菌	*Bifidobacterium infantis*
两歧双歧杆菌	*Bifidobacterium bifidum*	短双歧杆菌	*Bifidobacterium breve*
嗜热链球菌	*Stheptococcus thermophilus*	费氏丙酸杆菌谢氏亚种	*Proionibacterium freudenreichill subsp. bhermanii*

续表

名称	拉丁学名	名称	拉丁学名
乳酸乳球菌乳酸亚种	*Lactococcus lactis subsp. Lactis*	乳酸乳球菌乳脂亚种	*Lactococcus lactis subsp. Crermoris*
肠膜明串珠菌肠膜亚种	*Leuconostoc. mesenteroides subsp. mesenteroides*	乳酸乳球菌双乙酰亚种	*Lactococcus lactis subsp. Diacetilactis*
乳糖片球菌	*Pediococcus acidilactici*		

乳酸菌的菌体和代谢物均能防止食源性致病菌的生长，提高食品的安全性和质量，已在乳制品、肉制品和果蔬等食品的生产加工中被广泛应用，食品中乳酸菌主要发挥三种作用：一是作为生产辅助剂，在食品生产过程中起到发酵作用或者促进食品质地的形成，例如在搅拌型酸乳中添加干酪乳杆菌后酸乳表现出更高的弹性指数和更低的固液平衡，形成了更固态的凝胶结构，产品的内聚力和黏度显著增加，具有更好的细菌活力和贮藏稳定性。二是作为添加剂，增添食品风味，增强食品营养成分，研究发现添加干酪乳杆菌和鼠李糖乳杆菌制成的干酪中生物活性肽和游离氨基酸显著增加，从而增强了干酪的抗菌、抗高血压、免疫调节和抗氧化等潜在的健康益处。三是作为生物防腐剂，例如在植物乳杆菌发酵制成的低盐香肠中，微生物群落多样性减少，香肠的 pH、酪胺、腐胺和尸胺的含量降低，乳杆菌的增殖在保证食品品质的同时延长了食品的保质期，显著的抑制多种腐败菌（发光杆菌属、不动杆菌属、环丝菌属、嗜冷杆菌属和假单胞菌属）的生长。此外，乳酸菌因其排斥竞争作用、微生物群体感应和抗菌代谢产物能在食品中充当生物源保护剂，防止食品被致病菌污染，抑制食品中致病菌的生长。

乳酸菌不仅可以提高食品的营养价值、延长食品保质期和赋予健康益处，还可以通过分泌黏蛋白增强自身黏附定植能力，从而竞争性的排除致病菌，有效地抑制致病菌生物膜的形成及对细胞表面的黏附作用［图 11-2（1）、（4）和（5）］。此外，还可以通过产生抗菌物质、与致病菌争夺环境中有限营养和生长因子等方面来抑制致病菌［图 11-2（2）和（3）］。

Rolim 等在半硬质山羊干酪上接种鼠李糖乳杆菌 EM1107 后，继续接种金黄色葡萄球菌，发现鼠李糖乳杆菌 EM1107 在干酪模拟消化后仍能以 6. 75lg CFU/g 存活，且在干酪储存的 7、14 和 21d 时分别抑制了 1. 55%、1. 7% 和 21. 66% 的金黄色葡萄球菌，他们推测，这可能与鼠李糖乳杆菌在发酵代谢过程中产生的各种化合物（有机酸、抗菌肽和活性蛋白）有关。类似地，Prezzi 等将鼠李糖乳杆菌 LGG 和单核细胞增生李斯特菌共同接种到 Minas Frescal 干酪中，发现鼠李糖乳杆菌 LGG 对 Minas Frescal 干酪的 pH、水分、脂肪、蛋白质和质地未产生明显影响，并且鼠李糖乳杆菌在干酪模拟胃肠道消化后仍使单核细胞增生李斯特菌的存活率下降了 20%，这说明鼠李糖乳杆菌能在宿主体内通过竞争细胞受体、分泌抗

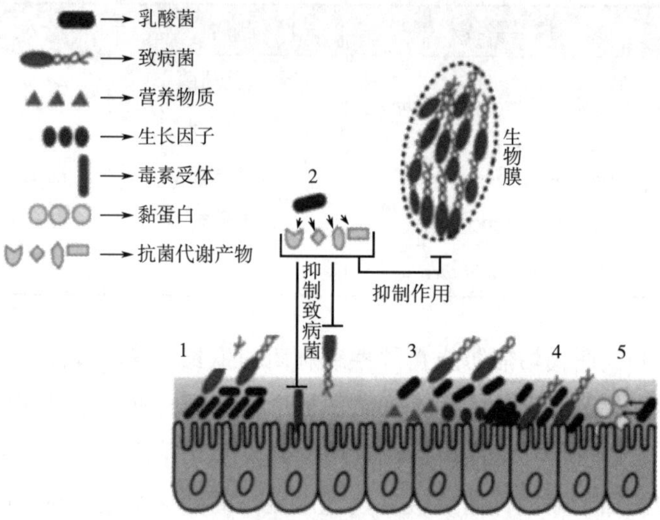

图 11-2　乳酸菌抑制致病菌的作用机制

1—竞争性排除致病菌　2—生产抗菌物质　3—竞争营养和生长因子

4—增加对肠黏膜的黏附力　5—增强的上皮屏障功能

氧化剂或影响肠细菌病原体定殖相关基因表达来降低病原体的侵袭性。同样为了抑制单核细胞增生李斯特菌，Abadía 等将干酪乳杆菌和鼠李糖乳杆菌 LGG 加入含单核细胞增生李斯特菌的干酪中发现，在储存 20d 后单核细胞增生李斯特菌数量减少了约 1lg CFU/g，且乳酸菌的加入使干酪中生物活性肽增多，增加了干酪的营养性。

研究表明，在植物乳杆菌 Tennozu-SU2（*Lactobacillus plantarum* Tennozu-SU2）和乳酸乳球菌 BF1（*Lactobacillus lactis* BF1）发酵豆乳的过程中接种 6lg CFU/mL 的沙门菌，发酵 2d 后沙门菌细菌数量下降了 1 个数量级，而对照组中的沙门菌却增加了 2 个数量级，可见乳酸菌在豆乳发酵过程中不仅可以作为一种发酵剂，还能降低豆乳在发酵过程中被致病菌污染的风险。Haraguchi 等在植物乳杆菌 Tennozu-SU2 和乳酸乳球菌 BF1 发酵制得的发酵豆乳中接种致病菌，10℃下储存 7d 后单核细胞增生李斯特菌和鼠伤寒沙门菌的数量均减少了约 3lg CFU/mL，研究分析这与益生菌发酵剂的抗菌化合物、酸化力和氧化还原活性有关。Kamal 等发现添加鼠李糖乳杆菌发酵制成的酸乳和普通酸乳相比，在接种高剂量致病菌（6lg CFU/mL）8h 后，乳杆菌发酵组中的大肠杆菌 O157：H7、金黄色葡萄球菌和小肠结肠炎耶尔森氏菌菌量分别下降了 3、1 和 2lg CFU/mL，有明显的抑菌效果，由此可见乳酸菌制成的发酵乳产品在存储消费的过程中具有更长的保质期和更好的安全性。

泡菜是传统的由调味蔬菜发酵而来的食品，具有助消化、预防癌症等有益特性，乳酸菌是泡菜中的主要微生物，对泡菜风味的形成具有重要作用。Kim 等研究发现泡菜中分离出的短乳杆菌 DF01（*Lactobacillus brevis* DF01）和乳酸片球菌 K10（*Pediococcus acidilactici*

K10）能够降低鼠伤寒沙门菌和大肠杆菌 O157：H7 对肠上皮细胞的黏附能力。类似地，从泡菜中分离出营养改良的植物乳杆菌 DGK-17（*Lactobacillus plantarum* DGK-17）能显示出对铜绿假单胞菌和肺炎克雷伯菌的抗微生物活性。

从发酵的植物性食品中分离筛选出来的功能性乳酸菌，将功能性乳酸菌应用于果蔬汁发酵，随着细菌在果蔬汁中生长，pH 降低，总糖和葡萄糖浓度也降低，发现表明，这些功能性乳酸菌可以用来生产低糖蔬菜汁和果汁，对人类健康有益。

可以用于食品行业的马奶酒样乳杆菌 ZW3 是一株兼具优异的食品加工性能与调节肠道、精神健康等多种益生功能于一体的多功能菌株。ZW3 菌株具有高产胞外多糖的特性，其在食品中应用能减少稳定剂、增稠剂的使用，可以满足当今消费者对产品少放食品添加剂或零添加的需求，打造清洁标签，有效实现加工食品的高端化升级。ZW3 菌株还具有高效去除亚硝酸盐的特性，其应用于传统发酵食品的发酵生产，可减少发酵过程中产生的亚硝酸盐，在保证产品风味和口感的基础上，进一步提高产品安全性。多项实验研究证实，ZW3 具有调节肠道健康、提高免疫、抗氧化、调节情绪、调节代谢等多种功能。

在过去的几十年中，利用体外试验、动物模型，已经开展了大量关于乳酸菌功能特性、调节宿主代谢、与宿主体内微生物组相互作用等健康功效相关研究。大量试验结果表明，乳酸菌能够调节免疫功能、降低胆固醇、促进消化、预防癌症等，将乳酸菌纳入饮食，能够带来健康益处。但是，对于乳酸菌的潜在毒性大多是临床前研究，往往导致许多乳酸菌的人体临床结果与临床前结果存在较大差别或相互矛盾。因此，未来的研究应更注重乳酸菌在人体内的安全性评价，完善乳酸菌安全性评价体系。

（2）芽孢杆菌　解淀粉芽孢杆菌被认为是最成功的生物防治剂，因为它能够在不同的生态位（例如土壤、水、各种表面和许多植物的根际）中定殖，通过竞争、抗菌和诱导植物防御使植物病原体生长。它的抗菌功能被认为依赖于多种次级代谢产物，包括多肽、环脂肽和聚酮，这些物质可以促进根系定植、与宿主植物的相互作用以及宿主植物的防御反应。这些物质已被证明主要针对真菌病原体。据报道，解淀粉芽孢杆菌可以防治一些具有经济意义的细菌性疾病，如水稻白叶枯病（*Xanthomas oryzae*）、火枯病（*Erwinia amylovora*）和番茄萎蔫病（*Ralstonia solanacearum*），该解淀粉芽孢杆菌抑制黄瓜早疫病和黄瓜灰霉病的效果尤佳。有资料显示，某酒厂通过对该酒厂不同窖龄的窖泥的研究，筛选出一株功能菌，经鉴定该菌株为生孢梭菌，该功能菌发酵液可用于人工窖泥的培养和窖池的维护保养。从泡菜、新疆奶疙瘩中共筛选出 3 株菌，经鉴定该三株菌均为海氏肠球菌，该菌具有解酒以及抗衰老的功能。

2. 酵母

酵母是人类文明史上被最早应用的微生物，酵母在制酒、酿醋、发酵面食等行业中扮演着重要的角色，可改善食品风味、香味和质地，增强营养特性等（图 11-3）。酵母在食品或饮料中应用时，不应损害人体健康，也不能对产品的口感以及保质期产生有害影响。

其次，微生物本身应该具备一定的优良性能，例如耐酸、耐胆盐、酶活性强等，并且具备良好的黏附特性，在人体内可保持较高的数量水平。近年来在饮品行业中也出现了添加酵母的研究，利用菌株之间的互相作用以维持益生菌处于主导水平，保持产品的稳定性，提高产品的营养价值，如开菲尔粒的制作。

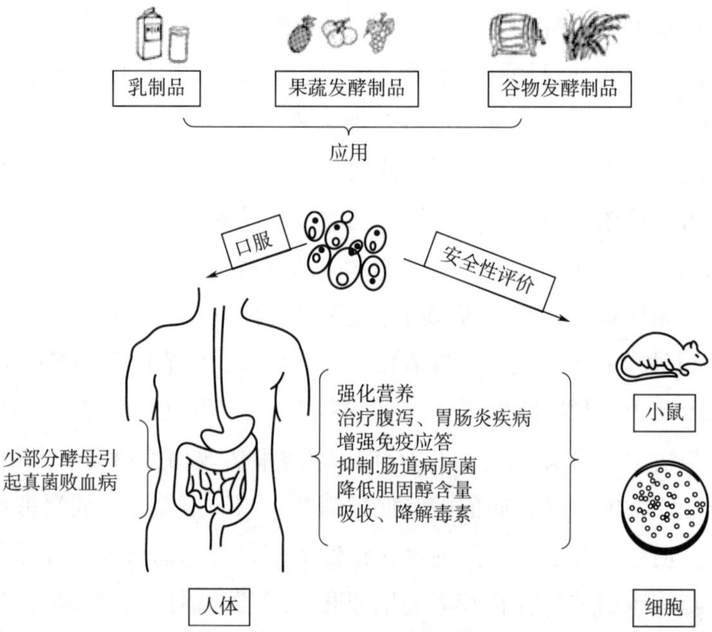

图 11-3　酵母的应用和益生活性

有报道称，从高盐稀态酱醪中筛选酵母菌株，筛选出的胶红酵母和似平滑假丝酵母对酱油风味具有一定的提升效果，这两株酵母为功能性菌株。从浓香型大曲中筛选酵母，性能最好的菌株经鉴定为产香酵母，从其液态发酵产物中共检测到 35 种挥发性风味物质，包括醇类物质 7 种，酯类物质 13 种，酸类物质 7 种，吡嗪类物质 3 种，对白酒香气成分有一定的贡献。

利用营养琼脂培养基从浓香型大曲中分离纯化酵母，采用形态学观察和分子生物学技术对其进行鉴定，经过高粱汁培养基发酵初筛、高粱固态培养基发酵复筛，获得高产乙酸乙酯的酵母，并将其应用于清香型小曲白酒工业生产。结果表明，从浓香型大曲中分离得到酵母，其中异常威克汉姆酵母（*Wickerhamomyces anomalus*）的乙酸乙酯产量最高，高粱汁液态发酵和高粱固态发酵乙酸乙酯产量分别达到 1. 13g/L、1. 14g/L，该菌株强化曲酿造的白酒中乙酸乙酯含量提高 36. 6%，杂醇含量降低 7. 1%，正丙醇含量降低 16. 1%，感官评分为 90. 7 分，该白酒具有清香型小曲白酒的典型特征，入口醇甜，清香纯正，说明该菌株可显著提高小曲白酒的品质。

采用纯培养技术从山西老陈醋的酒醪中分离、筛选产酯能力较强的酵母，通过形态观察、生理生化试验及分子生物学技术对其进行菌种鉴定，并对其环境耐受性进行分析。将该菌株应用于木枣果酒的发酵，并通过单因素及响应面试验对其酿造工艺进行优化。结果表明，分离筛选得到一株产酯能力较强的酵母 Y14，总酯含量为 38.52g/L，经鉴定为毛榛毕赤酵母（*Pichia manshurica*）。

高醇、高糖、高硫等条件会影响酵母的生物活性。为筛选出耐高酒精度、高糖度、高 SO_2 浓度的葡萄酒酿造优良菌株，该实验采集葡萄酒糟、黄酒糟、酒醅，经过富集筛选分离纯化、经高酒精度、高糖度、高 SO_2 耐受试验后初步筛选出 2 株菌株：一株耐高糖，在含糖量 60%条件下 21.5h 仍可启动发酵；一株耐高酒精度，在酒精体积分数 20%条件下 21.3h 仍可启动发酵。2 株菌株均可在 300mg/L SO_2 条件下在 6.7h 启动发酵。经生理生化试验初步鉴定两株菌分别为酿酒酵母（*Saccharomyces cerevisiae*）和膜醭毕赤氏酵母（*Pichia membranefaciens*）。在浓缩葡萄汁初始糖含量 28%条件下接种酿酒酵母，高泡期补料至含糖量 34%接种膜醭毕赤氏酵母，20℃ 发酵 15 天，得到的葡萄酒酒精度酒精体积分数为 18.1%，提高了葡萄酒酒度。

为提高清香型麸曲白酒中乙酸乙酯的含量，从已有菌株中筛选一株高产乙酸乙酯的酵母，将其应用于白酒固态发酵实验，并对其发酵条件进行研究。结果表明，筛选得到一株高产乙酸乙酯的酵母 J-4，乙酸乙酯产量为 1.38g/L，经初步发酵实验表明，其最适固态发酵工艺条件为高粱粉与酒糟质量比 1.0∶4.5，发酵时间 7 天，酒醅入发酵容器后，以正常压力进行压醅（醅料密度为 331.43kg/m^3），所得原酒中乙酸乙酯含量为 1.31g/L，出酒率为 46.3%，均达到较高水平。进一步将酵母 J-4 应用于麸曲白酒酿造生产中，以不添加产酯酵母发酵为对照，采用相同生产工艺酿造白酒。结果表明，添加酵母 J-4 发酵生产原酒酒样中乙酸乙酯含量达 1.07g/L，比对照组增长 50.7%，出酒率为 45.3%，比对照组降低 0.87%，原酒口感品质有明显改善。

3. 霉菌

霉菌的应用历史非常悠久，早在古代，人们就会酿酒、制酱。随着社会的进步，微生物学的发展，霉菌的优良特性，已引起食品界的关注，霉菌也已广泛应用于乳制品、肉制品、果蔬制品等，在酿造食品行业中，霉菌也越来越受到人们的关注。中国是世界上食用和生产发酵调味品最早和最多的国家，其生产历史悠久，源远流长，酱油、食醋、酱、腐乳、腌菜等是人们日常生活中经常食用的调味品，它们不仅具有基础调味，改善色香味的作用，还有一定的保健功效，其特有的风味和品质是多种微生物长时间共同作用的结果，在实际的发酵生产过程中，除了主导发酵菌株之外，霉菌是酿造过程中常用的微生物，对其产生的风味和品质起着一定的作用。

以四川太和毛霉豆豉为研究对象，通过分离、纯化技术分离其中优势菌，并结合形态学与分子生物学技术进行特征菌落鉴定，最后对 2 株霉菌的蛋白酶和纤维素酶活性进行检测。结果表明：四川太和毛霉豆豉中 2 株产蛋白酶较高的优势菌株分别为 M-THF-01 与

M-THF-02；经形态学与分子生物学鉴定技术发现，M-THF-01 为雅致放射毛霉（*Actinomucor elegans*），M-THF-02 为总状毛霉（*Mucor racemosa*）。M-THF-01 与 M-THF-02 中性蛋白酶酶活分别为 83.00U/mL 和 277.35U/mL，酸性蛋白酶分别为 156.36U/mL 和 405.69U/mL，碱性蛋白酶分别为 19.30/mL 和 25.37U/mL，产纤维素总体酶活分别为 2.51U/mL 和 3.64U/mL。总体来说，M-THF-02 产酶活力明显高于 M-THF-01。该研究可为毛霉豆豉纯复合发酵剂的研发提供理论基础，并为毛霉豆豉的工业化与规模化生产提供科学依据。

毛霉型豆豉在发酵过程中，大豆中的大分子物质通过微生物与酶的作用，经过分解或者重组获得利于人体吸收的小分子和对人体有益的有利因子，近几年热点研究主要集中在异黄酮、活性肽、γ-亚麻酸。通过对毛霉豆豉中的大豆异黄酮进行研究，发现大豆中的异黄酮总量基本维持不变，但通过发酵后大豆中的异黄酮的结构发生了巨大的改变，主要由结合态形式存在的异黄酮转化为游离形态的异黄酮。大豆异黄酮具有抗氧化、预防心血管疾病、骨质疏松和更年期屏障等生理功能，且游离态的大豆异黄酮更有利于人体的吸收，效果更佳。毛霉豆豉中的大豆经过微生物分解得到低分子及中分子肽的含量是未发酵大豆的 3 倍，通过对豆豉抗氧化多肽进行研究，发现毛霉豆豉的抗氧化多肽对于 ABTS 自由基与 DPPH 自由基的清除效果较明显。目前研究发现，毛霉豆豉主要是由总状毛霉发酵制成，是一种能够产出 γ-亚麻酸（GLA）的一种真菌。γ-亚麻酸是一种人体所需的多不饱和脂肪酸，能够预防和治疗动脉粥样硬化及高血压，还能够降低人体血脂，同时根据一定发酵条件能够使毛霉豆豉中生成 γ-亚麻酸，相较于传统发酵提高 3 倍，具有极高的经济效益。

米曲霉是曲霉属的一个种，它的变种很多，是酱油和酱的主发酵菌，与黄曲霉十分相似，但米曲霉不产生黄曲霉毒素和其他真菌毒素。米曲霉具有复杂的酶系统，主要有蛋白酶和外肽酶，能将蛋白质水解成氨基酸。谷氨酰胺酶，能使大豆蛋白质游离的谷氨酰胺分解为谷氨酸，增强酱油的鲜味；液化性淀粉酶，能分解淀粉生成糊精和葡萄糖；此外还分泌果胶酶、半纤维素酶和酯酶等，但重要的还是蛋白酶、淀粉酶和谷氨酰胺酶。酶决定着原料利用率、酱醪发酵成熟的时间与产品鲜味、色泽等指标。此外，米曲霉还具有生长速度快、抗杂菌能力强、不产生真菌毒素、对原料利用率高、发酵后产品具有酱油和酱固有的香气（酱香浓）等特点。

我国食醋品种很多，以酿造食醋最受欢迎。酿造食醋的微生物主要有曲霉菌、酵母和醋酸菌。食醋发酵就是这些菌群参与并协同作用的结果。其中曲霉菌能使淀粉水解成糖，使蛋白质水解成氨基酸，酵母能使糖转变成酒精，醋酸菌能使酒精氧化成醋酸。可以说，曲霉菌是食醋酿造的先决条件，是食醋酿造的关键菌种。以淀粉质为原料酿醋，须先将淀粉水解为葡萄糖，才能进行酒精发酵和醋酸发酵。黑曲霉除分泌强且具有活性较强的糖化酶、液化酶、蛋白酶、单宁酶外，还有较高活性的果胶酶、纤维素酶、脂肪酶、氧化酶等。常用于酿醋的优良菌株：①乌沙米曲霉；②黑曲霉 AS 3.4309；③甘薯曲霉；④宇佐美曲霉东酒一号。

（二）食品发酵工艺

我国的食品发酵目前多数沿袭传统工艺，在很大程度上仍依赖于一些专门知识和技能。根据涉及的微生物发酵种类和原料基质物理状态对发酵工艺进行简单分类。

1. 单菌种和多菌种发酵分类

（1）单菌种发酵 这种发酵形式中只有 1 种微生物对生产产品是必需的。如嗜酸乳杆菌乳、啤酒等食品。这种发酵在现代发酵工业中最常见，但在传统发酵工业中并不多见。

（2）多菌种发酵 指采用 2 种或 2 种以上的微生物进行发酵的技术。这是传统发酵最常用的发酵方式。

2. 已知和未知发酵菌群分类

利用天然的微生物菌群进行混合发酵：如古代的酿酒、制醋、做酱和酱油以及干酪等，这些食品发酵虽然工艺上有了许多改进，但仍然保持着原来的基本技术——采用自然的微生物菌群。这种混合发酵有多种微生物参与（在微生物之间还必须保持一种相对的生态平衡），其产物也是多种多样的，发酵过程较难控制，在许多情况下还依赖于实践的经验。

利用已知的纯种微生物进行混合发酵如酸牛乳发酵、液态酿酒新工艺等，这类发酵方式是食品发酵的发展方向。科技是第一生产力，创新是第一动力。随着我们对发酵微生物和发酵机制的深入研究，采用纯种混合发酵生产传统风味的发酵食品是肯定可行的，只有到了这个程度，实现发酵食品生产的全面现代化才有可能。

3. 基质物理状态分类

（1）液态发酵 指发酵基质呈流动状态，如啤酒发酵、果汁醋酸发酵等。

（2）半固态发酵 发酵基质为半流动状态，大的原料颗粒悬浮在液体中。黄酒发酵、酱油稀醪发酵都属半固态发酵。

（3）固态发酵 发酵基质呈不流动状态，基质中没有或几乎没有游离水。这是我国传统发酵常用的形式，如固态酱油发酵、米醋发酵、大曲酒。印度尼西亚的丹贝发酵和日本纳豆生产也都采用固态发酵法。

三、发酵技术在食品中的应用

发酵食品是经微生物作用代谢一系列特定酶催化的代谢活动的产物。传统发酵食品工艺中的微生物来自自然界，而现代科技则采用微生物纯培养技术，与自然发酵的诸多不可控因素相比，不仅能够提高原料利用率，缩短发酵周期，便于产业化生产，而且在保留传统产品特点外，更利于发酵食品风味的形成和营养的丰富。我国传统发酵食品种类繁多，按原料不同主要分为发酵谷物、发酵豆类、发酵茶、发酵乳、发酵蔬菜、发酵肉类等，集中在酒业、调味品两大行业，生产企业则遍布全国。这些产品的共有工艺特点是基于复杂的发酵微生物群落代谢，发酵周期较长，代谢产物组成复杂且风味独特。

（一）食品发酵与细菌

1. 乳酸杆菌属接种发酵技术

乳酸菌是革兰阳性、过氧化氢酶阴性、无运动性或很少有运动性、可利用糖类发酵产生乳酸、无芽孢的一类细菌的总称。较常见的乳酸菌可分为五种类型：乳杆菌属、链球菌属、明串珠菌属、双歧杆菌属以及片球菌属。乳酸菌生长的适宜温度为30~40℃，所需温度较低。可以被高温处理杀死，生长的最适pH为5.5~5.8。乳酸菌一般在厌氧或微好氧环境中生长繁殖，具有好气和厌气的双重性。其中，好气者多为乳球菌，厌气者多为乳杆菌。乳酸菌通过糖酵解产生丙酮酸，在乳酸脱氢酶的催化下还原为乳酸。大量实验研究表明，乳酸菌能改善人体胃肠功能、提高免疫能力、降低血清胆固醇，对人体健康有很大帮助。因此，在当前的社会环境下，乳酸菌被广泛应用于生物、食品、医药等与消费者生活密切相关的领域。

2. 醋酸杆菌属接种发酵技术

醋酸菌是一种专性好氧革兰阴性细菌，广泛生长在一些温暖和潮湿的地方，比如发酵制品、水果、花朵、果蝇的内脏。与其他细菌相比，醋酸菌表现出高变异性。醋酸菌的类型很多，随着多相分类技术的发展，已经不断发现新的属和种，迄今为止已鉴定出16个属和92种醋酸菌。其中，醋酸杆菌属和葡糖醋杆菌是主要的醋酸杆菌属，它们主要应用于食醋的生产。醋酸菌氧化乙醇产乙酸包括两个反应阶段：第一个反应是由乙醇脱氢酶催化，第二个反应是由乙醛脱氢酶催化。另外，醋酸菌也可利用葡萄糖。大部分醋酸菌可以通过磷酸戊糖途径和三羧酸循环生成柠檬酸、富马酸、琥珀酸等有机酸。有些醋酸菌还具有产生纤维素、色素、吲哚乙酸、抗坏血酸和固氮等功能。

食醋酿造过程主要有两种类型：固态发酵和液态发酵。固态发酵是指发酵过程中的发酵原料在整个发酵过程中都以固体形式存在。食醋的液态发酵是指食醋的酿造过程。发酵所用的原料都是液体，主要是通过深层曝气法酿造的。工业醋酸发酵工艺通常使用液态深层醋酸发酵来生产商业醋。这种发酵方法允许醋酸菌直接与发酵液接触，并且发酵液需要强力通气以确保O_2的供应。该方法工艺操作简单，在发酵过程中不易被细菌感染，菌种不易退化。食醋发酵分为两个阶段：酒精发酵阶段和醋酸发酵阶段。酒精发酵阶段中，低温潮湿的发酵环境以及充足的营养物质有利于酵母和乳酸菌生长，为其成为优势菌株提供了良好的生存环境。由于酵母代谢产乙醇，酒精发酵后期环境中高浓度乙醇成为微生物群落结构演替变化的关键因子。进入醋酸发酵阶段，发酵环境中乙醇很快被醋酸菌利用生成乙酸，醋酸菌逐步演替为优势菌株，而此时营养物质的竞争、高酸环境使食醋发酵中微生物的多样性明显降低。

3. 芽孢杆菌属接种发酵技术

芽孢杆菌细胞呈直杆状，（0.5~2.5）μm×（1.2~10）μm，常以成对或链状排列，具圆端或方端。细胞染色大多数在幼龄培养时呈现革兰阳性，以周生鞭毛运动，严格需氧或兼性厌氧。该属细菌的重要特性是能够产生对不利条件具有特殊抵抗力的芽孢。芽孢杆菌属可分为以下亚群：苏云金芽孢杆菌、枯草芽孢杆菌、短小芽孢杆菌、炭疽芽孢杆菌和巨大芽孢杆菌。

地衣芽孢杆菌是一种常见的革兰阳性嗜热细菌，普遍认为它是安全的细菌且是一种益生菌。至今已被广泛用于水产、家禽等养殖业，可以提高它们的健康状况，促进采食量和生长，上调生长激素水平，改善肠道健康，提高对不良环境的抗性并能有效用于一些疾病的防治。地衣芽孢杆菌参与了白酒等发酵食品的酿造过程，是中国白酒生产中影响风味品质的重要微生物之一，其产生的风味成分对白酒品质具有重要贡献，能够产生独特的香气并提高某些重要的芳香化合物合成，有利于白酒酒香的提升，还可以提高原料中营养物质的利用率并能够产生抗菌物质。

（二）食品发酵与酵母

酵母是一种单细胞真菌，是一种肉眼看不见的微小单细胞微生物，能将糖发酵成酒精和 CO_2，分布于整个自然界，是一种典型的异养兼性厌氧微生物，在有氧和无氧条件下都能存活，是一种天然发酵剂。发酵剂指含有活的或休眠的微生物，能够在发酵基质中进行理想的新陈代谢活动。酵母是传统发酵调味品中重要的功能菌，酵母代谢过程中可产生醇、酯、酚、醛以及呋喃等多种挥发性风味成分，赋予产品浓郁的风味。酵母的生长需要各种营养物质。在发酵初期，各种营养物质丰富，随着发酵的不断进行，氮源和碳源等营养成分逐渐消耗殆尽，酵母缺乏必需的营养素，进入特定的非繁殖阶段，生长逐步停滞。而在混菌发酵后期，不同酵母的数量有所不同，对环境的应激反应有差异，而营养物质的缺乏进一步导致酵母之间生长状态的差异。因此，在发酵过程中，通过分析菌株的生长代谢特征，分离筛选出适合强化发酵的优良菌株尤为重要。

山西老陈醋生产过程中，大曲是决定山西老陈醋产量及品质的关键因素。由于大曲微生物种类繁多，形成了较为全面的酶系，在进行糖化、酒化、醋化和酯化的酿造过程中还产生较为丰富的代谢产物和降解产物，形成其独特风味和营养成分。从大曲中筛选优良酵母，与大曲共发酵，是解决山西老陈醋酿造工艺中存在的原料利用率低、发酵周期长、出品率低、产品质量不稳定等问题的关键。然而，山西老陈醋大曲也存在一些问题，如大曲制作依靠自然富集接种，在很大程度上受到自然环境的制约，造成不同批次生产的大曲质量相差甚多，从而导致所酿造的山西老陈醋质量不稳定，并且大曲制作车间环境控制不当增加了自然接种有害微生物污染的可能性，实际生产中异臭腐败现象可能就是由大曲中的污染性微生物所致。同时研究表明，大曲的糖化力和酒化力低，导致大曲的用量增加，在一定程度上降低了原料利用率，导致生产成本提高。现今，山西许多醋厂通过添加纯种培养的麸曲及活性酵母来解决此问题。酵母对山西老陈醋的品质起着决定性的作用，关于食醋酿造过程中酵母的研究越来越受到重视。

酱油酿造过程中，微生物起着至关重要的作用。多菌种混合发酵，是保证酱油质量与风味的基础。其中，耐盐风味酵母的存在更是为酱油的风味做出了巨大的贡献，使得酿造酱油的醇味和酯味更加浓郁，风味物质更加完善。研究发现，以米曲霉和鲁氏接合酵母混合制曲，发酵酱油的谷氨酸含量较单一米曲霉制曲对照组提高了 46.16%，乙酸乙酯和 2-甲氧基-4-乙烯基苯酚等风味物质也得到明显性提升。添加了鲁氏接合酵母菌株后，酱油中 2-苯乙醇含量较对照组可以提高 6 倍，风味也得到了明显的改善。将季也蒙毕赤酵母接种到酱油中参与发酵，发现其能促进愈创木酚和 4-乙基愈创木酚等风味物质的形成，进而改善了酱油品质。

（三）食品发酵与霉菌

1. 毛霉属接种发酵技术

毛霉又称黑霉、长毛霉，是接合菌门接合菌纲毛霉目毛霉科真菌中的一个大属。毛霉以孢囊孢子和接合孢子繁殖，在土壤、粪便、禾草及空气等环境中存在。毛霉菌丝初期白色，后灰白色至黑色，这说明孢子囊大量成熟，菌丝体每日可延伸 3 cm 左右。毛霉能糖化淀粉并能生成少量乙醇，产生蛋白酶，有分解大豆蛋白的能力，许多毛霉能产生草酸、乳酸、琥珀酸及甘油等，有的毛霉能产生脂肪酶、果胶酶、凝乳酶等。

腐乳的制作过程主要分为三个阶段：豆腐制备、前发酵和后发酵。在生产过程中，需经过微生物分泌多种酶类并作用于豆腐从而改善豆腐的质地和风味，其中常用的发酵菌种主要是毛霉。毛霉在腐乳酿造过程中的作用如下：毛霉在豆腐上进行固体发酵，2~4d 后毛霉菌丝粗壮、致密且具有一定的黏性和韧性，可以在腐乳表面形成一层厚度为 0.2mm 的菌丝膜，其对腐乳块型的形成和保持具有积极的作用。此外，毛霉菌丝颜色洁白，有助于腐乳形成鲜亮的色泽。毛霉在腐乳前发酵时产生以蛋白酶为主的多种酶系，包括淀粉酶、脂肪酶、糖化酶、儿茶酚氧化酶等。这些酶的协同作用对腐乳色、香、味的形成起到了重要作用。目前，我国腐乳生产过程中常用的毛霉菌种主要有总状毛霉、雅致放射毛霉和五通桥毛霉。

2. 曲霉属接种发酵技术

曲霉（*Aspergillus*）菌丝呈黑、棕、黄、绿、红等颜色。营养菌丝匍匐生长于培养基的表面，无假根，菌丝具有横膈膜，为多细胞菌丝。是发酵工业和食品加工业的重要菌种，已被利用的近 60 种。2000 多年前，我国人民已将曲霉用于制酱技术，曲霉也是酿酒、制醋曲的主要菌种。现代工业利用曲霉生产各种酶制剂（淀粉酶、蛋白酶、果胶酶等）、有机酸（柠檬酸、葡萄糖酸、五倍子酸等），农业上用作糖化饲料菌种。

酱油是最典型的中国传统调味品之一。原料中的碳水化合物、蛋白质等营养物质在微生物发酵作用下分解，经过长时间的日晒夜露，产生种类丰富的代谢产物从而形成了酱油丰富的风味体系。在现代酱油酿造生产中，生产出不同种类的酱油，这些酱油的风味也大不相同，主要是发酵工艺、所用菌种等不同而导致的。根据发酵工艺分为低盐固态工艺和高盐稀态工艺。低盐固态工艺的原料是豆粕和麸皮。原料先经蒸煮，再与米曲霉、和其他微生物一起发酵，最后与水和盐混合，经过制曲（固态发酵）和酱醪（盐水发酵）两步发酵而成，米曲霉在固态培养过程中可以产生极为丰富的酶系，是酱油风味形成的关键。高盐稀态工艺主要是以大豆和小麦为原材料，将大豆和小麦按比例混匀后，再经蒸煮、米曲霉制曲等过程，获得成曲后需要在高盐条件（18%盐水）下发酵，相比较低盐固态工艺发酵周期更长，往往需要6个月及以上的时间。

四、发酵技术与食品营养品质的关系

在我国，利用生物技术生产的“功能发酵制品”主要包括膳食纤维、活性多糖、功能性寡糖、多元醇、活性肽与氨基酸、维生素、不饱和脂肪酸、类胡萝卜素、酵母和乳酸菌制品、小球藻和红曲等。目前，基因工程、细胞工程、酶工程、发酵工程以及蛋白质工程等现代生物技术已经应用于食品加工领域，形成了新的食品生物技术产业。而传统的功能制品加工工艺往往难以满足研制开发第四代功能发酵制品的技术要求，特别是规模化的生产，因此迫切需要采用新兴发酵工程技术来缓解目前存在的问题。借鉴发达国家开发功能制品方面的成功经验，加强对有效成分明确、质量可控、符合国内外市场需求的功能发酵制品的研发，推进适合我国的功能发酵制品的产业化进程。可以在以下几方面进行开拓。

（一）抗氧化产品

发酵食品在生产加工过程中，会产生大量对人体有益的抗氧化成分。在酵母发酵过程中，糖酵解厌氧代谢产生的高还原力，还原部分 *o*-醌为多酚，提升了苹果酒的抗氧化活性；发酵豆制品的抗氧化成分按其来源大致可以分为两类：一类是大豆中本身具有的天然抗氧化成分，称为“一次生理活性成分”，如维生素 C、维生素 E、异黄酮类、酚酸类等化合物；另一类是大豆制品在加工过程中在微生物及其酶的综合作用下，大豆原料中的大分子有机物进行分解和重组，经过复杂的生化作用形成的代谢产物和变异物质，这些物质具有抗氧化活性，称为“二次生理活性成分”，如蛋白酶降解作用后产生的部分多肽和氨基酸，以及由氨基类化合物与还原糖作用形成的褐色色素类化合物。

（二）功能多糖制品

多糖是生命活动的能量贮藏者和提供者，是新陈代谢的物质基础之一。多糖可以改变水的液流性质，使水成胶，因而在食品、医药、化妆品等领域有着广泛的用途。微生物发酵生产的活性多糖以其安全、无毒、理化性质独特等优良特性，越来越受到人们关注。能发酵生产多糖类的微生物包括细菌和真菌，其中大多数多糖类是作为菌体荚膜和黏液层而生成的，也有的微生物能分泌多糖类化合物于培养液中。由微生物发酵生产的多糖类主要有细菌多糖和真菌多糖。

（三）活性多肽与氨基酸

蛋白质经发酵酶解后可产生多种具有生物活性的多肽，具有调节神经、激素和免疫系统功能，以及抗氧化、清除自由基等功能。在发酵乳制品中，代表性产品有酸乳、干酪等。发酵使乳中的乳糖、蛋白质被分解成为半乳糖、乳酸、小的肽链和氨基酸等小分子，因而酸乳非常适宜人体的消化和吸收。在泡菜发酵过程中的酱汁中，蛋白质分解为氨基酸，因此氨基酸种类丰富。食醋具有酸、甜、鲜、香味，甜味和鲜味主要来自糖类和氨基酸。过去人们认为，人体吸收蛋白质的主要途径是氨基酸。近些年，国内外学者研究发现，蛋白质经消化水解后，也能够以寡肽的形式吸收，这是肽研究理论的创新突破。因此，通过发酵技术开发多肽类新型保健食品，具有良好前景。

总之，功能发酵制品已成为当今世界最具有活力的食品加工新领域。随着加工技术、社会环境、市场环境的日趋成熟完善，以及人们生活水平、认知程度的提高，功能制品将成为21世纪食品工业浪潮中的主流。食品工业也成为现代生物技术应用最广阔、最活跃、最富有挑战性的领域。随着现代发酵工程技术在食品领域的广泛应用，食品工业将不再是传统农业食品的概念，工业食品将在人们日常生活中占据重要的地位。现代功能制品工业的蓬勃发展，已显示出发酵工程技术的巨大生命力，要充分利用世界生物技术迅猛发展的契机，重视发酵工程新技术、新产品以及新设备的研究，促进我国功能发酵制品工业的改革，实现我国功能发酵制品工业健康有序的发展。

第二节 食品营养与酶制剂开发应用技术

一、酶制剂概述

（一）酶制剂

几千年来，人类一直在使用酶的独特催化特性用于食物加工。大约4500年前，由苏美尔人撰写并被称为吉尔伽美什史诗的人类现存最古老的记录之一，提到了发酵产品面包和啤酒。然而，发酵的真正原因在几千年后才被揭晓。1675 年荷兰人安东尼·范·列文虎克（1632–1723）对微生物进行了第一次直接观察和描述，通过简单的自制显微镜，观察到微生物。1814 年，古特里布·西吉斯蒙·基尔霍夫（Gottlieb Sigismund Kirchhoff）描述了一个重要的生物技术反应，他指出，发芽谷物中含有一种将淀粉转化为糖的化合物。厄哈德·弗里德里希·鲁奇斯（Erhard Friedrich Leuchs）在 1831 年观察到人类唾液的相同现象。两年后，法国研究人员安塞尔莫·佩因（Anselme Payen）和简-弗朗修斯·泼骚兹（Jean-François Persoz）通过醇沉从麦芽提取物中分离出一种能够水解淀粉的物质，称之为淀粉酶，源自希腊语 diastase，意思是“分离”。法国科学家依麦尔·杜克劳（Émile Duclaux）提议，通过引入后缀-ase 作为酶的命名约定来纪念佩因（Payen）和泼骚兹（Persoz）。1874 年，丹麦药剂师克里斯·科汉森（Christian Ditlev Ammentorp Hansen）将用于生产干酪的标准化酶制剂（凝乳酶）推向市场。

酶制剂是指从生物体中提取的具有酶特性的一类物质，食品酶制剂主要作用是催化食品加工过程中的各种化学反应，改进食品加工方法。酶制剂来源于生物，一般来说较为安全，可按生产需要适量使用。酶制剂因能在常温常压下进行酶的催化作用、酶水解要求酸度低、收得率高、纯度高、符合食品要求、操作方便、来源广、费用低等优点而被推广并广泛应用。

酶普遍存在于动物、植物、微生物中，但是工业酶制剂的生产主要取决于微生物，生产酶制剂的微生物为丝状真菌、酵母、细菌三大类群。微生物产酶较动植物更具优势，有四个主要因素：①微生物来源广泛；②微生物生长繁殖快，容易培养，成本低、价格便宜；③微生物发酵生产过程条件容易控制，发酵产物容易提取；④微生物容易诱变，便于进行工程菌的改造，利用基因工程等生物技术可以进行菌种改良、开发新品种等。简言之，微生物具有个体微小、结构简单、分布广、种类多、适应性强、繁殖快、易于变异和培养等特点，因此，用微生物生产酶制剂更具有优越性，是当前生产酶制剂的主要方法。工业上常用的微生物主要有细菌、放线菌、酵母和霉菌等。

生物体中不断发生各种各样的生化反应，都需要相应的酶去催化，所以酶的种类很多。根据 BRENDA 酶学网站（http：//www. brenda-enzymes. info/）统计，截至 2021 年 10 月，被正式收录的酶已经达到 8197 种。酶作为食品工业加工助剂具有的特性如下：来源于微生物或植物、动物的酶是一种蛋白质，无毒无害；酶具有催化化学反应的功能，反应专一，不生成副产物；采用酶法工艺取代化学法工艺，可以替代那些对人体有害的化学物质；酶的反应条件温和，对营养物质破坏低，可以保证食品营养。因此，酶在食品工业中的应用发展迅速，被列入《食品安全国家标准　食品添加剂使用标准》（GB 2760—2014）的食品用酶制剂及其来源名单已达到 54 种。目前，食品工业的谷物食品加工、淀粉糖生产、蛋白质加工、氨基酸和有机酸生产、各种酒类生产、油脂加工、功能食品、果汁生产、肉类加工、乳制品生产等几乎所有的领域均已涉及酶制剂的应用，酶制剂在食品工业的应用将持续增长。

（二）酶制剂的分类

要对这些性质和功能各异的酶进行研究和应用，必须有系统有效的分类方法，按照催化的反应类型进行分类是最合理的。1961 年，国际生物化学与分子生物学联合会（IUBMB）将所有的酶按照催化的反应类型分成六大类。2018 年 8 月，又增加了转位酶分类，所以现在共有七大酶类，即：氧化还原酶、转移酶、水解酶、裂合酶、异构酶、合成酶和转位酶。在这七大酶类中，又各自分为若干亚类（subclass），亚类下又分亚-亚类（sub-subclass）。亚类的划分标准根据各类反应的特点而不同，比如氧化还原酶是按照电子供体类型分类，转移酶是按照被转移基团的类型分类。

1. 氧化还原酶（oxidoreductase）

氧化还原酶催化氧化还原反应，包括传递电子、氢的反应以及需氧参加的反应。如乳酸脱氢酶、琥珀酸脱氢酶、细胞色素氧化酶、过氧化氢酶、过氧化物酶等。

2. 转移酶（transferase）

转移酶催化底物之间基团的转移或交换。如甲基转移酶、乙酰基转移酶、转氨酶等。

3. 水解酶（hydrolase）

水解酶是具有催化底物水解反应的一类酶的总称。根据底物不同可以分为蛋白酶、核酸酶、淀粉酶、磷脂酶等。

4. 裂合酶（lyase）

裂合酶催化一个底物移去某个基团并形成双键，或通过逆反应将某个基团加到双键上。如脱水酶、脱羧酶、醛缩酶、水化酶等催化底物形成双键。

5. 异构酶（isomerase）

异构酶催化分子内部基团的位置互变，包括几何或光学异构体互变、醛酮互变。如磷酸丙糖异构酶、消旋酶等。

6. 合成酶（synthetase）

合成酶催化两种底物形成一种产物，包括分子间的缩合反应，或同一分子两个末端的连接反应，反应同时偶联 ATP 或其他核苷三磷酸高能磷酸键的水解释能，又称连接酶（ligase）。如谷氨酰胺合成酶、乙酰辅酶 A 合成酶。

7. 转位酶（translocases）

转位酶是指催化离子或分子穿越膜结构的酶或其膜内组分。转位酶目前分为六个亚类：催化氢离子转位、催化无机阳离子及其螯合物转位、催化无机阴离子转位、催化氨基酸和肽转位、催化糖及其衍生物转位、催化其他化合物转位。

二、酶制剂开发技术原理

酶的实际应用活性、酶的稳定性和可生产性是理想生物催化剂的三个关键。但天然酶往往存在活力不高、稳定性差、半衰期短等缺点，在实际应用中，有时难以采用这些脆弱的天然生物催化剂。为克服天然酶的固有缺点，开发具有新功能、新特性的工业用酶，传统的方法是从自然界分离新的菌种，筛选新酶，采用物理、化学诱变和大规模筛选，获得适合工艺条件的高性能酶，然后进行工业化生产。另一种获得酶制剂的途径是改造现有的酶。从 20 世纪 60 年代以来，逐渐出现固定化技术、化学修饰技术、基因工程技术、定点突变为基础的蛋白质工程技术、体外定向进化技术以及定点突变技术等方法来提高酶的稳定性和半衰期以及产量（图 11-4）。

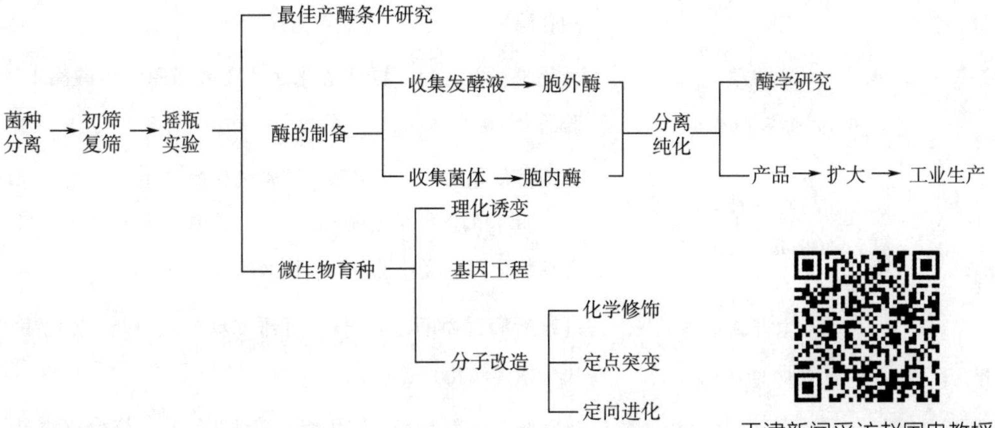

天津新闻采访赵国忠教授

图 11-4　微生物酶开发的一般程序

（一）酶制剂工业常用菌种与选育

1. 工业常用产酶菌

工业上常用的微生物主要有细菌、放线菌、酵母和霉菌等（表 11-2）。

表 11-2　工业常用产酶菌

细菌	枯草芽孢杆菌（*Bacillus subtilis*）	α-淀粉酶、蛋白酶、β-葡聚糖酶、碱性磷酸酶
	大肠杆菌（*Escherichia coli*）	谷氨酸脱羧酶、天冬氨酸酶、青霉素酰化酶、β-半乳糖苷酶、限制性核酸内切酶、DNA 聚合酶、DNA 连接酶、核酸外切酶
放线菌	链霉菌属（*Streptomyces*）	葡萄糖异构酶、青霉素酰化酶、纤维素酶、碱性蛋白酶、中性蛋白酶、几丁质酶、16α-羟化酶（用于甾体转化）

续表

酵母	酿酒酵母 (*Saccharomyces Cerevisiae*)	转化酶、丙酮酸脱羧酶、醇脱氢酶
	假丝酵母属 (*Candida*)	脂肪酶、尿酸酶、尿囊素酶、转化酶、醇脱氢酶、假丝酵母具有烷类代谢的酶系，可用于石油发酵；具有较强的羟基化酶，可用于甾体转化制造睾丸素
霉菌	黑曲霉 (*Aspergillus niger*)	糖化酶、α-淀粉酶、酸性蛋白酶、果胶酶、葡萄糖氧化酶、过氧化氢酶、核糖核酸酶、脂肪酶、纤维素酶、橙皮苷酶、柚苷酶
	米曲霉 (*Aspergillus oryzae*)	糖化酶、蛋白酶、氨基酰化酶、磷酸酯酶、核酸酶 P_1、果胶酶
	青霉属 (*Penicillium*)	葡萄糖氧化酶、苯氧甲基青霉素酰化酶（主要作用于青霉素V）、果胶酶、纤维素酶 C_X、5’-磷酸二酯酶、脂肪酶、葡萄糖氧化酶、凝乳蛋白酶、核酸酶 S_1、核酸酶 P_1
	木霉属 (*Trichoderma*)	纤维素酶（C_1 酶、C_X 酶、纤维二糖酶）、17α-羟化酶（常用于甾体转化）
	根霉属 (*Rhizopus*)	糖化酶、α-淀粉酶、转化酶、酸性蛋白酶、核糖核酸酶、脂肪酶、果胶酶、纤维素酶、半纤维素酶、11α-羟化酶（用于甾体转化）
	毛霉属 (*Mucor*)	蛋白酶、糖化酶、α-淀粉酶、脂肪酶、果胶酶、凝乳酶

2. 产酶微生物的选育

在合适的条件下，微生物可以通过一定的途径合成特定的酶，但并不是所有的微生物细胞都可以用于发酵生产酶。一般来说，用来发酵生产酶的细胞应该满足几个条件：①产酶量高：用来产酶的细胞最基本的性能是高产，只有产酶量高，才有较好的开发应用价值。可以通过培养基筛选、诱变育种或基因工程、细胞工程等手段获得产酶量高的细胞；②易培养：用于产酶的细胞应该具有易生长繁殖的特点，能够适应培养环境；③能够稳定产酶：在正常生产条件下，可以稳定生产，不易退化；④易于进行酶的分离纯化：发酵结束后，要经过分离纯化提取相关的酶。因此产酶的细胞应该能够容易地实现其本身以及发酵产生的其他杂质和酶的分离；⑤安全无毒：发酵所使用的微生物细胞及其代谢物应该安全无毒，其所产生的代谢物对人和环境安全无害。

酶制剂产量和质量的提高依赖菌种选育、发酵环节和提取方法三方面的不断发展，其中选育优良菌种是第一位的。改进发酵培养基的成分和发酵条件离不开菌种本身原有的发酵特性。改进发酵方法，优化发酵条件，能够使酶的回收率提高，然而回收率达到极限也只能收集到微生物细胞发酵产生的所有酶，所以菌种的优良产酶特性才是决定酶产量和质量的关键。要想获得更高的产量和质量好的酶必须选育优良的产酶菌株。

筛选优良的产酶菌株与筛选其他发酵产品的生产菌株一样，一般要经过菌种采集、菌种分离纯化和生产性能鉴定几个关键环节。

（二）酶的发酵方法、工艺条件及优化控制

发酵生产酶的最终目的是获得高质量的酶制剂。因此，仅依靠选育优良的产酶菌种是不够的，还需要设置各种工艺条件来满足细胞生长、繁殖和发酵，并且要随时进行优化控制来适应发酵过程的变化。

1. 细胞活化与扩大培养

选育出性能优良的产酶细胞后，要保持其生长繁殖性能和产酶的特性不发生变异，细胞不死亡、不被其他杂菌污染，因此要选取适当的方法对菌种进行保存，以便随时应用。

保藏细胞在使用之前要经过活化，将其接种在斜面培养基上，在合适的条件下培养一定的时间，反复传代，以恢复其细胞活力。

2. pH 的调节

细胞的生长繁殖和发酵产酶都需要合适的 pH，故必须对培养基的 pH 进行必要的调节控制。不同细胞生长繁殖的最适 pH 不同。一般细菌和放线菌生长的最适 pH 较高，为中性或微碱性（pH6.5~8.0）；霉菌和酵母的生长最适 pH 为偏酸性（pH4.0~6.0）；植物细胞生长的最适 pH 为 5.0~6.0。

3. 温度的调节

细胞生长繁殖和发酵产酶需要合适的温度。不同的细胞有各自不同的最适生长温度。细胞发酵产酶的最适温度往往低于最适生长温度，在较低的温度下，酶的稳定性较好，而且细胞的产酶时间也会延长。

4. 溶解氧的调节控制

细胞的生长繁殖和发酵产酶过程都需要大量的能量。为了满足细胞生长和发酵产酶的需要，细胞需要产生大量的 ATP，培养基的能源（一般是碳源提供）必须经过有氧分解才能产生 ATP，因此，细胞发酵过程需要供给足够的 O_2。当耗氧速率改变时，必须相应地调节溶氧速率。

5. 提高酶产量的措施

在酶的发酵生产过程中，要想提高酶产量，除了选育出优良的产酶微生物，设置合适的工艺条件来满足发酵并根据工艺变化情况及时加以调节控制外，还应该采取一些措施来促进酶的发酵生产，例如添加诱导物、控制阻遏物浓度、添加表面活性剂或其他产酶促进剂等。

（三）酶的提取和分离

1. 酶分离纯化的基本工艺流程

生物细胞产生的酶有两类：一类是由细胞内产生后分泌到细胞外进行作用的酶，称为细胞外酶。这类酶大都是水解酶，一般含量较高，通过细胞分离得到。另一类酶在细胞内产生后并不分泌到细胞外，而在细胞内起催化作用，称为细胞内酶。提取细胞内酶必须对细胞进行破碎。酶分离纯化的基本工艺流程如图 11-5 所示。

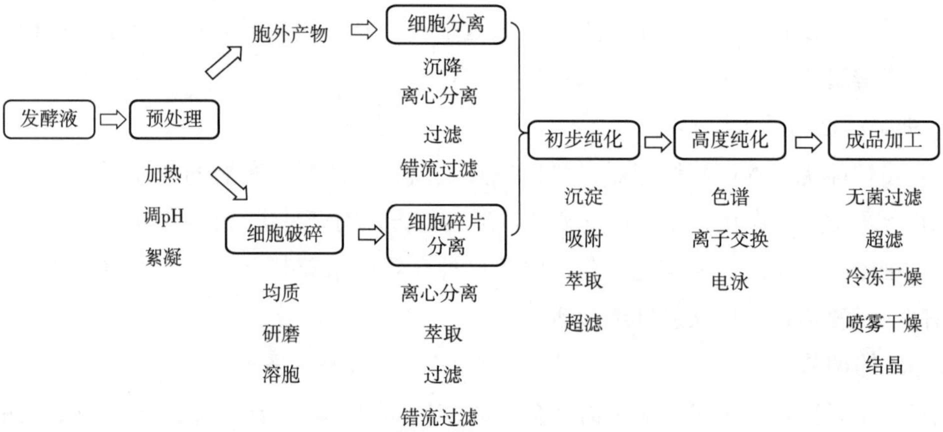

图 11-5 酶分离纯化的基本工艺流程

2. 发酵液的预处理

动植物细胞培养或微生物发酵结束后，其中除了含有所需的活性物质外，还存在代谢物、大量菌体和培养基残分。需采取一些方法去除这些干扰物质。预处理的目的主要有两个：一是改变发酵液（培养液）的物理性质，方便固液分离，主要方法有加热、凝聚和絮凝；二是去除发酵液（培养液）中部分杂质以利于后续操作。

3. 杂质的去除

（1）去除蛋白质　主要通过等电点沉淀法、变性沉淀和吸附 3 种方式。

①等电点沉淀法：蛋白质在等电点时溶解度最小，因沉淀而去除。很多蛋白质的等电点都在酸性范围内（pH 为 4.0~5.5）。有些蛋白质在等电点时仍有一定的溶解度，单靠等电点的方法还不能将其大部分沉淀除去，通常可结合其他方法。

②变性沉淀：蛋白质从有规则的排列变成不规则结构的过程称变性，变性蛋白质在水中的溶解度较小而产生沉淀。使蛋白质变性的方法有：加热、大幅度改变 pH、加有机溶剂、加重金属离子、加有机酸以及表面活性剂。

③吸附：利用吸附作用常能有效去除蛋白。在发酵液中加入一些反应剂，它们相互反应生成的沉淀物对蛋白质具有吸附作用而使其凝固。

（2）去除不溶性多糖　当发酵液中含有较多不溶性多糖时，黏度增大，固液分离困难，可用酶将其转化为单糖以提高过滤速度。

（3）去除高价金属离子　对成品质量影响较大的无机杂质主要有 Ca^{2+}、Mg^{2+}、Fe^{3+} 等高价金属离子，预处理中应将它们去除。

（四）固液分离

1. 过滤

生产中粗滤常采用加压过滤。膜分离所使用的薄膜主要是由丙烯腈、醋酸纤维素、尼龙等高分子聚合物制成的高分子膜，有时可采用动物膜。薄膜的作用是选择性地让小于其孔径的物质颗粒或分子通过，而截留大于其孔径的颗粒。膜的孔径有多种规格可供选择使用。

2. 沉降

菌体和动植物细胞的重力沉降虽然简单易行，但菌体细胞体积很小，沉降速度很慢。因此需使菌体细胞聚合成较大凝聚体颗粒后进行沉降操作，提高沉降速度。在中性盐的作用下，可使菌体表面双电层排斥电位降低，有利于菌体之间产生凝聚。另外，向含菌体的料液中加入聚丙烯酰胺或聚乙烯亚胺等高分子凝聚剂，可使菌体之间产生架桥作用而形成较大的凝聚颗粒。凝聚或聚凝不仅有利于重力沉降，而且还可以在过滤分离中大大提高过滤速度和质量。当培养液中含有蛋白质时，可使部分蛋白质凝聚并过滤除去。

3. 离心

离心分离对那些固体颗粒很小或液体黏度很大、过滤速度很慢，甚至难以过滤的悬浮液十分有效。离心分离不但用于悬浮液中液体或固体的直接回收，而且可用于两种不相溶液体的分离和不同密度固体或乳浊液的分离。离心分离可分为离心沉降、离心过滤、超离心三类。

（五）细胞破碎

胞内酶需先收集菌体，再将细胞破碎后提取。不同生物组织的细胞有不同的特点，在考虑破碎方法时，要根据细胞性质和处理量，采用合适的方法。

1. 机械破碎法

利用机械力的搅拌，剪切、研碎细胞。常用的有高速组织捣碎机、高压匀浆泵、高压细胞破碎仪、高速球磨机或直接用研体研磨等。细胞器一般不甚坚固、极易匀浆，一般可将组织剪成小块，再用匀浆器或高速组织捣碎器将其均质化。

2. 物理破碎法

物理破碎法是通过温度、压力、声波等各种物理因素的作用使组织细胞破碎的方法。常见的物理破碎法有超声波破碎法、渗透压破碎法和冻融法。

（1）超声波法　超声波法是破碎细胞或细胞器的一种有效手段，经过足够时间的超声波处理，细菌和酵母细胞都能得到很好的破碎。若在细胞悬浮液中加入玻璃珠，时间可更短些。一般线粒体经过 125 W 超声处理 5min 可全部崩解。超声波破碎一次性处理量较大，破碎效果以探头式超声器较水浴式超声器更佳。超声处理的主要问题是超声空间局部过热引起酶失活，所以超声震荡处理的时间应尽可能短，容器周围以冰浴冷却处理，尽量减少热效应引起的酶失活。

（2）渗透压法　渗透压法破碎是破碎细胞最温和的方法之一。细胞在低渗溶液中由于渗透压的作用溶胀破碎，如红细胞在纯水中会发生破壁溶血现象。但这种方法对具有坚韧的多糖细胞壁的细胞，如植物、细菌和霉菌不太适用，除非使用其他方法先除去这些细胞外层坚韧的细胞壁。

（3）冻融法　将待破碎的细胞冷却至-20～-15℃，然后放入室温或 40℃迅速融化。由于生物组织经冻融后，细胞胞液结成冰晶，从而使细胞壁胀破，使细胞结构被破坏。冻融法所需设备简单，加入冰箱冷冻室即可。

3. 化学破碎法

化学破碎法是应用各种化学试剂与细胞膜作用，使细胞膜的结构改变或破坏的方法。常用的化学试剂可分为有机溶剂和表面活性剂两大类。

（1）有机溶剂处理　常用的有机溶剂有甲苯、丙酮、丁醇、氯仿等。有机溶剂可使细胞膜的磷脂结构破坏，从而改变细胞膜的通透性，再经过提取，可使膜结合酶或胞内酶等释放出来。

（2）表面活性剂法　表面活性剂可以和细胞膜中的磷脂及脂蛋白相互作用，使细胞膜结构破坏，增加膜的透过性。表面活性剂有离子型和非离子型之分。此法对膜结合酶的提取特别有效，在实验室和生产中均已成功使用。

4. 生物破碎法

在一定条件下，通过外加酶或细胞本身存在的酶的作用，使细胞破碎。

（1）外加酶处理　根据细胞外层结构的特点，使用适当的酶破坏细胞壁，并在低渗透压的溶液中使细胞破裂。

（2）自溶法　将细胞在一定的 pH 和适当的温度条件下保温一段时间，通过细胞本身存在的酶系，将细胞破坏时细胞内物质释放出的方法称自溶法。自溶法效果的好坏取决于自溶条件，主要有温度、pH、离子强度等，自溶时间一般较长，不宜控制。为防止其他微生物在自溶液中滋长，必要时可加入甲苯、氯仿、叠氮钠等杀菌剂。此外，可以通过加入噬菌体感染细胞或通过电离辐射等方法使细胞自溶。

（六）酶的抽提

酶的提取也称酶的抽提，是指在一定条件下，用适当的溶剂处理含酶原料，使酶充分溶解到溶剂中的过程。酶提取时，首先应根据酶的结构和溶解性质选择适当的溶剂。大多数酶能溶解于水，可用水稀释或稀酸、稀碱、稀盐溶液提取。有些酶与脂质结合或含较多的非极性基团，则可用有机溶剂提取。为了提高酶的提取率并防止酶的失活变性。在提取过程中要注意控制好温度、pH 等各种条件。

根据酶提取时所采用的溶剂或溶液不同，将酶的提取方法分为水溶液提取法（盐溶液提取、酸溶液提取、碱溶液提取）和有机溶剂提取法。

（七）浓缩

浓缩是低浓度溶液，通过除去溶剂（包括水）变为高浓度溶液的过程，常在提取后和结晶前进行。

液体在任何温度下都在蒸发。蒸发是溶液表面的溶剂分子获得的动力能超过溶液内溶剂分子间的吸引力，而脱离液面逸向空间的过程。当溶液受热，溶剂分子动能增加，蒸发过程加快，液体表面越大，单位时间内气化的分子越多，蒸发越快。液面蒸汽分子密度很小，经常处于不饱和的低压状态。液相与气相的溶剂分子为了维持其分子密度的动态平衡状态，溶液中的溶剂分子必然不断地气化逸向空间，以维持其一定的饱和蒸汽压力。根据此原理，蒸汽浓缩装置常按照加热、扩大液体表面积、低压等因素设计。

（八）酶的纯化与精制

酶的纯化与精制的目的是酶与杂质进行分离，使之达到较高纯度，方便保存或者使用。酶的种类繁多，性质各不相同，纯化和精制方法也不尽相同。即便是同一种酶因来源和使用目的的不同，其纯化精制方法和步骤也不一样。例如，工业用酶一般用量大，无须高度纯化，只需要简单提取分离即可；食品行业用酶使用领域广、用量大，质量要求高，需适当纯化，确保食品安全卫生；生化研究用酶要求纯度特别高，则需采用特殊精制手段，如色谱电泳等技术来达到酶的高纯度。

1. 盐析法

酶的分离纯化过程常用到沉淀分离，沉淀分离是通过改变溶液的某些条件，使溶液中某种溶质的溶解度降低，形成沉淀，从而达到与其他溶质分离的操作。沉淀分离的方法有多种，如盐析、等电点沉淀、有机溶剂沉淀、复合沉淀、选择性变性沉淀。其中盐析法是酶分离纯化中应用最早且至今仍广泛使用的方法。

2. 离子交换色谱法

利用离子交换树脂与溶液中的离子发生交换反应，再把交换在树脂上的离子用适当的洗脱剂依次洗脱，使之相互分开的分离方法称为离子交换色谱分离法，简称离子交换法。离子交换法是应用最广和最重要的分离方法之一，它可用于所有无机溶剂的分离，同时也能用于许多结构复杂、性质相近的有机化合物的分析分离。20 世纪 50 年代，离子交换色谱进入生化领域，应用于氨基酸的分离。目前离子交换色谱仍然是生物分离领域中常用的一种设置方法，广泛用于酶等生化物质的分离纯化。

3. 凝胶过滤法

凝胶过滤法从 20 世纪 60 年代初期开始使用，至今已成为生化实验室分离的常规方法，并且在酶的分离纯化中得到广泛应用。凝胶过滤在酶的分离纯化中主要用于脱盐与分级分离。由于凝胶色谱上样量小，且上样量的体积越小，分辨率越高，因此凝胶色谱通常用于产品的最终分离精制。

4. 亲和色谱法

亲和色谱法也称亲和吸附色谱法，是利用生物活性物质之间的专一亲和吸附作用而进行的色谱方法，是近年来发展的分离纯化酶的一种特殊色谱技术。

5. 凝胶电泳法

带电粒子在电场中向着与其本身所带电荷相反的电极移动的过程称为电泳。酶分子是带有电荷的两性生物高分子，其所带电荷的性质和数量完全随溶液环境（pH 和离子强度等）的变化而变化。在电场存在下的一定 pH 缓冲溶液中，带有正电荷的酶分子在电场作用下向负极方向移动，带有负电荷的酶分子向正极方向移动，这个过程称为酶的电泳。在酶工程领域中，电泳技术主要用于小批量酶的分离纯化、酶的纯度鉴定、酶相对分子质量测定及酶的等电点测定等。

三、食品酶的高效表达生产

食品酶制剂作为食品制造的重要生物工具，它的改造和优良微生物资源的发掘，可以提升食品加工能效，改善食品的风味和营养等品质，延长食品贮藏时间。

从自然界分离得到的天然酶，其特异性和稳定性往往达不到工业生产用酶的要求。从极端微生物中筛选产酶菌株、克隆并异源表达酶合成基因，可获得具有优良热稳定性的工业酶制剂。例如，从云南腾冲地区轮马热泉的淤泥中，分离获得了耐热普鲁兰酶产生菌；有研究从南极耐寒真菌中克隆了 α-淀粉酶的基因，转入米曲霉中，得到了一种新型耐低温 α-淀粉酶。

（一）酶的高效表达

随着基因工程的发展，制备酶不再需要局限于自然产酶宿主微生物。通过将编码酶的基因导入宿主菌内，便可凭借宿主菌大量繁殖而合成目的酶。基因工程能调控产酶基因的表达，避免自然酶生产菌株酶蛋白产量低、产酶组分复杂难以分离、不能高密度培养等系列缺点。目前利用基因工程菌产酶已经成为主流的酶制备手段，只有少数酶使用自然产酶菌株产酶。

目前用来表达重组酶的宿主有大肠杆菌（*Escherichia coli*）、枯草芽孢杆菌（*Bacillus subtilis*）、乳酸杆菌（*Lactobacillus lactis*）、曲霉（*Aspergillus*）、酿酒酵母（*Saccharomyces cerevisiae*）和毕赤酵母（*Pichia pastoris*）等菌种。现在随着分子生物学的不断发展，人们对重组酶基因的表达过程有了更深入的认识，并建立了一些外源基因高效表达的方法与技术。

1. 提高基因表达的方法

基因的表达是指遗传信息从 DNA 流向 RNA，再合成蛋白质的过程，即中心法则。重组蛋白表达的调控是极其复杂的，重组蛋白基因在宿主细胞中的高效表达与宿主的细胞生长特性、表达水平、细胞内外表达模式、翻译后修饰、活性蛋白等因素有关。另外，还需要考虑到工艺、设计以及其他经济因素。因此要实现目标基因的高效表达需要分别从这些方面进行调控。

表达载体能够使目的基因得到表达，因此除了含有克隆载体的基本元件外，通常还携带启动子、终止子、RBS、翻译信号、分泌信号、调控蛋白等。优化相关元件后可以使目的基因高效表达。

（1）启动子优化　启动子（promoter）是一段能被 RNA 聚合酶识别、结合的 DNA 序列，通常位于结构基因的上游，能开启结构基因的转录。原核生物的启动子结构一般包括-35 区，即“TTGACA”序列、-10 区即“TATAAT”序列，-35 区和-10 区之间的间隔区域及-35 区上游区域（UP element）。真核生物的启动子结构主要包括核心启动子元件和上游启动子元件两部分，其中核心启动子元件由转录起始点和 TATA 盒两部分组成，上游启动子元件通常包括位于-70 bp 附近的 CAAT 盒和 GC 盒以及距转录起始点更远的上游增强子。

启动子的结构会影响其与 RNA 聚合酶结合的亲和力，因此需要选择合适的启动子来调控目标元件，以高水平生产酶蛋白。原核细胞内的 RNA 聚合酶不能识别真核生物的启动子，以原核生物为宿主表达真核生物的基因时，需要使用原核生物的启动子。此外，不同强度的启动子开启转录的效率也有不同。人工设计、构建启动子能够提高启动子的强度。强启动子有大肠杆菌的乳糖操纵子 Lac 和色氨酸操纵子 trp、毕赤酵母最常用的 AOX1、合成启动子 tac 等。tac 启动子是由 Lac 和 trp 杂合而成的，转录效率比改造前高几倍到十几倍。

（2）终止子优化　终止子（terminator）是一段给予 RNA 聚合酶转录终止信号的 DNA 序列，影响着 mRNA 的转录效率和降解效率。在外源基因的 3′端放置强终止子可提高质粒的稳定性、促进重组基因的表达。没有终止子会导致载体上携带的其他基因过度表达，可能对细胞造成伤害。

（3）密码子优化　除终止密码子外，每个密码子都编码一个确定的氨基酸，但一个氨基酸可能不止对应一个密码子。这些编码同一个氨基酸的多个密码子之间称为同义密码子。不同生物体中同义密码子的使用频率并不相同，这种偏爱使用某些同义密码子的现象称之为密码子的偏好性。使用频率高的密码子称为常用密码子（major codon），反之称为稀有密码子（rare codon）。稀有密码子对应的tRNA丰度低会降低翻译的速度，甚至翻译错误，使表达量下降。因此需要对密码子进行优化，即将外源基因中的稀有密码子代替为常用密码子。有报道表明：密码子优化后，黑曲霉的2型脂肪酶基因在毕赤酵母中的表达量从16.5u/L提升到191u/L，表达量提高了十多倍。另外还可以将稀有密码子对应的tRNA基因和目的基因共表达，以增加翻译所需的tRNA。

（4）基因拷贝数增加　当拷贝数（copy number）在一定范围内时，外源蛋白的表达量通常与插入的外源基因拷贝数成正相关。提高重组酶基因的拷贝数能有效地获取高产菌株。构建多拷贝表达盒有体内构建、体外构建两种方法。体外构建需要在体外定向构建多拷贝载体，转入宿主后用抗性平板筛选多拷贝转化子，这种方法让多个基因在一个载体中共表达。但过多的拷贝数会导致载体分子过大，不易于载体的构建也不易于转化，因此拷贝数一般限制在6~8个。体内构建则依赖于载体中的抗生素筛选基因，转化完成后以高浓度抗生素筛选多次整合的多拷贝转化子。

（5）信号肽优化　信号肽（signal peptide）是位于分泌蛋白N端的长为5~30个氨基酸的肽链，可以引导肽链进入细胞器折叠并分泌到胞外。一般来说，将合成的酶蛋白及时分泌到细胞外可以减少酶蛋白在细胞内的积累，从而提高产量，产品纯化也更简单。毕赤酵母最常用的引导肽是α-引导肽。

（6）调整目的基因与启动子之间的距离　目的基因与启动子之间的距离远近影响着mRNA先导区的大小和mRNA的稳定性。可以调整目的基因与启动子之间的距离，并构建克隆库，从中筛选蛋白表达水平高的菌株。

2. 酶蛋白质修饰、运输系统的优化

多肽合成后需要经过修饰、折叠才能成为成熟的蛋白质，然后运输到胞外。当细胞的蛋白折叠通量与分泌运输通量不能满足增长的酶蛋白表达量时，蛋白质通常不能及时折叠或者折叠错误，成熟的蛋白质也不能及时分泌出去。因此过表达蛋白质在加工、运输、分泌时的关键蛋白和辅助因子可以有效提高酶蛋白的表达量。分子伴侣（molecular chaperone）是一类能够促进蛋白质正确折叠的蛋白质。有报道表明，毕赤酵母异源表达牛凝乳酶基因时，过表达分子伴侣Kar2p使表达量提高了26倍。

3. 宿主细胞的优化

生产菌株在表达外源基因的同时自身也会表达许多糖类、蛋白质等。合成这些物质消耗了细胞代谢底物时产生的能量，降低了能量的利用率。因此利用系统生物学的方法对细胞进行代谢流量分析，整体了解细胞的代谢功能，可对细胞进行改造，提高重组蛋白的表达量。另外，细胞还会分泌能够降解重组蛋白的蛋白酶。因此需要利用基因敲除技术构建蛋白酶缺陷型菌株，降低菌种自身蛋白的表达背景，有效地提高重组酶产量。

4. 发酵条件的优化

微生物细胞是生产酶蛋白的生物工厂，提高发酵罐内菌体的密度可以显著提高产量。

高密度发酵（high cell density culture HCDC）一般指菌体干细胞重量达 50g/L 以上，最高可达到 200g/L。基因工程菌通常采用高密度发酵，以延长工程菌对数期和相对缩短衰亡期，提高菌体的发酵密度，最终提高外源蛋白的生产效率。高密度发酵过程需要考虑下列因素：

（1）营养成分　培养液中营养物质的种类和比例要适合微生物细胞生长。碳氮比对发酵来说尤为重要。碳氮比偏小会导致菌体在培养前期旺盛生长，快速消耗培养液中的溶解氧，培养后期菌体生长缓慢，菌体提前衰老；碳氮比高菌体密度较低，代谢不平衡，不利于外源蛋白积累。

（2）温度　菌种生长繁殖、表达外源蛋白需要适宜的温度。通常菌株的最适生长温度高于外源蛋白表达温度，因此将发酵过程分为菌体生长阶段和目的基因蛋白表达阶段。对于大肠杆菌而言 37℃是最适生长温度，也不利于包涵体的形成，当温度降低时则易于形成包涵体。所以需要根据工程菌和所表达的酶蛋白的性质选择发酵温度。

（3）pH　随着发酵的进行，菌体会代谢产生降低培养基质 pH 的副产物，如 CO_2、乙酸和乳酸等。pH 降低到一定程度会影响菌体生长以及重组酶的稳定性。调控 pH 可以采用 HCl、NaOH 和氨水等。

（4）溶解氧　随着发酵的进行，菌体消耗了大量培养液中溶解的 O_2，导致溶氧浓度降低，进而抑制菌体生长。溶氧浓度过高会导致菌体中毒而影响其代谢。保证适宜的溶氧浓度可以通过调控通气量和搅拌速度实现。在发酵前期增大搅拌速度和通气量，发酵后期细胞浓度较高时，可通入纯氧满足其对氧的需求。

（5）诱导条件　酶蛋白通常需要等菌体生长到一定密度时才诱导表达。这是因为如果在发酵开始阶段就表达外源蛋白，会影响菌体生长。所以应该在合适的发酵阶段选择合适的诱导物来诱导目的基因的表达。通常采用的诱导物有酶作用底物、酶反应产物和酶底物类似物。

（6）发酵促进剂　有研究表明在发酵过程加入表面活性剂能提高重组酶的产量，这是因为表面活性剂增加细胞膜的通透性，使酶蛋白更容易分泌到细胞外，消除了代谢产物的负反馈作用。

（二）凝乳酶的高效表达应用

凝乳酶是一类能使牛乳凝块的酶的总称，是传统制作干酪时的一类关键酶（EC3. 4. 23. 4）。最早人们是用羔羊、小牛或山羊等幼小动物的胃使牛乳凝固，后来他们开始使用胃里面的盐水提取物。实际上这种提取物里含有的有效成分就是凝乳酶。

1. 凝乳酶的凝乳机制

牛乳中的蛋白质可分为酪蛋白、乳清蛋白和少量脂肪球膜蛋白。酪蛋白是在 20℃下，将脱脂乳加酸调节 pH 为 4. 6 时沉淀的一类蛋白质。酪蛋白可分为 α-酪蛋白、β-酪蛋白、γ-酪蛋白和 κ-酪蛋白四类，伴有不同程度的磷酸化。由于磷含量不同，与 Ca^{2+} 的结合力略有不同。α-酪蛋白和β-酪蛋白含有较高的磷酸盐含量，是疏水性蛋白质，易受影响而沉淀。κ-酪蛋白只含有一个磷酸残基，不与 Ca^{2+}形成沉淀，还能抑制α-酪蛋白和β-酪蛋白在 Ca^{2+}存在时发生沉淀。α-酪蛋白和β-酪蛋白通过与牛乳中的κ-酪蛋白的相互作用形成酪蛋白酸钙-磷酸钙复合体，从而保持较为稳定的胶体悬浮液状态。

凝乳酶凝乳可分为两步：首先凝乳酶特异性水解乳中κ-酪蛋白 Phe105-Met106 中的肽键，生成不溶的副κ-酪蛋白和糖巨肽；然后，当大部分κ-酪蛋白被水解掉时，生成的副κ-酪蛋白在 Ca^{2+}的存在下引起凝固，而对 Ca^{2+}稳定性差的α-酪蛋白及β-酪蛋白，随副κ-酪蛋白聚集，形成凝胶体系。

2. 凝乳酶的分类

根据凝乳酶的来源可以将其分为植物凝乳酶、动物凝乳酶、微生物凝乳酶。

（1）植物凝乳酶　目前，几乎没有植物来源的凝乳酶适合用于商业化生产干酪。常见的植物凝乳酶有无花果蛋白酶、木瓜蛋白酶、菠萝蛋白酶等。因为地中海蓟花（*Cynara cardunculus*）的花朵含有天冬氨酸肽酶而被当地人用于生产传统手工干酪。然而，大多数植物蛋白酶具有强烈的蛋白水解作用，制造的干酪在成熟时常会产生苦味，影响干酪的风味。并且植物凝乳酶也会局限于地域、气候以及生长周期的影响而不能大规模生产。

（2）动物凝乳酶　动物来源的凝乳酶是从不同种类动物的哺乳幼崽中提取的，如猪、牛、羊、骆驼、猫等。因为涉及动物权益和宗教限制，动物凝乳酶的使用较为受限。

（3）微生物凝乳酶　微生物凝乳酶的研究始于自 20 世纪 50 年代末，主要在美国、日本、德国、丹麦等国进行。生产凝乳酶的真菌有微小毛霉（*Mucor pusillus*）、黑曲霉（*Aspergillus niger*）、米曲霉（*Aspergillus oryzae*）等。细菌中报道最多的是枯草芽孢杆菌（*Bacillus subtilis*）。

3. 凝乳酶的高效表达

制作干酪传统上是使用小牛凝乳酶，即从小牛的皱胃中提取的酶。由于对干酪的需求不断增加，小牛凝乳酶的供应不足，且屠宰幼畜违反了动物权益，人们开始研究开发生产凝乳酶的替代方法。相比从动植物中提取凝乳酶，利用微生物生产重组凝乳酶是生产凝乳酶最有吸引力的方法之一。利用基因工程，可以将动物凝乳酶基因克隆到微生物（包括细菌、酵母和霉菌）中并表达，使利用微生物大量生产动物凝乳酶成为可能。许多研究表明重组凝乳酶和天然小牛凝乳酶具有相似的凝乳效率和蛋白质水解率，并且生产的干酪在质量和生产参数方面的差异在统计学上不显著。因为凝乳酶产品中不会残留有基因工程菌株，符合食品绿色安全发展理念。在 1990 年美国食品与药物管理局（FDA）已批准基因工程凝乳酶用于乳酪的生产。凝乳酶是通过重组 DNA 技术合成并用于食品加工的第一种酶，为生产多种食品级酶奠定了基础。

编码凝乳酶的基因可以来源动物、植物或微生物。生产重组酶，首先需要分离这些基因并将其插入宿主体内，获得基因的一种方法是从哺乳期动物或表达凝乳酶替代物的植物或微生物中分离 mRNA；其次，通过 RNA 逆转录合成 cDNA；然后，以 cDNA 为模板进行

PCR 扩增酶原编码区；将扩增片段克隆到合适的载体上，通常位于有效分泌信号的下游；载体先转入大肠杆菌中增殖，然后转化到合适的宿主，该宿主可能是大肠杆菌、酵母或霉菌。其中，大肠杆菌由于具有良好的遗传和生理特性，而且已开发出成熟的遗传操作方法和合适的宿主载体系统来生产异源蛋白质，是第一个用于重组 DNA 研究的模微式生物。

BiP（Binding Protein）是真核细胞中的一种主要分子伴侣，在酵母中是由 *KAR*2 基因编码的相对分子质量为 7.8×10^4 的多肽。BiP 存在于内质网中，除了促进蛋白质折叠外，还转运分泌蛋白到内质网中。1996 年，M. M. Harmsen 等将 BiP 与牛凝乳酶原在酿酒酵母中共表达，使得 BiP 水平增长了 10 倍，分泌的凝乳酶原提高 20 倍不止。通过进一步破坏这些细胞的 *PMR*1 基因，几乎所有产生的凝乳酶原都能分泌出来。

除了异源表达小牛的凝乳酶基因，骆驼、山羊、猫等动物的凝乳酶基因也被克隆并在微生物中成功表达，并可用于从骆驼、山羊，甚至马和驴的乳中生产新的和传统的干酪产品。凝乳酶是首个应用基因工程菌株生产的酶。通过基因工程技术改造微生物来生产各种食品级酶有许多优势，如可以打破种属界限，使微生物定向生产需要的酶、微生物生长繁殖快，更利于大规模生产等。随着基因工程、代谢工程等技术的进步，越来越多的酶利用基因工程菌发酵产生，例如果胶酶、葡萄糖异构酶、葡萄糖氧化酶、纤维素酶等（表 11-3）。

表 11-3　基因工程菌发酵生产的食品酶制剂

酶名称	基因供体	基因受体	用途
α-淀粉酶	*Bacillus sp*, *Aspergillus niger*	*Bacillus subtilis*	酿造、淀粉修饰
葡萄糖氧化酶	*Aspergillus*	*Saccharomyces cererisiae*	食品保鲜、葡萄糖酸生产
碱性蛋白酶	*A. oryzae*	*Zygosaccharomyces rouxii*	大豆制品加工
葡萄糖异构酶	*Arthrobacter*	*E. coli*	果葡糖浆生产
脂肪酶	*Rhizopus miehei*	*Aspergillus oryzae*	特殊脂肪生产
α-半乳糖苷酶	Guar（胍儿豆）	*S. cerevisiae*	修饰食品胶
β-半乳糖苷酶	*Kluyreromyces Lactis*	*S. cerevisiae*	乳清的利用、乳制品生产

四、酶制剂应用技术与食品营养品质的关系

酶制剂在食品工业中应用最早且应用广泛，如 α-淀粉酶、β-淀粉酶、异淀粉酶、糖化酶、蛋白酶、果胶酶、脂肪酶、纤维素酶、氨基酰化酶、天冬氨酸酶、磷酸二酯酶、核苷酸磷酸化酶、葡萄糖异构酶、葡萄糖氧化酶等在食品的加工生产过程中发挥着不可替代的作用，这些酶制剂的使用对食品营养品质的提升起到关键性作用。

（一）酶制剂对食品保鲜的作用

生物酶用于食品保鲜，主要是制造一些有利于食品保质的环境，它主要根据不同食品所含的酶和种类而选用不同的生物酶，使食品所含的不利食品保鲜的酶受到抑制或降低其反应速度，从而达到保鲜的目的。

1. 食品除氧保鲜

解决氧化的根本方法是除氧。葡萄糖氧化酶是一种有效的除氧保鲜剂，它是催化葡萄糖与氧反应生成葡萄糖酸和 H_2O_2 的一种氧化还原酶。通过葡萄糖氧化酶的作用，可以除去 O_2，达到食品保鲜的目的。应用葡萄糖氧化酶进行食品保鲜时，食品应该置于密闭容器中，将葡萄糖氧化酶和葡萄糖一起置于这个密闭的容器中，葡萄糖氧化酶也可以直接加到罐装果汁、水果罐头等含有葡萄糖的食品中，起到防止食品氧化变质的效果。

2. 蛋类制品脱糖保鲜

蛋类制品，如蛋白粉、蛋白片、全蛋粉等，由于蛋白质中含有 0.5%~0.6%的葡萄糖，会与蛋白质发生反应，生成小黑点，并影响其溶解性，从而影响产品质量。为了尽可能地保持蛋类制品的色泽和溶解性，必须进行脱糖处理，将蛋白质中含有的葡萄糖除去。以往多采用接种乳酸菌的方法进行蛋白质脱糖，但是处理时间较长，效果不大理想。应用葡萄糖氧化酶进行蛋白质的脱糖处理，是将适当的葡萄糖氧化酶加到蛋白液或全蛋液中，采用适当的方法通入适量的 O_2，经葡萄糖氧化酶作用，使所含的葡萄糖完全氧化，从而保持蛋品的色泽和溶解性。

3. 食品防腐保鲜

微生物的污染会引起食品的变质腐败，防止微生物污染是食品保鲜的主要任务。杀灭微生物污染的方法很多，诸如加热、添加防腐剂等，但这些方法都可能引起产品品质的改变。溶菌酶是由微生物分泌产生的一种能溶解细菌细胞壁的酶，可以导致腐败微生物的死亡。采用溶菌酶进行食品保鲜，不但效果好，而且不存在食品安全问题。目前，已在干酪、水产品、啤酒、清酒、鲜乳、乳粉、奶油、生面条等生产中得到广泛应用。

（二）酶制剂在食品营养中的应用

1. 乳糖酶的应用

乳糖酶又称β-半乳糖苷酶，是人体中的一种消化酶，是以母乳/乳粉为主要营养来源的婴幼儿体内最重要的消化酶，乳糖酶的主要功能是消化乳糖，将乳糖水解成能够被人体吸收的半乳糖和葡萄糖。人体缺乏乳糖酶会引起乳糖消化吸收障碍，部分患者出现腹痛、胀气和腹泻等消化不良的临床症状，称为乳糖不耐受。

商业酶主要来源于克鲁维酵母属（酵母）和曲霉属（丝状子囊菌）；虽然有几个β-D-半乳糖苷酶可在市场上买到，但仍在进行新的努力以通过定点诱变，或通过筛选宏基因组数据库来寻找新的β-D-半乳糖苷酶基因。

舒化乳是通过无菌添加乳糖酶，将牛乳中90%以上的乳糖分解成人体易于吸收的葡萄糖和半乳糖，从而满足不同程度的乳糖不耐受者及乳糖酶缺乏者的饮乳需求。与牛乳相比，除了乳糖被分解为葡萄糖和半乳糖外，舒化乳同样也含有蛋白质、脂肪、钙、磷等成分，其营养价值与纯牛乳没有区别。舒化乳在生产过程中通过某种工艺将牛乳中的乳糖水解，完成了本该由肠道内乳糖酶完成的工作。这是舒化乳的唯一作用。然而，舒化乳只能避免乳糖不耐受的患者产生拉肚子等不适感，但并不能帮助患者重新诱发出乳糖酶。

2. 天冬酰胺酶的应用

使用天冬酰胺酶（L-天冬酰胺水解酶），可以显著减少烘烤、油炸或烘烤食物过程中烹饪致癌物丙烯酰胺的形成。该酶将游离天冬酰胺水解为天冬氨酸，从而防止在美拉德反应期间天冬酰胺与还原糖在高温下反应形成丙烯酰胺。

减少丙烯酰胺的形成对于许多基于谷物和马铃薯的产品尤其重要，包括饼干、脆饼、姜饼、炸薯条和薯片。经过天冬酰胺酶预处理后，某些食物的丙烯酰胺浓度降低可高达97%。通过体外定向进化，优化了天冬酰胺酶的特性。例如，野生型酶的突变显示出显著改善的热稳定性。该酶在50℃下的半衰期从3h增加到160 h，突变体的半灭活温度高出9℃。

第三节 食品营养与基因工程技术

一、基因工程技术概述

基因工程（genetic engineering）是20世纪70年代初逐渐发展起来的一门新兴科学，又称遗传修饰或遗传操作，本质是使用生物技术直接操纵生物体的基因。基因工程是指改变细胞遗传构成的一组技术，例如在物种边界内和跨越物种边界的基因转移，以产生更符合实际需求的生物体。新DNA是通过使用重组DNA技术提取和复制感兴趣的遗传物质，因此一般认为，基因工程是指从某一生物基因组中提取或人工合成目的基因，在体外按人们意愿进行剪切、拼接形成重组DNA分子后再导入受体细胞进行表达，使原物种获得新的生物性状，或者通过重组基因的高效表达提供人们所需产品的技术。

为了将目的DNA引入宿主生物体，通常会构建一个载体。Paul Berg于1972年通过将猴病毒SV40的DNA与lambda病毒的DNA混合，创造了第一个重组DNA分子。新的DNA可能被随机引入或在基因组中的特定位置精确插入。除了添加基因外，该方法还可用于去除基因。转基因生物是通过基因工程创造的生物。1973年，Herbert Boyer和Stanley Cohen

创造了第一个转基因生物，即一种细菌。1974 年，Rudolf Jaenisch 将外源 DNA 植入小鼠体内，他开发了第一只转基因动物。自 1994 年 Flavr Savr 番茄发布以来，转基因食品已经可以购买。许多部门，包括科学、卫生、工业生物技术和农业，都使用了基因工程。转基因生物用于研究通过功能丧失、功能获得、跟踪和表达等实验来探索基因功能和表达。

基因工程被广泛应用到食品工业以满足现代化食品行业的发展需求。基因工程可以进行食品原料品种改良、增加产量、新品种开发等，既可以用于植物源食品原料又可以用于动物源食品原料。在植物源食品原料品质改善方面，基因工程涉及的农作物有油菜、大豆、番茄、马铃薯、水稻、玉米等。为增加油菜籽中不饱和脂肪酸含量，应用基因工程技术将硬脂酸-ACP 脱氧酶反义基因导入农作物中，导入的硬脂酰辅酶 A 脱氢饱和酶基因使农作物不饱和脂肪酸（油酸、亚油酸）含量增加，饱和脂肪酸（软脂酸、硬脂酸）含量降低，其中油酸含量可提高到原来的 7 倍。在动物源食品中，转基因技术的研究达不到高等植物的转基因水平，但在鱼类、家畜育种等方面已初有成效。美国康奈尔大学为了提高乳牛的产乳量，利用基因工程技术将生长激素注射在乳牛身上，从而使乳牛的产乳量增加。此外，利用基因工程改良微生物菌种性能，可以提高发酵产品质量，从而满足消费者对发酵产品的新需求。第一个通过基因工程改造的菌种是面包酵母。改造后的面包酵母可以使麦芽糖酶和 CO_2 产量增加，改善面包膨发性能，使面包松软可口。利用基因工程将牛胃蛋白酶的基因克隆到微生物体内来构建新的基因工程菌，解决了干酪工业中的牛胃蛋白酶来源不足的难题。基因工程还可以用来大量生产酶制剂。运用基因工程可以按照人类意愿定向改造酶类，获得人类预想的或者自然界中不存在的酶制剂。目前利用基因工程生产的酶类主要有蛋白酶、纤维素酶、果胶酶、植酸酶等。蛋白酶乳酪可用于生产啤酒、去浊、浓缩鱼胨、制酱油、制蛋白胨；纤维素酶和半纤维素酶用于乙醇生产、植物抽提物的澄清和将纤维素转化为糖；果胶酶用于葡萄酒和果汁的澄清及减少其黏度；植酸酶可将饲料中的植酸盐降解成无机磷类物质。

任何新技术的产生都是一把双刃剑，具有两面性，基因工程的伦理和技术问题同样被质疑。但转基因技术带来的巨大利益是毋庸置疑的，随着该技术的发展，基因工程不仅解决了饥饿、病虫害、低产量等问题，而且开发出了更安全、丰富、营养、健康、美味的食品。

二、基因工程技术原理

基因工程是现代生物工程的关键技术，它是建立在分子生物学、分子遗传学和生化工程的理论发展基础上的，其目的是获得外源基因的稳定高效表达。为达到此目的，可以从以下几方面来考虑。

利用分子遗传学原理：将外源基因与载体分子重组，通过载体分子的扩增提高外源基因在受体细胞中的剂量，借此提高宏观表达水平。

利用基因表达调控的分子生物学原理：通过基因的筛选、切割、转移、拼接，来强化外源基因的转录提高其表达水平。

利用生物化学工程学的基本理论体系：在强化并维持基因工程菌（细胞）生产效能的基础上，从工程菌（细胞）大规模培养的工程和工艺角度切入，合理控制微型生物反应器的增殖速度和最终数量，来提高外源基因表达产物产量。

由此可知，分子遗传学、分子生物学以及生化工程学是基因工程原理的三大基石。

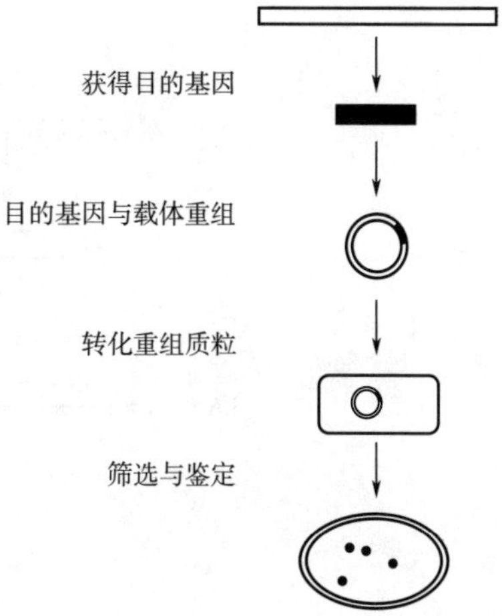

图 11-6　基因工程的基本步骤

基因工程将某种生物的基因转移到另一生物中，需要利用 DNA 的提取、重组、转化技术，像外科手术一样在体外经过“剪切”“拼接”后，选择合适的转化手段将其导入受体细胞，使重组基因在受体细胞内能复制、转录和翻译，从而产生人们所需的基因产物（图 11-6）。

（一）目的基因的分离制备

目的基因（objective gene），又称靶基因（target gene），是指根据基因工程的目的，设计所需要的某些 DNA 分子的片段，它含有一种或几种遗传信息的全套密码。制备 DNA 片段可通过两个途径：从已有的生物基因组中分离和人工合成。从供体细胞的 DNA 中直接分离基因，最常用的方法是“鸟枪法”又称“散弹射击法”。人工合成基因是以目的基因转录的信使 RNA 为模板，反转录成互补的单链 DNA，再在酶的作用下合成双链 DNA，即目的基因，另一条途径是通过蛋白质的氨基酸序列，推测出信使 RNA 序列，再推测出结构基因的核苷酸序列，然后用化学的方法以单核苷酸为原料合成。

（二）目的基因与载体重组

分离到带有目的基因的 DNA 片段后，要选择一种能够自我复制的复制子作为载体，在体外进行人工重组，以便转入受体细胞。被利用作 DNA 载体的有质粒、噬菌体和黏粒等，这些载体很重要。DNA 片段与载体 DNA 的体外重组首先是使用某种方法将 DNA 分别进行剪切，然后进行两种 DNA 的连接（图 11-7）。理想的载体通常具备以下特点：

（1）便于从宿主细胞中提取纯化。

（2）能在细胞内独立且稳定的复制。

（3）具有多克隆位点（multiple cloning sites，MCS），即含有多个单一的限制性内切酶位点的一段 DNA 序列，位于载体复制的非必需区内。

（4）有易于筛选的标记基因。

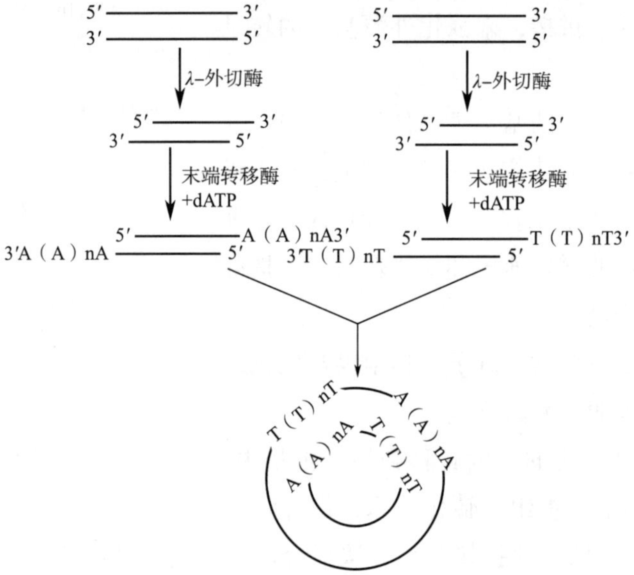

图 11–7　基因与载体 DNA 分子重组流程

目的基因与载体 DNA 分子在体外重组的方法通常有以下几种：

1. 黏性末端连接

目的基因和载体 DNA 分子由同一种限制性内切酶切割后会产生相同的黏性末端。在退火时，黏性末端单链之间进行碱基配对，再由 DNA 连接酶催化二者形成共价键，从而得到重组 DNA 分子。有时不同的限制性内切酶也能产生相同的黏性末端。

2. 平末端连接

某些限制性内切酶（如 SmaI，HaeⅢ等）切割 DNA 分子后会产生平末端，DNA 连接酶可催化具有平末端的 DNA 分子之间连接。另外，非互补黏性末端 DNA 分子由 S1 核酸酶（从米曲霉提取的一种特异性单链核苷酸内切酶）处理后可变成平末端，再用 DNA 连接酶连接。但平末端之间的连接效率很低，为黏性末端连接的 1%，故在连接体系中常增加 DNA 的浓度。

3. 人工接头连接

人工接头（linker）是人工合成的具有特定的限制性内切酶位点的 DNA 短链，将其连接在载体 DNA 和目的基因片段后，再用相应的内切酶处理，即可产生互补的黏性末端。

4. 同聚物加尾连接

利用末端转移酶（terminal transferase）可在 DNA 分子 3’端添加同聚物。末端转移酶不具有特异性，四种脱氧核苷酸均可作为前体物被添加到 DNA 分子的 3’端。混合具有互补同聚物的两个 DNA 片段，互补部分会发生碱基配对，使 DNA 连接酶的连接效率更高。

（三）重组 DNA 转入受体细胞

重组 DNA 分子的主要途径被称为转化。转化是细胞直接吸收裸 DNA 的途径。在许多细菌种类中，转化是增加基因组多样性的重要自然途径。具有吸收裸 DNA 能力的状态被称为感受态。自然的转化常发生在生长的特殊阶段（如稳定期），并且与被称为感受态蛋白的一类蛋白质的合成诱导有联系。进行基因操作时，必须人为地诱导像大肠杆菌这样的受体细胞进入感受态，主要采取两种途径：化学处理与电击法。其中受体细胞又称宿主细胞，主要分为原核受体细胞（主要是大肠杆菌）、真核受体细胞（主要是酵母）、动物细胞、植物细胞和昆虫细胞（也是真核受体细胞）。根据 DNA 重组体的性质与受体细胞的类型可选择不同的转化方法。

以下是几种常用的转化方法：

1. 常规转化

受体细胞的状态是外源基因能否进入其中的关键。感受态细胞（competent cell）是指处于最适摄取和容纳外来 DNA 的生理状态的细胞。转化（transformation）是热激（heat shock）处理重组 DNA 与感受态细胞的混合体系，进而使重组 DNA 进入细胞的过程。

2. 电转化法

电转化法（electro-transformation）是利用高压电流脉冲使细胞膜形成纳米级小孔，重组 DNA 从小孔中进入细胞。

3. 磷酸钙沉淀法

磷酸钙-DNA 共沉淀法（calcium phosphate-DNA coprecipitation），简称磷酸沉淀法，先将外源 DNA 与 $CaCl_2$ 混合，再将混合液加到磷酸盐缓冲液中缓缓形成 DNA 磷酸钙沉淀，最后把含有沉淀的混悬液加到受体细胞中。细胞会慢慢摄取形成磷酸钙沉淀的 DNA。

4. 体外包装转染法

转染法（transfection）是指由未经包装的病毒 DNA 引起的基因转移现象。体外包装（in vitro packaging）是指将外源基因与噬菌体的蛋白质外壳组装成有感染力的噬菌体，随着噬菌体的侵染过程而将外源基因导入受体细胞。

5. 脂质体导入法

脂质体导入法（liposome）是由脂质双分子层组成的密闭囊泡，可将外源基因包裹其中，通过脂质体与细胞膜的融合作用将基因导入细胞。

6. 基因枪法

基因枪法（gene gun）又称粒子轰击（particle bombardment）、高速粒子喷射技术（high-velocity particle microprojection），是利用放电或机械加速将吸附有外源基因的微型子弹（1μm）射入细胞内的方法。

7. 微注射技术

微注射技术（microinjection）通过显微注射装置将外源基因注射到细胞中。

（四）重组子的筛选与鉴定

在线性载体与目的基因的连接反应中，除了有载体与目的基因正确连接外，也有部分载体和目的基因发生自连，或者形成非期望的重组 DNA 分子。另外在转化过程中，通常外源 DNA 只能渗入少数受体细胞，大部分细胞都是未完成转化的受体细胞。因此需要从大量的受体细胞中筛选出重组子，常用的筛选方法如下：

1. 基于载体遗传标记的筛选与鉴定

（1）抗药基因筛选法　抗药基因（drug-resistant gene）是最早发展起来的筛选标记，应用也最为广泛。抗药基因能编码使抗生素失活的酶，使得含有该基因的细胞能在含相应抗生素的环境中生长。当含有抗药基因的质粒转入细胞后，细胞就具有相应的抗生素抗性，就能抵御环境中的抗生素。故受体细胞在转化后，通常会涂布在含抗生素的平板上，以此淘汰未转化的细胞。常用的抗药基因有卡那霉素抗性基因（Kan^r）、氯霉素基因（Cm^r）、氨苄青霉素抗性基因（Amp^r）等。

当质粒载体含有两种抗性基因时，可利用抗性基因插入失活来筛选转化子。插入失活是指当外源基因片段插入到载体的标记基因后使标记基因失活，失去其原有表型特征的现象。在一个抗性基因中插入外源基因，即发生插入失活。转化子能在有另一种抗生素的平板上生长，不能在双重抗性的平板上生长。

（2）营养缺陷互补筛选法　敲除糖、氨基酸、核苷酸代谢途径之中的关键基因可构建营养缺陷型菌株。该菌株自身不能合成相应的营养成分，无法在缺乏相应营养成分的培养基中生长。携带编码该营养成分基因的载体可以回补受体细胞中的基因缺陷，转化子能在缺乏相应营养组分的平板上生长。大肠杆菌常用的营养标记基因有色氨酸合成基因 trp^+；高等哺乳动物细胞常使用胸腺嘧啶核苷激酶基因 *tk*。

（3）β-半乳糖苷酶显色反应筛选法　β-半乳糖苷酶显色反应筛选法又称蓝白斑筛选法。β-半乳糖苷酶可作用于无色化合物 X-gal（5-溴-4-氯-3-吲哚-β-D-半乳糖苷），生成深蓝色的物质 5-溴-4-靛蓝，从而使菌落呈现蓝色。野生型大肠杆菌在乳酸存在的情况下能表达β-半乳糖苷酶，能分解 X-gal 产生蓝色。而β-半乳糖苷酶缺陷型的大肠杆菌仅能编码β-半乳糖苷酶 C 端 ω 片段。β-半乳糖苷酶 N 端 α 片段的编码区被设计在质粒中，由 IPTG（异丙基硫代-β-D-半乳糖苷）诱导合成。单独的 α 片段与 ω 片段都不具有半乳糖苷酶活性，但二者同时存在时可通过 α 互补形成具有活性的β-半乳糖苷酶。外源基因插入到 α 片段的编码区后，重组质粒导入细胞后将不再表达 α 片段，不能发生 α 互补作用，不能形成β-半乳糖苷酶分解 X-gal，菌落呈现白色。

用于蓝白斑筛选的质粒上通常也含有抗性基因，含 X-gal 的平板培养基中也含有对应的抗生素。所以未转化的菌平板上不能生长；转化未重组质粒的菌，形成蓝色菌落；转化了重组质粒的菌，形成白色菌落。

（4）噬菌斑筛选法　只有当外源基因与 λ 噬菌体载体构建的重组体 DNA 长度在野生型 λ 噬菌体 DNA 的 75%~105%时，平板上才能形成清晰的噬菌斑。不含外源基因的噬菌体则形成浑浊的噬菌斑，因此根据噬菌斑的形态可筛选出转化子。

2. 基于外源基因序列的筛选与鉴定

（1）PCR 检测法　PCR 能在短时间内快速扩增出特定的 DNA 片段。在鉴定重组子时，可直接挑取平板上的菌落进行 PCR，故又称为菌落 PCR。细胞会在高温时裂解，释放出 DNA 作为 PCR 的模板。根据外源基因设计引物，扩增外源基因片段。当琼脂糖凝胶电泳结果显示扩增片段长度与引物之间的基因长度一样时，说明基因已转入受体细胞。此法不用培养细胞后提取质粒及酶切验证，能简化实验操作，缩短试验周期，但易出现假阳性，通常需用 southern 杂交进一步验证。

（2）限制酶酶切分析　在重组质粒的限制性酶切图谱上选择一或两种限制性内切酶，切割质粒后进行琼脂糖凝胶电泳。将电泳结果与质粒图谱对比可区分出重组质粒。

（3）DNA 测序法　DNA 测序（DNA sequencing）可以分析特定 DNA 片段的碱基序列。

（4）核酸分子杂交检测　基因探针（probe）是一段能与目的基因特异性互补的核苷酸序列，带有能被追踪和检测的标记，如放射性同位素或荧光基团。待测核酸分子与探针在退火时按碱基互补配对原则形成双链，根据其同源程度可筛选出重组子。

3. 基于外源基因表达产物的筛选与鉴定

（1）蛋白质生物功能检测法　当外源基因的表达产物是一些有特殊生物功能的酶或者活性蛋白（如 α-淀粉酶、葡聚糖内切酶、蛋白酶等）时，可设计简单灵敏的平板模型快速筛选出克隆了上述蛋白编码基因的期望重组子。

（2）免疫沉淀检测法　免疫沉淀检测法利用抗原、抗体发生特异性免疫反应后产生沉淀素（precipitin）这一现象而筛选重组子。在培养基中加入目的基因产物对应的抗体，当细胞分泌目的基因表达的产物（即抗原）后，二者发生免疫反应，菌落周围出现白色圆圈。

（3）Western 杂交鉴定法　Western 杂交在基因工程中通常用来检测受体细胞中外源基因的表达情况。Western 杂交需先提取出重组体蛋白，再通过聚丙烯酰胺凝胶电泳（PAGE）分离蛋白质，并将其转移到固相载体上。蛋白与载体间以非共价键结合，生物活性不变，然后用对应的抗体（一抗）与之发生特异性反应，再与酶或同位素标记的第二抗体反应（二抗），由放射自显影或底物显色的现象可分析电泳分离的目的基因表达的蛋白成分。

三、基因工程技术在食品中的应用

（一）L-谷氨酸的基因工程改造

1. 谷氨酸的发现

L-谷氨酸是一种呈微酸性的鳞片状或粉末状晶体。德国化学家 Ritthausen 于 1866 年通过酸性水解小麦面筋中的醇溶蛋白，首次将谷氨酸提纯出来，因此命名为麸酸或谷氨酸。1907 年，池田菊苗（Kikunae Ikeda）发现海带（海带科）中的某种物质具有独特的鲜味。经过研究，在 1908 年他确定海带的鲜味成分为 L-谷氨酸。化学和制药行业的知名企业家铃木三郎（Saburousuke Suzuki）随后开始与池田合作，生产这种新型调味品并将其商业化。1909 年，这种调味品被命名为 Ajinomoto。自此，谷氨酸钠（monosodium glutamate，MSG），或称味精，在世界各地被用作添加剂或调味品，以增强食品的风味。

2. 谷氨酸的生产方法

谷氨酸的生产方法通常有几种：提取法、合成法、微生物发酵法。

（1）提取法　提取法是用酸水解蛋白质原料，再从水解液中提取氨基酸。从 1909 年，水解提取法一直是生产谷氨酸的主要途径。直到 1965 年发酵方法才变得更加重要。小麦面筋中谷氨酸含量可高达 25%，是提取法的主要原料。吴蕴初先生从 30t 小麦或大豆中提取了 1t 味精。

（2）合成法　1960 年，Ajinomoto 公司以丙烯腈、CO 和氰化氢为原料，通过 strecker 反应合成谷氨酸，并进行生产工业化。合成法因其生产过程所需高压（约 20MPa）、高温（120℃以上）的条件，工艺复杂，投资高，国内很少采用。

（3）发酵法　发酵法则利用微生物自身合成氨基酸，人工有目的地选育发酵菌株，解除代谢中的反馈抑制，从而过量积累目标产物，即 L-谷氨酸。目前发酵法是世界上生产 L-谷氨酸最主要的方法。

3. 谷氨酸生产菌的基因工程改造

谷氨酸合成的碳源通常是甘蔗、甜菜糖蜜、原糖或淀粉水解物，氮源是 NH_3，而 O_2 是将空气通入发酵混合物而提供的。

葡萄糖先经过糖酵解、磷酸戊糖途径生成丙酮酸，丙酮酸氧化脱羧生成乙酰 CoA，乙酰 CoA 进入三羧酸循环生成 α-酮戊二酸。α-酮戊二酸和 NH_3 由谷氨酸脱氢酶（GDH）催化，以 NADPH 提供还原力形成 L-谷氨酸。此外，α-酮戊二酸在 TCA 循环中由 α-酮戊二酸脱氢酶复合物（ODHC）催化进一步转化为琥珀酰辅酶 A（图 11-8）。

以往生产中采用的谷氨酸发酵菌株是通过诱变育种得到的，但诱变育种的工作量往往很大，而且效率也低。自从谷氨酸棒状杆菌基因组测序完成以来，国内外逐渐开始利用基因工程手段来对谷氨酸棒状杆菌进行定向改造，为进一步提高谷氨酸的产量作出大量的努力。

在谷氨酸合成代谢中，回补反应对于提供草酰乙酸来说很重要。谷氨酸棒状杆菌通过磷酸烯醇式丙酮酸羧化酶（PEPCx）和丙酮酸羧化酶（PCx）催化两种回补反应。在 2001 年，Bernhard J. Eikmanns 过表达编码丙酮酸激酶（PCx）的基因 *pyc*，使 PCx 的活性提高了 8~11 倍。*pyc* 过表达菌株的谷氨酸产量比野生型高 7 倍以上。

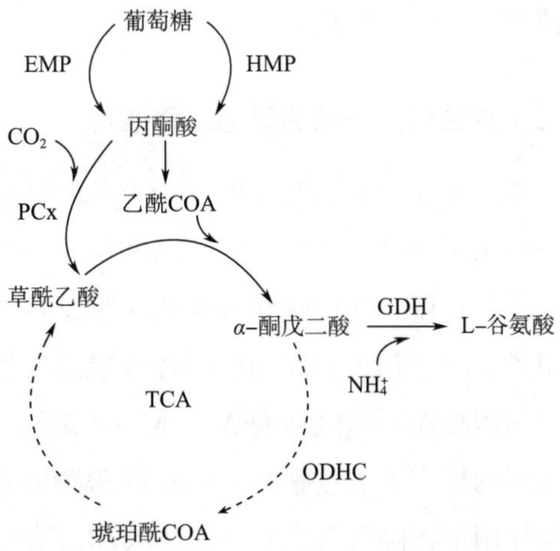

图 11-8　谷氨酸生物合成途径

过表达或破坏某些谷氨酸合成途径中关键的酶编码基因能够使得碳通量能够重新定向到谷氨酸，以此提高谷氨酸的产量。ODHC、GDH 两种酶在三羧酸（TCA）循环和 L-谷氨酸生物合成的分支处竞争 α-酮戊二酸。此外，ODHC 对 α-酮戊二酸的米氏常数低于 GDH，这表明 ODHC 对 α-酮戊二酸的亲和力高于 GDH。在 2007 年，Yoko Asakura 通过构建谷氨酸 *odhA* 缺失株破坏了 ODHC 活性，使大量的 α-酮戊二酸得以流向谷氨酸。为了提高 GDH 催化 α-酮戊二酸的能力，通过优化启动子使 GDH 的活性提高了 13.5 倍，L-谷氨酸的产量从 108mmol/L 增加到 130mmol/L。这表明提高 GDH 活性，优化从 α-酮戊二酸到 L-谷氨酸的代谢通量对 L-谷氨酸增产是很重要的。

（二）醋酸生产菌的基因工程改造

食醋是一种发酵的酸味液态调味品，多由糯米、高粱、大米、玉米、小麦以及糖类和酒类发酵制成。酿造醋，是以粮食、糖、乙醇为原料，通过微生物发酵酿造而成。醋酸菌用于醋酸的工业化生产，它的特性直接影响醋的产量和风味。传统的食醋发酵产业中不会从基因的角度对醋酸杆菌做出改变。然而在现代的生产中我们通常会通过基因编辑的技术来改变醋酸菌的发酵特性，更好地发挥其产酸性能。

在乙酸细菌的乙醇氧化酶呼吸链中，吡咯喹啉醌依赖性乙醇脱氢酶（PQQ-ADH）是一种关键酶。发酵乙醇氧化成乙酸是由两种连续反应组成，分别是吡咯喹啉醌依赖性乙醇脱氢酶（PQQ-ADH）和醛脱氢酶（ALDH），两者都是定位于菌体内质周侧膜。巴氏醋酸杆菌中的 PQQ-ADH 复合物包含三个亚基，脱氢酶亚基（亚基Ⅰ），细胞色素 c 亚基（亚基Ⅱ），最小的一个 adhA（亚基Ⅲ）。通过过表达 PQQ-ADH 酶的工程菌株和原始菌株进行比较，发现利用工程菌提高了 61.42g/L 的乙酸的产量，残余乙醇含量降低 4.18g/L。两个菌株中有 19 个蛋白表达不同。随着代谢通量分析途径的进一步研究结果表明，PQQ-ADH 在乙醇和葡萄糖中过表达。这些都可以改善乙醇氧化呼吸链途径，为醋酸杆菌中可能的代谢调控机制提供理论依据。

（三）香兰素生产菌的基因工程改造

香兰素又称香草醛（3-甲氧基-4-羟基苯甲醛），是香荚兰的主要香气成分。香兰素被广泛应用于食品、饮料、化妆品和医药等领域中。由于香荚兰的种植需要特定的气候条件所以产量较低。使用化学合成法一直是香兰素生产的来源。随着生物技术的手段不断发展，利用微生物转化天然底物生产香兰素成为可能。

阿魏酸在阿魏酰辅酶 A 合成酶、烯酰-CoA 醛缩酶的依次作用下生成香兰素，在香兰素脱氢酶的作用下香兰素会进一步降解为香草酸，香草酸分别在香草酸脱羧酶和香草酸脱甲基酶作用下，降解为愈创木酚和原儿茶酸。通过删除编码香兰素脱氢酶（VDH）的基因，使香兰素的降解降低 90%以上，进一步对编码阿魏酰-CoA 合成酶基因（FCS）和烯酰-CoA 醛缩酶基因（ECH）进行增强表达，使工程菌株产香兰素浓度达到了 22.3g/L，较未基因敲除的原始菌株的产量提升了约 15 倍。

四、基因工程技术与食品营养品质的关系

随着世界人口数量的增加，人类对食品的需求量越来越大，同时在人民生活水平和生活观念的不断提高和转变中，人们对食品的质量和风味等提出了更高的要求。20 世纪 70 年代以来，基因工程技术在世界范围内蓬勃兴起，为解决世界农业和粮食问题作出了突出贡献，并且对食品营养品质的改善也起到了重要作用。食品中的营养成分主要分为蛋白质、碳水化合物、脂类、维生素、矿物质以及膳食纤维。使用基因技术可以对食品的不同营养成分进行改良，进而提高食品营养品质。

（一）蛋白质

食品中动植物蛋白由于其含量不高或比例不恰当，可能导致蛋白营养不良。采用基因工程技术生产具有合理营养价值的食品，让人们只需吃较少的食品，就可以满足营养需求。例如，豆类植物中甲硫氨酸的含量很低，但赖氨酸的含量很高。而谷类作物中两种氨基酸含量正好相反，通过基因工程技术，可将谷类植物基因导入豆类植物中，开发甲硫氨酸含量高的转基因大豆。已有研究从巴西果中分离出一种可以表达高水平甲硫氨酸的基因，这种基因已在大豆和油菜中得到应用。

（二）碳水化合物

通过基因工程技术也可以改变食品中淀粉组成及含量以满足不同的需求。淀粉合成酶有两种不同的形式，其一结合在淀粉粒颗粒上，称为结合态淀粉合成酶（Granule-bound starch synthase，GBSS）。在马铃薯上可以成功地利用淀粉合成酶 GBSS 基因的反义基因抑制该酶活性，而另一形式的淀粉合成酶则不受影响，因此，反义 GBSS 马铃薯在总淀粉含量基本不变的基础上，其直链淀粉的合成则几乎完全受抑制，从而获得了支链淀粉含量很高或完全不含直链淀粉的马铃薯。Monsanto 公司研发出淀粉含量提高 20%~30%的转基因马铃薯，在油炸后更具有马铃薯风味、较少的油味、更良好的质构以及较低的吸油量。同样，在稻米中直链淀粉与支链淀粉含量的比例高低，会影响稻米的食用品质。一般而言，直链淀粉含量越高，稻米口感越差。Shimada 等将水稻糯质基因的部分编码区构建成反义基因，并通过电击法将其导入水稻，在转基因后部分植株种子中的直链淀粉含量明显降低。

（三）脂质

植物脂类是人类饮食中重要的组成部分，它主要来源于油料作物的种子。其种子油分含量的高低及其组成决定了油料作物的经济价值。脂肪酸是植物油脂的主要成分，同时也是生物膜的重要组成部分，脂肪酸的组成对植物油的营养价值、食品加工用途及工业用途有重要影响，生物膜的脂肪酸组成还影响到植物膜系统有关的抗逆特性。因此，脂肪酸改良是油料作物育种的重要目标。

基因工程为调控植物脂肪酸代谢开辟了新的途径。油脂品质的改善主要集中在两个方面。一方面控制脂肪酸的饱和度。可以利用基因工程技术将硬脂酰 CoA 脱氢饱和酶基因导入油菜籽中改变农作物的性状，有效提高不饱和脂肪酸的含量，增加农作物的营养价值。另一方面控制脂肪酸的链长。在植物中合成的最终产物通常是由 16 或 18 个碳原子组成的长链脂肪酸，但硫酯酶的出现，会使一些高等植物积累大量以 8 至 14 个碳原子为主的中链脂肪酸。中等长度的脂肪酸可作食物和用于工业生产。例如：加州桂是一种积累癸酸（10∶0）和月桂酸（12∶0）的油料作物，从其未成熟种子中分离出编码中链脂肪酸的 12∶0-ACP 硫酯酶的 cDNA。将该 cDNA 与芜菁种子贮藏蛋白的启动子融合，然后导入拟南芥。在转基因植物中，12∶0-ACP 硫酯酶活性与对照组相比提高了 70 倍，而对照组中酶活性是以 18∶1-ACP 硫酯酶为主。

（四）矿物质

铁是人体必需的微量营养元素，但机体缺铁在全世界范围内都比较普遍。缺铁除引起缺铁性贫血以外，还可降低婴幼儿的应答能力和能动性，并干扰其行为和智力发育；对成人的中枢神经系统功能产生影响，造成智力低减。为解决铁营养缺乏，一般采取如下措施：一是改善饮食结构，增加富含铁的食物摄入量；二是强化食物中铁的含量；三是补充铁剂。但是这些方法成本相对较高，在发展中国家很难施行。

利用品种改良的方法，来提高植物体内的铁营养含量和增加铁的生物有效度，是一种从本质上改善人类铁营养的根本途径。近年来，植物基因工程的发展为进一步提高铁含量和增加铁的生物有效度提供了便利。目前主要以导入金属结合蛋白基因（乳铁蛋白基因、铁蛋白基因、豆血红蛋白基因）提高植物的铁含量；导入植物吸收和转运铁元素的基因（酵母的 Fe^{3+} 还原酶基因、拟南芥的 Fe^{3+} 还原酶基因）提高植物的铁含量；降低铁吸收抑制因子，增加铁的生物利用效率（利用反义 RNA 技术抑制植酸的合成、增加植酸酶的含量来降解植酸）；增加铁吸收的促进因子（氨基酸、维生素）等的合成，提高铁的生物利用效率等四方面为主。

目前基因工程产品的安全性和有效性是衡量基因工程技术应用价值的重要标准，需要相关研发、监管机构密切跟踪监测。基因工程或许还存在着不足，但这是一项正在不断发展完善的技术，随着 CRISPR/Cas9 系统的研究突破和碱基编辑器的开发，基因工程的技术也在日益发展，将会对人类生活来带来深远的影响。

思考题

1. 新型生物制造技术有哪些特点？
2. 新型生物制造技术对食品营养品质有哪些影响？
3. 这些新型生物制造技术在实际应用中有哪些优缺点？

拓展阅读

1949 年新中国成立后，毛泽东主席提出要大力提高粮食产量和其他农作物的产量，尤其要增加稻谷的种植面积，并且要积极繁育和推广优良的农作物品种。年轻的袁隆平备受鼓舞，立下决心，要研制出一种新的、高产的农作物。袁隆平首先从米丘林、李森科的“无性杂交”开始研究，通过无性杂交方式培育的红薯、西瓜等农作物的个头和产量都超过了原来的形状，但是，如何让杂交优势保存下来成了难题。“水稻是自花授粉作物，没有杂交优势”，这曾经是世界经典著作中的“金科玉律”。袁隆平不迷信权威，20 世纪 60 年代初，他从对“鹤立鸡群”稻株的观察中悟出天然杂交水稻的道理，勇敢承担起杂交水稻研究的课题，不畏艰难，反复试验，终于研究成功三系杂交水稻。袁隆平不满足已取得的成就，不断创新，带领我国杂交水稻科技工作者又研究成功两系法杂交水稻，使我国的杂交水稻研究保持世界领先水平。袁隆平一生致力于杂交水稻技术的研究、应用与推广，长期奋战在农业第一线，把自己的一生浸润在稻田里。50 多年来，他不畏艰辛、执着追求、大胆创新、勇攀高峰，不仅解决了中国粮食自给难题，也为世界粮食安全作出了杰出贡献。

1603. 9 公斤！袁隆平团队研发的杂交水稻双季亩产刷新纪录

参考文献

[1] McClements, D. J. Food Emulsions: Principles, Practices, and Techniques (2nd ed.) [M]; Boca Raton, CRC Press, 2015.

[2] LEWIS M J. Food Processing Handbook [M]. ed Brennan J. G. (Weinheim: Wiley-VCH GmbH & Co. KgaA), 2006: 33-70.

[3] Rey L, May J C. Freeze-Drying/Lyophilization of Pharmaceutical & Biological Products, Third Edition [M]. Boca Raton, CRC Press. 2015.

[4] Choi S, Puligundla P, Mok C. Corona discharge plasma jet for inactivation of *Escherichia coli* O157 : H7 and *Listeria monocytogenes* on inoculated pork and its impact on meat quality attributes [J]. Annals of Microbiology, 2016, 66 (2): 685-694.

[5] Rosa, S. M. L., et al. Chlorine-free extraction of cellulose from rice husk and whisker isolation [J]. Carbohydrate Polymers, 2012. 87 (2): 1131-1138.

[6] 黄惠华，王娟．食品工业中的现代分离技术 [M]．北京：科学出版社，2014.

[7] 曾新安．脉冲电场食品非热加工技术 [M]．北京：科学出版社，2019：201-29.

[8] 张海德．现代食品分离技术 [M]．北京：中国农业大学出版社，2007.

[9] 冯若．超声手册 [M]．南京大学出版社，1999.

[10] 胡爱军，郑婕．食品超声技术 [M]．北京：化学工业出版社，2013.

[11] 罗瑞明，李亚蕾，刘贵珊，等．冷冻干燥技术原理及应用研究新进展 [M]．北京：科学出版社，2015.

[12] 刘元法，陈坚．未来食品科学与技术 [M]．北京：科学出版社，2021.

[13] 谭晨．类胡萝卜素脂质体的研究 [D]．江南大学，2015.

[14] 张晓，王永涛，李仁杰，等．我国食品超高压技术的研究进展 [J]．中国食品学报，2015，15 (5)：157-165.

[15] 杜金宝，邓立康，闫莉，等．超临界色谱技术制备功能性产品研究进展 [J]．粮食与食品工业，2013，20 (4)：26-30.

[16] 相启森，张嵘，范刘敏，等．大气压冷等离子体在鲜切果蔬保鲜中的应用研究进展 [J]．食品工业科技，2021，42 (1)：368-372.

[17] 徐学明，杨哪，周宇益，等．一种循环式磁电感应反应系统及其应用，CN105268388A [P/OL].

参考文献

[1] [illegible]
[2] [illegible]
[3] [illegible]
[4] [illegible]
[5] [illegible]
[6] [illegible]
[7] [illegible]
[8] [illegible]
[9] [illegible]
[10] [illegible]
[11] [illegible]
[12] [illegible]
[13] [illegible]
[14] [illegible]
[15] [illegible] GB/T 28 [illegible]